U0165571

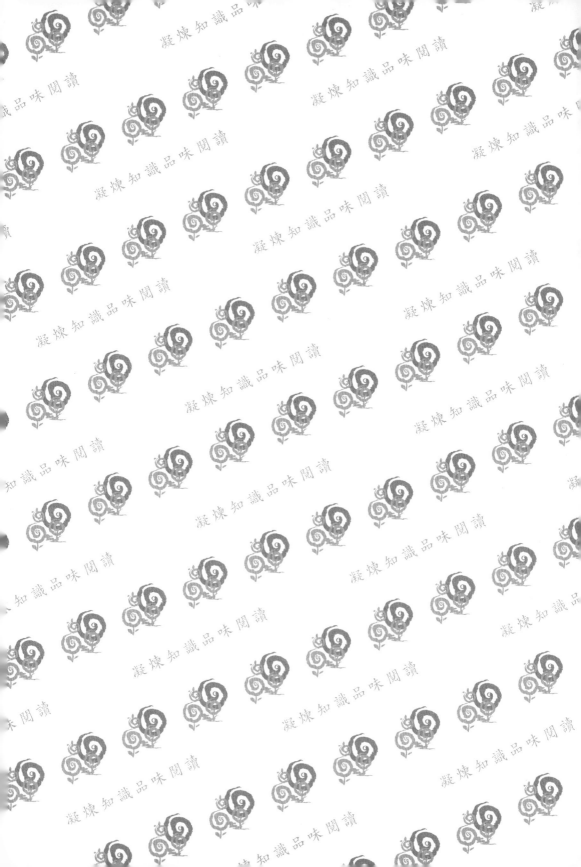

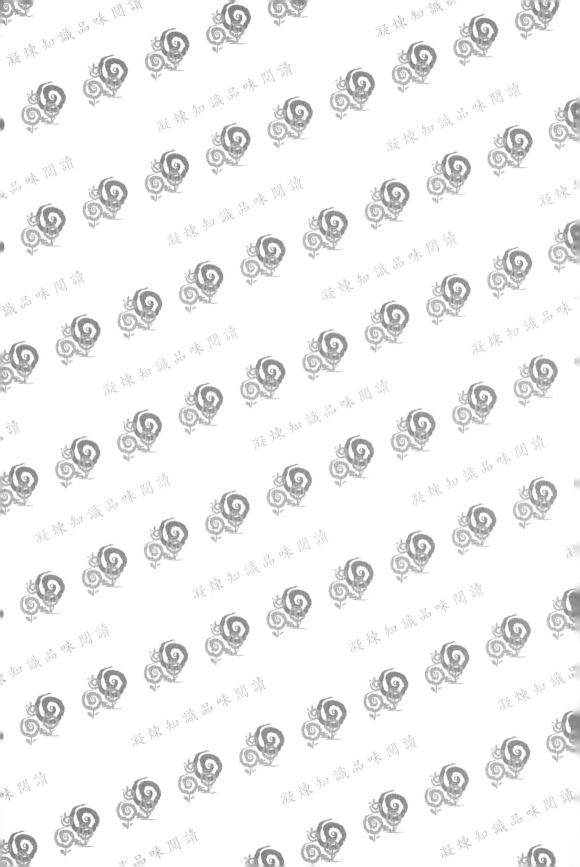

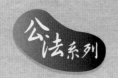

公法系列

醫護法規

| 增訂第10版 |

曾育裕 著

五南圖書出版公司 印行

十版序

　　自第九版修正迄今又有一些法規重新修正調整，比較大幅度修正變動的是【精神衛生法】，故相關章節引述自然為配合現行法令修正於此再版時予以修訂；除【精神衛生法】修法外，一些新修正部分包括【醫療法】、【醫師法】、【護理人員法】、【物理治療師法】、【傳染病防治法】等均有所修訂，一併修改處理。另【嚴重特殊傳染性肺炎防治及紓困振興特別條例】為限時性法律；依該法第19條規定：本條例及其特別預算施行期間，自中華民國109年1月15日起至110年6月30日止。該法並於民國112年7月1日正式廢止；惟依【傳染病防治法】第74條之1規定，嚴重特殊傳染性肺炎防治及紓困振興特別條例施行期間，符合該條例所定防疫補償要件而未於該條例施行期間屆滿前申請，且其二年請求權時效尚未完成者，於該條例施行期間屆滿後二年內，仍得依該條例相關規定申請防疫補償。

　　本次改版調整的內容除了新修正的法令納入外，包括：中華民國護理師護士公會全國聯合會於112年6月另修訂護理倫理規範為【台灣護理倫理規範】，於其前言中敘明護理人員以照護個人、家庭、社區及族群健康為使命，並致力將促進健康、預防疾病、重建健康和減輕痛苦視為基本責任。落實專業自主、實證為基礎之專業素養和倫理思維的護理照護，以維護執業的健康標準和行為水準；提升以實證為基礎的專業知識與技能，關

注社會公共議題，善盡社會責任，實踐自律、自主、專精及獨特風格，維護護理專業尊嚴與專業形象，爰訂定護理倫理規範，期盼全國護理人員共同遵行。藉此十版修正一併引述處理。

原民俗療法後更改為民俗調理，主要是中醫界認為非中醫不得宣稱療法，如果從醫療法規的規範來說這是對的，但中醫是否為一門科學，此於學理上亦長久存在爭議，引述維基百科的論述略加敘述。不管中醫是否為科學，其已行之千百年，應該有其獨到之處如慢性病、一般疾病或養生方面等，惟從歐美角度看可能難如西醫被視為主流醫學，但從中醫和中醫之臨床試驗來看，其科學性之驗證醫學比率確實較少，此有待加強深化。同理，民俗調理亦有千百年歷史，為民間習用簡易調理身體功能之技法，且風險微小，如同中醫有其存續之理，中醫與民俗調理應可相互援用與共同發展。

為了有效因應時代發展的需求，法令配合修改變動在大陸法系國家已為常態，醫事法令亦然。然由於醫事法令亦頗為複雜多樣，每年可能有不同的醫事法令的修訂，如果年度醫事法令變動的幅度有限，或影響不大的情況下，或者累積到一定程度才予以修訂，亦請讀者包涵。

曾育裕　謹識
2024年1月

序

　　如同台灣發展歷程嶄新月異，數十年來，醫病關係也微妙轉化更張，由以往之攀情帶故，至今日多講權利義務尤如買賣消費，加以醫護人員之可能疏失，醫病爭執輒起糾紛，和解優息者固有之，衝突興訟以定輸贏者亦日漸增多，加以媒體之報導傳播如北城醫院事件，醫療糾紛及其發展乃為各界所關注。加上法律分科化之發展，形塑法學分科專業研究之重要，「醫護法規」由於其所具專業獨特性，於法學研究上漸成為一門專業領域，而為法界與醫界所共同關心。

　　筆者任教於國立台北護理學院（前身為國立台北護專），主授「醫護法規」課程已有十餘年，積累相關教學心得與盈尺資料，早思予以匯整出版。偶有機會，於五南圖書出版公司負責法律編務之李純聆副總經理鼓勵下，乃開始著手整理書寫，方有此專書之成，在此感謝李副總經理之促成襄助。

　　本書於學理之論述外，亦側重相關實務運作、判決之兼顧，故引用不少案例，以方便讀者參照法規範內涵之解析，尤其，區別醫護臨床與公共衛生常見之法律問題，予以分類探討，深入淺出介紹，頗具實務參考價值。在編寫廣度與資料之採集方面，除了傳統醫護糾紛過失法律責任之剖析外，特別重視新醫療領域法律問題之介述，例如有關SARS、基因科技、生殖科技、醫療機構是否適用競爭法規及全民健保等之法律問題敘

述，資料搜集上亦儘量以新穎性為指標，研析上則也不偏廢新舊對比或發展歷程，此均為本書編撰過程所重視者。本書共分七章，內容包括生與死之醫護法律關係、醫護人員之權利與義務、醫護糾紛法律責任、臨床上常見之法律問題、公共衛生常見醫護法律問題、醫學科技與法律倫理以及醫護機構設立管理與全民健康保險法制等，全書近三十萬字。

「得天下英才而教之」，確為一大樂事，筆者有幸執教於國內歷史最悠久，且執技專院校護理教育牛耳之「北護」，與有榮焉！本校護生入學幾乎均擁有或護士或護理師之專業證照，專業本能及素質程度已為一時之選，在職學生亦頗多現任醫院資深專技人員或領導階層，故於傳道、授業、解惑上，常能教學相長，於醫護運作與法規結合上，滋生豐富心得，如以「術業有專攻」角度言之，身為老師之筆者，確也可「以生為師」，藉以濟知識之偏狹有限。尤其，本校護生或為畢業即投入職場或已在職，其職責均為照顧病患、濟世救人；又如SARS傳染期間，身為第一線之護理人員，以軍人之出生入死形容應不為過，不少護理人員因照顧SARS病患而感染捐軀足為明證，其中即有數位本校校友，感傷之餘，實在要為這些神聖天使致上深深敬意，也以自己能教導「淑世仁人」之白衣天使為傲為榮！也因此，在「醫護法規」之研習上，難免不全拘法律本位之思考窠臼，以醫護人員之同理心思之──如醫護人員之過失刑事責任，感情上確實認同限縮其適用，如能儘量以民事責任替代或採取重過失才追究，或較平衡不惜以付出生命換取病患健康之醫護人員付出，終究醫療是以救人為職志，病患傷亡後果絕非其所願見，動輒以刑相逼又豈是法之本質，考之各國法例，應可為立法、執法者深自思索。

傳統法律人常以專業法律出路為方向如法官、檢察官、律師或法律系所教師，此為專業導向之必然，也因此，筆者總不免俗地要在法律系所兼課任教。其實，在科際整合日漸重要之今日，以及各個領域運作均脫離不

了法律之關連，各行業也都需要法律人之參與深耕，一方面弘揚「法粒」於各業，另方面導正應有之法治作為，尤其公務機關「依法行政」要求下，一切與法律結合度自是密切。職是之故，傳統法律教育也做了相應調整，國內各法律系所逐步另闢法律專班，以收教有志於此之非法律系科班學生，各界反應熱烈，可見法律播種各方教育之重要，筆者深深認同。法律人亦可跳脫以往思路，積極參與協助法界以外領域，結合法與法外專業並進發展，共存共榮，只要懷抱「有為者亦若是」，於萬流歸宗下，實也不逾越法之宗旨。這是諸多親友常關照垂詢，為何「你是法律學博士，怎任教於護理學校？」的一點回應，或也可為法律系所學弟妹們之參考！

　　家人之支持與鼓勵，自是一切立業之基礎。家父與岳父之關懷、勉勵及照顧，使筆者一路走來，能夠順順利利；內人對家務與小孩教養之付出，確使筆者能無後顧之憂；暄寶、聖寶之乖巧可愛，撫平多少世俗煩憂。凡此總總，均為從事教育事業路上不可或缺之助，對於這一切懷抱著無限之感謝與感恩。筆者專任學校──國立台北護理學院，充分尊重學術自由，在教師之教學與研究上，秉持著協助及推動立場，於優良學風之塑造，執兩用中、不偏不倚。在此環境中，使筆者於傳道、授業、解惑外，可愉悅暢意地鑽研個人學術研究；筆者因授課的科目於「醫護法規」外，另有「幼保法規」及「大陸法制」等，研究領域也限縮於此。其中大陸法制隨著兩岸接觸之頻繁，以及大陸法制發展之日新月異，加以國內以往對大陸法制之陌生，形成待開墾新生地，近十年來亦逐步為國內法學研究所重視，筆者因緣際會涉獵於此，加以學校之容許，故於醫護法制外，大陸法制之研習得以耕耘另外小小一片天地，感謝北護。未來兩岸醫護法制之比較研究，以及幼保、健康法制之比較研究，均是可開展之處女地，值得再投入研習。

　　本書涉及之醫護法制領域廣泛複雜，內涵除傳統醫護糾紛之過失責

任外。包括其他專業之醫事法制如醫療法、醫師法、護理人員法、精神衛
生法、傳染病防治法、優生保健法、藥事法……等等，以區區一書約三十
萬字想一網打盡，自無可能，能做的亦僅是泛論式、深入淺出性之介紹，
更深入性之專題探討，仍有待學者持續鑽研。筆者個人極為才疏學淺，本
書之疏失或誤漏自在所難免，敬請各界先進與讀者惠予包涵，並請多予指
正，筆者幸甚！

曾育裕　謹識
93年元月

目錄

表次

第一章　生與死的醫護法律關係

第一節　法律與醫護法律關係

壹、法律、衛生法規與醫護法規的意涵

　　辭源法字註：「有定式可以遵循則效者曰法」，可知，法字具有「常規」的意思；說文：「律；均布也」，段注：「律者所以範天下之不一，而歸於一，故曰均布」，可知，律字帶有整齊劃一的意思。依古用語，法律二字原可互用，意義相同；惟後來多以人類行為的準則為法，以詰姦禁暴的條款為律，像中國歷代法律多稱律而不稱法。但演變至今，律的使用範圍逐漸縮小，一切法律多用法而少用律者[1]，如民法、刑法、民事訴訟法、刑事訴訟法、醫師法、護理人員法等，律者僅如戰時軍律耳。

　　法律的語源如上述，法律的定義則因時代不同，學者主張立論頗不一致。舉其較重要者如[2]：

　　神意說：此說認為法律乃神意或本於神意而制定的規則，此說在古代神權觀念濃厚時期，甚為盛行，如摩西的「十誡」、印度的「摩奴法典」，幾乎將法律與宗教混為一體。

　　民意說：此說則認為法律乃出自人民的意思，法律是民意的代表。

　　正義說：此說認為法律乃正義的一部分，是善良正義的技術性規定。

　　國家命令說：此說認為法律是國家的意思。是國家命令的集成。

　　民約說：此說認為法律是人民的契約。

　　總意說：此說認為法律是人民總意的表現。

　　自然法說：此說認為法律存在於自然之中，本於人類的理性而產生，無須國家制定，因人類生活無形中即有各種規範。何者可為何者不可為，

1　鄭玉波，法學緒論，三民書局，1981年2月，頁2。
2　孫致中，法學緒論，三民書局，1990年9月，頁10。台北市護理師護士公會、中華民國醫事法律學會，護理業務與法律業務，中華民國醫事法律學會出版，1996年10月，頁16。

自然成為人類規範，此種規範即為法律。

　　強者法說：此說認為法律是強者支配弱者的工具，統治者管制被統治者的方法。

　　歷史法說：此說認為法律是一國人民生活文化多年來繼續不斷產生的結果。

　　這些立論各有所表，也各有所偏，不過，這些定義多以法律的形成來源為主，較少涉及實質的法意內涵。然而法律的意義究竟如何？法律當然是人類行為的規範，在此前提下，現行較為共識的見解為：「法律是人類共同生活體（族群、部落、國家）中，為形成秩序、維繫和平、解決衝突、實現自由，可透過權威機關之強制力所實現的規範。[3]」這是比較廣義的法律定義；狹義的法律定義應為憲法、法律和命令的合稱；而最最廣義的法律泛指一切人類的規範，如原始部落的規範、班規等都可算是法律的一類。

　　依一般社會的法概念，通常的法律概念係指狹義的法律而言，即憲法、法律和命令，這種狹義的法律定義也被稱為「法規」[4]。在醫療體系中，醫護法規和衛生法規是常被引述的名詞，這兩者究竟有何不同？所謂衛生法規是指關於衛生行政的組織、作用、程式及救濟的國內公法的總稱，亦即衛生事業中，政府與人民間的法律行為規範[5]；就其內容包括衛生行政組織法規如【行政院衛生福利部組織法】、醫事人員管理法規如【醫師法】和【護理人員法】等、醫療業務管理法規如【醫療法】和【醫療機構設置標準】等、藥事管理法規如【藥事法】和【管制藥品管理條例】等、優生保健法規如【優生保健法】、傳染病防治法規如【傳染病防治法】和【人類免疫缺乏病毒傳染防治及感染者權益保障條例】等、食品衛生管理法規如【食品衛生管理法】、健康保險法規如【全民健康保險法】和【全民健康保險藥物給付項目及支付標準】等。狹義的醫事法規包

3　王海南、李太正、法治斌、陳連順、顏厥安，法學入門，元照出版公司，1998年10月，頁12。台北市護理師護士公會、中華民國醫事法律學會，前揭書，頁11。其他如學者鄭玉波、孫致中等意見也接近於此。
4　李聖隆，醫護法規概論，華杏出版公司，1996年9月四版，頁23。
5　吳憲明，衛生法規之基本概念，醫事法學季刊第5卷第1、2、3合集，1996年11月，頁14。

括醫事人員的身分法規和業務法規，醫事人員身分法規如【醫師法】、【藥師法】、【護理人員法】等有關醫事人員權利、義務的法規，醫療業務法規係指執行醫護等相關業務會適用到的法規，如醫療業務管理法規、傳染病防治法規、優生保健法規等均是[6]。而廣義的醫事法規除了狹義醫事法規之外，另包含醫護行為中最常見的醫護糾紛涉及的民事、刑事與訴訟的所有相關法規，故其內涵上跨越民事法、刑事法、訴訟法及行政法等六法體系中的四法[7]，範疇上自然較為廣泛。醫事法規與醫護法規內涵上是一樣的，只是較突顯護理相關法規的重要，畢竟護理人員在醫療體系中，所占從業人員的比例是最高的。

貳、醫護法律關係

　　古語有云：「一夫不耕，天下或為之饑；一婦不織，天下或為之寒。」這說明一人的生產為萬人所消費。又有「一人之身，百工所為備」的說法，顯見，生活在世界上，所吃、所用、所消費者是千百人的積累而成，單靠一人是無法滿足所有的生活基本需求的，人類之間彼此的關係是如此的交織而成。生產經濟關係是如此，生活上的法律關係同樣如此，夫妻、父母子女、兄弟姐妹的倫常關係是法律關係，消費也是法律關係，醫療行為更是一種法律關係，可以這麼說，生活中充滿著各種法律關係，不管你是否知曉這種法律關係，客觀上它是存在的。

　　法律關係既是如此無遠弗屆，那麼什麼是法律關係呢？法律關係固然錯綜複雜，究其核心，不外權利與義務二者[8]；換言之，權利與義務縱不能概括法律關係的全部，實際可以說是法律關係的絕大部分和最主要的部分了[9]。如【嚴重急性呼吸道症候群防治及紓困暫行條例】（SARS防治條例）第8條規定，經各級衛生主管機關認定應強制接受居家隔離、集中隔

6　吳憲明，前揭文，頁21。
7　一般所指的六法係指憲法、民事法、刑事法、訴訟法、商事法、行政法等。
8　權利的概念是享受特定利益的法律之力；義務是相對的概念，即法律上所課的作為或不作為的拘束。
9　鄭玉波，前揭書，頁113。

離或隔離治療者,不得拒絕、規避或妨礙;其受隔離期間,應遵行各級衛生主管機關之指示;這就是可能感染SARS民眾因一定行為(如到疫區回國)產生法律關係的義務。而受隔離者於隔離期間,其任職之公、私立機關(構)、學校、團體應給予公假,以及接受強制隔離者,經診斷證實未感染嚴重急性呼吸道症候群,政府得給予合理補償;這是被隔離者在法律關係上的權利。夫妻之間的法律關係如履行同居是一種義務、繼承是一種權利;父母相對於子女的法律關係如扶養是一種義務、必要範圍內的懲戒是一種權利,反之亦然;到飯店吃飯,對消費者來說享受美食是權利、付費則是義務,日常生活種種法律關係的權利與義務,可說是多如牛毛。

　　醫護法律關係一樣充滿著各種權利與義務的法律關係,這種法律關係的形成主要源於契約,所以一般法界認為醫護法律關係是一種醫療契約的形態,這種契約病人的權利是獲得妥善的治療、其義務主要為給付醫療費用。醫療契約在法律上以病人是否危急可分為二類,一類是非危急病人的就診,一類是危急病人的就診。非危急病人的就診又可分為二種,一種是非危急病人至醫院或診所的就診,經提出要約,醫師再加以承諾而成立的醫療契約;另一種是無意思能力的病人如昏迷病人或精神異常病人,由家屬送到醫院或診所,代其與醫師訂立第三人利益契約,以該病人為受益人,由醫師對病人實施診療,作為醫療契約債務的給付。另一類是危急病人的就診,因【醫師法】(第21條)及【醫療法】(第60條)均規定,對於危急病症不得無故拖延,因此,危急病人的醫療契約可以說是強制性的[10]。醫護法律關係既然是一種契約,本質上除了法律的強制性規定外(台灣無類似日本對非危急病人強制診療的規定),應該依契約的自由訂立原則,由契約雙方合意產生。從這個角度來看,對於非危急病人的就診或至護理機構的就護或到藥局的買藥行為,醫護人員或院方在法律上是可以不接受的,當然,除非是極為「龜毛」的病人,否則,這種拒絕是不符合醫護道德與倫理的行為,不值得鼓勵。

---

10 吳建樑,醫師與病患醫療關係之法律分析,東吳大學法律研究所碩士論文,1994年7月,頁163-166。

參、法規的分類標準

　　法規包括憲法、法律和命令，這三者有其位階性，即憲法＞法律＞命令，惟這原則有一例外即緊急命令。緊急命令名稱雖然稱為「命令」，但這是憲法賦予總統的特權，故其位階並不在法律之下，由於其能凍結相關法律的實施，其實際法位階相當於憲法，如921地震，總統即曾發布緊急命令，為救災之需暫時凍結如【預算法】的限制，使政府可以彈性調整當年已編列審查通過的預算全力救災；依【憲法增修條文】第2條第3項規定，總統為避免國家或人民遭遇緊急危難或應付財政經濟上重大變故，得經行政院會議之決議發布緊急命令，為必要之處置，條件是須在發布後十日內提交立法院追認，如立法院不同意，該緊急命令立即失效。民國92年台灣遭逢重大的SARS危機衝擊時，為強制隔離、撤離居民或實施各項防疫措施，曾有輿論建議總統發布緊急命令，惟立法院後來適時制定【嚴重急性呼吸道症候群防治及紓困暫行條例】（SARS防治條例），客觀上解除了這種需要性。

　　憲法中與醫療最有關係者，應為【憲法】第157條所規定：「國家為增進民族健康，應普遍推行衛生保健事業及公醫制度。」這是許多醫護衛生法規的法源依據；【憲法增修條文】第10條第5項規定：「國家應推行全民健康保險，並促進現代和傳統醫藥之研究發展。」更是現行全民健康保險制度的依據。昔日對於台灣醫療與公醫制度不符，曾有團體對未實施公醫制度是否違憲提出質疑[11]，在【憲法增修條文】增列國家應推行全民健康保險制度之後，依「後法優於前法」原則，全民健保的制度可優於公醫制度而適用[12]。

　　憲法是國家的根本大法，中華民國憲法制定於民國35年，當時是以全中國大陸為背景需求而制定（如立法委員與國民大會代表有各省、蒙古、西藏的代表），顯與台灣目前現況不符；為解決此一問題，國民大會於民

---

11 台灣省政府衛生處民國77年10月19日衛一字第71126號函報行政院衛生福利部，轉送南
　　投縣議會第十一屆第十一次臨時會提案，即認為當時公私立醫療機構併存，以自費醫療
　　為原則，是否符合憲法第157條所定推行公醫制度，提出質疑。
12 吳憲明，前揭文，頁21。

國80年修訂【憲法增修條文】以因應現實上的客觀需要，並經民國81年、83年、88年、89年、94年五次的修改，成為現行有效的憲法條文。配合國民大會職權的調整（一般稱為廢國大），憲法的修改程序亦由國民大會主導改為立法院主導提憲法修正案，由國民複決之[13]。整體而言，現行憲法的架構與原來孫中山先生的五權憲法體系，已不盡相同[14]；由於台灣未來政治走向的歧異性及三權憲法體制的逐漸受到重視，未來憲法仍然存在再變革的可能[15]。

　　法規中次於憲法位階的是法律[16]，在我國制定法律的機關是立法院，法律應經立法院通過、總統公布，才能生效[17]，這是法律的形式要件；法律的實質要件即法律應該具有「放諸四海而皆準」的條件，是法律應具有公平性、普遍性與強制性，其中強制性是法律之所以異於宗教和道德的最重要指標。【中央法規標準法】規定，下列事項應以法律定之：

（一）憲法或法律有明文規定，應以法律定之者。如【憲法】第136條規定，創制權與複決權兩權的行使應以法律定之，惟台灣數十年來均無【創制複決法】的制定，這是嚴重的立法怠惰。

（二）關於人民之權利、義務者。如SARS危機時，為強制隔離、撤離居民或實施各項防疫措施，制定【嚴重急性呼吸道症候群防治及紓困暫行條例】（SARS防治條例），因限制人民權利的事項應以法律訂之。

（三）關於國家各機關之組織者。如【立法院組織法】、【行政院組織法】等的訂立。

（四）其他重要事項之應以法律定之者。如有關國民健康維護的【菸害防制法】。

---

13 【憲法增修條文】第1條第1項規定。
14 孫中山先生五權憲法中的國民大會主掌政權，行政、立法、司法、考試、監察五權主掌治權；然而，現行國民大會呈現被廢除的狀態，與原來設計確有出入。
15 這期間，公民投票將扮演一定的角色，這是憲法第2條國民主權原理的彰顯，也是憲法第136條創制權、複決權的基本落實。
16 負責解釋法律、命令與憲法有無牴觸的機關是司法院，司法院大法官會議主要職司法令的統一解釋。
17 法律的廢止程序同樣須經立法院通過，總統公布。

　　應以法律規定之事項，不得以命令定之。如【所得稅法】等的各種稅法，這是課人民義務的重要事項，自然不得以命令即進行對人民徵稅，故以命令名義收取「鎮長稅」的做法，在法律上是存在嚴重瑕疵的。

　　法規條文應分條書寫，冠以「第某條」字樣，並得分為項、款、目。項不冠數字，空二字書寫，款冠以一、二、三等數字，目冠以（一）、（二）、（三）等數字，並應加具標點符號。法規內容繁複或條文較多者，得劃分為第某編、第某章、第某節、第某款、第某目。修正法規廢止少數條文時，得保留所廢條文之條次，並於其下加括弧，註明「刪除」二字；修正法規增加少數條文時，得將增加之條文，列在適當條文之後，冠以前條「之一」、「之二」等條次[18]。

　　法律得定名為法、律、條例或通則；其分類的標準如下[19]：

（一）「法」為具有全國性、一般性或長期性的事項規定，均得定名為法，如民法、刑法、醫療法、藥事法等。

（二）「律」為戰時軍事機關之特殊事項規定，定名為律，如戰時軍律。

（三）「條例」為屬於地區性、專門性、特殊性、單一性、臨時性事項之規定者，如傳染病防治條例、器官移植條例、麻醉藥品管理條例等。

（四）「通則」為屬於同一類事項共通適用之原則或組織規定，如憲法第112條所提到的省縣自治通則、財政部各地區國稅局組織通則。

肆、法規的基本原則

　　此外，法規適用的基本原則包括：

---

18 請參閱【中央法規標準法】第8條至第10條規定。
19 行政院民國73年4月2日台73規字第4821號函修正「行政機關法制作業應注意事項規定」。

一、特別法優於普通法原則

即法規對其他法規所規定之同一事項而為特別之規定者，應優先適用之；其他法規修正後，仍應優先適用。例如【罕見疾病防治及藥物法】、【管制藥品管理條例】應為【藥事法】的特別法，也就是說，當遇有罕見疾病藥物問題或管制藥品如麻醉藥品、精神疾病用藥時，前二法應優先於【藥事法】適用，前二法為【藥事法】的特別法。

二、後法優於前法原則

就同一事項，後頒布的法令修正前頒布的法令，前法令不再適用，此為後法優於前法原則。如【醫事人員人事條例】第4條規定，各類醫事人員依各該醫事法規規定分為師級及士（生）級，師級人員並再分三級，各機關（構）學校醫事職務之員額及級別，應依其職責程度及所需專業知能，列入組織法規或編制表內。【醫事人員人事條例】是民國88年制定的，自然優先於民國75年公布的【公務人員任用法】中第5條所規定的公務人員依官等及職等任用之，因此，現行公立醫院醫事人員不再援用簡、薦、委的官職等，而以師、士級任用之。

三、法律不溯既往原則

法律只適用於施行後所發生的事件，而不回溯至施行以前的事件上，此為法律不溯既往原則。其目的在求社會秩序的穩定，不因新法律的公布或修正，而影響原已存在的法律關係。如【醫師法】第25條規定，醫師有業務上重大或重複發生過失行為者，由醫師公會或主管機關移付懲戒；這是民國91年修正通過的規定，故某醫師於民國80年發生業務上重大過失行為，今醫師公會依此條文規定擬移送懲戒，即屬違反法律不溯既往原則。

四、從新從優原則

各機關受理人民聲請許可案件適用法規時，除依其性質應適用行為時之法規外，如在處理程序終結前，據以准許之法規有變更者，適用新法

規；但舊法規有利於當事人而新法規未廢除或禁止所聲請之事項者，適用舊法規[20]，此為從新從優原則。如人民依舊有的【醫院診所管理規則】申請開設醫院，然而在申請審查中，【醫療法】公布實施，並據此訂定發布【醫療機構設置標準】，此時，依法理當適用於新法令，但舊規則規定較寬，這時當事人可以援引較有利的舊規則，即為原則從新、例外從優。但此一原則的適用是事件在持續中，法令有變更的情況，如事件已結束，法令才修正變更，即應適用法律不溯既往原則，而非援引從新從優原則。

五、法規修正後的適用或準用原則

法規對某一事項規定適用或準用其他法規之規定者，其他法規修正後，適用或準用修正後之法規[21]。如依【醫療法】第30條第2項規定：「醫療社團法人，非依本法規定，不得設立；其組織、管理、與董事間之權利義務、破產、解散及清算，本法未規定者，準用民法之規定。」因此，如民法相關法人規定有修正時，即應準用新修正之民法規定。

法律之下即為命令，傳統上命令分為緊急命令、委任命令和職權命令。然依【地方制度法】規定，直轄市、縣（市）、鄉（鎮、市）得就其自治事項或依法律及上級法規之授權，制定自治法規。自治法規經地方立法機關通過，並由各該行政機關公布者，稱自治條例；自治法規由地方行政機關訂定，並發布或下達者，稱自治規則[22]。這種自治條例或自治規則依法仍不得違反中央法律的規定，歸類上偏近於命令，然此既非緊急命令，也非委任命令或單純的職權命令，一般歸類為法規命令。委任命令通常為法律授權行政機關訂定的命令，如幾乎所有的法律均授權主管機關另行訂定法律的施行細則，故如【醫師法施行細則】、【護理人員法施行細則】等即為委任命令。職權命令為行政機關依其法定職權所發布的命令，如達到一定病媒蚊指數標準衛生福利部發布某特定區域為登革熱疫區，

---

20 請參閱【中央法規標準法】第18條規定。
21 請參閱【中央法規標準法】第17條規定。
22 請參閱【地方制度法】第25條規定。

或國防部發布某時期某區域實施軍事演習，此為職權命令[23]。依【中央法規標準法】第3條規定：「各機關發布之命令，得依其性質，稱規程、規則、細則、辦法、綱要、標準或準則。」惟如何區分，其大致的標準分述如下[24]：

（一）**規程**：屬於規定機關組織處務準據者稱之，如行政院中醫藥委員會組織規程、全民健康保險監理委員會組織規程、內政部處務規程等。

（二）**規則**：屬於規定應行遵守或應行照辦之事項者稱之，如行政院事務管理規則、鑲牙生管理規則。

（三）**細則**：屬於規定法律之施行事項，或就法規令作補充解釋者，如全民健康保險法施行細則、醫療法施行細則。

（四）**辦法**：屬於規定辦理事務之方法、實現、程序或職責者稱之，如醫師懲戒辦法、身心障礙者鑑定辦法、高級中等以下學校教師評審委員會設置辦法。

（五）**綱要**：屬於規定事務之一定原則或要項者稱之，如精神科專科醫師訓練課程綱要、社區發展工作綱要、僑生輔導實施綱要等。

（六）**標準**：屬於一定程度、規格或條件者稱之，如醫療機構設置標準、藥物製造工廠設廠標準、優良藥品製造標準等。

（七）**準則**：屬於規定行政行為之準據、範式或程式者稱之，如性侵害事件醫療作業處理準則、教師申訴評議委員會組織及評議準則等。

　　除了一般命令為上述用法外，依【地方制度法】規定，地方自治規則應分別冠以各該地方自治團體之名稱，並得依其性質，定名為規程、規則、細則、辦法、綱要、標準或準則[25]，其名稱使用多與上述用法相同，差別在於要冠以地方自治團體的名稱，如高雄市大量傷病患救護辦法、台北市衛生營業管理規則。

---

23 依【中央法規標準法】第7條規定：「各機關依其法定職權或基於法律授權訂定之命令。應視其性質分別下達或發布，並即送立法院。」

24 行政院民國73年4月2日台73規字第4821號函修正「行政機關法制作業應注意事項規定」。

25 請參閱【地方制度法】第27條規定。

通常，法規客觀如有需要自然可以修正，如：（一）基於政策或事實之需要，有增減內容之必要者；（二）因有關法規之修正或廢止而應配合修正者；（三）規定之主管機關或執行機關已裁併或變更者；（四）同一事項規定於二以上之法規，無分別存在之必要者。法規修正的程序，準用有關法規制定的規定。同樣地，法規客觀上如無存在必要時，亦可廢止之，如：（一）機關裁併，有關法規無保留之必要者；（二）法規規定之事項已執行完畢，或因情勢變遷，無繼續施行之必要者；（三）法規因有關法規之廢止或修正致失其依據，而無單獨施行之必要者；（四）同一事項已定有新法規，並公布或發布施行者[26]。

第二節　生與死的法律觀

壹、生的法律觀

　　法律關係的產生、變動與消滅，牽動著法律關係中權利義務的主體與客體，這其間的中介即法律行為或一定事實的發生，如某甲到藥局向藥師乙購買感冒成藥，其法律行為為買賣契約，法律主體為某甲與藥師乙，客體即為此感冒成藥；某一事實的發生也有可能產生一定的法律關係，如祖父死亡這一事實，在祖父與其子女間即產生繼承的法律關係，法律主體為祖父及其子女，客體為繼承的財產。法律關係的客體即權利義務的客體，權利義務既有多種，其對象自然不一，如物權行為以物為客體（物在法律上分為動產與不動產[27]），債權行為以債務人一定的作為或不作為為其客體，人格法律關係以與人格權不可分離的利益為其客體，身分法律關係以特定身分關係的人為其客體[28]（如子女監護權取得的爭取，此時子女可能成為監護法律關係的客體），種類可謂繁多。法律關係權利義務的主體通

---

26 請參閱【中央法規標準法】第20條、第21條規定。
27 請參閱【民法】第66條、第67條規定：稱不動產者，謂土地及其定著物。不動產之出產物，尚未分離者，為該不動產之部分。稱動產者，為前條所稱不動產以外之物。
28 鄭玉波，前揭書，頁136。

常為人，人在法律意涵上，既是法律制度產生的主軸，也是法律關係的主體。

　　人有各種分類，法律意涵上最主要的分類為自然人與法人。自然人為吾等有血有肉的飲食男女是也，一切自然人都平等的具有權利能力，享受法律上應有的權利如財產權，也負擔法律上應有的義務如納稅義務等。法人則為自然人以外得為權利義務的主體者，論其形態通常為組織或團體，像是社團法人（人的組織體如工會、農會、登記為法人的律師公會、醫師公會或護理師護士公會等）、財團法人（財產組織體如財團法人〇〇醫院、私立大學、財團法人〇〇基金會等）[29]；法人非依民法或其他法律之規定不得成立，法人於法令限制內，有享受權利、負擔義務之能力，但專屬於自然人之權利義務如夫妻的同居權利義務，不在此限[30]。此外其他有關人的分類，如男人女人、活人死人、白人黑人、成年人未成年人等，也多有一定的法律意義；如男人在法律上要服兵役，女人不用；一般法律主要針對活人而規範如婚姻規定，例外適用於死人者如殯葬有關的規定；白人黑人通常牽涉到國籍，其適用的法律可能完全不同；成年人在法律上如具有投票權，未成年人則沒有。

　　人為一切法律關係的主體，在法律關係上有其絕對的重要性，而【民法】第6條規定：「人之權利能力，始於出生，終於死亡。」那麼探討生與死的法律觀便有一定的意義。人的始期是出生，出生以前是胎兒，出生始點在法律上有各種不同的學說，介紹如下[31]：

　　陣痛說：此說謂妊娠開始陣痛，則胎兒即為出生。

　　露出說：此說以胎兒由母體露出即為出生，又分為一部露出說與全部露出說。

　　斷帶說：此說謂胎兒的臍帶剪斷時，始得謂之出生。

---

29 法人依其設立根據的法律不同可分為公法人與私法人，私法人以其設立基礎不同又可分為社團法人與財團法人，社團法人即一定目的而結合的人的組織體，如股東集合的公司；財團法人即供一定目的的財產的組織體即捐助財產為其成立的基礎，如財團法人安寧照護基金會。法人依其是否營利或公益的目的，也分為營利性法人如公司，和公益性法人如財團法人陶聲洋防癌基金會。
30 請參閱【民法】第25條、第26條規定。
31 鄭玉波，民法總則論文選輯（上），五南圖書出版公司，1984年7月，頁264。

生聲說：此說謂胎兒出生後須能發聲，始得謂之出生。

獨立呼吸說：此說謂胎兒是否出生，須視其是否已獨立呼吸以為斷；因胎兒未與母體分離前，以母體的呼吸為呼吸，一旦脫離母體後，始能以自己的肺獨立呼吸，此時即屬出生。

陣痛說有早一、二日即陣痛者，有數小時前陣痛者，有二十分鐘陣痛一次者，有十分鐘陣痛一次者，有五分鐘陣痛一次者，沒有一個較客觀的標準，影響出生時間點的認定，故不可採。露出說究竟須露出到何種程度才算，露出頭、肩或腿呢？如果正常體位出生與帝王式出生（腳先出來）或剖腹產出生，其認定的露出標準都不盡相同，故不可採。斷帶說則臍帶剪斷的時間點可能因個別醫師的差異而不同，其客觀出生點的認定亦不標準。生聲說如生出啞巴者，客觀上無法出聲，依此說是否出生整月也不算數，故亦有不妥。獨立呼吸說於醫學上有一客觀標準，即肺部可自行張開獨立呼吸，此藉解剖即可為證[32]，且此說既可說明「出」又可說明「生」，故此說目前為通說。此外，羅馬法認為胎兒尚須與母體完全分離，且胎兒須具生活能力即須在母體內滿六個月，否則為早產兒不取得權利能力，同時也必須具備人的形體，如為鬼胎或怪物得自由遺棄或扼殺之[33]；但在我國的民法上，胎兒只要出生而且活產即取得權利能力，至於胎兒是否為早產或身體畸形殘缺，對於權利能力並無影響[34]。

在法律上胎兒出生而有生存能力者，即可視為人而賦予其權利能力；那麼，未出生的胎兒在法律上的地位又如何？如果以【民法】第6條的規定來看，因其尚未出生似應無權利能力，但如此一來，胎兒某些民事權利的保護又過於不足；因此，【民法】第7條規定：「胎兒以將來非死產者為限，關於其個人利益之保護，視為既已出生。」亦即胎兒民事法律權益的保護與既已出生的人一樣，然其前提是要順利生出而不能死產。這種情況，最足以說明的是遺腹子的法律繼承權；例如空軍飛官甲因訓練飛行於著陸時不幸撞山失事身亡，失事時其妻乙正懷著胎兒丁，甲乙另有一子

---

32 解剖後將死亡胎兒的肺部浸在水中，如有氣泡，通常可認為曾經呼吸過，係活產而後死亡。

33 同前註，頁265。

34 施啟揚，民法總則，三民書局，1983年3月，頁67。

丙,甲身亡留有包括撫卹金在內的遺產1,200萬元,此時胎兒丁是否有繼承權?依【民法】第7條的規定來看,須分成二種狀況說明:其一為胎兒丁順利生產者,丁可繼承400萬元[35](其母與兄丙各繼承400萬元);其二為胎兒丁於其父親甲身亡時,原有繼承的份額400萬元,依法應先予保留(非保留胎兒的應繼分,其他繼承人不得分配遺產),因丁在生產時夭折死亡(未獨立呼吸)即死產,此時繼承的權利溯及(父死亡時)的不發生,而由母親乙及其兄丙各繼承600萬元(保留的400萬元再分配);惟如胎兒丁順利活產取得繼承金額400萬元,但一小時後卻過世,此時400萬元如何處理?在法律上,因其已活產故取得繼承金額400萬元,雖然出生後不久過世,則400萬元成為丁的遺產重新依法安排繼承,由於其無配偶又無卑親屬,故應由第二順位繼承人父母繼承[36],其父既已身亡,那麼400萬元均由其母親乙繼承,其母親共得到800萬元(包含第一次繼承的400萬元),丙兄則維持原來的400萬元(假設母親沒有剩餘財產分配請求權)。

胎兒民法上的權利和法益受到保護,訴訟上也有當事人能力,可以當原告或被告,惟此時胎兒尚未出生、沒有取名,要列原告或被告,應載明為○○婦女的胎兒,以其母為代理人;如父親車禍死亡,母親懷孕中,此時母親可與胎兒同列原告,向車禍的肇事者請求扶養費[37]。

那麼,何謂胎兒?胎兒的起算點為何?這涉及生命的探討。生命是如何開始的?所有人類生命都因男性的精細胞和女性卵細胞發生受精作用時,便結合成一個受精卵,受精卵雖然比針頭還小,卻蘊藏著一個新生命;受精卵不久分為二個細胞,再二個分為四個,如此繼續不斷分裂,此一日漸增大的細胞球稱為胚胎;到第六日的末了,即在子宮內膜著床(僅有約30%的成功率),由子宮內膜供給養分;到第九日或第十日,卵細胞外面的保護層消失,取而代之為一層粗糙不平的樹枝狀的生產物,使胚胎

---

35 依【民法】第1144條規定,配偶與直系血親卑親屬繼承時均分。
36 配偶為繼承的優先順位,直系血親卑親屬為第一順位,父母為第二順位,請參閱【民法】第1138條規定。
37 沈銀和,生與死之法律觀,醫事法學第2卷第1、2、3期合訂本,1986年6月,頁101。

更能嵌入子宮內膜深層，形成人類胚胎的雛型[38]。在正常情況下，經過約二百八十日便脫離母體成為獨立的生命體，然而生命的起始究在何點？有謂精細胞與卵細胞發生受精作用時，有謂離開母體時等等，可謂眾說紛紜；但就醫學觀點而言，生命的起始應係受精後的第十六日，因受精細胞雖然在試管內可以培養，然第十六日後則無法生存，必須藉母體的子宮來培養，故生命的起點乃是受精後的第十六日，這是醫學上的見解[39]。生命於此開始進行，在受精的第十六日至三個月，各原始器官逐漸發展、分化，但腦幹卻未分化出來，此時醫學上只算是植物狀態。三個月至七個月各器官逐漸分化，惟仍須藉助母體來維持，其本身尚無單獨生存能力，而腦幹業已分化，且藉胎盤作用可呼吸、消化或排泄等，已具有個體生命，此時醫學上可謂之為動物，但尚不能謂之為人。七個月至生產，雖然還在母親子宮內，但不必依賴母親也可自行運作各種器官的功能，已具有自主功能的生命，一旦離開母體之後，單獨成為一個個體即為人類的生命[40]。

　　大體上，胎兒發育程度，係以月數或星期數來表示，如妊娠滿十個月的胎兒出生，即稱為成熟兒，但胎兒在母體外有生存可能者，不必需要十個月，通常滿七或八個月後即可生存，但亦應考慮其體重，通常體重在1,000公克以下，不大可能在母體外生存，如已達2,500公克即有可能在母體外生存，然被稱為未熟兒[41]。胎兒在母體內的時間雖然可達十個月之久，依其發育程度而可成為人工流產或墮胎的對象，惟如八星期前的胚胎尚未成為人形者，即不應成為墮胎的對象，故不構成犯罪[42]。依我國【民法】第1062條規定：「從子女出生日回溯第一百八十一日起至第三百零二日止，為受胎期間。」懷胎第一百八十一日即分娩，是醫學上極為稀有的事，而民法仍以此為標準，可見，我國民法對胎兒的認定，幾以受精時即認定為胎兒，因此，只要能證明婦女已受精懷孕，關於胎兒的權利即視為

---

38 蔡墩銘，法律與醫學，翰蘆圖書出版公司，1998年11月，頁23。
39 洪祖培，生與死之醫學觀，醫事法學第2卷第1、2、3期合訂本，1986年6月，頁108。
40 同前註。
41 蔡墩銘，前揭書，頁22。
42 同前註，頁24。

既已出生。

　　胎兒在民法上其權利固然受到較為完整的保護，但在刑法上卻未必如此。刑法上法益的保護一般以人為基準，我國刑法未如民法有關於胎兒的權利視為既已出生的特別保護規定，故應以出生後（獨立呼吸為準）的「人」才是保護的對象。例如某一未有槍枝管制的國家，由於其法律尚未開放合法墮胎，故一名婦女甲因懷孕到醫院尋求墮胎，均被醫院拒絕，胎兒越來越大，至七個月左右，婦女甲突發奇想，乃持左輪手槍往腹部接近胎兒腦部地方開槍，家人聞槍聲見婦人甲倒臥房內，於是緊急將其送醫，經醫院處置，發現胎兒被擊中腦部無生命徵象，故將胎兒取出，婦人甲急救後竟然存活，此時婦人甲是否構成殺人罪？此一案例是否構成殺人罪的關鍵要件在於胎兒是否為刑法上的「人」，由於該胎兒尚未出生，故自非為刑法上的「人」，故婦人甲依我國法律即不構成殺人罪（該國亦然），但甲仍應有刑責即強制墮胎罪，惟墮胎罪的處罰較之殺人罪為輕，隋胎的結果胎兒生命必然結束，故如欲較完整的保護胎兒豈不應論以殺人罪，惟胎兒終非刑法上的「人」，故難以此論斷。再有一例，某一學校女學生懷孕，因其較胖故其本人與周遭之人均未察覺，某日於學校腹痛，該生至廁所內竟產下一子，由於有異聲且上廁所時間太久，同學通知老師，老師於廁所門外急敲門，該女生於慌亂之下，竟將此嬰兒從三樓廁所窗戶丟下，事後眾人至樓下察看時，發現嬰兒已死亡，此時該女生是否構成殺人罪（母殺嬰兒罪）？此時仍應以胎兒出生是否活產加以論斷，如胎兒出生係活產，因被丟下樓而摔死，該女生即其母客觀上即構成母殺嬰兒罪，如為死胎則其母自無殺人罪的適用，因胎兒的產出非母親的加工造成（自然生產），故亦未有墮胎罪的適用。

　　另以剖腹產為例，有婦產科醫師於進行剖腹產時，竟割及嬰兒的臀部，此於刑法上亦難以追究其傷害的刑責，因傷害罪應以傷害人的故意或過失為前提，胎兒尚非人，自無適用餘地，惟民法上胎兒可請求損害賠償。雖然如此，但胎兒在刑事訴訟上，卻有法益可及於其母親，如【刑事訴訟法】第114條規定，羈押的被告如懷胎五月以上或生產後二月未滿，如具保聲請停止羈押，法院不得駁回；又懷胎五月以上者，雖受徒刑或拘役的判決，於生產前可暫時停止執行；受死刑判決的婦女懷胎者，在生產

前應暫停執行死刑[43]，這是胎兒惠及母親的法律規定。

貳、死的法律觀

　　人的權利始於出生終於死亡，一切自然人均因死亡而使權利能力歸於消滅，死亡為自然人生命的絕對消滅[44]。死亡的時期與出生的時期相同，對於各種法律關係的變動，有重要的影響，如繼承的開始、遺囑效力的發生、各種保險金請求權的發生等。死亡在法律上包括確定死亡與宣告死亡兩種，確定死亡是死者因生病或意外被醫師或依法律程序判定死亡，有明確的屍體、死亡時間、地點等；宣告死亡是實際上不知當事人是否為真正死亡，然法律制度為避免權利義務長期處於不確定狀態，經由一定程序由法院宣告當事人死亡的一種制度；因此，事實上，發生過宣告死亡的人再回來的案例，如台東縣曾有一名李姓男子於二次世界大戰被日本徵為兵佚，至菲律賓作戰，戰爭結束後仍躲藏於叢林中，經過二十年後才回到台灣[45]，其間卻已被宣告死亡，此時可以聲請法院撤銷死亡的宣告，但因死亡宣告已經造成的事實如妻再婚、財產被繼承，恐怕無法再行回復。依【民法】第8條及第9條規定，失蹤人失蹤滿七年後，法院得因利害關係人或檢察官之聲請，為死亡之宣告；失蹤人為八十歲以上者，得於失蹤滿三年後，為死亡之宣告；失蹤人為遭遇特別災難者，得於特別災難終了滿一年後，為死亡之宣告，如華航於澎湖海域失事仍有許多失事者未找到屍體，即可依此一年時效宣告死亡；受死亡宣告者，以判決內所確定死亡之時，推定其為死亡；死亡之時，應為前條各項所定期間最後日終止之時，但有反證者，不在此限。確定死亡的時間點在法律上有不同學說[46]：

　　呼吸停止說：此說即以呼吸的停止作為判定死亡的時間點。

　　心臟鼓動停止說：此說認為呼吸停止的人，其生命機能如未有損害，

---

43 請參閱【刑事訴訟法】第465條、第467條規定。

44 法人的登記成立概念類似於自然人的出生，其解散消滅類似於自然人的死亡；惟一般論述生死通常指的是自然人。

45 沈銀和，前揭文。頁103。

46 王富茂，也談死亡之法律定義，醫事法學第1卷第2期，1985年7月，頁66。

仍可依人工呼吸等方法使其復生，故應以心臟鼓動停止才是真正的死亡。

綜合判斷說：即綜合呼吸停止、心臟鼓動停止及瞳孔放大三要件作為死亡確定的時期。

腦死說：以今日的醫學而言，頭部受重傷，腦波曲線已呈零線時，可謂回生乏術，雖然因心肺機之運作，仍可維持其循環及呼吸，但在醫學上，則顯然早已死亡；因此，死亡的定義，應非呼吸與心臟的停止，而應是大腦全部功能終久的消失，即所謂「大腦的死亡」始為死亡的時點。

傳統的法學理論多以綜合判斷說為根據，即綜合呼吸停止、心臟鼓動停止及瞳孔放大三要件作為死亡確定的時期，目前我國民刑法等一般法律上的死亡定義亦採此說。然依我國【人體器官移植條例】第4條的規定，醫師自屍體摘取器官施行移植手術，必須在器官捐贈者經其診治醫師判定病人死亡後為之；前項死亡以腦死判定者，應依中央衛生主管機關之程序為之；顯然，在決定器官移植的時候，器官捐贈者的死亡時間點是以腦死來判定。為規範腦死判定的程序，衛生福利部發布【腦死判定準則】[47]，統一腦死判定的基準，茲介紹如下：

一、腦死判定步驟

（一）判定前之先決條件：

1.病人陷入深度昏迷，昏迷指數應為五或小於五，且必須依賴人工呼吸器維持呼吸。

2.導致昏迷的原因已經確定。但因新陳代謝障礙、藥物中毒影響未消除前或體溫低於攝氏三十五度所致之可逆性昏迷，不得進行。

3.病人係遭受無法復原之腦部結構損壞。

（二）排除可逆性之昏迷：

1.排除因為新陳代謝障礙、藥物中毒與低體溫（低於攝氏35度）所導致之昏迷。

2.如罹病之原因不明，即應排除而不列入考慮。

---

47 民國76年9月17日行政院衛生福利部衛署醫字第688301號公告【腦死判定程序】；民國93年8月9日制定【腦死判定準則】，原【腦死判定程序】廢止。

（三）病人在使用人工呼吸器的狀況下，於觀察期間內應呈現並持續深度昏迷，至觀察期間末了，病人昏迷指數應為三，且無自發性運動、去皮質或去大腦異常身體姿勢及癲癇性抽搐，始得進行判定性腦幹功能測試。

1.罹病原因如為情況明顯之原發性腦部損壞，則經十二小時之觀察即可。

2.罹病原因如為腦部受損而又有藥物中毒之可能性時，須等藥物之半衰期過去之後，再觀察十二小時，若藥物種類不明時，至少須觀察七十二小時。

（四）腦幹功能測試：須完全符合上列（一）、（二）、（三）之條件後，才能進行下列具有「判定性」之測試。

1.第一次測試：

（1）腦幹反射的測試，必須完全符合下列條件，若因病人頭部外傷致臉部重創等特殊情況，致無法依序執行部分腦幹反射測試時，應敘明理由並進行其他測試，或必要時佐以儀器輔助檢查，以利正確判定：

①頭一眼反射消失。

②瞳孔對光反射消失。

③眼角膜反射消失。

④前庭一動歸反射消失。

⑤對身體任何部位之疼痛刺激，在顱神經分布區範圍內，不能引起運動反應。

⑥以導管在氣管抽痰時，不能引起作嘔咳嗽之反射。

（2）確認腦幹反射消失後，以下列步驟進行無自行呼吸之測試：

①由人工呼吸器供應100%氧氣十分鐘，再給予95%氧氣加5%二氧化碳五分鐘（惟在特殊情況下，可以調慢人工呼吸器換氧頻率方式為之），使動脈血中二氧化碳達到40mmHg以上。

②取除人工呼吸器並由氣管內管供應100%氧氣每分鐘供應六公升。

③觀察十分鐘，血液中二氧化碳分壓須達六十毫米汞柱以上，

並檢視是否能自行呼吸。

④確定病人不能自行呼吸後，即應再把人工呼吸器接回個體身上。

2.第二次測試：第二次腦幹功能測試應在第一次次測試完畢接回人工呼吸器至少四小時後為之，並應完全依第一次測試之規定程序進行。

（五）腦死判定：完成連續二次判定性腦幹功能測試，均符合腦幹反射消失及無自行呼吸者，即可判定為腦死。

二、腦死判定醫師的資格條件及參與腦死判定人員

（一）腦死判定的醫師，應符合下列各項之一的資格條件

1.病人為足月出生（滿三十七週孕期）未滿三歲者：具腦死判定資格之兒科專科醫師。

2.前款以外之病人：（1）神經科或神經外科專科醫師；（2）具腦死判定資格之麻醉科、內科、外科、急診醫學科或兒科專科醫師。前項所稱腦死判定資格，係指完成腦死判定訓練課程，並取得證書者。本準則修正前，已領有台灣小兒神經醫學會所發仍於有效期限內之小兒神經學專科醫師證書者，具腦死判定之資格。

（二）參與腦死判定之人員

腦死判定，應由具判定資格的醫師二人，共同執行；其中一人宜為具豐富經驗的資深醫師。醫師施行腦死判定時，病人的原診治醫師應適度參與，提供病人資訊及瞭解腦死判定結果。

三、腦死判定醫院的設備條件

設有加護病房，且具診斷結構性腦病變儀器設備，以及具人工呼吸器及測定血液氣體等腦死判定所需的設備。

四、死亡診斷書的簽發

　　病人的原診治醫師應填寫使用呼吸器昏迷病人腦死判定會診單及使用呼吸器昏迷病人腦死判定檢查表；施行腦死判定的醫師應共同簽署腦死判定檢視表，並由病人原診治醫師據以簽發死亡證明書。

　　心臟、肺臟和腦的活動對於個體皆屬不可或缺，任何一個臟器活動的停止必引起其他兩個臟器活動的停止。一般而言，心肺活動的停止早於腦機能的停止；惟今日由於人工心臟與人工呼吸器的出現，以致在腦機能停止之後，心肺仍可維持活動，於是腦機能停止每每先於心肺活動的停止[48]。腦死雖然提早死亡的時間，但不易認定，不如心臟死或肺臟死容易認定，然傳統上醫師往往等到瞳孔反應消失才宣布病人死亡，而瞳孔反射消失即表示腦幹已失去功能，因此，傳統死亡的判定已潛存腦死的觀念[49]。人的死亡時間遲早片刻，在法律上所發生的效果大不相同，如新婚夫妻甲乙由甲夫父母贈與甲1,000萬元，後甲乙自行開車至南部蜜月旅行，於高速公路上發生重大車禍，甲夫於車禍當時即身亡，乙妻則於救護車送醫途中死亡，此時，在1,000萬元繼承上，因甲乙無子女。甲先死亡，其遺產依法由配偶與第二順位繼承人共同繼承（配偶取得二分之一、父母取得二分之一），故乙妻取得500萬元、甲的父母取得500萬元，隨後乙妻又死亡，乙妻500萬元列入乙的遺產重新繼承，乙的配偶甲已死亡又無第一順位的子女，故乙的500萬元由第二順位的乙的父母（即甲的岳父母）取得；反之，如車禍時立即死亡者是乙妻，那麼甲的1,000萬元遺產便由甲的父母取得，可知，死亡時間遲早片刻，確實影響法律的不同效果。

參、屍體的歸屬與遺囑

　　醫師非親自檢驗屍體，不得交付死亡證明書或死產證明書[50]。醫院、診所對其診治之病人死亡者，應掣給死亡證明書；醫院、診所對於就診或

---

48 蔡墩銘，前揭書，頁67。
49 洪祖培，前揭文，頁107。
50 請參閱【醫師法】第11條之1規定。

轉診途中死亡者，應參考原診治醫院、診所之病歷記載內容，於檢驗屍體後，掣給死亡證明書；病人非前二項的情形死亡，無法取得死亡證明書者，由所在地衛生所檢驗屍體，掣給死亡證明書；衛生所依前項規定檢驗屍體，得商洽原診治之醫院、診所，提供病歷摘要或診斷書參考，原診治之醫院、診所不得拒絕；如遇有非病死或可疑為非病死者，應報請檢察機關依法相驗[51]。所以，死亡證明可以由主治的醫師開給，也可以由衛生所開給，如非自然死亡者則應報請檢察官偕同法醫相驗後開給。

　　人的終期是死亡，死亡以前是人，死亡以後是屍體；法律的保護原則以人為主，例外亦有保護屍體者，如刑法第247條侵害屍體罪規定，損壞、遺棄、污辱或盜取屍體者，處六月以上、五年以下有期徒刑；損壞、遺棄或盜取遺骨、遺髮、殮物或火葬之遺灰者，處五年以下有期徒刑。另規定，發掘墳墓者，處六月以上、五年以下有期徒刑；發掘墳墓而損壞、遺棄、污辱或盜取屍體者，處三年以上、十年以下有期徒刑；發掘墳墓而損壞、遺棄或盜取遺骨、遺髮、殮物或火葬之遺灰者，處一年以上、七年以下有期徒刑。此外，對於已死之人公然侮辱者，處拘役或9,000元以下罰金；對於已死之人犯誹謗罪者，處一年以下有期徒刑、拘役或3萬元以下罰金[52]；顯見法律對於已死亡之人，亦有相當的保護規定。

　　屍體應為特種之物（非人），其所有權的歸屬可依民法的繼承規定判定之。對於屍體的處理方式，法無明文規定，依民法第1條規定：「民事，法律所未規定者，依習慣；無習慣者，依法理。」則一般社會習慣，死者屍體的處理，應先對稱死者的意願，其次，再由屍親依個別狀況，決定屍體的捐贈、器官的捐贈、或埋葬方式、地點等。如無親屬的屍體如路斃者，屬無主物，似可依【解剖屍體條例】第3條規定，由警察機關或衛生機關通知屍體收集機構，分配各醫學院收領；亦可由政府社政單位予以適當的斂葬。屍體的器官捐贈以死者生前以書面或遺囑同意者為第一優先，其次為死者最近親屬以書面同意者。

　　在法律上遺囑與死亡也有密切關係，遺囑乃生前所立，死亡時發生效

51 請參閱【醫療法施行細則】第53條規定。
52 請參閱【刑法】第248條至第250條、第312條規定。

果的法律行為；在醫護行為上，常有面臨重病的病人，需協助訂立遺囑的案例，故醫護人員宜有必要瞭解遺囑在法律上的規定。無行為能力人，不得為遺囑；限制行為能力人如果滿十六歲者，無須經法定代理人之允許，得為遺囑。遺囑人得隨時依遺囑之方式，撤回遺囑之全部或一部；前後遺囑有相牴觸者，其牴觸之部分，前遺囑視為撤回；遺囑人於為遺囑後所為之行為與遺囑有相牴觸者，其牴觸部分，遺囑視為撤回；遺囑人故意破毀或塗銷遺囑，或在遺囑上記明廢棄之意思者，其遺囑視為撤回；遺囑人於不違反關於特留分[53]規定之範圍內，得以遺囑自由處分遺產[54]；遺囑人得以遺囑指定遺囑執行人，或委託他人指定之。

　　遺囑在法律上共分為五種，分別為：自書遺囑、公證遺囑、密封遺囑、代筆遺囑及口授遺囑[55]，茲介紹如下：

一、**自書遺囑**：自書遺囑者，應自書遺囑全文，記明年、月、日，並親自簽名；如有增減、塗改，應註明增減、塗改之處所及字數，另行簽名。通常，病人如非病情極為嚴重者，應可以自書遺囑方式先行立下遺囑。

二、**公證遺囑**：公證遺囑，應指定二人以上見證人，在公證人前口述遺囑意旨，由公證人筆記、宣讀、講解，經遺囑人認可後，記明年、月、日，由公證人、見證人及遺囑人同行簽名，遺囑人不能簽名者，由公證人將其事由記明，使按指印代之；前項所定公證人之職務，在無公證人之地，得由法院書記官行之，僑民在中華民國領事駐在地為遺囑時，得由領事行之。依大陸法律規定，公證遺囑效力最高，故如以公證遺囑方式所為的遺囑，事後以自書遺囑方式更改則不許，仍須以公證遺囑方式重新訂立；台灣則無類似規定，故公證遺囑訂立後，以自書遺囑或其他方式的遺囑更改，在法律上似無不可。

---

53 特留分為一定親屬關係因法律規定至少可以繼承的一定比例謂之；如子女的應繼分如為100萬元，依法其特留分為應繼分的二分之一即50萬元，這50萬元即使被繼承人如父親以遺囑交代不給，依特留分規定仍可保障取得。
54 請參閱【民法】第1219條至第1222條規定。
55 請參閱【民法】第1189條至第1198條規定。

三、密封遺囑：密封遺囑，應於遺囑上簽名後，將其密封，於封縫處簽名，指定二人以上之見證人，向公證人提出，陳述其為自己之遺囑，如非本人自寫，並陳述繕寫人之姓名、住所，由公證人於封面記明該遺囑提出之年、月、日及遺囑人所為之陳述，與遺囑人及見證人同行簽名；密封遺囑，不具備前述所定之方式，而具備自書遺囑之方式者，有自書遺囑之效力。

四、代筆遺囑：代筆遺囑，由遺囑人指定三人以上之見證人，由遺囑人口述遺囑意旨，使見證人中之一人筆記、宣讀、講解，經遺囑人認可後，記明年、月、日及代筆人之姓名，由見證人全體及遺囑人同行簽名，遺囑人不能簽名者，應按指印代之。在醫院中，如病人手殘或重病難以自行書寫遺囑時，常有機會委請醫護人員進行代筆遺囑。

五、口授遺囑：遺囑人因生命危急或其他特殊情形，不能依其他方式為遺囑者，得依下列方式之一為口授遺囑：（一）筆記口授遺囑，即由遺囑人指定二人以上之見證人，並口授遺囑意旨，由見證人中之一人，將該遺囑意旨，據實作成筆記，並記明年、月、日，與其他見證人同行簽名；（二）錄音口授遺囑，即由遺囑人指定二人以上之見證人，並口述遺囑意旨、遺囑人姓名及年月日，由見證人全體口述遺囑之為真正及見證人姓名，全部予以錄音，將錄音帶當場密封，並記明年月日，由見證人全體在封縫處同行簽名。口授遺囑，自遺囑人能依其他方式為遺囑之時起，經過三個月而失其效力；口授遺囑，應由見證人中之一人或利害關係人，於為遺囑人死亡後三個月內，提經親屬會議認定其真偽，對於親屬會議之認定如有異議，得聲請法院判定之。如病人重大車禍送至急診室，尚留存一口氣對搶救的醫護人員交代後事，此種形式通常為口授遺囑。法律規定，未成年人、禁治產人、繼承人及其配偶或直系血親、受遺贈人及其配偶或其直系血親、為公證人或代行公證職務人之同居人、助理人或受僱人不得作為遺囑見證人。

死亡的另一法律效果即為繼承的開始，繼承開始時，繼承人對於被繼承人之權利、義務，不因繼承而消滅；當然，也有例外者如拋棄繼承，

拋棄繼承如被繼承人的財產是負債，由繼承人從知悉其為繼承時起三個月內，以書面向法院或親屬會議或其他繼承人聲明之；限定繼承則以繼承的財產作為償還被繼承人的債務，若遺產大於負債時，繼承人仍可繼承多餘的遺產，如果不足，則繼承人不再對負債負責（類似有限責任概念），限定繼承應於知悉繼承開始時起三個月內開具遺產清冊向法院為之，繼承人有數人時，其中一人已開具遺產清冊陳報法院者，其他繼承人視為已陳報。我國之一般繼承原為概括繼承，2009年修正為限定繼承，繼承人對於被繼承人之債務，僅須以所得遺產負清償責任，如此一來，即可避免一些因不懂向法院申請限定繼承，而必須承受龐大先人負債的情況發生。繼承的順位在法律上是配偶優先，其餘第一順位為直系血親卑親屬、第二順位是父母、第三順位是兄弟姐妹、第四順位是祖父母；配偶與第一順位繼承人同為繼承時均分（如父死有遺產900萬元並留有一子一女，則配偶與二名子女各得300萬元）；配偶與第二順位父母同為繼承時，配偶分得二分之一、被繼承人的父母分得二分之一；配偶與第三順位兄弟姐妹同為繼承時，配偶分得二分之一、兄弟姐妹分得二分之一；配偶與第四順位祖父母同為繼承時，配偶分得三分之二、祖父母分得三分之一[56]。

　　依【民法】規定，不法侵害他人致死者如殺人兇手或車禍撞死人的肇事者，對於支出醫療及增加生活上需要費用或殯葬費的人，應負損害賠償責任，惟請求者必須提出費用的收據，對於費用額度必須舉證證明。被害人對於第三人負有法定扶養義務者，加害人對於該第三人也應負損害賠償責任，如受死者撫養的年老父母、未成年的子女等；這些損害賠償，法院得因當事人之聲請，定為支付定期金如每月支付，但須命加害人提出擔保。不法侵害他人致死者，被害人之父、母、子、女及配偶，雖非財產上之損害，亦得請求賠償相當之金額即精神慰撫金[57]，金額多少通常由法官依照被害人與請求者、加害人等的社會地位、工作情況、所得高低、所受刺激和傷害程度等決定之。

---

56 請參閱【民法】第1144條規定。
57 請參閱【民法】第192條至第194條規定。

第三節　安樂死與醫療上的加工自殺

壹、安樂死問題探討

　　安樂死（Euthanasia, Mercy Killing）源於希臘文的Euthanatos，其意為「美麗的死亡」，日本學者將它翻譯為「安樂死」，我國延用之。病人罹患不治的傷病而處於末期，伴隨難以忍耐的病痛時，依病人的要求而令其安樂過世而為的醫療處遇，稱為安樂死[58]。通常安樂死分為二種，即積極安樂死與消極安樂死，前者係以作為的方法實施，如醫師以氯化鉀經由靜脈注射使病人死亡；後者係以不作為使病人死亡的方式，如對早產兒不予積極救治任其死亡是[59]。積極安樂死或消極安樂死又有自願與非自願之分，自願者係指病人同意的安樂死，非自願者係指病人沒有同意或瞭解下實施的安樂死[60]；通常非自願的安樂死在法律上是不被允許的。

　　在支持安樂死團體的長期努力下，荷蘭、澳洲與美國在都曾在立法上有所回應。美國國會在1991年通過【病患自主權法案】，強制醫療機構必須依照病人意願的指示而停止進行醫療。1992年英國醫師協會宣布支持病患自主權。荷蘭雖然未立法正面確認安樂死的合法性，但在1994年修改醫療行為準則，只要醫師遵循國會所訂定的行為準則進行安樂死，雖仍構成違法的受囑託殺人，卻可以不被起訴。同年，美國奧瑞崗州通過醫師能夠為病人處方致死藥物的法案，但1995年聯邦法院宣布其違憲。1995年，澳洲North Territory立法成為世界第一個許可醫師為病人注射致死藥物以達成病人求死意願的地方，然而，二年後即1997年澳洲聯邦議會即修法剝奪地方對安樂死的立法權限，使得North Territory的安樂死立法失效。1996年美國兩個巡迴上訴法院均判決華盛頓及美國西部各州禁止醫師協助自殺的法律違憲，推翻聯邦法院在1995年對奧瑞崗州【尊嚴死法】的違憲決定；到了1997年，美國聯邦最高法院也同樣否定了認為全面禁止幫助自殺

---

58 蔡墩銘，前揭書，頁305。
59 林玫卿，從法律觀點談安樂死，中華民國安寧照顧基金會會訊，1997年11月，頁11。
60 林德賢，安樂死的機轉研究，生命品質研究第1卷第3期，1998年9月，頁37。

違憲的主張，認為華盛頓州禁止醫師協助自殺的法律是合法合憲的；1999年，美國眾議院更進一步通過一項法案，禁止醫師使用各類藥物協助自殺的行為，不過，仍允許醫師可以開可能增加死亡危險的處方止痛藥[61]。

各國刑法學家對於醫學實施安樂死行為的合法性問題，約有如下幾種見解[62]：

一、**合法說**：此說認為醫師實施安樂死時，只要嚴格遵守下列四個條件，便不生違法性問題。其一是病人須已罹醫學上公認無法救治的疾病或創傷；其二是須病人的死亡已迫在眉睫；其三是須垂死的病人正遭受疾病或創傷所帶來肉體上一般人難以忍受的痛苦；其四是須病人本身有提早斷絕生命的願望。醫師在上述四種條件下，為病人實施安樂死，便可不負任何刑事責任，也不構成犯罪。

二、**責任減輕說**：此說認為醫師為病人實施安樂死，論其動機是慈善而人道，並無殺人的不法意圖；然而，觀其行為，畢竟是戕害他人生命的舉動。因此，安樂死顯然是一種違法行為；惟依其情形，堪認醫師具有「無期待不為此行為的可能性」（無期待可能性），所以，應屬於減輕或免除責任之列。也就是說，醫師的行為固然成立犯罪，但責任可以減輕甚至免除；這是較折衷的看法。

三、**違法說**：此說各國刑法都規定有加工自殺罪的條文，醫師實施安樂死，既非屬醫療行為，而是以作為或不作為來縮短他人自然的生命，當然構成加工自殺。

我國法界人士多認為若以醫療方法減輕病人痛苦，因而導致病人死亡的結果的安樂死，或只減輕病人痛苦而任由病人自然死亡的消極安樂死，應屬於醫師業務上的「正當行為」。因為病人既已罹患絕症，即使醫師再實施積極治療，也無法挽回其生命，此情況下病人死亡與醫師作為或不作為並無絕對的因果關係，因此不算違法[63]。一般來說，醫師一旦接受病人，即有維持病人生命的義務，然而，並非醫師當然負有想盡辦法延長病人生命的義務；延長病人生命作為義務存在與否，須依個別具體情事而

---

61 李佳玟，安樂死，生物科技與法律研究通訊第5期，2001年1月，頁14。
62 李聖隆，醫護法規概論，華杏出版公司，1996年9月四版，頁441-442。
63 盧美秀，護理與法律，華杏出版公司，1996年2月，頁224。

定，其中最重要者當然是病人自己的意志，如果痛苦的病人不希望採取延長其生命的措施，即使延長，亦不過極短時間，並且須花費鉅額費用，醫師自無採取延長其生命措施的義務，如此，醫師作為義務不存在時，其不作為即非違法[64]。雖然如此，【醫師誓言】指出：「我對人類的生命，自受胎時起，即始終寄予最高的尊敬；即使在威脅之下，我將不運用我的醫學知識去違反人道。」所以，醫師不能拯救生命已屬不堪，還要應病人要求去結束或縮短其生命來實施安樂死，的確是於理不通；況減輕病人痛苦固然是人道行為，但提早斷絕生命是否合乎人道？故醫師如能以不縮短病人生命且可減輕病人痛苦的方式，自然較使用減輕痛苦卻也縮短生命的方法為佳[65]，這是安樂死一直存在的爭議及難處。惟依現行我國【安寧緩和醫療條例】規定，為減輕或免除末期病人之痛苦可施予緩解性、支持性的醫療照護或不施行心肺復甦術，顯然，法律已開放消極安樂死。

【案例】：X係東海大學醫學部附屬醫院的醫師，擔任A之主治醫師，而A因罹患多發性骨髓腫，X向已經知道病名與病情之A之妻B與長男C（A並未被告知病名等）說A所剩日子不多了，並接受B、C所提出之要求，即若A死期已迫近則終止救治。B、C為緩和A之痛苦而強烈要求X將點滴等拔起，X雖感困擾還是指示護士拔走點滴等。X想既然已經到這種地步亦只有接受C要求，X以帶有降低脈搏數、一時性心跳停止等副作用之藥劑，用平常兩倍之量注射於靜脈後，由於脈搏等沒有變化，於是繼續以具有心臟傳導障礙副作用之藥劑（若不稀釋使用會引起心臟停止），不稀釋地注射於靜脈中；A因心臟停止而死亡。判決：橫濱地方法院，對於該醫師（當時三十四歲）以普通殺人罪處懲役二年、緩刑二年。判決理由：當處於沒有回復希望且無法避免死亡狀態的末期患者，受到強烈痛苦折磨時，為消除、緩和該痛苦而採取影響死期之措施，甚至為免除該痛苦而採取積極性地結束生命之措施，是否可以被允許一事乃向來以所謂安樂死問題而被討論者。在預測國民對於生與死

64 黃丁全，醫事法概論，前程出版社，1989年4月，頁366。
65 李聖隆，前揭書，頁443。

認識之變化或考量將來的狀況同時，在此就現階段考察容許安樂死的要件：其一是患者存在無法忍受的強烈肉體上痛苦為必要，其二是患者的死無法避免且迫近死期為必要，其三是以患者的意思表示為必要，其四是安樂死的方法何者可被允許的問題[66]。（日本橫濱地方法院1995年3月的東海大學事件判決）

　　以一般認定可以合法安樂死的要件來看，本案並非死者自己的意願決定要安樂死，屬於非自願的安樂死，通常即不具備合法的基本條件；況且，迫近死期的認定應有較嚴格的程序，而不是僅由主治醫師一人加以判定即可；而極度的痛苦如何認定？即使病人主觀上與生理上均已達到極度痛苦的地步，醫學上優先考量的仍應是如何減輕痛苦的問題，而不是直接即答應對病人實施安樂死。故本案判決醫師普通殺人罪，於法律上應站得住腳，惟其動機尚屬良善，基本上是以解除病人痛苦為主觀動機，並非一般的惡性或惡意殺人。再加上是家屬囑託的行為，故予以輕判並處緩刑。

　　眾所周知的，王曉民植物人的母親曾請命對植物人可允許予以安樂死，民國85年5月，法務部函復王曉民母親，提到安樂死合法化恐與憲法第15條生存權保障的規定牴觸，而拒絕王曉民母親的要求。至今，我國法律均不願開放准許這種安樂死。一來這是典型的積極安樂死，世界上多數國家並未開放，容易引起道德犯罪的爭議也很大；二來以安樂死的一般條件來看，如迫近死期、極度痛苦、本人同意（植物人客觀上無法同意）等，均不符合，故類似植物人安樂死的開放恐怕還是難以成案的。

　　安樂死的問題不能夠單純只從法律角度思考，它牽涉的包括道德、倫理、宗教、醫學等相當複雜的層面，每個角度都必須要面面俱到地顧慮，畢竟它處理的是生命的大問題。即使安樂死合法化，解決的只是某些個案的困擾，然而，它會不會帶來另外可能產生的社會代價，或因人為執行的可能偏差，使生病的人或者是重病的人感到病痛外的另一種威脅？或利用法律的漏洞達成私人的目的？這種濫用安樂死的可能性即使機率很小，終

---

[66] 章瑞卿，從日美歐安樂死判例探討安樂死法案未來趨勢，軍法專刊第44卷第4期，1998年4月，頁11-13。

究是可能存在的。以佛教來說，強調上天有好生之德，何況今日的絕症，明天也許成為可治之症，再加上現代醫療止痛療效的精進，痛苦的抑制或減緩效果是良好的。凡此種種，都是探討安樂死問題不能不予以考量的重點。

貳、醫療上的加工自殺

　　醫護人員如果違法為病人實施安樂死，即使是病人同意或囑託的，依我國【刑法】第275條第1項規定：「受他人囑託或得其承諾而殺之者，處一年以上七年以下有期徒刑。教唆或幫助他人使之自殺者，處五年以下有期徒刑。前二項之未遂犯罰之。謀為同死而犯前三項之罪者，得免除其刑。」這就是加工自殺罪，我國【刑法】顯然不處罰自殺，故如病人自己選擇自殺，法律並不處罰，如知名作家三毛於榮民總醫院住院時在病房內自殺，並無法律上的問題，因為這是其自行決定並自行為之；反之，假設如果有他人如醫師以醫學方法協助之，則可能構成加工自殺罪的法律問題。

　　然而，自殺本身是否是一種權利，即病人或一般人民是否具有自殺權？學理上有二種不同看法：其一認為病人拒絕醫師的治療，自願不受治療而死亡，此為病人的死亡權，而無病的人或一般病人認為生命對其已無意義，因而為自取滅亡的自殺行為是為自殺權，死亡權與自殺權雖然結果均為死亡，但本質亦有不同；簡言之，死亡權係與病人受治療有關的權利，故與醫師的治療權或治療義務密切相關，而自殺權與病人的受治療無關，也與醫師的權利義務無關，雖然如此，在治療機構內並非只有死亡權而無自殺權的問題，如病人自殺身亡仍屬於自殺權的問題；死亡權係死期迫近而飽受病痛的病人的權利，倘不屬於此種情形則為自殺權，是以死期尚未迫近的病人亦可主張自殺權[67]。其二依英國普通法的概念而論，一個人在意識正常下，出於自由意志而自殺，其行為觸犯普通法的重罪，自殺

---

67 蔡墩銘，醫事刑法要論，景泰文化事業，1995年9月，頁476。

未遂則觸犯輕罪，然而在1961年英國制定【自殺法】後，自殺就不構成犯罪行為，但仍然處罰加工自殺行為；美國與英國相似，認為自殺是犯罪行為，從美國憲法規定來看，自殺不是一種憲法所賦予的權利；此外我國刑法不處罰自殺的理由有二：一是法理上不便，因刑罰的極端不過致人於死，自殺既不畏死則刑罰失其效用，二是實際上不便，自殺既遂法律不可能處罰（因已死亡），能處罰的僅未遂犯，既違反法理又有鼓勵自殺既遂的嫌疑，故自殺者無論既遂或未遂均不加以處罰[68]。可見，我國刑法也不認為自殺是一種權利，只是不處罰而已，更何況，憲法保障人民的生存權，本質上，自殺與生存是相牴觸的。

從社會連帶主義的思想來看，人的一生和成長有太多是與這個國家社會密切相關的，福利國家固勿論，即使一般的國家設置軍隊、警察、學校、機關、交通、公共設施、醫院等等，都是國民順利安居樂業不可或缺的條件，況一身的生活豈能無百業的存在服務，遺世獨居者能有幾人？所以，人從一出生到成長，離不開國家社會的扶助，這些扶助力量並不是不需要成本的，那麼，成長後的個體自然應融入這個社會、回饋這個社會（如納稅等），如果是因為不可抗力因素而致死如病死或意外死亡也就罷了，以人為的自殺方式選擇死亡，其實就是故意杜絕對這個社會系統的應有回饋，從這個角度來看，自殺不但不應是一種權利，甚至是應該處罰的，因為它侵犯了社會法益及國家法益，這就是英美等先進國家不把自殺當做是一種權利的哲學思想。反之，假設是泰山故事中的主角泰山，因為自小在森林中為猩猩撫養長大，與人類社會幾無任何關聯，那麼，泰山具有自殺權，可能就較不具爭議性了。

我國【刑法】規定加工自殺罪的幾種類型包括：

一、**教唆自殺**：須在他人尚無意思自殺，卻因教唆者的教唆行為使之產生自殺的慾念與自殺的行為，如國外曾發生的以非正常宗教的信念由教主鼓動教徒集體自殺是，另外曾經發行的「自殺手冊」於法律上或有構成教唆自殺之嫌。反之，如因男友移情別戀、始亂終棄想不開而自殺，其因雖然是男友之故，但自殺的意念與行為卻是自己

---

68 李聖隆，前揭書，頁364。

形成，此非加工自殺的態樣。

二、**幫助自殺**：係在他人決意自殺後予以協助，以促成或便利其自殺，如同學想割腕自殺又無勇氣而協助其割腕者，或朋友矮小想上吊自殺有困難而協助他吊上吊環的行為即是。如別人在自殺，自己則在旁邊觀看不加阻止，此尚不構成幫助自殺[69]。

三、**受囑託或承諾而殺人**：其動機是想自殺者，然實施殺害的行為卻是加工人，囑託或承諾須真實無瑕且出於真意，並瞭解自殺的意義。這種行為在醫院最為常見，如末期癌症病人囑託醫師以醫學方法提早結束其生命的安樂死即是。惟假如是即將死亡的病人一息尚存，依習俗先行接回家，而醫護人員代為撤除呼吸管以終結生命，此行為非因死者本人的真意囑託（通常那種情況死者幾無法表達是否撤除呼吸器），即非加工自殺，而可能構成普通殺人罪，其家人則為殺人罪的教唆犯，然依【刑法】第57條規定考量其犯罪動機及犯罪目的顯可宥恕，以及【刑法】第59條規定犯罪情狀顯可憫恕者得酌量減輕其刑，依法應可減輕其刑。

　　醫療行為實施的目的在於恢復病人的健康，從這個角度看，實施醫療行為的醫護人員也有維護病人生命的義務，即醫護人員實施的醫護行為不可危害病人的生命，否則病人的健康自然無法予以維持；如此，醫護人員醫護行為的實施如明顯違反此項義務，引起縮短病人生命的結果，自非法律所容許，這就是一般醫護人員不得為安樂死的實施，乃因其實施的行為有違本身所負的義務。至於醫護人員應否利用現代醫學技術以延長病人的生命，此與維護病人生命義務不可相提並論，尤其不可治癒之病人表示其已無生趣欲早日離開世間，則醫護人員不必以人工方法延長其生命；簡言之，醫護人員有維護病人生命的義務，但無延長其生命的義務，故如為減輕病人痛苦而採取的醫療措施，即使有明顯的反作用甚至加速病人死亡[70]，此要非構成所謂的加工自殺，這也是醫療緩和法律得以立法的重要法理。

---

69 32年上字第187號判例。
70 蔡墩銘，醫事刑法要論，景泰文化事業，1995年9月，頁480。

　　醫師對於診治病人發生危急狀況時，當然有予緊急救治的義務，故如罹患絕症的病人在瀕臨死亡時，遭遇肉體上的痛苦，醫師對此狀況必須予以必要的醫療行為。然而，在醫師採取的一般醫療行為無法予以止痛的情況下，採取對生命有縮短危險的特殊醫療行為，從解除病人激烈痛苦來看，此種不得已的行為在法律上並非不可容許，此可適用法律上的緊急避難（刑法第24條）或業務上的正當行為（刑法第22條）來加以阻卻違法[71]，這種合法的幫助死亡，也可免除加工自殺罪的適用。但對於出生嬰兒如先天畸形、殘障或早產，必須花費龐大的財力和人力才可能將其撫養長大，長大後又可能面臨許許多多的問題，所以，很多父母常常選擇放棄，這時醫護人員如協助嬰兒父母予以放棄如不加救治任由死亡，在法律上是否有問題？前已言及，實施醫護行為的醫護人員有維護病人生命的義務，畸形兒、殘障兒或早產兒也是病人，需要妥善的醫療照護，其所患疾病又非絕症更不是瀕臨死亡，加以本身無法表示放棄生命的真意，醫護人員法律上自無理由不予救治；父母沒有權利代為決定嬰兒生命的放棄，果如此，父母在法律上可能構成殺人罪，醫護人員如配合為之，則構成殺人罪的共犯。

　　如病人拒絕醫護人員的救治，除非是法律課予醫護人員強制治療的法定義務，如【醫療法】第60條、【醫師法】第21條所規定醫師對於危急病人不得無故拖延救治外，病人應可拒絕治療如生病不去就醫，醫護人員也沒有法律上的救治義務，此時，醫護人員如強制治療甚至可能構成妨害自由或傷害罪；惟如某教會教義要求不能輸血，在非緊急狀況應尊重其教義可不予輸血，但如情況危急，即使病人要求寧死不輸血時，如醫師予以配合，則可能構成加工自殺罪，實務上較可行做法可能要求病人如不接受救治則自行出院（等於病人自己自殺）。所以，在病人知情同意前提下，醫護人員無延長病人生命繼續救治的義務，病人自願終止治療契約，解除醫護人員的治療義務，等於醫護人員以消極不作為結束病人生命，這是可接受的[72]。

---

71 同前註，頁481。
72 吳建昌，安樂死法理學基礎之探討，醫事法學第7卷第2期，1999年6月，頁15。

第四節　自然死與安寧緩和醫療

壹、自然死

　　醫護人員對於垂死病人雖應給予臨終照護，但不表示應對病人給予延長生命之醫療，如未給予延長生命醫療，醫護人員不應因此而負法律責任，對於延長生命醫療的拒絕予以承認的法律，稱為自然死。在傳統上，心跳停止、呼吸停止等生命徵象停止時，即被認為死亡即自然死，然而現代醫學極為進步，可使心臟或肺臟失去機能的人藉由人工心肺器仍可繼續存活，此藉由機器而維持的生命並非自然的生命，只可視為人工的生命；因此，自然死法認為不使用人工心肺器以延長生命，或中斷人工心肺器的使用，並不縮短病人的生命，故此項行為應被容許；我國實務上，對於心肺機能已喪失者，醫師未給予延長生命治療或中斷已經實施的延長生命治療，均未引起法律問題，此表示司法界默認延長生命治療的不實施或中斷，故即使無自然死法的制定，醫護人員亦非不可實施自然死[73]。

　　立法院於民國91年初審通過【安寧緩和醫療條例】修正案，增加了「自然死」條款，在「自然死」條款中增訂由二位醫師診斷為末期病人，而且在病人簽署同意書的情況下，得撤除或終止心肺復甦術及其他維持「機械生命」的儀器，這項條款已順利地三讀通過，此後不可治癒的患者得撤除包括心肺復甦術、人工呼吸器、強心升壓劑、各種插管等維生醫療來延長瀕死過程。自然死（Natural Death）與安樂死（Euthanasia）不同，安樂死者是為減少病患的痛苦而以特定方式（如積極作為為患者注射藥物致死）刻意結束病患的生命，自然死是不以人工維生治療延長瀕死的生命。生物醫學倫理有四項原則，包括行善原則、不傷害原則、自主原則和正義公平原則；自然死並未違背這些原則，行善原則要求醫療必須延長生命、治療疾病並減輕痛苦，但當延長生命與減輕痛苦的兩大使命互相衝突時，自然死條款讓醫護人員有了選擇後者的法律空間。反之，對於明知

---

73 蔡墩銘，醫事刑法要論，景泰文化事業，1995年9月，頁465。

救治無望的末期臨終病患，因進行急救而增加其承受痛苦的時間，這違反了不傷害原則；若病患曾表達過不接受急救的意願，醫療人員卻硬是予以急救，這也違反了自主原則。安樂死與自然死的另一區別在於，自然死不涉及自殺或殺人的倫理問題，透過醫護人員協助進行的安樂死，卻必須面對此一質疑。還有，自然死不是由人加工以促成死亡的，安樂死卻正相反；於是，縱使排除了安樂死的所有倫理質疑，但依醫學與法律的判準，要待症狀嚴重到什麼程度，方得採取安樂死的「加工」行為？就成了一條必須畫出卻不易畫出的界線[74]。

　　在台灣臨床工作的醫護人員常有類似經驗，即一位末期癌症的病人心跳呼吸停止，醫護人員推來急救車，把家屬請到外面，然後一陣手忙腳亂，醫師宣布死亡時刻，護士則將剛剛好不容易插進去的氣管內插管拔出來，病人流著眼淚、流著血、張著嘴巴，手被綁起來（以免因疼痛而抵抗醫護人員的工作或自拔管子），甚至肋骨被壓斷數根、肝臟被壓碎的結束生命，支離破碎、痛徹心肺的走了。為什麼明知是無意義的急救行為，卻這麼殘忍地每個病人都如此儀式化的予以CPR（心肺復甦術）？因為【醫療法】第60條和【醫師法】第21條都規定，對於危急之病人應即依其專業能力、設施予以救治或採取必要措施，不得無故拖延；【護理人員法】第26條也規定：「護理人員執行業務時，遇有病人危急，應立即連絡醫師。但必要時，得先行給予緊急救護處理。」由於這些規定，末期絕症病人在心跳呼吸停止時，護士必須找醫師來，而醫師就必須做CPR，所以，在明確知道病人有放棄CPR之前，為免發生法律訴訟，損及自己權益，醫護人員只得對臨終病人進行這套急救程序了[75]。當然，前述法律的主要精神是確保病人的權益及生命，立意甚佳，然因沒有特別考量到這些末期絕症病人的特殊情況，使得每個病人一遇有緊急狀況都得不例外的進行急救程序；即使末期絕症病人已簽署放棄急救同意書，由於已經先行插管急救，法律未明文授予撤除或終止（僅規定經由同意可「不予」急救），因此，

---

74 釋昭慧，自然死與安樂死，2002年6月5日，自由時報第15版「自由廣場」。
75 醫師不願撤除維生治療或仍予以急救，有些原因是不願接受治療失敗的結果、未能將病人的利益做整體考量、不能體認死亡是末期絕症病人的朋友而非敵人或缺乏對撤除維生治療的正確倫理觀念。詳見盧美秀，前揭書，頁236。

這份同意書可能也發生不了作用，這在倫理上嚴重違反自主原則和不傷害原則，極端不合醫學倫理[76]；這也就是為什麼制定了【安寧緩和醫療條例】後，還得增訂自然死條款的原因。

再援引一例說明：一名八十多歲癌症末期老先生，有五名子女，子女們算命後得知若老先生在某月某日某時辰死亡，則其子女就會發財興旺，因此要求醫師若在此時辰之前老先生斷氣，說什麼也得將他救回來；很不幸，老先生在此時辰前數度呼吸心跳停止，醫師們全力搶救，心肺復甦術壓斷了好幾根肋骨，氣管內插管造成內出血，直接心臟注射強心針共多達一千多針，身上管線多達十餘條，老先生因太痛苦而掙扎拔管，醫護人員將其雙手捆綁在床沿，他用腳踢又因扯到身上管線，只得將他雙腳也捆綁；好不容易挨到算命說的時辰，子女們要求醫師停止努力，只見老先生五花大綁，流著淚、斷氣了[77]。我國實務上，對於心肺機能已喪失者，醫師未給予延長生命治療或中斷已經實施的延長生命治療，均未引起法律問題，那麼，為何還要訂定緩和醫療或自然死條款？因為我國是大陸法系國家，如前述在【醫師法】、【醫療法】和【護理人員法】均有明文規定必須搶救危急病人的情況下，依一般情況或家屬要求下必先行予以急救，如能以特別法的形式加以排除這些法律的明文限制，如依老先生生前預立同意書或指定代理人方式，拒絕心肺復甦術或撤除、終止已進行的急救設施，就可不用聽任五個子女的七嘴八舌而死得如此悽慘，對醫護人員也將更有保障。

放棄維生治療並不等同於自殺，只是在不得已的情況選擇拒絕侵入性強的維生療法，以避免死亡過程的延宕和痛苦的持續，這是病人自我決定及自主權的體現；所以，只要病人有生前同意如預立遺囑或指定代理人決定等方式，醫師以正當的動機和合宜的方式，不予維生治療是可以被接受的，也符合【安寧緩和醫療條例】的規定。

依【安寧緩和醫療條例】規定，不施行心肺復甦術或維生醫療[78]，應

---

76 趙可式，臨終病人照護的倫理與法律問題，護理雜誌第43卷第1期，1996年3月，頁25。
77 趙可式、賴允亮、葉炳強，劃清安樂死與自然死的界限，中華民國安寧照顧基金會會訊，1996年9月，頁6。
78 心肺復甦術：指對臨終、瀕死或無生命徵象之病人，施予氣管內插管、體外心臟按壓、

符合下列規定：

　　其一，應由二位醫師（不以在同一時間診斷或同一醫療機構的醫師為限）診斷確為末期病人，醫師應具相關專科醫師資格（指與診斷末期病人所罹患嚴重傷病相關專業領域範圍的專科醫師）；末期病人意識昏迷或無法清楚表達意願時，由其最近親屬出具同意書（表1-1）代替之，但不得與末期病人於意識昏迷或無法清楚表達意願前明示之意思表示相反；前項最近親屬之範圍包括配偶、成人直系血親卑親屬、父母、兄弟姐妹、祖父母、曾祖父母或三親等旁系血親、一親等直系姻親等；最近親屬出具同意書得以一人行之（如有二人以上指其中一人依規定出具同意書者，即為同意不施行心肺復甦術），其最近親屬意思表示不一致時，依前項各款先後定其順序，後順序者已出具同意書時，先順序者如有不同之意思表示，應於不施行心肺復甦術前以書面為之。

　　無最近親屬者，應經安寧緩和醫療照會後，依末期病人最大利益出具醫囑代替之。同意書或醫囑均不得與末期病人於意識昏迷或無法清楚表達意願前明示之意思表示相反。

表1-1　不施行心肺復甦術同意書

　　病人＿＿＿＿＿＿＿＿罹患嚴重傷病，經醫師診斷認為不可治癒，而且病程進展至死亡已屬不可避免，茲因病人已意識昏迷或無法清楚表達意願，乃由同意人＿＿＿＿＿＿＿依安寧緩和醫療條例第7條第3項之規定，同意在臨終或無生命徵象時，不施行心肺復甦術（包括氣管內插管、體外心臟按壓、急救藥物注射、心臟電擊，心臟人工調頻、人工呼吸或其他救治行為）。
　　同意人：
　　簽名：
　　國民身分證統一編號：＿＿＿＿＿＿＿＿＿＿＿＿
　　住（居）所：　　　　　　　　　　電話：
　　與病人之關係：＿＿＿＿＿＿＿
　　中　華　民　國＿＿＿年＿＿＿月＿＿＿日

　急救藥物注射、心臟電擊、心臟人工調頻、人工呼吸或其他救治行為。請參閱【安寧緩和醫療條例】第3條規定。

其二，應有意願人[79]簽署之意願書（表1-2）；但未成年人簽署意願書時，應得其法定代理人之同意[80]。未成年人無法表達意願時，則應由法定代理人簽署意願書。

表1-2　不施行心肺復甦術意願書

本人＿＿＿＿＿＿因罹患嚴重傷病，經醫師診斷認為不可治癒，而且病程進展至死亡已屬不可避免，特依安寧緩和醫療條例第4條、第5條及第7條第1項第2款之規定，選擇在臨終或無生命徵象時，不施行心肺復甦術（包括氣管內插管、體外心臟按壓、急救藥物注射、心臟電擊、心臟人工調頻、人工呼吸或其他救治行為）。

立意願人：
簽名：＿＿＿＿＿＿國民身分證統一編號：＿＿＿＿＿＿
住（居）所：　　　　　　　　　電話：

在場見證人（一）：
簽名：＿＿＿＿＿＿國民身分證統一編號：＿＿＿＿＿＿
住（居）所：　　　　　　　　　電話：

在場見證人（二）：
簽名：＿＿＿＿＿＿國民身分證統一編號：＿＿＿＿＿＿
住（居）所：　　　　　　　　　電話：

法定代理人：（本人為未成年人時，法定代理人請簽署本欄）
簽名：＿＿＿＿＿＿國民身分證統一編號：＿＿＿＿＿＿
住（居）所：　　　　　　　　　電話：

醫療委任代理人：（由預立醫療委任代理人代為簽署時，請簽署本欄）
簽：＿＿＿＿＿＿國民身分證統一編號：＿＿＿＿＿＿
住（居）所：　　　　　　　　　電話：

中　華　民　國＿＿＿年＿＿＿月＿＿＿日

對一個末期瀕死病人來說，致命的疾病已經存在，維生治療的使用基本上相當於以人為力量勉強延遲死亡的來到，因此，維生治療的不予不應視為遺棄、協助自殺或殺人。惟需注意的是，如末期絕症病人急需維生治療或急救時，而病人意向又不明，自宜先行給予緊急急救，再視是否符合法律規定再予撤除或終止[81]。其實，選擇「撤除」（或終止）或「不予」

---

79 意願人：指立意願書選擇安寧緩和醫療全部或一部之人。請參閱【安寧緩和醫療條例】第3條規定。
80 請參閱【安寧緩和醫療條例】第7條規定。
81 醫師違反【安寧緩和醫療條例】第7條規定者，處新台幣6萬元以上30萬元以下罰鍰，並得處一個月以上一年以下停業處分或廢止其執業執照。

維生治療，在倫理上的意義是一樣的，可是，原本法律只準許「不予」卻
未規範可「撤除」、「終止」，自然死條款通過後將可合法的進行維生治
療的「撤除」、「終止」。安寧緩和醫療條例於2011年修正第7條，增訂
末期病人符合法定不施行心肺復甦術之情形時，原施予之心肺復甦術，得
予終止或撤除；惟如由最近親屬未及於醫師施行心肺復甦術前，依規定出
具同意書時，原施予之心肺復甦術，得經醫療委任代理人或配偶、成年子
女、孫子女及父母等親屬一致共同簽署終止或撤除心肺復甦術同意書，並
經該醫療機構之醫學倫理委員會審查通過後，予以終止或撤除心肺復甦術
（前項得簽署同意書之親屬，有已死亡、失蹤或不能為意思表示時，由其
餘親屬共同簽署之）；醫學倫理委員會應由醫學、倫理、法律專家及社會
人士組成，其中倫理、法律專家及社會人士之比例，不得少於三分之一。
如再能加上於已實施的全民健康保險IC卡上，註記已預立遺囑或指定代理
人，於不可治癒且臨終瀕死時不予心肺復甦術的急救，或撤除、終止無意
義的各項搶救，尊嚴地走完人生的最後一段，將可使安寧緩和醫療及自然
死更為落實。此項意見亦於安寧緩和醫療條例新修正之第6條之1規定予以
納入，即經安寧緩和醫療條例第4條第1項或第5條之意願人或其醫療委任
代理人於意願書表示同意，中央主管機關應將其安寧緩和醫療意願註記於
全民健康保險憑證（以下簡稱健保卡），該意願註記之效力與意願書正本
相同；但意願人或其醫療委任代理人依前條規定撤回意願時，應通報中央
主管機關廢止該註記。前項簽署之意願書，應由醫療機構或衛生機關以掃
描電子檔存記於中央主管機關之資料庫後，始得於健保卡註記。經註記於
健保卡之安寧緩和醫療意願，與意願人臨床醫療過程中明示之意思表示不
一致時，以意願人明示之意思表示為準。惟2013年1月9日總統令修正公
布，原未簽意願書者一經插管，若醫師認為已無復元機會，要拔管需四代
親屬簽同意書與醫學倫理委員會通過，新修正為最近親屬一人同意即可；
另新增末期病人無意願書、無法表達意願且無親屬，可由醫院安寧緩和醫
療照顧團隊依其最大利益決定。未來簽署安寧緩和醫療與維生醫療意願書
後，經本人同意，應由主管機關加註在健保卡[82]。

---

82 民國102年1月9日總統華總一義字第10200000811號令修正公布【安寧緩和醫療條例】第
　1條、第3條至第5條及第6條之1至第9條條文。

貳、安寧緩和醫療

　　台灣地區十大死亡原因除了意外事故外，其他九種皆為慢性病，在去世之前都有一段臨終期。其中排名第一的死亡原因即為癌症，至少超過23,000人以上，十大死亡原因扣除意外事故或自殺死亡的人數外，每年至少有10萬以上病人需要一段時間的臨終照顧，尤其是末期癌症病人（每3至4人就有1人在一生中可能罹患癌症，大醫院四床中就有一人因癌症住院），現代醫學對其預後較能準確的把握，因而引起相關的醫護倫理與法律考量[83]。有些絕症固能夠獲得有效的控制與治療，但仍有些絕症以現代醫學亦只能束手無策，對於這些絕症末期病人只能延長其瀕死期，一般在臨終前還要接受各種急救指施，最後仍在痛苦中離開人世，病人家屬也同感痛苦。為解決處理這樣的問題，我國在民國89年6月制定公布【安寧緩和醫療條例】，本條例開宗明義即規定，為尊重末期病人[84]之醫療意願及保障其權益，特制定本條例（第1條），本條例的實施可使病人安寧有尊嚴無痛苦的走完人生最後的一段路程，是我國臨床醫療史上極為重要的新里程碑。

　　安寧照顧的由來，是於1967年一位英國女醫師西西里‧桑德絲女士，在教會的協助下成立了St. Christopher's Hospice，推動對癌末病人的積極照顧，改變現代醫療只求「治癒」（Cure）的觀念，加上人性化的「照顧」或「療護」（Care）的觀念。台灣於1990年由基督教的馬偕醫院首先開創全國第一家Hospice，命名為「安寧病房」。因此在台灣Hospice care，就被稱為「安寧照顧」或「安寧療護」。在醫學界出現另一名稱，叫Palliative care及Palliative medicine，日本人譯為「緩和醫療」或「緩和醫學」，台大醫院於1995年成立從事這種照顧的病房時，訂名為「緩和醫療病房」。國際上為了統合稱呼，逐漸有將此二名稱整合的趨勢，希望將此新興醫學稱作Hospice Palliative Medicine（安寧緩和醫學）[85]。安寧

---

83 趙可式，前揭文，頁24。
84 末期病人是指罹患嚴重傷病，經醫師診斷認為不可治癒，且有醫學上之證據，近期內病程進行至死亡已不可避免者：請參閱【安寧緩和醫療條例】第3條規定。
85 杜明勳，安寧療護之起源與發展，臨床醫學第42卷第6期，1998年12月，頁392-396。

緩和醫療是藉由一組受過嚴格專業訓練的團隊工作人員，針對癌症末期病人及其家屬，提供個別性的照顧計畫，滿足病人和家屬身、心、靈的需要；在整個照顧過程中，病人有最大自主權，家屬為全程參與，是一種提升癌症末期病人與家屬生活品質的全人照顧、全程照顧、全家照顧及全隊照顧。安寧照顧的理念在於肯定生命，認同死亡是一種自然的過程，並不加速或延長死亡，在照顧過程中儘可能減輕痛苦和其他身體不適症狀，結合心理、社會、宗教與靈性照顧，支持病人使他在死亡前有最好的生活品質，支持病人家屬使他們在病人生病中及死亡後的悲傷期能適當調適[86]。根據世界衛生組織（WHO）在1990年對緩和醫療做出的定義是：「緩和醫療是面對不可治療病患作積極主動及全面性的照護，控制疼痛與各種症狀，及社會心理靈性問題為其基石；最高目標為讓病患及其家屬獲得最大可能的良好生活品質。[87]」我國制定【安寧緩和醫療條例】所定義的安寧緩和醫療，指為減輕或免除末期病人之生理、心理及靈性痛苦，施予緩解性、支持性之醫療照護，以增進其生活品質[88]，基本上與世界衛生組織的定義，精神上是相符的。

　　醫學倫理的自主原則即病人的自主權應受到尊重，這種自主權在法律上就是病人的自決權，這個原則不僅適用於自然死，當然也包括安寧緩和醫療全程照顧的同意。因此，在【安寧緩和醫療條例】中就規定，末期病人得立意願書（如表1-3）選擇安寧緩和醫療。

表1-3　選擇安寧緩和醫療意願書

本人＿＿＿＿＿＿＿＿（正楷簽名）若罹患嚴重傷病，經醫師診斷認為不可治癒，且有醫學上之證據，近期內病程進行至死亡已屬不可避免時，特依安寧緩和醫療條例第4條、第5條及第7條第1項第2款所賦予之權利，作以下之抉擇：（請勾選□） 　　□接受　　安寧緩和醫療（定義說明請詳背面） 　　□接受　　不施行心肺復甦術（定義說明請詳背面）

86 轉引自溪湖醫療網：http://www.hospice.tw
87 陳慶餘，緩和醫療的原則，台灣醫學1997年第1卷第2期，1997年2月，頁186。
88 請參閱【安寧緩和醫療條例】第3條規定。

表1-3　選擇安寧緩和醫療意願書（續）

□接受　　不施行維生醫療（定義說明請詳背面）
□同意　　將上述意願加註於本人之全民健保憑證（健保 IC 卡）內

簽署人：（正楷簽名）＿＿＿＿＿＿國民身分證統一編號：＿＿＿＿＿＿
住（居）所：＿＿＿＿＿＿
電話：＿＿＿＿＿＿
出生年月日：中華民國＿＿＿＿＿＿年＿＿＿＿＿＿月＿＿＿＿＿＿日
□是 □否 年滿二十歲（簽署人為成年人或未年滿二十歲之末期病人，得
依安寧緩和醫療條例第四條第一項、第五條第一項及第七條第一項第二款之規
定，立意願書選擇安寧緩和醫療或作維生醫療抉擇。）

在場見證人（一）：（正楷簽名）＿＿＿＿＿國民身分證統一編號：＿＿＿＿
住（居）所：＿＿＿＿＿＿
電話：＿＿＿＿＿＿
出生年月日：中華民國＿＿＿＿＿＿年＿＿＿＿＿＿月＿＿＿＿＿＿日

在場見證人（二）：（正楷簽名）＿＿＿＿＿國民身分證統一編號：＿＿＿＿
住（居）所：＿＿＿＿＿＿
電話：＿＿＿＿＿＿
出生年月日：中華民國＿＿＿＿＿＿年＿＿＿＿＿＿月＿＿＿＿＿＿日
簽署日期：中華民國＿＿＿＿＿年＿＿＿＿＿月＿＿＿＿＿日（必填）

法定代理人：（簽署人為未成年末期病人（或監護宣告之人）時，方由定
代理人在此欄位填寫）
簽名：＿＿＿＿＿＿國民身分證統一編號：＿＿＿＿＿＿
住（居）所：＿＿＿＿＿＿
電話：＿＿＿＿＿＿
出生年月日：中華民國＿＿＿＿＿＿年＿＿＿＿＿＿月＿＿＿＿＿＿日

醫療委任代理人：（簽署人為醫療委任代理人方須填寫並應檢附醫療委任
代理人委任書）
簽名：＿＿＿＿＿＿國民身分證統一編號：＿＿＿＿＿＿
住（居）所：＿＿＿＿＿＿
電話：＿＿＿＿＿＿
出生年月日：中華民國＿＿＿＿＿＿年＿＿＿＿＿＿月＿＿＿＿＿＿日

◎備註：

簽署人可依背面簡易問答第 4 題說明自行查詢健保IC卡註記申辦進度。

　　意願書至少應載明下列事項，包括意願人之姓名、國民身分證統一編號及住所或居所、意願人接受安寧緩和醫療之意願其內容，以及立意願書之日期，並由意願人簽署；意願書之簽署，應有具完全行為能力者二人以上在場見證，但實施安寧緩和醫療之醫療機構所屬人員不得為見證人。行為能力之人，得預立意願書；前項意願書，意願人得預立醫療委任代理人（表1-4），並以書面載明委任意旨，於其無法表達意願時，由代理人代為簽署。意願人得隨時自行或由其代理人，以書面撤回其意願之意思表示[89]。

　　醫師為末期病人實施安寧緩和醫療時，應將治療方針告知病人或其家屬（指醫療機構實施安寧緩和醫療時在場的家屬），但病人有明確意思表示欲知病情時，應予告知。醫師對末期病人實施安寧緩和醫療，應將末期病人已立安寧緩和醫療意願書、預立醫療委任代理人、撤回意願的表示、

表1-4　預立醫療委任代理人委任書

　　茲委任　　　　　　　為醫療委任代理人，當本人罹患嚴重傷病，經醫師診斷認為不可治癒，且病程進展至死亡已屬不可避免而本人無法表達意願時，同意由委任代理人依安寧緩和醫療條例條第5條第2項之規定，代為簽署「選擇安寧緩和醫療意願書」或「不施行心肺復甦術意願書」。
　立意願人：
　簽名：　　　　　　　國民身分證統一編號：　　　　　　　
　住（居）所：　　　　　　　電話：
　委任代理人：
　簽名：　　　　　　　國民身分證統一編號：　　　　　　　
　住（居）所：　　　　　　　電話：
　後補委任代理人（一）：
　簽名：　　　　　　　國民身分證統一編號：　　　　　　　
　住（居）所：　　　　　　　電話：
　後補委任代理人（二）：
　簽名：　　　　　　　國民身分證統一編號：　　　　　　　
　住（居）所：　　　　　　　電話：
　中　華　民　國　　　年　　　月　　　日

---

[89] 請參閱【安寧緩和醫療條例】第4條至第6條規定。

不施行心肺復甦術及治療方針的告知等事項詳細記載於病歷[90]，意願書或同意書（應以正本為之，但病人轉診者，由原診治醫療機構留具影本，正本隨同病人轉診）並應連同病歷保存[91]；應記載於病歷而未記載者，處新台幣3萬元以上15萬元以下罰鍰。

　　一名車禍傷者因腦傷造成顱內出血，家人送他到一家小醫院，沒有開腦手術的專家與設備，此家人因遺產問題故意延誤送大醫院急救，並告知病人他病情嚴重，開腦手術很痛苦、很危險，誤導病人拒絕手術急救，以致因消極不作為而死亡。另一名肺癌末期病患，癌細胞已轉至肝、骨、腦等器官，現今血壓降低瀕臨死亡，病人拒絕使用升血壓及強心藥物以後心臟衰竭死亡。例一的作為與不作為是「生」與「死」的選擇，病人原為一健康人，因意外有致命情況，若經過適當處置，病人應可存活。例二則本身罹患絕症，器官多衰竭，即使使用升血壓及強心藥物，只是勉強拖延「瀕死期」，並不能治療其致命的疾病，數小時或數天後此病人仍會因各個器官的衰竭而死亡。所以例一絕非「安寧緩和醫療」，而例二則為「安寧緩和醫療」[92]。安寧緩和醫療在【安寧緩和醫療條例】實施後已合法化，法律並已進一步准許自然死，然而，故意終止生命的安樂死，尤其是積極安樂死，仍然在法律、倫理、醫學、宗教等等方面繼續掙扎拔河。

　　為尊重病人醫療自主、保障其善終權益，促進醫病關係和諧，2016年1月公布【病人自主權利法】，並於公布後3年即2019年1月開始實施。本法特別強調病人自主權利包括：（一）病人對於病情、醫療選項及各選項之可能成效與風險預後，有知情之權利。對於醫師提供之醫療選項有選擇與決定之權利。病人之法定代理人、配偶、親屬、醫療委任代理人或與病人有特別密切關係之人（以下統稱關係人），不得妨礙醫療機構或醫師依病人就醫療選項決定之作為[93]。病人就診時，醫療機構或醫師應以其所判斷之適當時機及方式，將病人之病情、治療方針、處置、用藥、預後情

---

90 經診斷為末期病人者，醫師另應於其病歷記載下列事項，包括治療過程、與該疾病相關之診斷、診斷當時之病況、生病徵象及不可治癒之理由。
91 請參閱【安寧緩和醫療條例】第8條、第9條規定。
92 趙可式、賴允亮、葉炳強，劃清安樂死與自然死界限，中華民國安寧照顧基金會會訊，1996年9月，頁5。
93 【病人自主權利法】第4條規定。

形及可能之不良反應等相關事項告知本人。病人未明示反對時,亦得告知其關係人。病人為無行為能力人、限制行為能力人、受輔助宣告之人或不能為意思表示或受意思表示時,醫療機構或醫師應以適當方式告知本人及其關係人[94];(二)具完全行為能力之人,得為預立醫療決定,並得隨時以書面撤回或變更之。意願人為預立醫療決定,應符合下列規定:1.經醫療機構提供預立醫療照護諮商,並經其於預立醫療決定上核章證明;2.經公證人公證或有具完全行為能力者二人以上在場見證;3.經註記於全民健康保險憑證。意願人、二親等內之親屬至少一人及醫療委任代理人應參與前項第一款預立醫療照護諮商。經意願人同意之親屬亦得參與。但二親等內之親屬死亡、失蹤或具特殊事由時,得不參與。提供預立醫療照護諮商之醫療機構,有事實足認意願人具心智缺陷或非出於自願者,不得為核章證明;(三)病人符合下列臨床條件之一,且有預立醫療決定者,醫療機構或醫師得依其預立醫療決定終止、撤除或不施行維持生命治療或人工營養及流體餵養之全部或一部:1.末期病人;2.處於不可逆轉之昏迷狀況;3.永久植物人狀態;4.極重度失智;5.其他經中央主管機關公告之病人疾病狀況或痛苦難以忍受、疾病無法治癒且依當時醫療水準無其他合適解決方法之情形。各項病人應由二位具相關專科醫師資格之醫師確診,並經緩和醫療團隊至少二次照會確認。醫療機構或醫師依其專業或意願,無法執行病人預立醫療決定時,得不施行之:惟應告知病人或關係人。醫療機構或醫師依本條規定終止、撤除或不施行維持生命治療或人工營養及流體餵養之全部或一部,不負刑事與行政責任;因此所生之損害,除有故意或重大過失,且違反病人預立醫療決定者外,不負賠償責任[95]。

　　【病人自主權利法】適用對象比【安寧緩和醫療條例】適用的末期病人範圍來得廣,判定程序為應由二位具相關專科醫師資格之醫師確診,並經緩和醫療團隊至少二次照會確認,也與【安寧緩和醫療條例】不同,得實施的措施亦有出入:那麼,有關末期病人在醫療意願或處置措施上其程序或內容如何適用,即成為二種法規之競合,從法律立法的目的性來看,

---

94 【病人自主權利法】第5條規定。
95 【病人自主權利法】第8條、第9條規定。

【安寧緩和醫療條例】於末期病人的醫療選擇上宜優先適用。

第五節　活體與屍體的器官移植

　　器官移植是指將身體器官或組織的全部或一部分取出，並把它移植於同一個體或另一個體身上的手術，用來救治傳統醫學方法無法治療的疾病，以提升病人的生活品質及延長壽命[96]；移植於同一個體稱為自體移植，移植於另一個體稱為異體移植[97]。器官移植在先進國家已有相當的成果，對於受贈者來說，接受移植的病人除了可以提升其生活品質，更重要的是其生命得以維持和再生；對捐贈者及其家屬來說，捐贈器官可以遺愛救人，而救人是善行的最高表現，當家屬思及逝世的親人，其極度的悲傷也因著捐贈器官的善行得著慰藉；對社會資源來說，器官移植的成功可以節省病人長期的醫藥費用，又因受贈者得以恢復正常的生活而增加社會的生產力[98]。

　　我國有關人體器官移植的法律以民國76年為分界點，分成兩個時期，第一個時期是單項立法時期，係針對人體某一器官的移植而立法，如民國71年制定的【眼角膜移植條例】；第二個時期是全面性立法時期，係對人體各類器官移植而立法，此為民國76年制定的【人體器官移植條例】；【眼角膜移植條例】顧名思義主要移植的器官限定為眼角膜，而【人體器官移植條例】則擴及所有可移植的人體器官（包括組織），包括泌尿系統之腎臟、消化系統之肝臟、胰臟、腸、心臟血管系統之心臟、呼吸系統之肺臟、骨骼肌肉系統之骨骼、肢體、感官系統之眼角膜、視網膜及其他經中央衛生主管機關依實際需要指定之類目[99]。

　　依【人體器官移植條例】的立法意旨，我國有關人體器官移植的基本

---

96 鐘春枝、盧美秀、楊哲銘、林利芬、陳俊賢，器官移植倫理議題的探討——比較醫護人員、宗教界及法界人士的看法，新台北護理期刊第4卷第2期，2002年8月，頁62。

97 黃丁全，你的身體有我的靈魂（上），法律與你第57卷第129期，1998年7月，頁154。

98 葉高芳，取與給之間的判斷：談器官捐贈的倫理，基督書院學報1995年第2期，1995年5月，頁4。

99 請參閱【人體器官移植條例施行細則】第3條規定。

原則包括：

一、禁止器官買賣原則

　　談到器官移植，首先必須要有可移植的器官來源，而實際的問題是，不管在台灣或其他國家，器官移植市場經常是供不應求，因此，器官買賣市場便隨之應運而生。依中央社2000年10月20日的一則報導[100]，一位鍾姓男子在網路上公開叫賣自己的腎，報紙上也出現買賣肝腎器官的組織，這名男子宣稱，自己賣腎的原因是因為股市投資失利，逼不得已只好賣腎維生，「反正賣掉一顆腎、還有另一顆腎」；無獨有偶，報紙也出現器官買賣仲介公司廣告[101]，宣稱手上握有5萬個求售器官的名單，已經仲介成功上萬個案例，仲介費用是每個器官新台幣50萬到80萬元，其中肝會再生，所以活肝移植比較便宜。不僅活體器官有人買賣，屍體的器官同樣有人買賣，國際上有名的是傳聞有中國官僚買賣死囚的器官以謀取不正當利益者[102]。當然，依現行【人體器官移植條例】規定，提供移植的器官，應以無償捐贈方式為之[103]，器官買賣是被禁止的行為，否則，窮人豈不成為富人器官的供應者，屍體也可能被過度的物化，這都是違反倫理的原則。

　　器官來源的立法基本上分為三種，即自願捐贈制、器官買賣市場制和推定同意制，台灣目前是採取自願捐贈制[104]，國際上器官是存在買賣市場，但立法上皆明文禁止[105]；我國法律是明文禁止器官買賣，但捐贈器官移植之死者親屬，中央衛生主管機關得酌予補助喪葬費，其補助標準由

---

100 http://news.yam.com/healthy/2000/10/20/24145900.hml
101 依【人體器官移植條例】第18條規定：「以廣告物、出版品、廣播、電視、電子訊號、電腦網路或其他媒體，散布、播送或刊登促使人為器官買賣之訊息者，處新台幣9萬元以上45萬元以下罰鍰。」
102 大紀元新聞網：http://www.epochtimes.com/new/epochnews/newscontent.asp87688
103 請參閱【人體器官移植條例】第12條規定。
104 請參閱【人體器官移植條例】第8條第4項規定：「醫院自活體摘取器官施行移植手術，應對捐贈者予以詳細完整之心理、社會、醫學評估，經評估結果適合捐贈，且在無壓力下及無任何金錢或對價之交易行為，自願捐贈器官，並提經其醫學倫理委員會審查通過，始得為之。」
105 黃丁全，前揭文，頁162。

中央衛生主管機關定之；捐贈器官供移植之死者親屬，直轄市或縣（市）政府另得予表揚，其家境清寒者，並得酌予補助其喪葬費[106]。所以，實際上器官捐贈者仍有可能得到一筆補助費，私立醫院對於捐贈器官者也常有一定費用的補貼，然而，性質上此與買賣的對價終究是不同的。推定同意制其意為除非死者生前曾明白表示死後不願意捐贈器官，否則當其死亡之後，醫師就無須再徵求親屬的同意，可逕行在屍體上摘取器官，除非死者是一位兒童或精神有缺陷者，如奧地利、法國、瑞士、波蘭、以色列等國採取之[107]。自願捐贈制由於客觀文化等因素的限制，成效一直不是很好，器官買賣的商業化又不符合人性尊嚴及生而平等的精神，那麼，除了醫院為配合器官捐贈風氣之推動，如有適合器官捐贈之潛在捐贈者，醫院醫療人員應主動向病患家屬勸募，以增加器官捐贈之來源外[108]，未來採取推定同意的器官移植立法，或者可以謹慎思考。當然，人工器官如人工心臟等的技術發展，以及如胚胎組織、複製技術或異種器官養成等最新的生物科技，也許都可為未來器官的供應解決問題。

世界衛生組織及大多數國家均禁止器官買賣，惟亦有贊成器官買賣轉讓的觀點，此觀點認為身體是個人的財產，個人可以根據自己的意思來處置自己的身體，可以出售或轉讓自己的部分器官或組織、出租自己的身體（如子宮代孕），甚至可以結束生命[109]。美國近年來也有醫師積極倡議開放腎臟自由買賣，建議政府統一訂價，公平分配腎臟，受贈者則以醫療保險支付，但反對者表示，器官買賣違反全球正義，勢必引誘窮人出賣腎臟，有剝削弱勢之嫌，並可能使利他器捐行為從此消失，然而，龐大的器官需求，使得非法跨國器官買賣日益熱絡，黑市交易猖獗，其中中國、巴基斯坦、菲律賓、埃及、印度等國為主要販賣國，違反各國器官自給自足的國際趨勢[110]。為調和器官買賣制和無償捐贈制的衝突，並有效擴大器官的實質來源，合理補償制的折衷說於是出現；此說認為補償主要體現為

---

106 請參閱【人體器官移植條例】第10條之1、第15條規定。
107 楊文主，器官移植與醫學倫理，心身醫學雜誌第10卷第1期，1996年6月，頁14。
108 請參閱【人體器官移植條例】第10條之1規定。
109 劉俊香，人體器官可以買賣嗎——儒家與西方哲學關於身體歸屬權的比較，倫理學研究第41期（大陸），2009年5月，頁32-33。
110 自由時報電子報，2008年1月28日，http://www.libertytimes.com.tw/2008/new/jan

社會對捐獻者行為的認可和鼓勵，是一種激勵制度，它與追求利潤的器官買賣是截然不同的，對於活體器官捐獻者，根據其器官捐獻對身體健康影響狀況，基於健康恢復、營養補助、勞動能力減損等方面考慮，給予一定的經濟補償[111]。1998年伊朗開始實施補償和有調控的活體非親屬腎臟移植程序，主要由政府買單，實施有償器官供給制，這種規範以保證器官移植中酬謝目的和性質的純正，讓酬謝雙方的實現方式遵守法定原則，並由專門機構統一收取和發放[112]。我國法律是明文禁止器官買賣，但捐贈器官移植之死者親屬，中央衛生主管機關得酌予補助喪葬費，其補助標準由中央衛生主管機關定之；捐贈器官供移植之死者親屬，直轄市或縣（市）政府另得予表揚，其家境清寒者，並得酌予補助其喪葬費[113]，所以，實際上器官捐贈者仍有可能得到一筆補助費，私立醫院對於捐贈器官者也常有一定費用的補貼；立法院在討論【人體器官移植條例】相關條文時，也有委員提到應給予器官捐贈者實質保障如適當醫療救助、職業推薦及因器捐死亡時其遺屬的社會援助[114]。基此，以現行器官移植登錄中心為平台，實施器官捐贈的有償補償價額，並開放活體非親屬的移植限制，如受贈者屬家境清寒者則由全民健保總額支付機制下支付器官補償金，如此，不僅符合「救命為大」的倫理法制，也符合醫學上的「行善原則」，於法理上亦為可行。

二、權益衡平原則

　　器官移植使重症病人重獲生命，更是捐贈崇高的精神表現，因此，必須對捐贈者採取不傷害原則，對受贈者能達到施益原則，這就是權益衡平原則。如【人體器官移植條例】及【人體器官移植條例施行細則】規定，

---

111 吳靖、王群英，論我國立法對人體器官買賣的禁止，改革與開放2010年2月刊（大陸），2010年2月，頁195。王鳳民，前揭文，頁23。
112 宋儒亮、成嵐、陳群飛、李鈴、袁強、王莉、鄧紹林、李幼平，中國大陸器官移植與腦死亡立法的策略與思考，中國循證醫學雜誌2009年第9期（大陸），2009年9月，頁405-406。
113 請參閱【人體器官移植條例】第10條之1及第15條規定。
114 林忠義，台灣法律史的研究與應用——以人體器官移植條例的立法演進為中心，律師雜誌第345期，2008年6月，頁65。

摘取器官須注意捐贈者之生命安全，醫師摘取器官，不得及於其他非必要之部位，但移植眼角膜、視網膜時，得摘取眼球，醫師摘取器官後，應回復外觀或就摘取部位予以適當處理[115]，這是不傷害原則；【人體器官移植條例】第9條規定：「醫師施行器官移植時，應善盡醫療上必要之注意。」這是受益原則，受益原則由於本質上器官移植對接受者而言，即是一種受益行為，故較易明白掌握。特別需要注意的是，不傷害原則如何落實？依我國法律規定，醫院自活體摘取器官施行移植手術，應對捐贈者予以詳細完整之心理、社會、醫學評估（應有精神專科醫師參與；對捐贈者之醫學評估，應由未參與移植手術之醫師為之），經評估結果適合捐贈，且在無壓力下及無任何金錢或對價之交易行為，自願捐贈器官，並提經其醫學倫理委員會審查通過，始得為之。醫學倫理委員會審查事項如下：（一）捐贈者與受贈者之年齡及親屬關係；（二）捐贈者之心理、社會、醫學評估狀況；（三）捐贈者之書面同意及其最近親屬一人以上之書面證明；（四）捐贈肝臟者為滿十八歲之未成年人時，其法定代理人之書面同意；（五）捐贈者為配偶時，其是否符合本條例第8條第4項規定的要件；（六）受贈者之移植適應症及禁忌症；（七）其他經中央衛生主管機關指定之事項。施行活體摘取器官移植手術的醫師，不得參與第1項醫學倫理委員會之審查[116]。如果可以落實這些審查事項，那麼不傷害原則的確保將得以落實。

　　自人體摘取器官施行移植手術，以恢復病人器官的功能或挽救其生命，雖然是屬於醫療上的正當行為，但對捐贈者的生命或屍體卻造成一種傷害或損害，在刑法上可能構成加工自殺罪（刑法第275條）或加工自傷罪（刑法第282條），自屍體摘取器官則可能構成毀損屍體罪（刑法第247條），所以除了必須符合利他原則，即符合醫學原理並有利於受贈者的健康與安全外，也應有法律的明文授權規範，才足以阻卻違法；因此，【人體器官移植條例】的制定在於使器官移植取得法律的正當性，排除刑法的

---

115 請參閱【人體器官移植條例】第8條及【人體器官移植條例施行細則】第6條規定。
116 請參閱【人體器官移植條例】第8條第4項及【人體器官移植條例施行細則】第7條、第8條規定。

約束，並保護捐贈者與受贈者的權益衡平[117]。

三、移植謙抑原則

所謂移植謙抑原則，是指人體器官移植是醫學上不得已採取最後可能的一種醫療手段[118]。也就是說，應該後先採取其他任何可行的醫療方法，只有窮各種醫療方法都無法有效治癒病人病情，唯有採取器官移植的方法才能有效醫療或根治病人的病情時，最後方考量採取器官移植的方式為之；依【人體器官移植條例】第2條規定：「施行移植手術應依據確實之醫學知識，符合本國醫學科技之發展，並優先考慮其他更為適當之醫療方法。」這就是移植謙抑原則。因此，醫師在施行器官移植手術時，屬於人體試驗部分應依醫療法有關規定辦理（人體器官移植條例第23條），擬定人體試驗計畫報衛生福利部審查並接受監督外，對於其他的器官移植手術，必須依病人的實際症狀，考量各種可能的治療情形，盡善良管理人的義務，只有在沒有更為良好治療方針時才採取器官移植，絕不可因個人因素如為研究需要或其他不理性的因素而任意進行器官移植。

四、採取腦死的原則

一般法律及民間對死亡的認定基準，長期以來一直是以心跳停止、呼吸停止的傳統認知加以界定，然而，許多器官如心臟，假設以心跳停止、呼吸停止認定死亡，方可對屍體進行移植時，心臟可能已無移植的功能和效果了；於是，就有必要在藉助人工儀器尚能維持一定的呼吸、心跳時，即時進行器官移植以搶救病人，腦死定義死亡於是產生。依【人體器官移植條例】第4條規定：「醫師自屍體摘取器官施行移植手術，必須在器官捐贈者經其診治醫師判定病人死亡後為之。前項死亡以腦死判定者，應依中央衛生主管機關規定之程序為之。」這是器官移植採取腦死的原則。

器官移植與腦死的關係非常密切，這不只是因大部分器官移植所需要

---

117 吳憲明，活體器官移植可以無條件施行嗎？醫事法學第9卷第2期，1996年8月，頁6。
118 李聖隆，前揭書，頁408。

的器官大多由腦死者提供，而是以腦死為死亡，主要係基於器官移植的需要而來，如果不是器官移植的特殊情況需求，也不發生以腦死作為死亡的問題。醫師為拯救病人的生命，莫不希望在更早時間將器官摘取，一般的器官如不使用保存液只能保存在六小時之內，所以，捐贈者手術時間必須與接受者的手術密切配合，才能避免因時間過長而使器官壞死不堪使用，破壞器官移植的作用，時間對器官移植來說，可謂分秒必爭至為重要，為使器官移植順利進行，採取腦死實有其醫學上的必要考量[119]。否則，人死亡後本屬於健康的器官由於呼吸停止缺氧以致迅速敗壞，自然無法用於移植。這就是為取得可以用以移植的器官，不能不以腦死代替自然死的思考。

　　有關腦死與器官移植的關係，另一爭議在於「是否有必要變更死亡的定義及其判定方法」？此涉及三個問題[120]：（一）人類是否在生存與死亡之間尚有所謂腦死之階段？（二）腦死病患在迫近死亡之過程中，是否可停用無益之延命設備，使其安詳地走向死亡？（三）醫療技術是否會影響人死亡的判定？此外，有不少病患實質上已腦死（腦部無血流通過、腦細胞嚴重壞死），或傷勢過重已必死無疑，卻因傷勢與疾病特殊，如心肺功能太差與血壓過低無法進行「無自主呼吸測試」，或是出車禍臉部嚴重毀損無法做「瞳孔反射」等測試，而無法完成腦死判定的某些測試項目，以致無法捐出器官；因此，在衛生福利部委託台大醫院所做的「台灣無心跳器捐調查、研究與評估」計畫，做出未來增訂無心跳器捐的認定，並增訂「無心跳器官捐贈判定準則」，依國外經驗將可增加25%的器官捐贈數量，衛生福利部醫學倫理委員會討論後已形成共識，未來將朝此方向修訂法規[121]。美國國家醫學科學院針對此種做法進行檢視，所得到的結論是只要遵循嚴格的指導方針就是道德的，這些方針包括確保撤除治療的決定與器官捐贈的決定是互相獨立的，而且外科醫師必須在心跳停止後至少等

---

119 蔡墩銘，前揭「醫事刑法要論」，頁383。

120 曾淑瑜，論人體之利用——器官移植與法律之衝突與調和，律師雜誌第308期，2005年5月，頁18。

121 自由時報電子報，2008年1月28日，http://www.libertytimes.com.tw/2008/new/jan

待五分鐘[122]。2017年12月26日衛生主管機關發布「心臟停止死亡後器官捐贈參考指引」，第12點規定，不施行心肺復甦術或維生醫療，或已撤除維生醫療之病人，於其心跳自然停止（即體循環停止）後，應有5分鐘之等候觀察期；在此觀察期間，醫療團隊不得執行任何醫療行為，待確認未再出現收縮性血壓或心搏性心率，由主治醫師宣布死亡後，始得進行器官摘取及移植作業。

五、活體器官與屍體器官移植雙軌並行原則

　　過去的【眼角膜移植條例】規定僅能自屍體移植眼角膜，現行的【人體器管移植條例】除准許自屍體進行器官移植外，也開放活體的器官移植。【民法】規定人在死前得以遺囑處分其遺產，人體的器官雖不是遺產但仍准許由其本人自由處分，故無論屍體的處置或自屍體摘取器官，只要經死者生前同意，自無不予許可之理，所以，【解剖屍體條例】及【人體器官移植條例】均規定，死者生前同意是屍體可以捐贈解剖和器官可以捐贈移植的首要條件及阻卻違法的事由（免除毀損屍體罪的刑責）。在器官移植上，除了死者生前以書面（得以填具器官捐贈卡方式為之）或遺囑同意者外，死者最近親屬[123]以書面同意亦可[124]。另有一種情況是，非病死或可疑為非病死之屍體，非經依法相驗，認為無繼續勘驗之必要者，不得摘取其器官；但非病死之原因，診治醫師認定顯與摘取之器官無涉，且俟依法相驗，將延誤摘取時機者，經檢察官及最近親屬書面同意，得摘取之[125]。

　　較有爭議的是死刑犯器官的捐贈問題：我國尚未廢除死刑，如「義

---

122 http://www.epochtimes.com/b5/7/3/31/n1663475p.htm
123 請參閱【人體器官移植條例】第8條之1規定：「所稱最近親屬其範圍如下：一、配偶；二、直系血親卑親屬；三、父母；四、兄弟姊妹；五、祖父母；六、曾祖父母或三親等旁系血親；七、一親等直系姻親。所為書面同意不得與死者生前明示意思相反。書面同意，最近親屬得以一人行之，最近親屬意思表示不一致時，依第1項各款先後定其順序，後順序者已為書面同意時，先順序如有不同之意思表示，應於器官摘取前以書面為之。」
124 請參閱【人體器官移植條例】第6條規定。
125 請參閱【人體器官移植條例】第7條規定。

大利反死刑組織」發表報告稱，2006年全世界有5,628人被處決，其中中國被處決人數達到5,000人[126]，而受死刑執行者，其死亡不是因為疾病，所以大多數的器官是屬於健康的，很適合器官移植之用，如果能作為器官移植的來源，較之於一般的病屍體器官更為理想。依我國原舊【執行死刑規則】第2條第2項規定：「受刑人於執行死刑前，有捐贈器官之意願者，應簽署捐贈器官同意書；如有配偶或三親等以內血親者，並應經其中一人之書面同意。」一般執行死刑時，用藥劑注射或槍斃。執行槍斃時，應令受刑人背向行刑人，其射擊部位定為心部，行刑人應於受刑人背後偏左定其目標。但對捐贈器官之受刑人，檢察官得命改採射擊頭部之執行死刑方式。執行槍斃時，行刑人與受刑人距離，不得逾2公尺（第3條）。主要考量是射擊頭部可以腦死加以判定，有利於器官的移植，何況射擊心部位置將導致最主要的可移植器官心臟的毀壞，故以腦部射擊取代一般心部位置的射擊。

　　然而，死刑犯器官捐贈在倫理上最大的爭議主要在於本人自願與死刑執行方式的問題，中國大陸是很大的移植器官來源，許多是來自於死刑犯，然引起較大爭議的部分，也是死刑犯究竟是否真實的自願同意執行死刑後捐贈器官？另一方面，為了器官的堪用，死刑的執行必須改以射擊腦部位置行之，實務上常被討論的是沒有嚴謹腦死判定程序的認定，僅開槍射擊腦部後即進行器官摘取，當時是否死刑犯已達到真正的腦死？否則如此行為是否過於殘忍？故2020年法務部修正【執行死刑規則】，即廢除死刑犯器官捐贈之相關規定。然而，只要死刑犯有真意表示願意捐贈器官，遺愛人間、能捨喜捨，那絕對是好事，倒不必因某些考慮而因噎廢食，重要的是應確實依照腦死判定的標準來認定死亡後再摘取器官，絕對不能抱著廢人或廢物利用的心態來踐踏死刑犯。

　　活體器官由於係從活體上直接移植給病人，器官生命力較為旺盛，對某些器官或組織的活體移植較之於屍體移植自然更為理想。然而，從活體上移植器官不免會對活體捐贈者進成一定的傷害，即使取得捐贈者的同

---

126 參閱維基百科，https://zh.wikipedia.org/zh-tw/%E4%B8%AD%E8%8F%AF%E4%BA%B
A%E6%B0%91%E5%85%B1%E5%92%8C%E5%9C%8B%E6%AD%BB%E5%88%91%E
5%88%B6%E5%BA%A6。

意，在法律上是否就完全可行？在學理有二種不同見解[127]：其一認為即使活體的器官捐贈者同意捐贈，但因捐贈的行為會造成死亡，如女友願捐贈心臟給需要心臟移植的男朋友，仍不免構成【刑法】上的加工自殺罪（刑法第275條）；同樣地，因捐贈行為會導致捐贈者重傷或因而致死者，如子女願意捐贈眼角膜給失明的母親，仍免不了構成【刑法】的加工自傷罪（刑法第282條）[128]，這是罪刑法定主義的必然，不能因捐贈者的同意而阻卻違法。其二認為可引用「超法規緊急避難」作為阻卻違法的事由，即行為人因避難行為所保全的法益超過避難行為所犧牲的法益時，行為人因避難所為的法益侵害，應可阻卻違法。

超法規緊急避難有二個很重要的前提，就是保全的法益應重於犧牲的法益，以及必須是避免緊急危難。可是，一般的活體器官移植無非是救治病體的器官衰敗，當犧牲活體的生命或重大健康時，這種法益的比較很難說病體的法益較為重要，何況所謂「緊急危難性」在器官移植上也未必都符合。所以，如活體的器官移植沒有造成捐贈者的身體傷害或只是輕傷如肝臟移植、皮膚移植、骨髓移植等，只要捐贈者同意，應可構成阻卻違法的事由，而無法律責任；反之，如活體器官移植會造成活體的死亡或重傷的情況，仍有加工自殺罪或加工自傷罪的適用。我國【人體器官移植條例】規定，醫院自活體摘取器官施行移植手術，應合於下列規定：一、捐贈器官者須為成年人，並應出具書面同意及其最近親屬（所稱最近親屬其範圍包括配偶、直系血親卑親屬、父母、兄弟姊妹，祖父母、曾祖父母或三親旁系血親、一親等直系姻親）一人以上的書面證明；二、摘取器官須注意捐贈者之生命安全，並以移植於其五親等以內之血親或配偶（應與捐贈器官者生有子女或結婚二年以上，但結婚滿一年後始經醫師診斷罹患移植適應症者不在此限）為限；成年人捐贈部分肝臟移植於其五親等以內之姻親，或滿十八歲之人捐贈部分肝臟移植於其五親等以內之親屬，不受前述移植對象的限制；醫師自活體摘取器官前，應向捐贈者說明摘取器官之

---

127 李聖隆，前揭書，頁394-396。
128 【刑法】第282條規定：「受他人囑託或得其承諾而傷害之，因而致死者，處六月以上五年以下有期徒刑；致重傷者，處三年以下有期徒刑。教唆或幫助他人使之自傷，因而致死者，處五年以下有期徒刑；致重傷者，處二年以下有期徒刑。」

範圍、手術過程、可能之併發症及危險[129]。由於這些規定，使活體器官移植取得法律依據，並可免除實施活體器官移植時行為可能造成的違法性。

六、合理的器官分配原則

　　台灣曾報載某國立大學免疫科主任自己需要心臟移植，其親戚朋友利用報章雜誌替他作一些宣傳，尋找適合的捐贈人，後來找到一位捐贈人，但結果失敗，又繼續尋找第二位，結果仍然失敗，這就引起一些討論，甚至有人質疑其公平性[130]。在器官捐贈短缺的情況，器官分配的公平是一項問題，常有倫理上難以抉擇的情形出現。然而，在器官缺少的情形下，更應公平地分配器官和採用最好的利用，即選擇適當的捐受者，器官的分配方針應包括醫療及倫理的考量，發展公平、公正、和諧的配置系統[131]。

　　依美國【統一屍體提供法】第4條規定，屍體或器官的被提供者為醫師、醫院、大學、器官庫及特定的病人或傷患，提供者可指定受捐贈者[132]。雖然我國未有如此的明文，但解釋上不管是屍體或活體的器官捐贈都應得到捐贈者（或其最近親屬）的同意，這種同意應包括指定特定對象，否則，由於捐贈者無捐贈的法定義務，如不接受其指定捐贈者，自可拒絕捐贈，惟通常指定捐贈的情形以活體移植居多，主要是在活體移植的狀況，大多有一定的親友關係才會激發、甚至願意冒著一定風險捐贈器官；如屍體捐贈者生前或其最近親屬有指定捐贈對象，而醫師沒有依照其指定移植時，在法律上可能構成毀損屍體罪。

　　一般器官分配的準則包括：（一）所有捐贈的器官應予以珍惜且做最佳的使用，若找不到合適的受贈者應主動轉送給其他合適的移植醫院；（二）國際移植學會1986年規定，除非國內沒有適合的受贈病人，不許

---

129 請參閱【人體器官移植條例】第8條、第9條規定。
130 郭旭崧，從醫療倫理看器官移植，應用倫理研究通訊第2期，1996年4月，頁27。
131 汪素敏、顧乃平，器官移植的相關倫理議題，國防醫學第28卷第5期，1999年5月，頁366。
132 黃丁全，前揭「醫事法概論」一書，頁357。

將器官運往國外；（三）應依據移植醫學的免疫學標準將器官給予最適合移植的受贈者，即以受贈的血型、組織配對、病情危急為主要考量；（四）分配器官的優先順序不應受到政治、財物、人情關係的影響，使等待移植的病人有公平受贈的機會；（五）有些歐美國家採取點數記分法，即在醫學上考慮受贈者的血型、組織配對、病情危急性等，同時也考慮受贈者個人狀況如等待時間較久、年紀較輕、所在地離捐贈地較近則點數較高[133]。這些標準可作為分配器官的重要參考。

依【人體器官移植條例】第10條之1的規定：「醫療機構應將表示捐贈器官意願者及待移植者之相關資料，通報中央主管機關；其方式，由中央主管機關定之。中央主管機關應捐助成立專責機構，推動器官捐贈、辦理器官之分配及受理前項、前條第三項與第四項通報、保存及運用等事項，必要時並得設立全國性之器官保存庫。器官分配之內容、基準、作業程序及其他應遵行事項之辦法，由中央主管機關定之。主管機關、醫療機構與有關機構、團體及其人員，因業務而知悉之表示捐贈器官意願者、待移植者及受移植者之姓名及相關資料，不得無故洩漏。」設立專責單位或捐助成立專責機構，主要參考類似美國的聯合器官分享網路UNOS（United Network of Organ Sharing）及西班牙器官捐贈協調機構TPM（Transplant Procurement Management），其功能就是要妥善分配捐贈的器官，這些機構的成立不但使器官分配更為合理，也使捐贈的器官大為增加。

以衛生主管機關制定的【心臟移植分配原則】為例，其規範心臟移植接受者的絕對因素必須是符合血型相同（identical）或相容（compatible），始得接受分配。相對因素則以下列指標審視之：（一）年齡：十八歲（含）以下的捐贈者優先分配給十八歲（含）以下等候者，此項列為第一考量；（二）勸募醫院：心臟分配採不分區制，其中以「勸募醫院」較「其他醫院」的等候者優先，此項列為第二考量；（三）以相同網絡的器官勸募組織（organ procurement organizations）較不同網絡的器官勸募組織的等候者優先，此項列為第三考量；（四）疾病等級：「等

---

133 葉高芳，前揭文，頁6。

級1A」較「等級1B」之等候者優先;「等級1B」較「等級2」之等候者
優先,此項列為第四考量;(五)等候時間:以「等候時間長」較「等
候時間短」的等候者優先,此項列為第五考量;(六)相同時間:若等
候時間天數相同,則以使用「體外膜氧合器」(ECMO)優先考量,「心
室輔助器」(VAD)為第二考量,「主動脈氣球幫浦」(IABP)為第三
考量,最後考量「呼吸器」,此項列為第六考量;(七)血型:以「血
型相同」較「血型相容」之等候者優先,此項列為第七考量;(八)C型
肝炎:捐贈者有C型肝炎(Anti-HCV(+)),其捐贈的心臟以「有C型肝
炎」之等候者優先;捐贈者無C型肝炎(Anti-HCV(-)),其捐贈之心臟以
「無C型肝炎」之等候者優先;此項列為第八考量;(九)捐贈者「B型
肝炎表面抗原陽性(HBsAg (+))」或「B型肝炎表面抗原陰性且表面抗
體陰性且核心抗體陽性(HBsAg(-) and Anti-HBs(-) and Anti-HBc(+))」,
其捐贈的心臟以「B型肝炎表面抗原陽性或表面抗體陽性或核心抗體陽性
(HBsAg(+) or Anti-HBs(+) or Anti-HBc(+))」的等候者優先;捐贈者B型
肝炎表面抗原呈陰性(HBsAg(-)),其捐贈的心臟以「B型肝炎表面抗原
陰性(HBsAg(-))」之等候者優先;此項列為第九考量。除了心臟移植採
取一定的分配原則外,肺臟、肝臟及腎臟等也都建立了相應的移植分配原
則,相較於過去漫無章法的器官捐贈模式,這種以符合醫學原則並合理考
量各種狀況的器官捐贈移植模式,是台灣器官捐贈制度上的重大進展。

　　醫師摘取之器官,經檢驗不適宜移植者,應依下列方法處理:一、具
傳染性病原之器官,應予以焚燬並作完全消毒;二、不具傳染性病原之器
官,得提供醫學校院、教學醫院或研究機構作研究之用,或予以焚燬。此
外,為妥善保存摘取之器官,以供移植之用,得設置人體器官保存庫,其
設置應經中央衛生主管機關之許可(即人體器官保存庫其設置之資格、條
件、申請程序、應具備之設施、作業流程、許可之廢止及其他應遵行事項
之管理辦法,由中央衛生主管機關定之);所稱人體器官保存,包括人體
器官、組織、細胞之處理與保存,及以組織工程、基因工程技術對組織、
細胞所為處理及其衍生物之保存[134]。醫院或醫師於進行移植手術時,法

---

134 請參閱【人體器官移植條例施行細則】第11條及【人體器官移植條例】第14條規定。

律上要求醫院、醫師應報請衛生福利部核定其資格及器官的類目（包括
（一）器官類目；（二）施行方法：捐贈者及接受者的選擇方法、手術方
法、治療方法；（三）醫院相關儀器設備；（四）符合衛生福利部規定資
格的文件；（五）移植醫師與主要協同專業人員，並檢附其學、經歷及所
受訓練證明文件），始得施行器官的摘取與移植手術。醫師摘取器官施行
移植手術並應建立完整醫療紀錄；醫院施行器官移植手術，應每六個月向
中央衛生主管機關通報下列事項：摘取器官之類目、移植病例及捐贈器官
之基本資料、移植病例之成效及存活情形、施行手術之醫師及其他經中央
衛生主管機關指定的項目；醫院對於願意捐贈器官及等待器官移植者的資
料，也應通報衛生福利部[135]。

　　醫療上，器官移植主要的角色自然不能缺乏醫師，但許多文獻指出，
護理人員在器官移植及捐贈上扮演著重要的角色，對器官的來源取得有所
幫助，可救活更多的人，這也是護理的目的。這可分為三個方面加以說
明[136]，首先是政策方面，護理人員必須瞭解醫院是否屬於器官移植的特
定醫院，並對捐贈者與受贈者需要辦理各項事宜的流程提供相關訊息與協
助。態度方面，護理人員對器官移植與腦死概念應有正面的認識，醫護人
員的態度及是否有時間和家屬討論，常是器官來源的主要因素，尤其加護
病房的護理人員在器官捐贈的角色上更有獨特的地位；引述荷蘭的一項研
究報告指出，若護理人員對器官捐贈存有信心及正面的態度，可使84%的
家屬同意捐贈器官，若護理人員表現出不自然或沒有信心的態度，則家屬
100%會不同意捐贈器官[137]；故如何使護理人員有信心及正面態度面對器
官移植及捐贈，提供新進人員基礎訓練以及資深人員進階訓練是必要的，
如此可使護理人員能學習到勸捐的技巧（法律規定醫護人員有主動向病患
家屬勸募，以增加器官捐贈來源的義務）、移植與器官捐贈的倫理問題、
同理心、悲傷輔導及壓力調適等，行政系統更應給護理人員必要的支持，
在充分準備之後，才能有信心去面對及持有正向態度。

---

135 請參閱【人體器官移植條例】第10條、第10條之1、第11條及【人體器官移植條例施行
　　細則】第9條規定。
136 汪素敏、顧乃平，前揭文，頁367。
137 同前註。

　　另外，護理人員在照護方面應本著施益及不傷害原則，凡事為雙方面著想，護理人員的照護角色包括[138]：（一）移植前對捐贈者維持身體各器官的功能，不應即將進行移植手術而忽略捐贈者的安寧和福祉；（二）保持與醫師及移植協調者之間的溝通；（三）協助醫師由家人或監護人處取得器官捐贈的同意書；（四）在器官取得的過程中，協助捐贈者家屬處理所遭遇的問題以及移植後的心理輔導，並告知如何參與相關的各項團體；（五）對於器官移植手術後病人的心理困擾及調適給予適切的護理，並提供器官移植的相關支持團體[139]。

　　器官移植由於國人全屍觀念、對家人的情感、宗教與文化信仰、一線生機的企盼、法令的侷限等等因素，使器官移植的來源造成困難，包括台灣在內的國際醫療社會，器官移植常常是供不應求，以致引發器官買賣市場的興起。未來應透過可能的各種管道及方法，如媒體的宣導、生死教育的強化、醫護人員主動勸募等，甚至修改法令如將推定同意納入【人體器官移植條例】，這些舉措和努力均有助器官捐贈的大力推進，對於解決器官來源，解救病人膏肓必須依靠移植器官方有活命可能的病患，將是一大福音。2011年修正【人體器官移植條例】第6條，對死者生前以書面或遺囑同意、或經死者最近親屬以書面同意者，書面同意之格式除由中央主管機關定之外；中央主管機關應將其加註於全民健康保險憑證（以下稱健保卡），該意願註記之效力與該書面同意正本相同；但意願人得隨時自行以書面撤回其意願之意思表示，並應通報中央主管機關廢止該註記；經註記於健保卡之器官捐贈意願，與意願人臨床醫療過程中明示之意思表示不一致時，以意願人明示之意思表示為準；前述書面同意，應由醫療機構或衛生機關以掃描電子檔存記於中央主管機關之資料庫；中央主管機關應責成中央健康保險署，並應會商戶政單位或監理單位對申請或換發身分證、駕照或健保卡等證件之成年人，詢問其器官捐贈意願，其意願註記及撤回依第2項至第4項規定辦理。

---

138 同前註，頁368。
139 同前註。

第二章　醫護人員的權利與義務

第一節　醫師的權利與義務

壹、醫師的權利

　　醫師是醫療行為的主體，相對於其他醫療群體的醫事人員，醫師是處於核心的角色，通常，醫療行為的成敗亦以醫師擔負的歸責性為最高。一般所稱的醫事人員包括醫師、護理人員、藥師、醫事檢驗師、物理治療師、職能治療師、醫事放射師、心理師、聽力師、語言治療師、助產師、營養師等，在醫療行為的主軸上，依法應服從醫師的醫囑從事各項醫療輔助行為，以協力達成救治病患的神聖使命。由此可知，醫師在醫療團隊中的重要性不言而喻，這也可從實務上醫院績效獎金分紅比例，以及醫療糾紛中醫師被告比例均較之於其他醫事人員為高，可以清楚的看出。

　　中華民國人民經醫師考試及格並依本法領有醫師證書者，得充醫師（醫師法第1條），這裡的「醫師」應包括西醫師、牙醫師、中醫師三種，依【醫療法】第10條第2項規定：「本法所稱醫師，係指醫師法所稱之醫師、中醫師及牙醫師。」顯見，【醫療法】與【醫師法】通稱的「醫師」一般是指西醫師，西醫師以外的二種「醫師」即牙醫師和中醫師，均會特別指稱其全名而不會單以「醫師」稱之，也就是說，沒有特別指稱牙醫師或中醫師者，一般所稱的「醫師」係指西醫師；由此可知，醫師在法令上有廣義和狹義之分，狹義的醫師即為西醫師，廣義的醫師則包括西醫師、牙醫師和中醫師三種。惟2005年12月通過【法醫師法】，於傳統三種醫師分類外，增加一類法醫師，其主要業務即依刑事訴訟法規定所為之檢驗或解剖屍體，非法醫師或受託執行之執業法醫師，不得為之[1]；惟法醫師不得從事醫療之行為。依大法官會議釋字第404號解釋認為：憲法第15條規定人民的工作權應予保障，故人民得自由選擇工作及職業，以維持

1　請參閱【法醫師法】第9條。

生計。惟人民的工作與公共福祉有密切關係，為增進公共利益之必要，對於人民從事工作之方法及應具備之資格或其他要件，得以法律為適當之限制，此觀憲法第23條規定自明。醫師法為強化專業分工、保障病人權益及增進國民健康，使不同醫術領域的醫師提供專精之醫療服務，將醫師區分為醫師、中醫師及牙醫師。醫療法第41條規定醫療機構之負責醫師應督導所屬醫事人員依各該醫事專門職業法規規定執行業務，均屬增進公共利益所必要。中醫師之醫療行為應依中國傳統之醫術為之，若中醫師以「限醫師指示使用」的西藥製劑或西藥成藥處方，為人治病，顯非以中國傳統醫術為醫療方法，有違醫師專業分類之原則及病人對中醫師之信賴。行政院衛生福利部71年3月18日衛署醫字第37016號函釋：「三、中醫師如使用『限醫師指示使用』的西藥製劑，核為醫師業務上之不正當行為，應依醫師法第25條規定論處。四、西藥成藥依藥物藥商管理法之規定，其不待醫師指示，即可供治療疾病。故使用西藥成藥為人治病，核非中醫師之業務範圍。」要在闡釋中醫師之業務範圍，符合醫師法及醫療法之立法意旨，與憲法保障工作權之規定，尚無牴觸。大法官會議肯定醫師依專業分工所為醫師、中醫師及牙醫師的分類，依其專業限制其使用他類治療方法，並未違背【憲法】有關工作權的保障。

　　這另可從現行【醫師法】對三種醫師的應考資格均有不同的要求與規定可得而知：

一、**西醫師的考試資格：**（一）公立或立案之私立大學、獨立學院或符合教育部採認規定之國外大學、獨立學院醫學系、科畢業[2]，並經實習期滿成績及格，領有畢業證書者；（二）84學年度以前入學之私立獨立學院七年制中醫學系畢業，經修習醫學必要課程及實習期滿成績及格，得有證明文件，且經中醫師考試及格，領有中醫師證書者；（三）中醫學系選醫學系雙主修畢業，並經實習期滿成績及格，領有畢業證書，且經中醫師考試及格，領有中醫師證書者。第3款中醫學系選醫學系雙主修，除91學年度以前入學者外，其人數連

2　本法所稱以外國學歷參加考試者，其為美國、日本、歐洲、加拿大、南非、澳洲，紐西蘭、新加坡及香港等地區或國家以外之外國學歷，應先經教育部學歷甄試通過，始得參加考試；請參閱【醫師法】第4條之1規定。

同醫學系人數，不得超過教育部核定該校醫學生得招收人數。

二、**中醫師的考試資格：**（一）公立或立案之私立大學、獨立學院或符合教育部採認規定之國外大學、獨立學院中醫學系畢業，並經實習期滿成績及格，領有畢業證書者；（二）醫師法修正施行前，經公立或立案之私立大學、獨立學院醫學系、科畢業，並修習中醫必要課程，得有證明文件，且經醫師考試及格，領有醫師證書者；（三）醫學系選中醫學系雙主修畢業，並經實習期滿成績及格，領有畢業證書，且經醫師考試及格，領有醫師證書者。第3款醫學系選中醫學系雙主修，其人數連同中醫學系人數，不得超過教育部核定該校中醫學生得招收人數。經中醫師檢定考試及格者，限於民國100年以前，得應中醫師特種考試。已領有僑中字中醫師證書者，應於民國94年12月31日前經中醫師檢覈筆試及格，取得台中字中醫師證書，始得回國執業。

三、**牙醫師的考試資格：**公立或立案之私立大學、獨立學院或符合教育部採認規定之國外大學、獨立學院牙醫學系、科畢業，並經實習期滿成績及格，領有畢業證書者，得應牙醫師考試[3]。

　　有關醫師之應考資格後於民國111年6月新增第4條之1規定，以國外學歷參加考試者，應先經教育部學歷甄試通過，始得參加醫師考試。但於美國、日本、歐洲、加拿大、南非、澳洲、紐西蘭、新加坡及香港等國家或地區之醫學院、校修畢全程學業取得畢業證書，且有下列情形之一者，免經教育部學歷甄試：（一）於該國家或地區取得合法註冊醫師資格及實際執行臨床醫療業務五年以上；（二）中華民國111年12月31日以前已於該國家或地區之醫學院、校入學。依前項規定以國外學歷參加醫師考試者，應取得中央主管機關指定之教學醫院臨床實作適應訓練期滿成績及格證明文件。前項臨床實作適應訓練之科別、期間、每年接受申請訓練人數、指定教學醫院、訓練容額、選配分發申請程序、文件與分發順序原則、成績及格基準、第1項第1款實際執行臨床醫療業務之認定、應檢附證明文件及其他應遵行事項之辦法，由中央主管機關定之。中醫師的考試資格基本上

3　請參閱【醫師法】第2條至第4條規定。

需要大學相關科系畢業才有資格，過去經由自學檢覈取得考試資格進而成為中醫師者，民國101年取消中醫特考後則已走入歷史。

真正要執業的醫師，除了要有醫師證書外（經醫師考試及格者，得請領醫師證書），還要加入所在地醫師公會（醫師法第9條），並向執業所在地直轄市、縣（市）主管機關申請執業登記，領有執業執照，始得執業（醫師法第8條）。醫師執業後還應接受繼續教育，每六年提出完成繼續教育證明文件（醫師接受繼續教育之課程內容、積分、實施方式、完成繼續教育證明文件及其他應遵行事項之辦法，由中央主管機關會商相關醫療團體定之），辦理執業執照更新（醫師法第8條第2項），否則即不得再行執業；這是因應醫學的日新月異、進步快速，醫師如不能隨著自我進修提升醫學知識和技術，則病患權益將受到很大的影響。本條的修正立意極為良好，對病患健康確保有正面功能，過去醫師一執業即可百年「不動如山」的情形將為之更改，未來所有醫事人員實有必要比照本條的立法，以一定期間的繼續教育換取執業執照的更新，作為台灣醫學水平邁入另一高峰的新指標。

有曾犯肅清煙毒條例或麻醉藥品管理條例之罪經判刑確定、曾犯毒品危害防制條例之罪經判刑確定或依法受廢止醫師證書處分等三種情形之一者，不得充任醫師，其已充任醫師者，撤銷或廢止其醫師證書（醫師法第5條）。其主要理由是毒品或麻醉藥品的藥性與毒性，醫師最為熟悉，醫師在倫理上應將此類毒品或麻醉藥品，發揮在臨床醫療的使用，以解除病患痛苦，如不此之圖反利用業務上方便，將其作為犯罪用途經判刑確定者，將嚴重危害國民健康，亦為醫學倫理所不容，所以剝奪其充任醫師資格乃屬理所當然。經依法廢止醫師證書處分者，其行為必已嚴重違法亂紀，當然不能容許這種醫師再繼續從事醫療業務[4]。此外，有下列情形之一者不得發給執業執照，已領者廢止之：經廢止醫師證書者、經廢止醫師執業執照未滿一年者及罹患精神疾病或身心狀況違常經主管機關認定不能執行業務者（但原因消失後仍得申請執業執照，認定時應委請相關專科醫師鑑定）（醫師法第8條之1）；其中第三點原規定為「經衛生主管機關認

---

4 李聖隆，醫護法規概論，華杏出版公司，1996年9月四版，頁106。

定精神異常或身體有異狀不能執行業務者」，由於有醫師精神有異常卻仍照常執業，引起輿論的討論，於是將之明確化為有客觀事實認不能執行業務，經直轄市、縣（市）主管機關邀請相關專科醫師及學者專家組成小組認定。

　　談到醫師的權利，最主要的是醫師的醫療業務權，在法律上這是一種「業務獨占權」；依【醫師法】的規定，未取得合法醫師資格，擅自執行醫療業務者，處六個月以上五年以下有期徒刑，得併科新台幣30萬元以上150萬元以下罰金[5]；可知，醫療業務權必須由醫師行之，非醫師行使醫療業務權則會構成「密醫罪」。何謂「醫療行為」？衛生福利部的解釋是：「凡以治療、矯正或預防人體疾病、傷害、殘缺或保健為直接目的所為的診察、診斷及治療，或基於診察、診斷結果，以治療為目的所為處方或用藥等行為之全部或一部，總稱為醫療行為。[6]」也就是說，沒有醫師資格的人從事這些醫療行為，在法律上即構成密醫罪。茲引述一些法院實務案例以為參照：

【案例一】：被告自警訊之初即坦承自86年3月間起在高雄縣旗山鎮開設崇○診所，僱用賴○萍擔任掛號及配藥工作，為不特定之人從事診療之醫療行為等情，經核與賴○萍所供述之情節相符被告王○信並無合法醫師資格，縱然有大陸醫師資格，惟仍屬未取得合法醫師資格擅自執行醫療業務之違反醫師法犯行，要不得以不知法律而免其刑事責任，且又無自信其行為為法律所許可而有正當理由之情事，故不得引刑法第16條之規定而免責。（裁判字號：86年度上易字第3306號）

【案例二】：謝○明雖係緬甸仰光大學醫學系畢業，並曾在仰光當地之

5　請參閱【醫師法】第28條規定，密醫罪的處罰亦有例外。即合於下列情形之一者，不罰：一、在中央主管機關認可之醫療機構，於醫師指導下實習之醫學院、校學生或畢業生。二、在醫療機構於醫師指示下之護理人員、助產人員或其他醫事人員。三、合於第十一條第一項但書規定。四、臨時施行急救。五、領有中央主管機關核發效期內之短期行醫證，且符合第四十一條之六第二項所定辦法中有關執業登錄、地點及執行醫療業務應遵行之規定。六、外國醫事人員於教學醫院接受臨床醫療訓練或從事短期臨床醫療教學，且符合第四十一條之七第四項所定辦法中有關許可之地點、期間及執行醫療業務應遵行之規定。

6　行政院衛生福利部民國65年4月6日衛署醫字第107880號函。

多家醫院擔任住院醫師半年餘，惟迄今尚未取得我國合法醫師資格，竟在無合格醫師指示下，擅自單獨在苗栗縣通霄鎮白東里中山路「明○診所」內，執行醫療業務即為感冒病患駱何○蓮從事診斷、處方及病歷記載等醫療行為；核被告未取得合法醫師資格，而擅自執行醫療業務，係犯醫師法第28條第1項之罪。（裁判字號：85年度易字第3454號）

【案例三】：蔡○長為一執行齒模及鑲牙之齒模技術員，明知依齒模製造技術員管理辦法第3條規定，其業務範圍僅係「從事齒模製造」，且依同辦法第9條明定：「不得施行口腔外科或治療牙病，以及與口腔衛生有關之醫療業務」，蔡○長明知其並未取得合法牙醫師資格，竟於民國（下同）83年底某日起，基於為不特定就診病患治療牙病之概括犯意，先後多次在其前開處所，擅自執行醫療業務，並為王○毅、張○鴻等不特定前來求診之病患為醫療行為，且以補牙收費新台幣（下同）1,000元、治療蛀牙50元、洗牙50元，而從事醫療業務，嗣於84年12月11日21時45分許為警查獲，被告犯行堪以認定。（裁判字號：85年度易字第421號）

【案例四】：張○杉未取得合法醫師資格並依中醫師之指示，竟仍自民國84年中旬左右起，在桃園縣桃園市大明街，其所主持之青天宮地下室設置13床病床，以小針刺皮膚一孔，並以真空吸引機儀器及吸杯，將病患之疼痛部位血液吸出，再敷以自製之藥水、藥膏以治療患者肌肉風溼疼痛，並向患者每人收取200元至300元不等之費用。而擅自執行醫療業務。凡涉及使用藥品治療痠痛疾病、放血之侵入性處置行為，已逾行政院衛生福利部衛署醫字第8207565號公告範圍，仍應受醫師法第28條之約束，查被告於使用「傳統習用方式」拔罐治療風溼酸痛有使用藥品藥膏，業據被告於警訊及偵查中供明在卷，且被告有使用醫療用針為病患針刺，使拔罐後之血液流出，被告所為已涉及使用藥品治療疾病及侵入性處置行為，仍應受醫師法第28條之約束，本件事證明確，犯行堪以認定，應予依法論科。核被告所為，係犯醫師法第28條第1項前段之罪。（裁判字號：85年度易字第4696號）

【案例五】：醫師法所稱之醫師，固包括醫師、中醫師、牙醫師等類別，惟各該類別之醫師，係經由不同之考試或檢覈程序，經領取不同之

醫師證書，而取得各該類別之醫師資格，此觀醫師法第1條至第4條及醫師法施行細則第2條之規定自明。是醫師法第28條第1項未取得合法醫師資格，擅自執行醫療業務罪，其所謂之合法醫師資格，係指執行各該類別之醫療業務，所應具備之合法且相當之醫師資格而言；其是否具有合法醫師資格，自應就所執行之醫療業務，視其有無取得各該類別之醫師資格，為具體之判斷。如僅具有醫師、中醫師或牙醫師中之一種資格，而逾越其所得執行之醫療範圍，擅自執行其他類別之醫療業務者，就該項醫療業務而言，仍屬未取得合法醫師資格，此乃當然之解釋。（裁判字號：86年度台非字第79號）

　　【案例一】及【案例二】都是一般沒有西醫師資格執行醫療業務行為而被判密醫罪者，【案例一】的密醫有大陸行醫資格、【案例二】的密醫有緬甸醫師資格，但大陸醫師資格並未為台灣所採認，外國醫師如要在本國執業則必須依【外國政府專門職業及技術人員執業證書認可標準】規定，通過檢覈取得我國醫師資格才可以，故大陸醫師及外國醫師未取得我國醫師資格在我國執業者均構成密醫，更不用說一般完全沒有醫師條件或資格者執行醫療業務的密醫行為。【案例三】為不是牙醫師執行牙醫業務構成密醫罪，【案例四】為不是中醫師執行中醫業務構成密醫罪；由這些案例可知，在認定密醫罪的醫療行為時，仍應區別究竟是以西醫師、牙醫師或中醫師的資格行醫，這三者有關醫療行為的定義固然均以衛生福利部對醫療行為的解釋為主，但內涵上是有所區別的。依行政機關認定的醫療主要行為是[7]：（一）西醫師的醫療行為主要為診斷、處方、記載病歷、手術（含外傷縫合、子宮內膜刮除術）、麻醉共五種；（二）牙醫師的醫療行為主要為洗牙（牙結石清除）、牙齦發炎治療、根管治療、換藥拔牙、蛀牙填補、黏牙、開消炎藥處方等；（三）中醫師的醫療行為主要為看診、把脈、針灸（含刺針放血、刺血療法、轉針等）、針灸加電後的按摩、推拿、拔針等電療行為。故如未具有西醫師資格執行西醫醫療行為，

7　陳怡安，現行醫師法與相關行政解釋函令之探討，醫事法學第7卷第2期，1999年6月，頁35。

未具有牙醫師資格執行牙醫醫療行為，以及未具有中醫師資格執行中醫醫療行為，在法律上均構成密醫罪。值得注意的是，衛生福利部於民國82年公告某些傳統民俗療法不列入醫療管理行為，其公告為：「不列入醫療管理之行為有二：（一）未涉及接骨或交付內服藥品，以傳統之推拿手法，或使用民間習用之外敷膏藥、外敷生草藥與藥洗，對運動跌打損傷所為之處置行為；（二）未使用儀器、未交付或使用藥品，或未有侵入性，而以傳統習用方式，對人體疾病所為之處置行為。如藉按摩、指壓、刮痧、腳底按摩、收驚、神符、香灰、拔罐、氣功與內功之功術等方式，對人體疾病所為之處置行為。[8]」所以，現在對任何人實施公告範圍內的民俗療法，在法律上不構成密醫罪，但過去有不少這類民俗療法被處以密醫罪的案例，為何後來才公告不予列管？其原因應是考量這些民俗療法造成的危險性不高，並非得要中醫師執行不可，故動輒以密醫罪的刑責處罰似有未當。惟該函釋導因於推拿等民俗調理之爭議，監察院對衛生福利部該號函釋提出糾正認為：「衛生福利部於82年將民俗調理行為不列入醫療管理行為所公告內容之文義顯有錯誤，且多年來對於該等行為之安全及品質把關機制付之闕如，監督管理措施故步自封，確有違失。[9]」衛生福利部於是在民國99年3月15日公告原82年之函釋停止適用[10]，並同時發布【推拿等民俗調理之管理規定事項】，其主要內容為：「單純對人施以傳統之推拿、按摩、指壓、刮痧、腳底按摩、收驚、神符、香灰、拔罐、氣功與內功等方式，或使用民間習用之外敷膏藥、外敷生草藥、或藥洗，所為之民俗調理行為，不得宣稱醫療效能。前項行為如以廣告宣稱醫療效能，依醫療法第84條、第87條等有關規定處分。」新【推拿等民俗調理之管理規定事項】之內容，與民國82年所為之函釋，除了不得宣稱醫療效能外，並非予以禁止，故其法效差別有限。惟如衛生福利部整合順利，將成立中醫藥司及傳統調理科，包括明眼按摩、盲眼按摩、拔罐、刀療等各類民俗調理，都會做正面表列，並辦理學科與術科考試，建立認證與登記制度，但

8　行政院衛生福利部於民國82年11月19日以衛署醫字第8207565號公告。
9　監察院民國99年3月5日99院台財字第0992200132號函。
10　衛生福利部民國99年3月15日衛署醫字第82075656號函。

初步規劃並非強制，而是鼓勵從業人員取得認證，供民眾消費時參考[11]。

衛生福利部中醫藥司已於民國104年6月正式公告【民俗調理業管理規範】，其規範目的在於為確保民俗調理業服務品質，保障消費者之生命、身體、健康等權益，特訂定本規範；所稱民俗調理係以紓解筋骨、消除疲勞為目的，單純對人施以傳統整復推拿、按摩、腳底按摩、指壓、刮痧、拔罐等方式，或民間習用之外敷膏藥、生草藥、藥洗所為之非醫療行為。其主要內容包括：（一）民俗調理營業場所設置如與醫療機構同一地址，應有實體區隔且有獨立門戶及市招；（二）民俗調理營業場所不得陳列藥品、醫療器材；（三）民俗調理業應加強自主管理，建立人員工作倫理守則，並將服務內容、收費情形及倫理守則，揭示於明顯處所；（四）民俗調理業得依公司法、商業登記法規定，辦理公司、商業登記，並得使用「傳統整復推拿」、「按摩」或「腳底按摩」作為市招名稱；（五）民俗調理業依其營業規模、經營型態，其建築設施、消防設施與設備應符合建築法、消防法及其他相關法規之規定；（六）民俗調理營業場所應保持環境整潔、秩序安寧及安全（七）民俗調理人員不得為易讓人誤認具有醫療效能之建議或宣傳；（八）民俗調理人員不得在醫療機構招攬客人；（九）民俗調理人員執行業務，應配戴身分識別證明，並不得從事下列事項：醫療行為、醫療廣告、易讓人誤認具有醫療效能之建議或宣傳、自行調製藥品、販賣或意圖販賣藥品或醫療器材（民俗調理業管理規範）。

原民法療法後更改為民俗調理，主要是中醫界認為非中醫不得宣稱療法，如果從醫療法規的規範來說這是對的，但中醫是否為一門科學，此於學理上亦長久存在爭議。依維基百科的解釋，中醫的科學性問題，是指受現代醫學所影響下的現代中醫學，其是否符合現代之世界主流醫學的科學標準的問題。在19世紀以後，伴隨來自於西方歐美等國自然科學的傳入，東亞的中醫便因此受到相當大的挑戰與衝擊。這亦導致東亞及東南亞地區（中國大陸、日本、韓國、臺灣等地），若干傾心於西方化和現代化的知識分子各自開展了「中醫是否為科學？」的問題討論；而歐美的學者，亦對此類問題深感興趣。由此直至21世紀，世界各國中對該問題的討論活

---

11 http://www.libertytimes.com.tw/2012/new/nov/23/today-13.htm

動，仍然方興未艾。傳統上中醫不實行大規模雙盲實驗，中醫的理論架構沒有可證偽性的關係，故一般並不將中醫視為科學。而傳統中醫發展的時候，微生物、細胞、基因及有機分子沒有被發現，因此難以用科學的方法解釋疾病。在現代科學發展到分子生物學的今天，許多中醫概念仍沒有找到對應的實物證據，因而被懷疑。如：氣、經絡、穴位、陰陽五行、寒熱濕氣等。有聲音認為應當「廢醫驗藥」，亦即不只是中醫的理論有問題，連中藥的療效都有被誇大、神化之嫌，因此除廢棄中醫理論，還應當嚴格地檢驗中藥療效的可靠性與客觀性。杜聰明先生對中醫（漢醫學）的看法是實驗治療學而非廢醫驗藥（廢醫存藥），他說「像它（漢醫學）以哲學理論來進行病理的解說，由現代科學的角度來看，實在不得不說是極其幼稚的。由實際的角度而言，非常明顯地，它的解說和方法是一定無法應用到現代醫學上的，而且絕對沒有這種需要。[12]」不管中醫是否為科學，其已行之千百年，應該有它獨到之處如慢性病、一般疾病或養生方面等，惟從歐美角度看可能難如西醫被視為主流醫學，但從中醫和中醫之臨床試驗來看，其科學性之驗證醫學比率確實很少，此有待加強深化。同理，民俗調理亦有千百年歷史，為民間習用簡易調理身體功能之技法，且風險微小，如同中醫有其存續之理，中醫與民俗調理應可相互援用與共同發展。

於【案例五】中認定如僅具有醫師、中醫師或牙醫師中之一種資格，而逾越其所得執行之醫療範圍，擅自執行其他類別之醫療業務者，就該項醫療業務而言，仍屬未取得合法醫師資格。最高法院的這個判決變更了衛生福利部數十年來的行政解釋，過去衛生福利部認為不同性質的醫師執行他種醫師業務，僅構成【醫師法】上的不正當行為，處以行政處罰即可，不必以密醫罪的刑事責任課之，所以，本判決的出現引起了不同的爭議[13]。依【醫師法】密醫罪的構成要件，最重要的是「未取得合法醫師資格」，然而，不同性質的醫師其執業範圍固然有所逾越，然其擁有醫師資

---

12 https://zh.wikipedia.org/zh-tw/%E4%B8%AD%E5%8C%BB%E8%8D%AF%E7%9A%84%E7%A7%91%E5%AD%A6%E6%80%A7%E9%97%AE%E9%A2%98，2023年12月11日瀏覽。

13 請參見蔡振修，醫師的業務權限與刑事責任，牙醫界第17卷第11期，1998年11月，頁51-61。陳怡安，前揭文。

格則無問題，那麼，形式上看就不是「未取得合法醫師資格」，而是超越該類醫師的執業範圍，那麼以密醫罪處罰就有瑕疵；何況，醫師業務範圍的界定乃臨床醫學實證的問題，有其時空的變動性，如不同類醫師進行會診或未來可能的中西醫聯合診察，其中界線的區別可能更為模糊，因此，此一判決確有商榷餘地。另外，【醫師法】又將西醫師分為一般醫師與專科醫師，甚至有次專科的分化，目前一般醫師執行專科醫師領域的治療時，尚無行政上不正當行為的處斷，更沒有密醫罪的問題，但未來會不會形成專屬業務範圍（如麻醉專科醫師即呼籲將麻醉業務專屬化），導致非專科醫師執行專科領域業務時，也構成不正當業務行為，甚至被法院判以密醫罪？值得觀察。依【醫師法】第28條規定的構成要件來看，即使未來專科醫療領域形成專屬業務範圍，非專科醫師觸及這部分，應也僅是考量是否列為「不正當」的醫療行為，要無密醫罪課責的餘地。

　　醫師除有醫療業務的專屬權之外，另有名稱專用權及開業權。名稱專用權即【醫師法】第7條之2所規定的：「非領有醫師證書者，不得使用醫師名稱。非領有專科醫師證書者，不得使用專科醫師名稱。」違反本規定者，處新台幣3萬元以上15萬元以下罰鍰（醫師法第28條之2），是故，不管是西醫師、專科醫師、牙醫師或中醫師均有名稱專用權，如果沒有取得該類醫師的資格而使用其名稱者，依法最高可處新台幣15萬元的罰鍰；實務上，醫療廣告的法定內容有一定的限制，其中之一為醫師的姓名、性別、學歷、經歷及其醫師、專科醫師、優生保健醫師證書字號，在此種情況，醫療廣告上的醫師必然需要符合法定醫師的資格，否則即屬違法。醫師的開業權是指醫師可依法開設醫療機構，依【醫療法】規定，所稱醫療機構係指供醫師執行醫療業務之機構（包含醫院、診所及其他醫療機構[14]）；醫療機構應置負責醫師一人，對其機構醫療業務負督導責任；負責醫師，以在中央衛生主管機關指定之醫院、診所接受二年以上之醫師

---

14 依【醫療法】第12條規定：「醫療機構設有病房收治病人者為醫院，僅應門診者為診所；非以直接診治病人為目的而辦理醫療業務之機構為其他醫療機構。前項診所得設置九張以下之觀察病床；婦產科診所，得依醫療業務需要設置十張以下產科病床。醫療機構之類別與各項醫療機構應設置之服務設施、人員及診療科別設置條件等之設置標準，由中央主管機關定之。」

訓練並取得證明文件者為限；舊【醫療法】則規定，專科醫院、專科診所之負責醫師並須具有專科醫師資格[15]。惟須釐清的是，醫療機構的負責醫師不等同於醫院（診所或其他醫療機構）的院長（或副院長），醫院院長是醫院的行政首長，在台灣，絕大部分的醫院院長均由醫師擔任，此時醫院院長通常即為醫院的負責醫師，但也有例外，如以前國立台北護理學院附設醫院的院長均曾由護理博士的校長或教授出任，渠等未有醫師資格，然亦可擔任院長，惟此時仍須有醫師擔任此醫療機構的負責醫師，方屬合法。

　　另有學者提到醫師應具有治療權[16]，即醫師為病人治療疾病，對病人採取各種診斷治療及檢查行為，大多數的醫療行為係針對病人的身體實施，具有侵襲人體的性質，有可能造成病人的傷害或死亡，由於醫師具有治療權，則其對病人所為的侵入性醫療行為可視為適法行為。治療權兼具有私權與公權的性質，由於一般的醫療行為是醫療契約，所以，一般的治療權是來自於醫療契約，醫療契約是雙方合意所訂定，故如病人撤回承諾的表示，則醫師的治療權自撤回表示後自動消失，這也就是為什麼許多醫療行為都應以病人的同意為法律免責的要件。惟治療如屬緊急治療或法定的強制治療如傳染病的治療，這是因為法律的規定而形成強制醫療契約，對於醫病雙方自然較無選擇權，故此時的治療權即為強制性的公權。治療權的行使應符合醫療行為的正當性，即應考量所採取的醫療行為是符合治療目的，並採用公認的醫學方法，且出於客觀的必要性[17]。

貳、醫師的義務

　　權利與義務是相對的，醫師依法而言有相當的權利，自然也有一定的法定義務。除了一部分是醫療契約相對的私法給付義務如妥善治療義務外，其他更多的是依照法令規定的公法上義務，這種義務是衛生主管機關

---

15 請參閱【醫療法】第2條、第18條規定。
16 蔡墩銘，醫事刑法要論，景泰文化事業，1995年9月，頁64。
17 同前註，頁65。

對此種涉及國民健康的專業人員，因公共利益考量所加之於醫事人員的限制，否則，病患權益將無以確保。茲就醫師的各種義務介述如下：

一、執業處所限制的義務

醫師執業，應在所在地主管機關核准登記之醫療機構為之，其登記執業之醫療機構以一處為限，但急救、醫療機構間之會診、支援、應邀出診、各級主管機關指派執行緊急醫療或公共衛生醫療業務或經事先報准者，不在此限[18]。有關醫療機構或教學醫院醫師若經其服務機構同意而越區支援其他醫療機構者，須依法辦理報備[19]。所以，如果不是越區並屬於臨時支援性質，依規定可不用報備。有無報備在健保給付上也有差別，依衛生福利部民國84年6月7日衛署醫字第84037175號函解釋：「醫師經向地方衛生主管機關及所在地中央健康保險局轄區分局報備，得以支援方式，赴經目的事業主管機關許可設立的公、私立老人扶、療養機構及殘障福利機構為全民健保之保險對象提供醫療服務，上開機構須備有符合醫療機構設置標準的診療室；門診診療費用之支付依現行規定辦理，醫師因支援所增加的費用（如交通費等），不得向中央健康保險局申請給付，門診人數單獨計算，不併入原服務醫療機構計算。」又醫師執業，應辦理登記其執業科別，並應以其執業醫療機構經核准登記之診療科別範圍內辦理登記[20]，一般是以一科為原則。惟民國93年【醫療法】修正草案第14條規定，醫師個人單獨執業者，得登記設立三家以下診所，作為個人執業處所；原擬大幅開放醫師的執業場所限制，然本條最後並未通過。

二、加入醫師公會的義務

醫師執業，應加入所在地醫師公會；醫師公會不得拒絕具有會員資格者入會[21]。然而，由於醫師公會被批評為不能服務會員，不能促進醫病

---

18 請參閱【醫師法】第8條之2及【醫師法施行細則】第4條規定。
19 依據行政院衛生福利部民國84年10月30日衛署醫字第84064081號函。
20 請參閱【醫療機構設置標準】第19條規定。
21 請參閱【醫師法】第9條規定。

權益，更無法研議重要議題以凝聚醫界共識，故而功能不彰，招來更多醫師團體的成立，使衛生單位的對口組織越來越多；另更有爭議的部分，是此一規定與醫師執業的資格能力無關，也無關係重大公共利益，卻嚴重限制人民的結社自由[22]。由於過去立法思想偏重方便對醫事人員等專業人員的集中管理，故類似的規定，散見於各種醫事法規如【護理人員法】第10條、【藥師法】第9條、【助產人員法】第11條、【職能治療師法】第11條等等，甚至連【律師法】第11條、【會計師法】第8條、【建築師法】第28條等專業人員法律都有類似規定；不加入專業公會就不得執業，這個規定在法律上恐怕不是只有限制人民結社自由的問題，更嚴重的是限制人民的執業自由，以無關乎專業、公益的入會規定作為執業准許與否的門檻，確實有點不可思議，未來這些條文似有透過釋憲或重新檢討其存廢的必要。

三、親自診察的義務

醫師非親自診察，不得施行治療、開給方劑或交付診斷書，但於山地、離島、偏僻地區或有特殊、急迫情形，為應醫療需要，得由直轄市、縣（市）主管機關指定之醫師，以通訊方式詢問病情（通訊診察、治療，其醫療項目、醫師之指定及通訊方式等，由中央主管機關定之），為之診察，開給方劑，並囑由衛生醫療機構護理人員、助產人員執行治療；醫師非親自檢驗屍體，不得交付死亡證明書或死產證明書[23]；這些是醫師法定的親自診察義務。

依【通訊診察治療辦法】的規定，其作業程序為：

（一）通訊診察、治療（以下稱通訊診療）之醫療項目如下：1.詢問病情；2.診察；3.開給方劑；4.開立處置醫囑；5.原有處方之調整或指導；6.衛生教育。特殊情形，不得開給方劑。

（二）執行特殊情形通訊診療之醫療機構，應擬具通訊診療實施計畫，經直轄市、縣（市）主管機關核准後，始得實施。前項實施計畫內

---

22 陳怡安，前揭文，頁38。
23 請參閱【醫師法】第11條、第11條之1規定。

容，應載明下列事項：1.實施之醫事人員；2.醫療項目；3.實施對
象；4.實施期間；5.合作之醫事或長期照顧服務機構；6.告知同意
書；7.個人資料保護及資料檔案安全維護措施；8.其他主管機關指
定事項。

（三）通訊診療之實施，得以固定通信、行動通信、網際網路及其他可溝
通之通信設備或方式為之。

（四）醫療機構實施通訊診療時，應遵行下列事項：1.取得通訊診療對
象之知情同意。但有急迫情形者，不在此限；2.醫師應確認病人身
分；3.通訊診療過程，醫師應於醫療機構內實施，並確保病人之隱
私；4.依醫療法規定製作病歷，並註明以通訊方式進行診療；5.護
理人員、助產人員或其他醫事人員執行通訊診療醫囑時，將執行紀
錄併同病歷保存[24]。

　　為強化疫情危機應變能力，保全醫療收治量能，自111年4月22日起至
嚴重特殊傳染性肺炎中央流行疫情指揮中心解散日止，全國之全民健康保
險特約醫療機構，得報經各縣市衛生局備查並副知健保署，免提報通訊診
察治療實施計畫，以通訊方式診察治療門診病人，並得不受【通訊診察治
療辦法】第2條第2款特殊情形及第3條第2項不得開給方劑之限制，且不
限於複診病人。衛生福利部109年2月19日衛部醫字第1091661115號函所送
「居家隔離或居家檢疫民眾通訊診察參考流程」，係屬參考性質，非唯一
執行模式，地方政府衛生局得依所轄醫療資源及旨揭民眾之通訊診察需
求，自行研訂多元的服務模式與流程；此外，其就醫需求亦可透過衛生
福利部補助協助建置之24小時緊急醫療諮詢平台及健康益友APP等方式為
之。另衛生福利部110年5月17日衛部醫字第1101663441號及110年7月23日
衛部醫字第1101665108號等函，所提「醫療機構經各縣市衛生局指定後，
得免提報通訊診療治療實施計畫，以通訊方式診察治療門診病人」一節，
不再適用[25]。

　　目前親自診療除通訊醫療外，健保慢性病病人若病情穩定，可託他

---

24 【通訊診察治療辦法】第3條、第5條、第6條、第7條規定。
25 疫情指揮中心民國111年4月22日肺中指字第1113800166號函。

人代為拿藥，不須親自往診，此亦為法所許。醫師對其診治的病人於死亡後，依親驗原則自應親驗後交給家屬死亡證明書；如就診或轉診途中死亡者，應參考原診治醫院、診所之病歷記載內容，於檢驗屍體後掣給死亡證明書；病人非生病死亡，無法取得死亡證明書者，由所在地衛生所檢驗屍體後掣給死亡證明書（得商洽原診治之醫院、診所，提供病歷摘要或診斷書參考，原診治之醫院、診所不得拒絕）；遇有非病死或可疑為非病死者，應報請檢察機關依法相驗[26]。

四、製作病歷的義務

醫師執行業務時，應製作病歷，並簽名或蓋章及加註執行年月日；病歷除應於首頁載明病人姓名、出生年月日、性別及住址等基本資料外，其內容至少應載明就診日期、主訴、檢查項目及結果、診斷或病名、治療、處置或用藥及其他應記載事項等；醫療機構之病歷，應指定適當之場所及人員保管，並至少保存七年；病歷內容應清晰、詳實、完整，醫院的病歷並應製作各項索引及統計分析，以利研究及查考[27]。醫療機構使用電腦製作病歷者，於輸入電腦時，應隨即將紀錄內容列印，並由診治醫師簽名，以依法建立實體病歷資料，並依規定年限保存，對於電腦保存之病歷紀錄，亦應妥善管理，善盡法令所規定之保密義務[28]。醫師使用電腦處理病歷，採「實體病歷」與電腦病歷並存之方式，至醫師已使用電腦處理病歷者，可考慮協助修改或調整該系統之列印方式，例如提供可重複使用病歷表，醫師將電腦處理之病歷資料列印於病人之專屬病歷表上，於親自簽章後歸檔（即利用印表機取代醫師手寫病歷，可充分簡化醫師製作實體病歷之作業流程，且不增加病歷厚度），或將列印於報表紙上病歷之部分資料（如醫師處方、診斷等），粘貼於病歷表上等方式，以符合規定[29]。惟【醫療法】第69條規定，醫療機構以電子文件方式製作及貯存之病歷，得

---

26 請參閱【醫療法施行細則】第49條規定。
27 請參閱【醫師法】第12條及【醫療法】第67條、第70條規定。
28 民國84年11月20日衛署醫字第84070507號函。
29 民國85年2月7日衛署醫字第85000844號函。

免另以書面方式製作。另依【個人資料保護法】第29條及第41條規定，如以電腦製作保存病歷應以醫療目的的使用為主，電腦病歷如非法使用致當事人權利受損者，應負損害賠償責任；如意圖營利非法使用電腦病歷致生損害於他人者，處五年以下有期徒刑、拘役或科或併科新台幣100萬元以下罰金。

五、告知說明的義務

　　醫師診治病人時，應向病人或其家屬告知其病情、治療方針、處置、用藥、預後情形及可能之不良反應[30]；這是【醫師法】民國93年訂定的條文，也是私法義務公法化的規定。【醫療法】第63條也有類似規定，即醫療機構實施手術時，應取得病人或其配偶、親屬或關係人之同意，簽具手術同意書及麻醉同意書，在簽具之前，醫師應向其本人或配偶、親屬或關係人說明手術原因、手術成功率或可能發生之併發症及危險，在其同意下，始得為之，但如情況緊急時不在此限。醫師的說明義務係病患自我決定權行使的基礎，醫師應將治療可能產生的利益或危險，告知病患以供其自主判斷，無醫療行為的說明，病患無從決定是否接受或選擇醫療行為，說明的性質應屬於醫療契約的一部分，醫師唯有善盡說明義務並取得病患的同意，其實施的醫療行為才具有合法性。

　　除了【醫師法】及【醫療法】的明文規定外，醫療契約依通說認為屬性上較接近委任契約，依【民法】第535條規定：「受任人處理委任事務，應依委任人之指示，並與處理自己事務為同一之注意。其受有報酬者，應以善良管理人之注意為之。」醫療行為一般均有報酬，故受任人依法即應以善良管理人向病人盡告知說明的義務；我國【消費者保護法】第7條規定，一般也被引用作為解讀醫療上告知說明的依據[31]。依法理言，病人與醫師（或醫院）應站在對等的地位，疾病為病人自己的事務，基於「身體一體性的自己決定權」的尊重[32]，在進行醫療行為前，依醫師的危

---

30 請參閱【醫師法】第12條之1規定。
31 台北地方法院84年度自字第151號判決。
32 翁玉榮，從法律觀點談病患之自己決定權及醫師之說明義務，法律評論第66卷第1至3期合刊本，2000年3月，頁3-4。

險性等的說明，保留是否接受治療的權利，這種同意權的行使是建立在醫師的說明義務上。正當的醫療行為須經由病人的承諾才得以合法進行，特別是侵入性的治療行為，病人的同意是阻卻違法的前提要件，否則，民事上可能構成侵權行為，刑事上則依其危害程度而有業務過失致死或傷害刑責的適用[33]。英美法的informed consent理論，同樣認為未充分告知說明導致侵犯病患自我決定權，進而致生命、身體、健康受傷害，依其態樣分化為：（一）根本未取得承諾屬於暴行或傷害（assault and battery）部分；（二）取得承諾基於不完全說明則屬於過失部分[34]。告知說明的範圍，在學說上有：理性的醫師說、理性的病患說、具體的病患說、折衷說等，站在個別病人立場言，其想要知道的病情能充分說明自然較為理想（具體的病患說），惟如此醫師將疲於奔命，故以一般合理的病患所重視的資料（理性病患說），再加上一般醫師於合理判斷的場合應說明者（理性醫師說）的折衷說較為合理[35]。告知說明義務的內容包括：（一）說明症狀診察結果；（二）說明採取醫療行為的理由；（三）說明可能發生的危險；（四）說明其他有無可替代的醫療行為；（五）說明所使用藥物的危險性[36]。告知說明免除的情況，一般包括：（一）行政上強制醫療情形，如法定傳染病的防治措施；（二）緊急或未預期的狀況，如嚴重車禍患者的急救；（三）患者放棄被告知說明的情況，如向醫師明示不想聽只管治療即可；（四）據實告知說明顯對患者的健康或精神有不良影響者，如向末期癌症患者的告知病情[37]。而臨床上告知說明的困難，主要為沒有充足的時間、癌症類告知的困難、告知說明程度判斷的困難：說明不足？過度說明？以及病患或家屬對告知說明瞭解的認知不同等。

---

33 如最高法院81年度台上字第2967號判決、最高法院86年度台上字第56號判決、最高法院92年度台上字第1057號判決。
34 Marcia Mobilia Bouumil, Clifford E. Elias, The Law of Medical Liability, West Pub Co., 1995, p. 87.
35 吳建樑，醫師與醫療病患關係之法律分析，東吳大學法律研究所碩士論文，1994年7月，頁44-45。
36 楊慧玲，醫師說明義務之研究，國立政治大學法律研究所碩士論文，1990年6月，頁75。
37 同前註，頁84。

六、處方藥劑妥善標示的義務

醫師處方時，應於處方箋載明醫師姓名及病人姓名、年齡、藥名、劑量、數量、用法及處方年月日，並於其上簽名或蓋章；醫師對於診治之病人交付藥劑時，應於容器或包裝上載明病人姓名、性別、藥名、劑量、數量、用法、作用或適應症、警語或副作用、執業醫療機構名稱與地點、調劑者姓名及調劑年月日[38]，這是醫師對處方或交付藥劑應妥善標示的義務。

為保障民眾用藥、知藥之權益。對於藥品包裝容器應標示之項目，【醫師法】、【藥師法】、【全民健康保險醫療辦法】及【優良藥品調劑作業規範】等法規均有明文規定，衛生福利部依上開相關法規，重新訂定藥品容器包裝標示項目，經醫師處方調劑之藥品，於交付病人時，應於藥品包裝容器標示以下項目，包括：

（一）**十三項必須標示項目**：病患姓名、性別，藥品商品名，藥品單位含量與數量，用法與用量，調劑地點（醫療機構或藥局）之名稱、地址、電話號碼，調劑者姓名，調劑（或交付）日期、警語。

（二）**三項建議標示項目**：主要適應症、主要副作用、其他用藥指示（例如部分藥品有特殊保存方式、服用抗組織胺藥物不適合開車等事項）[39]。【醫療法】第68條第3項規定，醫囑（處方）應於病歷載明或以書面為之，但情況急迫時，得先以口頭方式為之，並於二十四小時內完成書面紀錄；將醫師處方及醫囑的書面性予以規範化，可使執行醫療輔助行為的其他醫事人員有較清楚的保障依據。

七、報告的義務

醫師診治病人或檢驗屍體，發現罹患傳染病或疑似罹患傳染病時，應依傳染病防治法規定辦理；醫師檢驗屍體或死產兒，如為非病死或可疑為非病死者，應報請檢察機關依法相驗[40]，這是醫師法定報告義務。【傳染

---

38 請參閱【醫師法】第13條、第14條規定。
39 民國91年5月8日衛署藥字第0910033863號函。
40 請參閱【醫師法】第15條、第16條及【醫療法】第76條規定。

病防治法】第39條也規定，醫師診治病人或檢驗屍體，發現傳染病或疑似
傳染病時，應視實際情況立即採行必要之感染控制措施，並報告該管主管
機關；同樣地，在【人類免疫缺乏病毒傳染防治及感染者權益保障條例】
第13條規定，醫事人員發現感染者應於二十四小時內向地方主管機關通
報，這些都是法定的報告義務。對於非病死的報告，在【刑事訴訟法】第
218條也有規定，遇有非病死或可疑為非病死者，該管檢察官應速相驗，
檢察官得命檢察事務官會同法醫師、醫師或檢驗員行之，檢察官如發現有
犯罪嫌疑時，應繼續為必要之勘驗及調查，其用意在於發現犯罪的事實。

八、交付醫療證明文件的義務

　　醫師如無法令規定之理由，不得拒絕診斷書、出生證明書、死亡證明
書或死產證明書之交付[41]。依【醫療法】第76條規定，醫院、診所如無法
令規定之理由，對其診治之病人，不得拒絕開給出生證明書、診斷書、死
亡證明書或死產證明書；開給各項診斷書時，應力求慎重，尤其是有關死
亡之原因；前項診斷書如係病人為申請保險理賠之用者，應以中文記載，
所記病名如與保險契約病名不一致，另以加註方式為之。醫療證明文件中
最常為病患所申請的是病歷，【醫師法】中卻未規定，然依舊【醫療法】
第52條規定，醫院對出院病人，應依病人要求，掣給出院病歷摘要；法
律規定只給病歷摘要，因此，實務上常常發生醫院拒絕給予病患完整的病
歷；其實，依【個人資料保護法】的規定，病歷如以電腦處理，病患應可
查詢、閱覽病歷，並請求製給複製本。依法理而言，病歷所記載內容是病
患的個人病情資料，病患應有知悉的權利，況病歷資訊應屬於病患所有，
病歷的物質部分則為醫院所有，如此，病患固不能取得病歷，但閱覽、查
詢或付費影印當無不可之理。民國93年【醫療法】第71條即修正為：「醫
療機構應依其診治之病人要求，提供病歷複製本，必要時提供中文病歷摘
要，不得無故拖延或拒絕；其所需費用，由病人負擔。」如此一來，病人
要求整本病歷影印的權利即能獲得確保。

---

41 請參閱【醫師法】第17條規定。

九、正當使用毒劇藥品的義務

　　醫師除正當治療目的外，不得使用管制藥品及毒劇藥品[42]。其立法精神在於列管管制藥品和毒劇藥品，限制其僅能用於正當治療目的，以免危害國民健康。管制藥品及毒劇藥品的使用，須由主管機關核准於醫學上使用，為避免其流入市面，醫師及醫療機構等應依有關規定管制使用，主管機關並設有管制藥品管理局，用以查核、登記和處罰違法行為。

十、依法收取費用的義務

　　醫師收取醫療費用，應由醫療機構依醫療法規規定收取；醫療機構收取醫療費用之標準，則應考慮當地物價、工資及醫療設施水準等因素訂定之；醫療機構收取醫療費用，應開給載明收費項目及金額之收據，醫療機構不得違反收費標準，超額或或擅立收費項目收費[43]。依此規定來看，醫師不宜直接收取病患的醫療費用，而是應該由醫療機構收取，醫師再依其條件取得應有的報酬，這是醫師依法收取費用的義務。由於全民健保的實施，幾乎全國各醫療機構均已納入全民健保體系，健保局訂有各項醫療給付標準，在此情況下，醫療費用標準可謂全國已統一化，然屬於自費的部分，仍有依收費標準收費的需要，否則，有些自費項目收費即相當混亂。

十一、緊急救護的義務

　　醫師對於危急之病人，應即依其專業能力予以救治或採取必要措施，不得無故拖延。【醫療法】也規定，醫院、診所遇有危急病人，應先予適當之急救，並即依其人員及設備予以救治或採取一切必要措施，不得無故拖延，危急病人如係低收入或路倒病人，其醫療費用非本人或其扶養義務人所能負擔者，由直轄市或縣（市）政府社會行政主管機關依法補助之；醫院、診所因限於人員、設備及專長能力，無法確定病人之病因或提供完整治療時，應建議病人轉診，對危急病人應先予適當之急救，始可轉診，

---

42 請參閱【醫師法】第19條規定。
43 請參閱【醫師法】第20條及【醫療法】第21條、第22條規定。

轉診應填具轉診病歷摘要交予病人，不得無故拖延或拒絕[44]。這是法律規定對醫師及醫療機構的強制義務，即對於發生危急情況的病人，醫師及醫療機構負有急救的作為義務，對此一作為義務的不履行，而發生危害病人的結果時，自應負法律上應有的過失責任；惟此一前提必須是「無故」，如發生重大災難須緊急救治的病人有數十人，醫師因力有未逮、顧此失彼，在同時救治某些人而導致另一些人的無法救治時，這種情況當非「無故」，自難加以課責。

十二、不得為虛偽陳述或鑑定的義務

醫師受有關機關詢問或委託鑑定時，不得為虛偽之陳述或報告[45]；所稱有關機關是指衛生機關、警察機關、調查單位、檢察機關或法院等相關公署。違反者除依【醫師法】處新台幣2萬元至10萬元罰鍰外，如於法院審判或檢察官偵查時，醫師以證人或鑑定人身分，對於案情有重要關係的事項，供前或供後具結，而為虛偽陳述者，將可能被處七年以下有期徒刑；然而，醫師（或助產士或其他業務上的佐理人），就其因業務所知悉有關他人秘密的事項受訊問者，除經本人允許者外，得拒絕證言[46]；如法官詢問證人身分的醫師有關病人性器官特徵時，由於此涉及病人隱私，除非病人同意可照實講，否則醫師此時可向法官提出拒絕作證，如病人涉及性侵害，醫師的證詞極為重要，法官若裁定醫師「不得」拒絕作證，此時，醫師就必須如實作證，當然，這時的作證並不會違反【醫師法】或【刑法】有關洩露業務上知悉他人秘密的規定。

十三、不洩露他人秘密的義務

醫師對於因業務知悉或持有他人病情或健康資訊，不得無故洩露[47]；【醫療法】第72條也規定，醫療機構及其人員因業務而知悉或持有病人

---

44 請參閱【醫療法】第60條、第73條規定。
45 請參閱【醫師法】第22條規定。
46 請參閱【刑法】第168條及【刑事訴訟法】第182條規定。
47 請參閱【醫師法】第23條規定。

病情或健康資訊，不得無故洩漏；醫師違反者，除處以新台幣2萬元至10萬元罰鍰外，更有刑責的問題，依我國【刑法】第316條規定，醫師、藥師、藥商、助產士、心理師、宗教師、律師、辯護人、公證人、會計師或其業務上佐理人，或曾任此等職務之人，無故洩漏因業務知悉或持有之他人秘密者，處一年以下有期徒刑、拘役或5萬元以下罰金，這是洩露業務上知悉他人秘密罪。為維護病人隱私，除衛生機關、治安機關或司法機關等執行公務需要外，其他單位或人員不得要求知悉病人的穩私，即律師事務所或保險公司因業務需要，要求醫療機構提供病人的病情資訊，仍以由病人或其親屬親自提出申請為原則；惟醫療機構基於便民，可以憑上述單位所檢附足以認定已獲得病人同意的證明文件（有病人親自簽名的書面），而提供病情資料；至於保險公司為業務需要，單純查詢保戶是否係貴院病人，而未涉及病情資料的查詢，應可告知[48]。由於隨便洩露病人病情有行政及刑事責任，故包括醫師在內的醫事人員宜小心為之，有關病情資料的申請如病歷等，最好由病人本人為之較無爭議，否則如其他親屬有危害性目的而取得相關資料，將徒生麻煩問題；但病人是未成年人或病重無法為意思表示時，即可由配偶或親屬為之，並以在場的為準，優先順序為配偶、父母、成年子女、成年兄弟姊妹、祖父母、成年的其他親屬，親等近者為先[49]。

十四、緊急災變遵從指揮的義務

　　醫師對於天災、事變及法定傳染病之預防事項，有遵從主管機關指揮之義務[50]；【傳染病防治法】第53條也規定，中央流行疫情指揮中心成立期間，指揮官基於防疫之必要，指定或徵用公、私立醫療機構或公共場所，設立檢疫或隔離場所，並得徵調相關人員協助防治工作；這是醫師緊急災變或傳染病流行時，遵從主管機關指揮的義務。在民國92年發生的SARS疫情感染流行時，立法院緊急制定的【嚴重急性呼吸道症候群防治

---

48 民國83年4月15日衛署醫字第83012995號函。
49 同前註。
50 請參閱【醫師法】第24條規定。

及紓困暫行條例】第9條之1同樣規定，各級政府機關或公立醫療機構為執行嚴重急性呼吸道症候群防治工作，經中央衛生主管機關同意者，得延攬具醫事或公共衛生專業知能人員，其所需經費由中央衛生主管機關支應。由於醫師具有衛生與醫療的專業，在許多對人民生命、健康可能造成重大危害的事件發生時，醫師除了依法應接受主管機關的調度指揮外，在醫事倫理上，醫師也應主動積極的分擔對社會的專業責任（醫師倫理規範第6條）；然而，在民國92年SARS疫情感染流行期間，有相當多醫事人員堅守崗位，甚至為照顧病人犧牲生命，但也有一些包括醫師在內的醫事人員卻逃避責任，引起輿論很大的指責，對於以救人生命為職志為基本倫理守則的醫事人員來說，實在是莫大的恥辱。

　　整體來看，醫師的權利似乎沒有義務來得多，這是醫師專業人員本質的客觀使然，包括其他醫事人員的權利義務其實差距也有限。不過，比較起來，醫師在醫療體系的主體性與權威性，仍然是遠超過其他醫事人員的，其他醫事人員在實務運作上幾乎是配合甚至聽命於醫師的指揮，醫師的社會地位及收入在台灣更是其他醫事人員或其他職業所望塵莫及。舉個例子來說，抗SARS期間，照顧SARS病人的醫護人員有危險津貼，護理人員每日是3,000元（後調整為5,000元）、醫師是1萬元，實質上醫師固然辛苦，但護理人員是真正第一線最頻繁接觸病人的醫事人員，醫師通常是三不五時巡一巡病房，交待幾句就可以離開，以接觸病人感染的危險性來說，護理人員絕對不輸醫師，但危險津貼卻差這麼多，經媒體批評後，才從3,000元調高為5,000元，不過，還是差醫師一倍，可見醫師專業地位的崇高了！

第二節　護理人員的權利與義務

壹、護理人員的權利

　　護理人員在所有的醫事人員中，其人數比例可說是最高。然而，實際的狀況卻是相對於其他醫事人員如醫師、藥師、醫檢師、職能治療師、

放射線師等，無論就所得或社會地位而言，護理人員都是相對偏低的。在以往，許多小醫院或診所為考量成本，甚至還聘用沒有護理證照的人擔任護理工作，嚴重影響護理人員的專業形象，更有揶揄護理人員為「高級看護工」者。由於近一、二十年來，護理教育蓬勃發展，護理人員的學歷已經提升到護專以上（護理職校已退出技職教育體系），從護專、護理學院或大學護理系到護理碩士、博士的建構完成，護理學術與專業的成熟在學制上已臻完善，這對護理專業的推動有極為正面的影響，相較於過去的護理教育，甚至更早接近師徒式的護理人員養成，實在不可同日而語。護理教育的發展，帶動了護理專業的提升，加上民國80年5月【護理人員法】的公布，更在制度上正式確立護理人員的法律地位；但因護理「教」、「考」、「用」制度的未能同步推動，使護理教育與護理考試證照制度和臨床實務上的人員任用，產生不小的落差，這是未來尚待努力改善調整的地方。民國93年【醫療法】修正草案第55條規定，醫院得置臨床助理，依醫囑輔助醫師執行下列行為：（一）協助住院病人身體理學檢查的初步評估及病情詢問；（二）協助填寫檢驗單、特殊檢查單、會診單、轉診單及診斷證明等各項臨床單據；（三）協助記錄住院病人病情及各項檢查、檢驗結果；（四）於現場協助醫師為臨床處置；（五）簡易的傷口處置、導管更換及非侵入性檢查的技術操作；（六）協助處理住院病人或其家屬醫療諮詢及病情的說明；前項臨床助理，應具護理人員資格，並經接受適當訓練；其訓練方式、內容及其他應遵行事項的辦法，由中央主管機關定之。然而，本條修正並未通過，通過的【醫療法】第58條卻規定：「醫療機構不得置臨床助理執行醫療業務。」使臨床助理制度無法建立，雖然如此，如能落實專科護理師制度，應足以發揮類似臨床助理的功能，而且使護理人員更具獨立作業的專業空間。

　　現行法律上所指的護理人員包括護士、護理師及專科護理師，經護理人員考試及格，並依法領有護理人員證書者，得充護理人員；護理師經完成專科護理師訓練，並經中央主管機關甄審合格者（中央主管機關得委託各相關專科護理學會辦理初審工作，領有護理師證書並完成相關專科護理師訓練者，均得參加各該專科護理師之甄審），得請領專科護理師證

書[51]。相較於醫師法制，【護理人員法】並沒有明文規定護理人員的考試資格，然而，在【專門職業及技術人員考試法】中有規定相當於高考的護理師須專科以上學歷，相當於普考的護士須護校以上的學歷。而【護理人員法】第6條現定，觸犯毒品罪經判刑確定及受撤銷護理人員證書處分者，不得充任護理人員，其已充任護理人員者，撤銷其護理人員證書；護理人員消極資格的規定與【醫師法】可說一致，立法理由也相同。此外，經撤銷護理人員證書、經撤銷護理人員執業執照未滿一年、受禁治產宣告，以及經直轄市或縣（市）衛生主管機關指定之醫療機構認定精神異常或身體有異狀不能執行業務者（原因消滅後仍得依法申請執業執照），不得發給執業執照，已領者撤銷之[52]；這也與【醫師法】對醫師執業資格的限制一樣，差別的是【護理人員法】多了一項「受禁治產宣告」，照常理來說，受禁治產宣告自然是無法執業，所以，這應是【護理人員法】立法上的一個疏漏，未來有必要加以修訂。然【護理人員法】第9條後已將「受禁治產宣告」文字予以刪除，並將原「撤銷」護理人員證書等文字改為「廢止」。

護理人員的權利與醫師一樣，最重要的是護理業務權；依【護理人員法】第24條規定：「護理人員之業務如下：一、健康問題的護理評估。二、預防保健的護理措施。三、護理指導及諮詢。四、醫療輔助行為。醫療輔助行為應在醫師指示下行之。」未取得護理人員資格，執行護理人員業務者，處三年以下有期徒刑，得併科新台幣3萬元以上15萬元以下罰金。但在護理人員指導下實習之高級護理職業以上學校之學生或畢業生，不在此限。僱用前項未取得護理人員資格者，處新台幣1萬5,000元以上15萬元以下罰鍰（護理人員法第37條）。鑑於護理人員為臨床照護第一線人員，其所需之能力包括照護、溝通協調、個案管理、健康促進等專業知能；考量不具備證照的護理人員對於我國醫療品質影響。參考未取得執照逕行執行各類醫事人員業務者，多數處以刑罰之規定，將不具護理人員資格逕行執業者由行政罰鍰改以刑罰處罰。因此，如果不具備護理人員資格

---

51 請參閱【護理人員法】第1條至第3條、第7條之1、第10條規定。
52 請參閱【護理人員法】第9條規定。

執行護理業務，在法律上即構成「密護」，有行政法上的責任。實習護士之實習期間，以自畢業之日起至次年9月30日止[53]。

　　護理人員的業務中，臨床上最常見的是醫療輔助行為，依法醫療輔助行為應在醫師指示下行之，所以，醫療輔助行為並不是護理人員可以單獨為之的。什麼是「醫療輔助行為」？依衛生福利部92年公告的「醫療輔助行為」包括：（一）輔助施行侵入性檢查；（二）輔助施行侵入性治療、處置；（三）輔助各項手術；（四）輔助分娩；（五）輔助施行放射線檢查、治療；（六）輔助施行化學治療；（七）輔助施行氧氣療法（含吸入療法）、光線療法；（八）輔助藥物之投與；（九）輔助心理、行為相關治療；（十）病人生命徵象之監測與評估；（十一）其他經中央衛生主管機關認定之醫療輔助行為；護理人員除執行前項醫療輔助行為外，對於住院病人仍應依病人病情需要，提供適當之護理服務[54]。這個界定範圍較之於民國82年的公告，主要是每一項加上「輔助」二字，另刪除原有的「恢復室、加護病房、洗腎室、急診室病人全程的治療或處理」。護理人員在醫師指示下可執行這些「醫療輔助行為」，而非護理人員即使在醫師指示下，仍不得為這些「醫療輔助行為」，否則，即屬侵犯護理人員的護理業務權（密護）。

　　衛生福利部於民國96年6月公布專科護理師臨床執業範疇為：（一）住院病人身體理學檢查之初步評估及病情詢問；（二）記錄住院病人病情及各項檢查、檢驗結果；（三）處理住院病人及其家屬醫學諮詢及病情說明；（四）在醫囑或醫師指示下，得開立檢驗、檢查申請單，但該檢驗、檢查申請單需註明指示醫師之姓名及時間，該指示醫師並應於二十四小時內，依醫師法及醫療法之相關規定，親自補開立檢驗、檢查單；（五）在醫囑或醫師指示下，得開立領藥單，但該領藥單單需註明指示醫師之姓名及時間，該指示醫師並應於二十四小時內，依醫師法及醫療法之相關規定，親自補開立處方箋；（六）其他經中央衛生主管機關認定移由專科護理師執行之醫療輔助行為。惟考之於實務運作，現行專科護理師於實務上

---

53 請參閱【實習護士實施要點】第五點規定。
54 民國90年3月12日衛署醫字第0900017655號函。

得為之業務，非專科護理師於法尚非不得為之，主要癥結在於當初於【護理人員法】中增加專科護理師時，並未同步修改【護理人員法】第24條之護理人員法定業務權，增加專科護理師之法定業務，以致專科護理師於法規上只能在現行護理人員法定職掌上，硬擠出一些看似不一樣之業務權限，未來可增訂第24條之1，將美國有關NP的法定職掌酌予納入，或仿2004年原【醫療法】修正草案第55條擬新增之臨床助理之法定業務權，如此一來，專科護理師的法定可執行之業務權將大為擴張，相仿或接近住院醫師可執行之業務，亦可解決現行住院醫師人力嚴重不足之現象。

於民國103年8月公布【護理人員法】第24條新增第3項、第4項規定，即專科護理師及依第7條之1接受專科護理師訓練期間之護理師，除得執行第1項業務外，並得於醫師監督下執行醫療業務，所定於醫師監督下得執行醫療業務之辦法，由中央主管機關定之。依【專科護理師於醫師監督下執行醫療業務辦法】規定，所稱監督指執行醫療業務前或過程中，醫師對其而為之指示、指導或督促，前項監督不以醫師在場為必要；專科護理師業務範圍包括：（一）涉及侵入人體之下列醫療業務：1.傷口處置；2.管路處置；3.檢查處置；4.緊急狀況處置；（二）未涉及侵入人體之下列醫療業務：1.預立醫療流程表單代為開立；2.檢驗檢查之綜合判斷；3.非侵入性處置；4.相關醫療諮詢；（三）醫療機構針對專科護理師及訓練專科護理師執行監督下之醫療業務，應預立特定醫療流程包括情境與項目、診斷、處置及措施、書寫紀錄、監督之醫師及專科護理師應具備之特定訓練標準或要件，此醫療流程應就其相關參考資料及發展過程等進行審核並留存紀錄，並公布後始得實施；（四）專科護理師執行預立醫療流程，監督醫師應於二十四小時內完成核簽，執行其他監督下醫療業務，監督醫師亦應於二十四小時內完成書面醫囑紀錄；（五）醫療機構以專科護理師執行監督下之醫療業務者，應成立專科護理師作業小組，並由副院長以上人員擔任召集人，護理及醫療部門主管分任副召集人，作業小組應辦理：1.訂定依規範可執行醫療業務範圍、項目及特定訓練；2.擬定、審查及確認預立醫療流程內容及執行方式；3.訂定執行預立醫療流程之標準作業程序；4.訂定專科護理師執行監督下之醫療業務時之標準作業程序，包括監督醫師、醫囑、紀錄及回報病人狀況與處置結果之機制；5.定期檢

討專科護理師所執行醫療業務之適當性及品質。本辦法擬自民國105年1月1日實施，此為護理人員的業務跨出重要一步。

【案例】：被告具護士資格，有護士證書一紙附卷可參，而護理人員之業務，依護理人員法第24條規定有：醫療輔助行為。醫療輔助行為應在醫師之指示下行之。又據行政院衛生福利部82年衛署醫字第8246034號公告，其「醫療輔助行為」包含侵入性檢查……其他經中央衛生主管機關認定之醫療輔助行為。有行政院衛生福利部88年衛署醫字第88019465號函在卷可稽。本案被告從事之視力、聽力、色盲檢查，並非屬於侵入性檢查項目，應可認定，縱使被告未經醫師指示，依前揭護理人員法之規定，應可自行為之，更何況本案被告事先業據陳○夫醫師囑咐為之，自難認有何違反醫師法之行為。（裁判字號：87年度易字第3602號）

　　除了醫療輔助行為外，護理人員的另外三項專業行為即健康問題的護理評估、預防保健的護理措施及護理指導與諮詢，依法可由護理人員單獨為之，而不需要醫師的指示，這是護理人員獨立性的護理業務權。護理行為是以預防或矯正人體疾病、傷殘或保健為直接目的，進行護理評估、護理診斷、護理措施及護理指導或諮詢等行為的全部或一部分，護理活動的內涵包括安全有效的照顧環境、身體整合、心理社會整合和健康促進及維護，護理行為代表護理執業的範圍，包含專業知識、技術與能力，護理人員應用護理過程以提供有計畫、有效的護理活動，來確認及處理個案現存與潛在的健康問題，以滿足個案個別性的需求[55]；所以，護理不只是一門科學，更是一門藝術。就此而言，護理業務權亦有其專業上相對獨立的範圍。如【案例】所示的視力等檢查即屬護理人員可單獨為之的業務行為，無須得到醫師的指示才得以進行。如果以一個醫療團隊來說，護理人員是團隊中重要的人員，醫師在法律上有說明的義務如前所述，但實際上醫師

---

[55] 盧純華、夏萍回、林麗嬋，護理活動與護理專業人員之職責規範，護理新象第8卷第2期，1998年6月，頁14-15。

常常是病人眾多，實務上難以一一說明較詳細的治療情況，此時，護理人員在醫師的委請下對一般病情予以說明，應可視為醫師說明義務的履行。

　　護理人員除了擁有護理業務權外，與醫師一樣也有名稱專用權及開業權。所謂名稱專用權係指非領有護理師或護士證書者，不得使用護理師或護士名稱；非領有專科護理師證書者，不得使用專科護理師名稱；違反者處新台幣1萬元以上6萬元以下罰鍰，並令限期改善，屆期未改善者，按次連續處罰[56]。依銓敘部的函釋：「本案某甲原任某衛生所護理助產職系助產士，經前台灣省銓審合審定以技術人員任用，歷至79年考績晉敘委任第五職等年功俸二級四〇〇俸點。茲擬調任某衛生所護理助產職系公共衛生護士，雖為相同職系間之調任，惟查某甲僅領有助產士證書，並未領有護理師或護士證書，且非執行產房業務，核與前開規定不符，歉難辦理。[57]」對現任護理助產職系助產士可否調任護理助產職系護士，由於欠缺護理人員資格，故依法仍不得調任，助產士的專業證照與護理人員仍是有所差別的，得以執行的業務內容也不相同，所以，助產士自不得調任護士。另依衛生福利部解釋：「衛生所護士長係該所組織編制表之『職稱』，與護理人員專業資格有別。因此助產士若未兼具護理人員雙重資格，其調任衛生所護士長，依法雖不得請領護理人員執業執照或護理師、護士名稱，但對『護士長』職務之執行，並無影響。[58]」由本號解釋可知護理人員（護士、護理師、專科護理師）是擁有相關證照的專業人員，而護理長、督導或護理部主任等職稱是行政職務，這些行政職務在台灣幾乎是由護理人員擔任，但法律並無規定這些主管職務必須由護理人員出任，也就是說，非護理人員如醫管人員也可以擔任護理長等職務，如同醫院院長不一定要由醫師出任一樣，但此時的護理長由於不具備護理人員資格，自不得執行相關護理業務。曾有報載謂檳榔西施穿著暴露的護士服藉以招攬顧客，護理團體抗議，惟查無法可管？非領有護理師或護士證書者，不得使用護理師或護士名稱的規定，從廣義解釋來看，穿著護士服即有表彰護士專業形象的意義，不是護士卻穿著護士服公然招搖，自然得以構成本

---

[56] 請參閱【護理人員法】第7條、第38條規定。
[57] 銓敘部民國81年4月26日（81）台華甄四字第0616923號函。
[58] 衛生福利部民國81年2月28日衛署醫字第1000692號函釋。

條「使用」護士名稱的違反，可處新台幣1萬元以上6萬元以下罰鍰並令限期改善，屆期未改善者，按次連續處罰；惟如該檳榔西施是真正的護士，本條自然無法適用，然可依護理人員有不正當行為，處以停業處分或撤銷執業執照[59]。

　　護理人員的開業權係指開設護理機構的權利，在民國80年【護理人員法】公布以前，護理人員只有執業權，即只能在醫療機構或公衛體系執行護理工作，卻無法如醫師可以開設診所或醫院、藥師可以開設藥局、助產士可以開設助產所。直到【護理人員法】制定公布後，依法護理人員才可以開設護理機構，包括居家護理所及護理之家（分一般護理之家、精神護理之家、產後護理之家）[60]，依【護理人員法】規定，護理機構應置負責資深護理人員一人，對其機構護理業務，負督導責任；私立護理機構由資深護理人員設置者，以其申請人為負責人；護理機構之負責資深護理人員，應具備從事臨床護理工作的資格，其工作年資須護理師四年以上或護士七年以上。護理機構廣告如醫療機構一樣，法律有限制其內容，其中一項可以廣告的內容是負責護理人員的姓名、性別、學歷、經歷、護理人員證書及執業執照[61]，可見，護理機構的開設確是護理人員的一項權利。

貳、護理人員的義務

　　醫事人員在法令上的地位，都有一定的權利，自然也應承擔一定的義務。由於護理業務具有專業性、特殊性及相對獨立性，基於尊重人的生命、健康、尊嚴與權益，護理人員執業時自應遵守一定的規範要求。護理的發展已由執行醫囑為中心，到以病人為中心的整體身心照顧，由於護理業務的多元化，護理人員更應具備更好的護理技能與履行應有的義務；所謂「三分治療、七分護理」，顯示護理人員的重要性，只有完善的護理工作，預期的醫療目標才可能達成。為確保病人病人權益，有效管理護理人員，【護理人員法】規範了一些護理人員的法定義務，茲分析如下：

---

59 請參閱【護理人員法】第35條規定。
60 請參閱【護理機構分類設置標準】第2條規定。
61 請參閱【護理人員法】第18條之1、第19條及【護理人員法施行細則】第9條規定。

一、執業處所的限制

　　護理人員執業，其登記執業之處所，以一處為限；護理人員執業，應在所在地主管機關核准登記之醫療機構、護理機構或其他經中央主管機關認可之機構為之，但急救、執業機構間之支援或經事先報准者不在此限[62]；故如醫療院所至公司（工廠）辦理勞工巡迴健檢，其到場護理人員與報准人員不符，即違反前開規定[63]，可處新台幣6,000元以上3萬元以下罰鍰，並限期令其改善，屆期未改善者，處一個月以上一年以下之停業處分。

二、加入護理人員公會的義務

　　護理人員非加入所在地護理人員公會，不得執業；護理人員公會不得拒絕具有會員資格者入會[64]。人民團體分為職業團體如台北市護理師護士公會、社會團體如兒童福利聯盟及政治團體如政黨共三種；職業團體以其組織區域內從事各該行職業者為會員，下級職業團體應加入其上一級職業團體為會員，職業團體不得拒絕具有會員資格者入會[65]。職業團體的功能除了使同業人員可以互相切磋，並藉著團體的力量對會員有所約束，然而，由於護理從業人員的眾多，這些功能的發揮實在有限；護理人員公會是護理人員最重要的職業團體，少有其他護理人員的相關組織，所以，對護理人員權益的爭取也應扮演一定的角色，惟以民國92年的SARS事件為例，護理人員公會卻沒有發揮很明顯關鍵的角色，以致事件後即有護理人員打算籌組「護理人員權益促進會」，這對護理人員公會的角色確實是一大挑戰；其實，依法護理人員是可以另外籌組護理相關團體的如護理工會，在權益爭取及同資方談判上，工會通常可以扮演比較積極的角色，因此，如護理人員成立類似的組織，就可以與公會的角色有所區隔。

---

62 請參閱【護理人員法】第12條、第13條規定。
63 民國88年1月6日台灣省政府衛生處（88）衛五字第0000334號函。
64 請參閱【護理人員法】第10條規定。
65 請參閱【人民團體法】第4條、第37條規定。

三、執業時申請執照的義務

　　護理人員執業，應向所在地直轄市或縣（市）主管機關送驗護理人員證書，申請登記，發給執業執照；護理人員執業，應每六年接受一定時數繼續教育，始得辦理執業執照更新；申請執業登記之資格、條件、應檢附文件、執業執照發給、換發、補發、更新與前項繼續教育之課程內容、積分、實施方式、完成繼續教育之認定及其他應遵行事項之辦法，由中央主管機關定之。護理人員如有歇業、停業、復業或變更執業處所時，應自事實發生之日起十日內，報請原發執業執照機關核備；護理人員死亡者，由原發執業執照機關註銷其執業執照[66]。沒有依法申請執業執照者處新台幣6,000元以上3萬元以下罰鍰，並限期令其改善，屆期未改善者，處一個月以上一年以下之停業處分。通常，如有同時考上護理師與護士資格者，請領執照時以請領護理師為限，如護理人員與助產士資格兼有之，在衛生所因有需要可同時請領，在學校則只請領護士即可，一般醫院也只要請領護士執照即可，但可同時執行助產士業務[67]。

四、製作護理紀錄的義務

　　護理人員執行業務時，應製作紀錄，護理紀錄應由該護理人員執業之機構保存七年；違反者處新台幣6,000元以上3萬元以下罰鍰，並限期令其改善，屆期未改善者，處一個月以上一年以下之停業處分[68]。護理人員執業時製作護理紀錄，如同醫師執業時須製作病歷一樣，護理紀錄也是廣義的病歷，都是業務文書的一種，由於記錄的都是病人的病情資料，故依法應予保密；護理紀錄同病歷一樣，都是法律上的證據文件，一般發生醫療糾紛時，病歷和護理紀錄常常都是檢調單位必須查扣的文件，可見其重要性。民國93年4月通過的【醫療法】第67條第2項規定，病歷應包括「其他各類醫事人員執行業務所製作之紀錄」（第3款），這是廣義病歷的明文化，且【醫療法】第70條將病歷的保存年限由十年修改為七年，修法之前

---

66 請參閱【護理人員法】第11條規定。
67 衛生福利部衛署醫字第546717、557032、564942號函。
68 請參閱【護理人員法】第25條、第33條規定。

護理紀錄法定保存年限為十年，因此，護理紀錄解釋上保存年限也應配合改為七年，而於民國102年修改為「前項紀錄應由該護理人員執業之機構依醫療法第70條辦理」，即至少保存七年，但未成年人紀錄應保存至成年後七年。

五、緊急救護的義務

護理人員執行業務時，遇有病人危急，應立即聯絡醫師，但必要時得先行給予緊急救護處理；違反者處新台幣6,000元以上3萬元以下罰鍰[69]。病人危急時，首應聯絡醫師，然而，醫師到達之前情況已顯危急，護理人員自可依其訓練和醫院設備給予任何必要的急救（如CPR），此種急救的情況即使執行的已屬醫療行為，在法律上也沒有違反密醫罪的問題（密醫罪四種例外的情況之一即為急救）。

六、據實陳述的義務

護理人員受有關機關詢問時，不得為虛偽的陳述或報告；違反者處新台幣6,000元以上3萬元以下罰鍰[70]。有關機關如衛生主管機關或司法、警政、調查機關於公務上確有需要的詢問，護理人員如同醫師一樣，都有據實回答的義務，但作證涉及病人秘密時，依法得拒絕回答，除非得到當事人的同意。

七、保守病人秘密的義務

護理人員或護理機構及其人員對於因業務而知悉或持有他人秘密，非依法、或經當事人或其法定代理人之書面同意者，不得洩漏；違反者處新台幣6,000元以上3萬元以下罰鍰[71]。幾乎所有的醫事人員專業法規如【醫師法】、【護理人員法】、【助產人員法】、【藥師法】等以及【醫

---

69 請參閱【護理人員法】第26條、第33條規定。
70 請參閱【護理人員法】第27條、第33條規定。
71 請參閱【護理人員法】第28條、第33條規定。

療法】都有類似的規定，【刑法】第316條也有洩露業務上知悉他人秘密罪，所以，嚴守病人的秘密是所有醫事人員應遵守的規範，這也是醫事人員基本的倫理守則。假設有整形美容診所的護士任意對八卦雜誌透露某名人在其診所隆乳的細節，除了有行政處罰的責任外，更可能被告以「洩露業務上知悉他人秘密罪」，對此自不可大意。

　　上述護理人員的權利與義務，幾乎絕大多數的護理人員都能遵行不悖。但是，現行制度下談論護理人員的權義，確實有幾分沉重；由於全民健康保險支付制度的影響，護理人員並未如醫師之有診療費、藥師之有調劑費的單獨計算，加上醫院為控制管理成本，以致於護理人員受到很大的衝擊，護理人力能精簡就儘量精簡，醫院則儘可能進用約用護理人員（月薪相對較低），嚴重擠壓護理人員的就業與權益。其實，更大的影響是現有醫院護理人力的工作壓力大幅增加，病人權益受到影響，住院全程照顧的理想難以實現，護理專業受到莫大的斲傷，護理養成教育與就業系統更是嚴重失衡，造成高學歷的護理人力求職不易。以國立台北護理健康大學護理系為例，一個四技或二技的畢業生，修讀護理的時間短則四年或七年（護專五年加二技二年），長則十年（護理助產學校四年加二專夜間部三年加二技在職三年），這麼完整的護理專業教育（比醫學系還長），得到的代價卻是如此，到底問題出在哪裡？健保制度？衛生主管機關？教育主管機關？醫院資方？醫療體系？醫事文化？醫師心態？護理人員自己的態度？公會？工會？或是這是護理人的宿命？環顧先進國家的護理制度，似乎不應該是這個樣子的，相對於台灣醫療制度較不那麼完善的中國大陸，護理人員的地位、收人比之於醫師等其他醫事人力，也沒有如此大之落差，這確實值得好好檢討、省思、改革。

第三節　其他醫事人員的權利與義務

　　依【醫療法】第10條的規定：「本法所稱醫事人員，係指領有中央主管機關核發之醫師、藥師、護理師、物理治療師、職能治療師、醫事檢驗師、醫事放射師、營養師、助產師、臨床心理師、諮商心理師、呼吸治療師、語言治療師、聽力師、牙體技術師、驗光師、藥劑生、護士、助產

士、物理治療生、職能治療生、醫事檢驗生、醫事放射士、牙體技術生、驗光生及其他醫事專門職業證書之人員。」可知，醫事人員係指在醫療體系中從事醫療服務，並具有醫事專門職業證照的人，醫事人員在專業分工日益精細的背景下，有逐漸增多的趨勢，如較新證照法制化的驗光師、心理師、呼吸治療師，醫事放射師等。由於醫事人員種類眾多。限於篇幅，僅就臨床治療行為中關聯性較大的醫事人員，如藥師、醫事檢驗師、呼吸治療師、醫事放射師、物理治療師、職能治療師、聽力師、語言治療師及心理師等加以介紹。

壹、其他醫事人員的權利

　　包括藥師、醫事檢驗師、呼吸治療師、醫事放射師、物理治療師、職能治療師、聽力師、語言治療師、驗光師及心理師等醫事專業人員，都有其相對獨立的專業執業範圍，非取得相關專業證照，自不得執行其相關專業業務。在法律許可的情況，這些醫事專業人員一般也都具有開設專業機構的權利，如藥師可開設藥局、醫事檢驗師可開設醫事檢驗所、醫事放射師可開設醫事放射所、物理治療師可開設物理治療所，職能治療師可開設職能治療所、臨床心理師可開設心理治療所、諮商心理師可開設心理諮商所等，這其中唯一沒有規定的是呼吸治療師，也就是說，呼吸治療師在法律上尚未有開業權而只有執業權；惟在2011年增訂【呼吸治療師法】第16條之1至第16條之14，使呼吸治療師得以申請設置居家呼吸照護所，呼吸治療師也擁有了開業權。在名稱專用權方面，包括醫事檢驗、呼吸治療師、醫事放射師、物理治療師、職能治療師及心理師等醫事專業人員都有名稱專用權，如果不是該類醫事專業人員使用其名稱者，法律都有明文處罰的規定（行政罰）；然而，【藥師法】卻沒有類似的明文規定，依法理而言，藥師應有名稱專用權才對，這應是立法上的疏漏，惟此於民國96年3月【藥師法】第5條第2項已修正為：「非領有藥師證書者，不得使用藥師名稱。」此合乎醫事人員法制的常態。茲就其他醫事人員包括藥師、醫事檢驗師、呼吸治療師、醫事放射師、物理治療師、職能治療師、聽力師、語言治療師及心理師等醫事專業人員的權利列表比較如表2-1。

表2-1　其他醫事人員權利比較表

比較內容	業務權	開業權	名稱專用權
藥師	藥師業務如下：一、藥品販賣或管理。二、藥品調劑。三、藥品鑑定。四、藥品製造之監製。五、藥品儲藏、供應及分裝之監督。六、含藥化粧品製造之監製。七、依法律應由藥師執行之業務。中藥製劑之製造、供應及調劑，除依藥事法有關規定辦理外，亦得經由修習中藥課程達14學分之藥師為之。未取得藥師資格執行藥師業務者，處6萬元以上30萬元以下罰鍰。（藥師法第15、24條）	可開設藥局	非領有藥師證書者，不得使用藥師名稱；違者處新台幣3萬元以上15萬元以下罰鍰。（藥師法第23條）
醫事檢驗師	醫事檢驗師業務如下：一、一般臨床檢驗。二、臨床生化檢驗。三、臨床血清檢驗。四、臨床免疫檢驗。五、臨床血液檢驗。六、輸血檢驗及血庫作業。七、臨床微生物檢驗。八、臨床生理檢驗。九、醫事檢驗業務之諮詢。十、臨床檢驗試劑之諮詢。十一、其他經中央衛生主管機關認可之醫事檢驗業務。醫事檢驗師執行業務，應依醫師開具之檢驗單為之。但經中央衛生主管機關指定或自費至醫事檢驗所檢驗之項目，不在此限。未取得醫事檢驗師資格執行相關業務者，處二年以下有期徒刑，得併科新台幣3萬元以上15萬元以下罰金；犯前項之罪因而致人於死或重傷者，應依刑法加重其刑至二分之一。（醫事檢驗師法第12、33條）	可開設醫事檢驗所	非領有醫事檢驗師證書者，不得使用醫事檢驗師名稱；違反者，處新台幣2萬至10萬元罰鍰。（醫事檢驗師法第5、41條）
呼吸治療師	呼吸治療師之業務範圍如下：一、呼吸治療之評估及測試。二、機械通氣治療。三、氣體治療。四、呼吸功能改善治療。五、其他經中央主管機關認可之呼吸治療業務。呼吸治療師執行業務，應在醫師指示下行之。未取得呼吸治療師資格，擅自執行呼吸治療業務者，處二年以下有期徒刑，得併科新台幣3萬元以上15萬元以下罰金。但在中央主管機關認可之醫院實習之學生或畢業生，不在此限。護理人員、物理治療師、醫事檢驗師或其他專門職業及技術人員等依專門職業法律規定執行業務，涉及本法所定業務時，不視為違反前項規定。（呼吸治療師法第13、18條）	可開設居家呼吸照護所	非領有呼吸治療師證書者，不得使用呼吸治療師名稱；違反者處新台幣2萬元以上10萬元以下罰緩。（呼吸治療師法第5、23條）

表2-1　其他醫事人員權利比較表（續）

比較內容	業務權	開業權	名稱專用權
醫事放射師	醫事放射師業務如下：一、放射線診斷之一般攝影。二、核子醫學體外檢查。三、放射線診斷之特殊攝影及造影。四、放射線治療。五、核子醫學診斷之造影及體內分析檢查。六、核子醫學治療。七、磁振及非游離輻射診斷之造影。八、其他經中央衛生主管機關認定之項目。醫事放射師執行前項第1款、第2款業務，應依醫師開具之會檢單為之。但自費至醫事放射所檢查者，不在此限；執行前項第3款至第8款業務，應配合醫師行之。第1項各款所稱之攝影及造影，包括其影像之獲取、處理及品質管理。未取得或經廢止醫事放射師或醫事放射士證書而執行醫事放射業務者，處三年以下有期徒刑，得併科新台幣3萬元以上15萬元以下罰金。但在醫療機構於醫師、醫事放射師指導下實習之醫事放射系、科、組學生或取得畢業證書日起六個月內之畢業生，不在此限。犯前項之罪因而致死人於死或重傷者，應依刑法加重其刑至二分之一。（醫事放射師法第12、34條）	可開設醫事放射所	非領有醫事放射師或醫事放射士證書者，不得使用醫事放射師或醫事放射士名稱；違反者處新台幣2萬元以上10萬元以下罰鍰。（醫事放射師法第5、42條）
物理治療師	物理治療師業務如下：一、物理治療之評估及測試。二、物理治療目標及內容之擬定。三、操作治療。四、運動治療。五、冷、熱、光、電、水、超音波等物理治療。六、牽引、振動或其他機械性治療。七、義肢、輪椅、助行器、裝具之使用訓練及指導。八、其他經中央衛生主管機關認可之物理治療業務。物理治療師執行業務，應依醫師開具之診斷、照會或醫囑為之。但非以疾病治療為目的者，不在此限。未取得物理治療師或物理療生資格而執行物理治療業務者，處三年以下有期徒刑，得併科新台幣3萬元以上15萬元以下罰金；犯前項之罪因而致人於死或重傷者，應依刑法加重其刑至二分之一。（物理治療師法第12、32條）	可開設物理治療所	非領有物理治療師者，不得使用物理治療師名稱；違反者處新台幣2萬元以上10萬元以下罰鍰。（物理治療師法第5、40條）

表2-1　其他醫事人員權利比較表（續）

比較內容	業務權	開業權	名稱專用權
職能治療師	職能治療師業務如下：一、職能治療評估。二、作業治療。三、產業治療。四、娛樂治療。五、感覺統合治療。六、人造肢體使用之訓練及指導。七、副木及功能性輔具之設計、製作、使用訓練及指導。八、其他經中央衛生主管機關認可之能治療業務。職能治療師執行業務，就依醫師開具之診斷、照會或醫囑為之。未取得職能治療師或職能治療生資格，擅自執行職能治療業務者，處二年以下有期徒刑，得併科新台幣3萬元以上15萬元以下罰金。但在職能治療師指導下實習之國內醫學院各相關系、科、組之學生或取得畢業證書日起六個月之畢業生，不在此限。犯前項之罪因而致人於死或重傷者，就依刑法加重其刑至二分之一。（職能治療師法第12、41條）	可開設職能治療所	非領有職能治療師證書者，不得使用職能治療師名稱；違反者處新台幣3萬元以上15萬元以下罰鍰。（職能治療師法第5、38條）
心理師	臨床心理師之業務範圍如下：一、一般心理狀態與功能之心理衡鑑。二、精神病或腦部心智功能之心理衡鑑。三、心理發展偏差與障礙之心理諮商與心理治療。四、認知、情緒或行為偏差與障礙之心理諮商與心理治療。五、社會適應偏差與障礙之心理諮商與心理治療。六、精神官能症之心理諮商與心理治療。七、精神病或腦部心智功能之心理治療。八、其他經中央主管機關認可之臨床心理業務；前項第6款與第7款之業務，應依醫師開具之診斷及照會或醫囑為之。諮商心理師之業務範圍如下：一、一般心理狀態與功能之心理衡鑑。二、心理發展偏差與障礙之心理諮商與心理治療。三、認知、情緒或行為偏差與障礙之心理諮商與心理治療。四、社會適應偏差與障礙之心理諮商與心理治療。五、精神官能症之心理諮商與心理治療。六、其他經中央主管機關認可之諮商心理業務；前項第5款之業務，就依醫師開具之診斷及照會或醫囑為之。未取得臨床心理師或諮商心理師資格，擅自執行臨床心理師或諮商心理師業務者，處二年以下有期徒刑，得併科新台幣3萬元以上15萬元以下罰金；但醫師或在中央主管機關認可之醫院、機構於醫師、臨床心	臨床心理師得設立心理治療所，執行臨床心理業務，諮商心理師得設立心理諮商所，執行諮商心理業務	非領有臨床心理師或諮商心理師證書者，不得使用臨床心理師或諮商心理師之名稱；違反者處新台幣3萬元以上15萬元以下罰鍰。（心理師法第5、36條）

表2-1　其他醫事人員權利比較表（續）

比較內容	業務權	開業權	名稱專用權
	理師、諮商心理師指導下實習之下列人員，不在此限：一、大學以上醫事或心理相關系、科之學生。二、大學或獨立醫院臨床心理、諮商心理所、系、組或相關心理研究主修臨床心理或諮商心理之學生或自取得碩士以上學位日起三年內之畢業生。護理人員、職能治療師、職能治療生、社會工作師規定執行業務，涉及執行本法所定業務時，不視為違反前項規定。從事心理輔導工作者，涉及執行第14條第1項第2款至第4款所定業務，不視為違反第1項規定。（心理師法第13、14、42條）		
聽力師	聽力師業務如下：一、聽覺系統評估。二、非器質性聽覺評估。三、內耳前庭功能評估。四、聽覺輔助器使用評估。五、人工耳蝸（電子耳）之術前與術後聽力學評量。六、聽覺創健、復健。七、其他經中央主管機關認可之聽力師業務。前項業務，應經醫師診斷後，依醫師之照會或醫囑為之。（聽力師法第12條）	可開設聽力所	非領有聽力師證書者，不得使用聽力師之名稱。違反者處3萬至15萬元罰鍰。（聽力師法第5、30條）
語言治療師	語言治療師業務如下：一、構音、語暢、嗓音、共鳴障礙之評估與治療。二、語言理解、表達障礙之評估與治療。三、吞嚥障礙之評估與治療。四、溝通障礙輔助系統使用之評估與訓練。五、語言發展遲緩之評估與治療。六、語言、說話與吞嚥功能之儀器操作。七、其他經中央主管機關認可之語言治療師業務。前項業務，應經醫師診斷後，依醫師之照會或醫囑為之。（語言治療師法第12條）	可開設語言治療所	非領有語言治療師證書者，不得使用語言治療師之名稱；違反者處3萬至15萬元罰鍰。（語言治療師法第5、30條）

表2-1　其他醫事人員權利比較表（續）

比較內容	業務權	開業權	名稱專用權
驗光師	驗光師之業務範圍如下：一、非侵入性之眼球屈光狀態測量及相關驗光，包含為一般隱形眼鏡配鏡所為之驗光；十五歲以下者應於眼科醫師指導下為之。但未滿六歲兒童之驗光，不得為之。二、一般隱形眼鏡之配鏡。三、低視力者輔助器具之教導使用。四、其他依醫師開具之照會單或醫囑單所為之驗光。（驗光人員法第12、43條）	可開設驗光所	不具驗光人員資格，擅自執行驗光業務者，處新臺幣三萬元以上十五萬元以下罰鍰。（驗光人員法第43條）

貳、其他醫事人員的義務

　　包括藥師、醫事檢驗師、呼吸治療師、醫事放射師、物理治療師、職能治療師、聽力師、語言治療師及心理師等醫事專業人員，在法律上有其權利自也有其應盡的義務。論述醫事人員的義務時，可以歸納出所有的醫事人員在法律上共有的義務頗為一致，主要如執業以一處為限、應加入公會、受有關機關詢問不得為虛偽陳述、不得洩露業務上知悉之他人秘密、業務文書的製作、執業或開業申請執照的義務、執業或開業異動報備義務等（參考表2-2），這些義務包含醫師、護理人員、助產士等也都同時具有。然而，在【心理師法】中卻未規定受有關機關詢問不得為虛偽陳述，所謂有關機關一般係指衛生主管機關、警政機關、調查機關或司法機關等，其詢問指的也是執行公務上必要的詢問，且醫事人員知悉的業務內容率皆為病人的病情及治療情形，心理師在這方面應沒有太大的不同，所以，此應為立法上的疏漏，未來修法時有必要予以訂定。另【藥師法】雖然沒有規定藥師執業時應製作業務文書，然依【藥師法】第18條規定：「藥師對於醫師所開處方，只許調劑一次，其處方箋應於調劑後簽名蓋章，添記調劑年、月、日，保存三年，含有麻醉或毒劇藥品者保存五年。如有依規定詢問醫師確認處方或請醫師更換之情事，並應予註明。」醫師

處方的保存解釋上或可認為是廣義的業務文書保存，惟相對於醫師須製作病歷、護理人員須製作護理紀錄、助產士須製作接生紀錄、職能治療師須製作職能治療紀錄等等，【藥師法】規定僅保存醫師處方即可，算是比較特別的。

依原【藥師法】第11條規定，藥師執業以一處為限，惟其他醫事人員法幾乎均規定報備後可於第二處所執行業務，但只有【藥師法】沒有此一但書規定。大法官會議以釋字第711號解釋文對此做出解釋認為：「藥師法第11條規定：『藥師經登記領照執業者，其執業處所應以一處為限。』未就藥師於不違反該條立法目的之情形下，或於有重大公益或緊急情況之需要時，設必要合理之例外規定，已對藥師執行職業自由形成不必要之限制，有違憲法第23條比例原則，與憲法第15條保障工作權之意旨相牴觸，應自本解釋公布之日起，至遲於屆滿一年時失其效力。改制前之行政院衛生署（現已改制為衛生福利部）民國100年4月1日衛署醫字第1000007247號函限制兼具藥師及護理人員資格者，其執業場所應以同一處所為限，違反憲法第23條法律保留原則，應自本解釋公布之日起不再援用。」為回應大法官會議解釋，立法院於民國103年7月修正【藥師法】第11條規定增加但書，修正後之規定為：「藥師執業以一處為限，並應在所在地主管機關核准登記之醫療機構、依法規定之執業處所或其他經主管機關認可之機構為之。但於醫療機構、藥局執業者，有下列情形之一，並經事先報准，得於執業處所外執行業務：一、藥癮治療或傳染病防治服務。二、義診或巡迴醫療服務。三、藥事照護相關業務。四、於矯正機關及經中央主管機關公告之無藥事人員執業之偏遠地區，執行調劑業務。五、其他經中央主管機關認定之公益或緊急需要。前項但書執行業務之辦法，由中央主管機關定之。」打破幾十年來藥師執業只能以一處為限之規範，也使藥師之法定義務限制獲得放寬，更重要的意義是所有醫事人員在執業處所限制的規定趨於一致。

【藥師法】第12條規定：「藥師執行藥局業務，非確有正當理由，不得拒絕處方之調劑。前項藥局經指定日夜調劑者，其藥師應日夜為處方之調劑。」本條規定在其他醫事人員專業法規中並未均有類似規定，較相近的是【醫師法】規定對於危急病人應即予救治，醫師不得無故拖延，這是

強制性醫療契約的要求；除了危急病人的救治外，按一般治療契約屬於任意性的契約，任意性契約應由契約雙方合意訂定，因此，對所有醫事人員特別是獨立開業者，病人可選擇是否就治，醫事人員在法律上也可「不承諾」病人就治的「要約」，所以，不得拒絕服務就沒有必要規範在醫事人員法規中，頂多是專業倫理上的要求。故藥師非確有正當理由，不得拒絕處方的調劑，可能是考量用藥是醫療極為重要的部分，只要醫師的診療、處方，沒有用藥行為，幾乎難以達到治療效果，所以有此一條文的規定，且其前提是「非確有正當理由」，反過來說，如有「正當理由」仍可拒絕。

由表2-2中可以看出，絕大部分的醫事人員在醫事人員法修訂中，都已規定執業應接受繼續教育，並每六年（醫師、呼吸治療師、心理師）或四年（醫事放射師、醫事檢驗師）提出完成繼續教育證明文件，辦理執業執照更新。原法律上尚未規定接受繼續教育、證照依年限更新者，僅有護理人員、助產士（師）、藥師、物理治療師、職能治療師等，這些在未來修法時應予以訂入，以使醫事人員法制能一致化，一來較為公平，二來對病人權益也較有保障。

民國96年修正【藥師法】、【護理人員法】、【醫事檢驗師法】、【職能治療師法】、【物理治療師法】等，將所有原未有執業執照一定年限更新的專業人員予以納入，並統一更新年限為六年（原醫事放射師及醫事檢驗師的四年同步改為六年），如此，所有醫事人員的管制標準即可一致，對於病人亦較有保障。

其他屬於特定醫事人員專有的義務者，如【藥師法】規定藥師對醫師處方不得省略或代以他藥、處方只能調劑一次、處方應保存、藥劑包裝應記載應記明事項、依受理醫師處方或依中華藥典或國民處方選輯之處方調劑的義務，這是專屬於藥師的部分，其他醫事人員自無規定的必要；同樣地，【心理師法】規定心理師對疑似精神疾病者轉診的義務，或對於心理治療者不得施行手術、電療、使用藥品或其他醫療行為，這也是法律對心理師專業特別規定的義務，他類醫事人員也無規定的必要。然而，具有開業權的醫事人員對其所開設的專業機構，依法應使用合法的名稱、依收費標準收費、依法廣告、保存業務文書、保持整潔安寧、依法受檢、不違法招攬業務等，則有頗為一致的規範，例外者似僅為藥局，未來【藥師法】

修改亦應一併納入這些規定，以齊一標準。茲將其他醫事人員義務的比較，以表2-2簡列如後。

表2-2　其他醫事人員義務比較表

比較內容	藥師	醫事檢驗師	呼吸治療師	醫事放射師	物理治療師	職能治療師	心理師	聽力師	語言治療師	驗光師
執業以一處為限	○	○	○	○	○	○	○	○	○	○
應加入公會	○	○	○	○	○	○	○	○	○	○
受有關機關詢問不得為虛偽陳述	○	○	○	○	○	○	×	○	○	○
不得洩露業務上知悉之當事人秘密	○	○	○	○	○	○	○	○	○	○
業務文書的製作	×	○	○	○	○	○	○	○	○	○
執業或開業申請執照的義務	○	○	○	○	○	○	○	○	○	○
執業或開業異動報備的義務	○	○	○	○	○	○	○	○	○	○
非有正當理由不得拒絕服務	○	×	×	×	×	×	×	×	×	×
醫師處方不得省略或代以他藥。處方只能調劑一次。處方應保存。藥劑包裝應記載應記明事項。親自主持藥局、受理處方或依中華藥典、國民處方選輯之處方調劑。	○	×	×	×	×	×	×	×	×	×
不得擅自更改檢驗項目。檢驗報告製作義務。檢驗單只檢驗一次。親自檢驗。	×	○	×	×	×	×	×	×	×	×
接受繼續教育、證照六年更新	○	○	○	○	○	○	○	○	○	○
不得擅自更改檢查項目。會檢單只檢查一次。	×	○	○	×	×	×	×	×	×	×
醫囑疑問確認的義務。遇有病人危急或不適繼續施行治療者，應即停止並聯絡醫師，或建議病人由醫師再行診治。	×	×	×	×	○	○	×	×	×	×
開設專業機構依法使用名稱、收費、廣告、保存業務文書、依法受檢、不違法招攬業務	×	○	○	○	○	○	○	○	○	○
疑似精神疾病轉診的義務。不得施行手術、電療、使用藥品或其他醫療行為。謹守專業倫理、維護個案福祉、個案間無差別待遇。	×	×	×	×	×	×	○	×	×	×

第四節　醫護專業人員間的業務行為分際

　　各種不同醫護專業人員共同形成一個醫療團隊，其主要目標在於對病患進行完善的治療，藉以解除身心的疾病或障礙。即便最小的醫療機構如診所，也需要如醫師、藥師及護理人員等的合作，以遂行治療行為。大的醫療機構如醫學中心、區域醫院等對複雜疾病的醫療，則幾乎要牽動整個醫療團隊，像是醫師（包含不同專科醫師的會診、麻醉醫師）、護理人員、藥師、醫事檢驗師、呼吸治療師、醫事放射師、物理治療師、職能治療師及心理師等等醫事專業人員，共同通力合作，每一個環節出了問題，都將可能招致難以收拾的殘局，使醫療行為功敗垂成；像是醫師對病情的診察錯誤導致後續治療方向的不正確，檢驗師的作業實務上曾發生驗錯病人血型以致輸錯血導致病人死亡，藥師發錯藥使病人服用後造成嚴重後果者亦有所聞，護理人員打錯針者也所在多有，其他的醫事專業人員或因疏忽大意或因學藝不精，不該發生而發生的錯誤或該處理好而沒有處理好的治療行為，也都偶有所聞。

　　由此可知，醫療團隊的中心固然是醫師，但並不是所有涉及治療的行為都是全程由醫師負責，隨著醫療專業的分科化及分工化越來越細，醫師的角色反有逐漸限縮到純粹核心治療部分的趨勢，其他週邊治療行為則漸漸分化出去，如一般診所在以往醫師可單獨包山包海，然在「醫藥分業」後，醫師也只能釋出處方箋耳。大醫院中因療程繁雜，故除了專業醫事人員制度逐步建立外，新的專業分化也有進展，如擬議中的臨床助理制度〔醫師助理、外科助手（physician assistant）〕、臨床護理師制度〔專科護理師（nursing practitioner）、麻醉護士〕等，或已或未來均有逐步形成的可能。在醫療團隊的分工中，醫事專業人員的業務間主要以醫師為中心點，多數是聽命醫囑、配合醫師進行的醫療行為，但也有相對獨立的部分，醫事人員彼此業務行為有交集處也有非交集處，彼此之間的專業業務行為如何做好分際，不搶不爭也不推不拖，使醫療行為有條不紊的運作，關係到病患權益，也關係到這些專業行為間涉及的法律責任問題。

　　醫療業務行為分工的基本原理，是以醫療行為的危險程度，來釐清從

業者所需的專業資格能力，所以，就醫療主要行為來說，應是指最核心、最專業、最危險的醫療行為，若非由具高度專業能力的醫師親自執行，將使病患蒙受過度的危險，不能確保其就醫安全與醫療品質等公益。至於醫療輔助行為，係指其他危險性較低的醫療行為，得由醫師指示其他醫事人員執行，即具有合理的安全性，不需由醫師親自來執行。另有所謂不列入醫療管理的行為如刮痧、拔罐、腳底按摩等民俗療法，係衛生主管機關認為該等行為少有危險性，不需由特定資格的醫事人員執行[72]。所以，醫療行為的危險程度，導出現行以醫師為核心的醫療分工體系，然各項醫療分工的專業化發展，更是使這一醫療分工體系更形成熟的重要原因。

為落實醫師為核心的醫療團隊治療模式，民國93年【醫療法】最初修正草案（衛生福利部初稿，後被刪去）即於第73條規定：「醫療業務之施行，醫師應負診治責任，並應親自執行下列醫療行為：一、檢查、檢驗、處置與治療等方針之決定。二、診斷、處方及醫囑。三、手術、麻醉及侵入性檢查。四、其他經中央衛生主管機關規定之項目。前項以外之醫療行為，得由各相關之醫事人員，依其各該醫事專門執業法規規定之業務為之，並就其行為負其責任，提供醫療團隊服務。[73]」這與現行衛生主管機關對醫療行為的定義：「凡以治療、矯正或預防人體疾病、傷害、殘缺或保健為直接目的所為的診察、診斷及治療，或基於診察、診斷結果，以治療為目的所為處方或用藥等行為之全部或一部，總稱為醫療行為。」以及醫師的醫療行為主要為診斷、處方、記載病歷、手術（含外傷縫合、子宮內膜刮除術）、麻醉共五種來看，其實相去不遠。以現行法制而言，醫師最核心的醫療行為（不可由其他醫事人員替代），主要為診斷、處方、記載病歷、手術（含外傷縫合、子宮內膜刮除術）、麻醉共五種，這些醫療行為以外的輔助行為，即可依醫囑交由其他醫事人員進行；反過來說，其他醫事人員如實施這五項核心醫療行為，在法律上即構成非醫師執行醫療業務的「密醫罪」。

那麼，其他醫事人員是否有其專屬的業務？從專業醫事法規來看，答

---

72 陳怡安，前揭文，頁35。
73 同前註。

案應該是肯定的，但專業行為中有些是需要有醫囑才能進行：如護理人員的醫療輔助行為、藥師處方箋的用藥、醫事檢驗師依檢驗單的檢驗、呼吸治療師治療業務的執行、醫事放射師對放射線診斷的一般攝影或核子醫學體外檢查依醫師會檢單指示進行、物理治療師執行業務應依醫師開具之診斷或照會或醫囑為之、職能治療師執行業務應依醫師開具之診斷或照會或醫囑為之、臨床心理師對精神官能症的心理諮商與心理治療或精神病或腦部心智功能的心理治療應依醫師開具之診斷及照會或醫囑為之、諮商心理師對精神官能症的心理諮商與心理治療應依醫師開具的診斷及照會或醫囑為之等等。上述的治療行為雖然可由各相關醫事專業人員為之，但應聽從醫師的指示或囑附，即醫師外的其他醫事人員不得單獨決定進行，否則，在醫療上可能對病患造成傷害，在法律上則構成違法行為，有一定的法律責任。

　　需要在醫囑下才可以進行的醫事專業行為，如藥師無處方箋逕行配藥、護理人員無醫囑逕為醫療輔助行為（如注射），則可能構成密醫罪。然而，有些醫事人員專業法規有直接規範其違反的法律責任，自然依其規定：如【呼吸治療師法】規定，呼吸治療師在無醫囑下進行呼吸治療行為者，處一年以下有期徒刑，得併科新台幣3萬元以上15萬元以下罰金；並處一個月以上一年以下停業處分，其情節重大者，並得廢止其執業執照或其呼吸治療師證書[74]。【物理治療師法】規定，物理治療師（物理治療生）無醫囑而進行物理治療者，處二年以下有期徒刑，得併科新台幣3萬元以上15萬元以下罰金；因而致人於死或重傷者，應依刑法加重其刑至二分之一；並處一個月以上一年以下停業處分，其情節重大者，並得廢止其執業執照或專業證書[75]。【職能治療師法】規定，職能治療師（職能治療生）無醫囑而進行職能治療者，處一年以下有期徒刑，得併科新台幣3萬元以上15萬元以下罰金；因而致人於死或重傷者，應依刑法加重其刑至二分之一[76]。【醫事放射師法】規定，醫事放射師（醫事放射士）違反須醫師會檢單才可以進行檢查卻直接進行檢查者，處二年以下有期徒刑，得

---

74 請參閱【呼吸治療師法】第19條規定。
75 請參閱【物理治療師法】第33條規定。
76 請參閱【職能治療師法】第42條規定。

併科新台幣3萬元以上15萬元以下罰金；因而致人於死或重傷者，應依刑法加重其刑至二分之一；並處一個月以上一年以下停業處分，其情節重大者，並得廢止其執業執照或專業證照證書[77]。【醫事檢驗師法】規定，醫事檢驗師（醫事檢驗生）違反應有醫師檢驗單才可以檢驗卻逕行檢驗規定者，處二年以下有期徒刑，得併科新台幣1萬元以上5萬元以下罰金；因而致人於死或重傷者，應依刑法加重其刑至二分之一；並處一個月以上一年以下停業處分，其情節重大者，並得廢止其執業執照或專業證照證書[78]。【心理師法】規定，臨床心理師或諮商心理師違反業務應依醫師開具之診斷及照會或醫囑才能為之卻逕行為之者，處一年以下有期徒刑，得併科新台幣3萬元以上15萬元以下罰金[79]；惟本條的處罰，卻未如其他醫事專業人員的處罰有「得廢止執業執照或專業證書」的規定，這應是立法上的疏漏。

　　此等業務行為雖然已經分工成為其他醫事人員的業務，但並非專屬性質的分工，通常並未禁止醫師親自執行。又如【助產人員法】規定的助產人員業務，在無醫囑下助產人員可單獨接生[80]，惟接生亦屬於婦產科醫師的醫療業務，故婦產科醫師接生自無不可之理；同樣地，職能治療師與物理治療師的業務行為，也屬於復健科醫師的醫療業務，故此一部分復健科醫師依法均能為之；另呼吸治療師與心理師的專業範圍業務，其相類似的分科醫師均可為之。比較有爭議的是醫師的調劑權，在「醫藥分業」後，醫師是否可以調劑藥品？依【藥事法】第102條規定：「醫師以診療為目的，並具有本法規定之調劑設備者，得依自開處方，親自為藥品之調劑。全民健康保險實施二年後，前項規定以在中央或直轄市衛生主管機關公告無藥事人員執業之偏遠地區或醫療急迫情形為限。」目前，自已超過全民

---

[77] 請參閱【醫事放射師法】第35條規定。
[78] 請參閱【醫事檢驗師法】第34條規定。
[79] 請參閱【心理師法】第43條規定。
[80] 助產人員業務包括接生、產前檢查及保健指導、產後檢查及保健指導、嬰兒保健指導、生育指導。未取得助產人員資格，擅自執行助產業務者，處三年以下有期徒刑，得併科新台幣3萬元以上15萬元以下罰金，其所使用藥械沒收之。但醫師或於婦產科醫師、助產人員指導下實習之助產科、系、所之學生或取得畢業證書日起五年內之畢業生，不在此限。（助產人員法第25、36條）

健康保險實施二年的時間，依法醫師只能在無藥事人員執業的偏遠地區或醫療急迫情形，才可以例外調劑藥品，在一般都市地區顯非急迫情形自然不能調劑藥品，也就是說，一般情況下醫師應已無調劑權；然對此也有不同看法者[81]，認為「醫藥分業」與醫師可否調劑係屬不同問題，醫師不為調劑或因業務繁忙，或因保險制度給付原因，而不是不能調劑也；但依法定主義的精神，如果醫師解釋上仍有調劑權，那麼【藥事法】第102條的規定豈非成為具文？故除非再修改法律，否則，醫師非法定情況進行調劑應構成【藥師法】的違反。

　　然而，各醫事專業人員的業務亦有屬於專屬性的，對於專屬性業務的部分其他醫事人員即不得為之，否則，在法律上也會構成違法行為。如【護理人員法】第24條規定，護理人員之業務包括健康問題之護理評估、預防保健之護理措施、護理指導及諮詢以及醫療輔助行為，醫療輔助行為應在醫師之指示下行之；依此規定來看，除醫療輔助行為外，其他三項應專屬於護理人員的業務範圍，其他醫事人員即不得逾越其範圍，否則，在法律上可能構成「密護」（未取得護理人員資格執行護理人員業務者，處三年以下有期徒刑，得併科新台幣3萬元以上15萬元以下罰金。僱用前項未取得護理人員資格者，處新台幣1萬5,000元以上15萬元以下罰鍰），這種情況與藥師調劑權的專屬性是一樣的。

　　在醫療業務行為上，最容易產生交集與混淆的是醫師和其他醫事專業人員間的業務分際。醫師外的其他醫事專業人員，由於其間的業務界線較為清楚，彼此逾越的可能性較低，但也非全無，如診所常聘雇護士進行藥品的調劑，護士依法並無調劑權，故這種情況護士就可能構成「密藥」。醫師外的醫事人員逾越業務範圍，執行其他醫事人員的業務，一般均構成非該醫事人員執行業務罪；除非，法律有特別規定不在此限者，如【心理師法】第42條第2項規定：「護理人員、職能治療師、職能治療生、社會工作師或其他專門職業及技術人員等依其專門職業法律規定執行業務，涉及執行本法所定業務時，不視為違反前項規定（未取得臨床心理師或諮商心理師資格，擅自執行臨床心理師或諮商心理師業務者）。」也就是說，

---

[81] 陳怡安，前揭文，頁30。

即使沒有臨床心理師或諮商心理師資格，其他醫事人員在執行專業業務時，如護理人員在進行護理指導與諮詢時，同時對病患予以心理諮商和治療，依此規定就不構成【心理師法】的違反，而無法律責任。

第三章　醫護糾紛的法律責任

第一節　醫護糾紛的民事法律責任

壹、醫護人員的注意程度

　　因醫護過失導致病人傷亡而造成醫療糾紛，除了過失刑事責任外，更重要的是如何填補病患或其家屬的損害，這種民事賠償責任的確立，將是未來處理醫護糾紛的主軸。醫護行為的主要作用在於救人治病，因此，醫療環境中發生的傷亡，除了疾病本身自然造成外，多數由醫護過程的不當所引起，而這些不當的醫護過程率皆起因於相關醫護人員的過失處置而來。在民事關係上因欠缺注意而須負擔民事賠償責任者，即為民事過失。由於人民具有基本的生命權與健康權，即公民的人身權，因此，除政府應做好衛生保健事業外，人民在患病時，能獲得醫療機構妥善的治療，當使人民健康權等獲得更多保障；這種牽涉生命、健康的人身基本權利，一旦受到不當侵害（或故意或過失），自然應當予以救濟，反射在醫護民事救濟上，就是損害賠償制度。此種植基於病人應有權利與醫護人員應盡義務的法制結構[1]，是民事責任開展的基礎。

　　醫護過失的認定基本上以醫護過程中的技能與注意義務，是否構成「應注意能注意而不注意」，或「預見其能發生而確信其不發生」[2]為前提。也就是說，醫護人員因為輕浮、草率、鹵莽、恣縱、懈怠、疏忽，對醫護行為的過程根本未加注意，或僅為不足夠之注意，並由於此等不注意或注意不足，而未認識應該能夠認識其行為可能違法的危險性，或雖認識其危險性卻未捨棄此行為以避免危險的發生，或在療程中未保持必要注意

1　蔡墩銘，醫療糾紛如何解，法律與你雜誌系列第十六輯，永然文化出版股份有限公司，1995年2月，頁20-34。李聖隆，醫護法規概論，華杏出版股份有限公司，1992年10月，頁267-274。
2　請參閱【刑法】第14條規定。

並為妥善安全的防免措施以致發生危險結果者，均屬於過失[3]。民法過失的定義未如刑法有明文之界定，刑法過失意涵常較民法嚴格，此因牽涉刑事責任故，民事過失的學理上分類，常以欠缺注意的程度為標準，分為抽象的輕過失、具體的輕過失及重大過失三種[4]。應盡善良管理人之注意而欠缺者為抽象輕過失[5]；應與處理自己事務為同一之注意而欠缺者為具體輕過失；顯然欠缺普通人之注意者為重大過失。亦即過失之有無，抽象的過失以是否欠缺應盡善良管理人的注意定之；具體的過失，則以是否欠缺應與處理自己事務為同一之注意定之；重大過失，則以是否顯然欠缺普通人之注意定之，如非欠缺注意即不得謂之有過失。醫護行為乃運用醫學知識、技術或藥物等方式以救治或管理患者的生命、健康為其目的，因此，不管是否有償、無償，通說認為應以善良管理人的注意義務行之[6]，而負抽象輕過失責任。基本上，醫護人員既以從事醫護行為為其業務，故醫護過程中的過失應屬業務過失，在認定標準上通常以醫護人員之技術水準與通常醫護人員之注意程度為判斷標準[7]，於英美法判例上則以「平均醫師成員中之正常技術水準」（the skill normal to the average member）為標準[8]，在台灣的司法實務上則以「依交易上一般觀念，認為有相當知識經驗及誠意之人應盡之注意」[9]為基準（如下述【案例一】），規範精神相當接近。

【案例一】：被上訴人洪○惠於83年7月5日上午懷疑有早期破水現象，乃前往桃○醫院待產，由訴外人楊○裕（原審被告）醫師接生，

---

3 林山田，論醫師的醫療過失問題，醫事法學第1卷1期，1985年年5月，頁64-68。
4 黃丁全，醫事法概論，前程出版社，1989年4月，頁136。
5 所謂善良管理人的注意，是指依社會一般的誠實、勤勉而有相當經驗的人所應具備的注意。因過失不法侵害他人之權利者，固應負損害賠償責任，但過失之有無，應以是否怠於善良管理人之注意為斷者，苟非怠於此種注意，即不得謂之有過失（判例字號：19年上字第2746號）。
6 陳碧玉，醫療事故之民事損害賠償責任，國立政治大學法律研究所碩士論文，1976年6月，頁29。鄭玉波，民法債編總論，三民書局，1980年，頁162。
7 加藤一郎（日本），論醫療行為之責任，注釋民法第19期（日本），昭和50年，頁148。
8 Restatement of Law of Torts, Artical 299, Comment D.
9 參照42年台上字第865號判例。

同月6日上午8：18許，被上訴人二人之子出生後，即由顧〇青醫師照顧，為該嬰孩作初步身體檢查結果均正常後，即將之送往嬰兒室觀察，由產房護士照料，嗣至當日上午11：20許，該嬰孩發生呼吸急促、哭聲微弱等現象，經顧〇青診視，疑其似罹患新生兒敗血症，顧〇青以桃〇醫院僅為地區性醫院，並該嬰孩所需要之新生兒呼吸、心跳監視器等，桃〇醫院並無此等設備，恐無法診斷及治療，乃建議轉診至長〇醫院之新生兒加護病房作進一步診治。惟顧〇青與長〇醫院聯絡，該醫院表示其加護病房已無床位，無法接受轉診，顧〇青又與桃園縣唯一之醫學中心即省立桃〇醫院（下稱省〇醫院）連絡，該醫院同意接受轉診，其間顧〇青並未給與該嬰孩注射抗生素，而僅使用氧氣，至當日中午12：30將該嬰孩轉診至省〇醫院治療，經該醫院急救無效。按因過失不法侵害他人之權利者，固應負損害賠償責任。但過失之有無，應以是否怠於善良管理人之注意為斷者，苟非怠於此種注意，即不得謂之有過失。顧〇青對該嬰孩所為醫療及轉診行為，尚無證據足認其怠於善良管理人之注意而有過失，且被上訴人自訴顧〇青涉犯業務過失致死刑事案件，亦經刑事法院認定其無過失，並判決無罪確定，被上訴人以顧〇青係桃〇醫院僱用之醫師，因而依民法第184條、第185條、第188條之規定，請求二人連帶賠償，自屬無據。（81年度上字第1513號判決）

　　判斷醫護人員有無具備注意能力，自應以同一時代、同一地區的平均醫療技術為準，縱令醫療後醫療技術已改進提升，亦不能據以認定為過失之依據[10]。以醫師為例，一般醫師與專科醫師其注意義務即有差別，專科醫師依不同科別亦有不同注意義務[11]。醫療行為具有高度專業性，在療程中亦常有不同情況之變化，醫師有必要針對個別狀況予以適當因應，這就牽涉到醫師專業裁量問題：通常裁量方法只要不違反醫學常識，且為醫學界公認為合理之方法，則於裁量範圍內之行為，即無過失可言[12]。此外，

---

10 參照加藤，前揭文，頁149-150。
11 岩垂正起，醫療過誤責任，收緣於中川善之助、兼子一監修之「醫療過誤，國家賠償」一書，1990，頁82。
12 邱聰智，醫療過失與侵權行為，氏著「民法研究」，輔仁大學法學叢書專論類（五），1986年3月，頁449。

為求醫學的進步，對於實驗性醫療行為的進行有其需要，這種醫學嘗試經患者同意及主管機關批准後[13]，要無過失之問題，學理上此即為「可受容許之危險」理論[14]。簡言之，為達成某種有益於社會目的之行為，雖然其性質上常含有侵害某些權益的危險。然如此種危險在社會一般生活上認為是相當的，即被容許而成為適法行為，此「雖屬危險但對於社會有益且係必要不可或缺」的行為，因欠缺違法性而無過失責任[15]。另一種情況，即患者病情必須為緊急救治時，由於時間限制，往往不能期待均有通常水準，自難要求與平常時期之注意能力相比，是故，緊急性在醫療過失上，便成為最重要緩和注意義務的條件[16]。

貳、醫療契約的屬性

因人為因素引起損害時，被害人得依民法或其他法律規定，向加害人請求損害賠償，此即為民事責任；狹義的民事責任是指侵權行為（民法第184條），廣義的民事責任包括侵權行為與債務不履行責任（民法第226條、第227條）[17]。醫療關係的成立，係指醫師受病患或其親友的委託或因其他事由，對於病患實施醫護行為所形成的法律關係；通常，醫療關係大都由病患（或其親友）與醫療機構或醫師間之契約關係而成立，此即通稱的醫療契約或稱診療契約，醫師負有診療義務、病人負有報酬給付義務而形成之有償雙務契約[18]；醫師的診療義務並非是完全治癒病人的義務，而是依病人病情儘可能予以治癒之義務，違反此義務始負法律責任。但亦有由醫師或醫療機構對病患之事實醫療行為而生者，依學者一般看法認為是無因管理的法律關係[19]；惟另有一說認為，醫護人員在醫院外偶遇

---

13 參閱【醫療法】第78條、第79條規定。
14 李聖隆，前揭書，頁350。
15 陳碧玉，前揭論文，頁31-32。
16 邱聰智，前揭文，頁450。
17 黃丁全，前揭書，頁223。
18 曾隆興，現代損害賠償法論，自版，1984年，頁422。
19 邱聰智，前揭書，頁431。

事故而自動救治他人固為無因管理，然如傷患已被送到醫院，依醫療法規定醫院不得拒絕診治（醫療法第60條），此時醫院與病患成立強制醫療契約[20]，而非無因管理。

　　醫療契約成立時間一般認為以掛號行為完成時為準[21]，病人向醫院辦理掛號（要約），經醫院受理掛號（承諾）後成立醫療契約。醫療契約的法律性質為何？學說上有相當紛歧的看法，茲敘述如下：

一、僱傭契約說

　　稱僱傭者乃當事人約定，一方於一定或不定的期限內為他方服勞務，他方給付報酬之契約（民法第482條），此說以德國為主流[22]。惟醫師所提供之勞務與勞務過程具有特殊性，實不同於一般僱傭勞務，故通說不採[23]。

二、承攬契約說

　　稱承攬者謂當事人約定，一方為他方完成一定之工作，他方俟工作完成，給付報酬之契約（民法第490條）。以承攬契約的性質，一般認為牙醫師與病人的醫療契約大都屬於此類[24]。

三、準委任契約說

　　委任契約通常不以有償為必要且屬於法律行為，然醫療行為是一種事實行為且多屬有償，在法律的適用上可適用委任之規定但究非委任，稱之為準委任契約，日本學術界採此說[25]。

---

20 朱明康，醫療過誤民事法律問題究之研究，國立中興大學法律研究所碩士論文，1979年6月，頁29-30。
21 李聖隆，前揭書，頁91。
22 依德國民法662條規定，委任契約為無償契約，醫療契約有償，故德國通說認為醫療契約為僱傭契約。參閱李聖隆，前揭書，頁98。
23 邱聰智，頁433。
24 李聖隆，前揭書，頁98。
25 莇立明、中井美雄，醫療過誤法入門，青林書院（日本），昭和59年1月初版，頁60。

四、委任契約說

稱委任者，謂當事人約定，一方委託他方處理事務，他方允為處理之契約（民法第528條）；依法律條文觀之，並不以給付報酬為必要，委任的內容究為法律行為與否均無不可。病人委任醫院處理醫療事務，醫院允為處理，這是一種高級勞務的提供，台灣通說認為醫療契約是委任契約[26]。

五、混合契約說

此說認為醫療行為包括委任醫院診治的委任契約、購買藥品的買賣契約、租用病房的租賃契約、僱用特聘護士的僱傭契約等混合而成醫療契約[27]。

六、無名契約說

此說認為通說所採之委任契約說，依【民法】第536條規定：「受任人非有急迫之情事，並可推定委任人若知有此情事亦允許變更其指示者，不得變更委任人之指示。」由於病人對疾病症狀多不明瞭，根本無從指示，此與委任契約對處理事務的範圍應確定指示者，似有不同。另【民法】第535條規定，委任契約為無償者，受任人處理事務應與處理自己事務為同一之注意，如係有償者，則應以善良管理人之注意為之；此與醫療行為不管有償、無償均應以善良管理人之注意為之的情況，顯不符合。基於以上理由，有關委任契約之規定即難全部適用於醫療契約，加以僱傭契約說、承攬契約說、準委任契約說又各有其缺失，混合契約說同樣建立在委任契約說理論上，故有學者提出無名契約理論[28]。

以上各說均各有其立論根據，然目前實務界與學術界的多數看法則採

---

26 鄭玉波，民法債編各論（下冊），三民書局，1981年，頁414。王澤鑑，民法實例研究
　叢書（第一冊），三民書局，1982年，頁211。邱聰智，前揭書，頁433-434。
27 李聖隆律師採此說，詳見李聖隆，前揭書，頁99-100。
28 孫森焱，論醫師為行為應負之業務，民商法理論之研究（鄭玉波先生七秩華誕祝賀論文
　集），三民書局，1988年，頁167-169。陳碧玉，前揭論文，頁17。

委任契約說。承攬通常以一定工作物的完成為主，但病情是否治癒有時難
以預期，故承攬契約說有其缺陷；委任契約可以為法律行為與事實行為，
非如日本民法僅能是法律行為，故準委任契約說在台灣難以成立；無名契
約說所指之指示似可解釋為概括指示，有償、無償的注意程度經由論理解
釋賦予醫師較高的注意程度，應可接受，【民法】第540條的受任人報告
義務與【醫療法】第81條的告知義務相符，自無疑義，故此說亦有問題；
委任契約說則無前述問題，應可接受，惟此說忽略醫療形態的經緯萬端，
故如以建立在委任契約說之上的混合契約說似更符合實際狀況。不管採取
哪一說，醫療關係為一法律契約性質則無疑義。既為契約，雙方必各有其
權利及義務。

　　醫師的主要義務為盡善良管理人之注意為病人進行診療，從屬義務為
病情告知、轉診、手術獲取同意等義務（醫療法第81、73、63條參照），
附隨義務如為病人保守秘密之義務（醫療法第71條）[29]。醫院的義務包括
聘用合法醫護人員、提供標準的醫療場所、確保醫院的衛生安全等[30]。病
人義務包含合作義務、遵守醫囑義務、誠實告知病情義務、接受檢查義
務、簽具同意書義務、接受治療義務、繳納費用義務等[31]，相對於義務者
即為權利。醫療契約的當事人一方為醫師（自己開業）或醫療機構，如為
醫療機構則醫護人員僅為醫院之使用人、輔助人，依【民法】第188條、
第224條規定，使用人有債務不履行或侵權行為時，僱用人應負連帶賠償
責任，縱有指定醫師制度亦應認為病人與醫院成立醫療契約，指定醫師乃
是醫院的使用人[32]。

　　醫療契約的另一相對人即為病人，惟有時送醫救治者可能為病人的親
友、加害人或其他無關係之人，此時在法律上可能分別成立利他醫療契約
（民法第269條第1項）或無因管理（民法第172條）[33]，病人如為無行為
能力人、限制行為能力人或意識、精神狀態異常的病人，由於病人本身無

---

29 陳春山，醫師、病人醫療糾紛，書泉出版社，1994年，頁46-50。
30 李聖隆，前揭書，頁100-101。
31 蔡墩銘，病人只能聽醫由命嗎？法律與你雜誌系列第十八輯，永然文化出版股份有限公
　　司，1995年2月，頁43-49。
32 朱明康，前揭論文，頁26。
33 邱聰智，前揭書，頁432-437。

能力或無法就醫，就常需要由病人以外的第三人送請就醫，多數成立利他醫療契約。因此，在醫療契約的分類上，最常見的便是以病人是否親自與醫院成立醫療契約而成立的利己醫療契約與利他醫療契約；其他分類有以診療或健康檢查為目的而成立的一般醫療契約與健康檢查契約，有以是否為實驗性醫療行為而成立的實驗醫療契約與臨床醫療契約，也有以是否為醫療法或醫師法所規定對危急病人不得無故不應召請而成立的強制醫療契約與任意醫療契約[34]。

參、請求權競合問題

　　通常起因於醫護上的過失而侵害到病人權益時，病人當然可以請求損害賠償，病人如為醫療契約之當事人，可依民法債務不履行規定請求損害賠償；病人如非醫療契約的當事人（成立利他醫療契約時），則可依民法侵權行為規定請求損害賠償；特殊情況如無因管理時，也可依相關規定（如民法第174條）請求賠償。被害人若非醫療契約的當事人，得依侵權行為規定請求損害賠償（包括在無因管理中受侵害）；然被害人如同時為醫療契約之當事人時，除可依債務不履行之規定請求損害賠償外，是否亦可依侵權行為之規定請求損害賠償？這就是學理上的請求權競合問題，有幾種不同意見：

一、請求權非競合說

　　又稱法條競合說：此說認為債務不履行旨在充實債之關係，侵權行為則在保護權利之不受侵害，兩者的社會機能本不相同，惟因此二損害賠償請求權以賠償同一損害為目的，即在同一損害的範圍內，特別法應優先適用，相較於普通的侵權行為，契約責任應是特別責任而優先適用[35]。最高法院61年台上字第200號判決：「因侵權行為而發生損害賠償者，指當事

---

34 李聖隆，前揭書，頁94-95。
35 孫森焱，民法債篇總論，三民書局，1982年，頁427-428。

人間原無法律關係之連繫，因一方之故意或過失行為，不法侵害他方權利之情形而言。被上訴人之子被人刺傷，送由上訴人為之救治，依其情形，顯已發生醫師與病人間之契約關係，亦即損害發生前當事人間尚不能謂無法律關係之連繫。上訴人縱因過失違反善良管理人之注意義務，亦僅生債務不履行之損害賠償責任，被上訴人能否依據上開民法第194條規定，對上訴人請求賠償非財產上之損害，非無疑問。」係採請求權非競合說。

二、請求權競合說

此說認為同一事實既構成侵權行為又構成債務不履行，則發生二個不同法律關係的請求權；此二請求權互相獨立並存，因此債權人得選擇其一行使，如其中一請求權已達目的，另一請求權即行消滅，否則，另一請求權仍得行使。請求權競合說又分為請求權自由競合說與請求權相互影響說；前者認為二個請求權獨立並存、互不影響，因此，債權人得將其一請求權讓與第三人而保留另一請求權，兩者的成立要件、舉證責任、賠償範圍、時效、抵銷等互不相涉；後者認為兩請求權間雖獨立並存，但相互之間也發生影響，包括責任要件、時效、賠償範圍、抵銷、舉證責任等，例如於債務不履行應適用短期時效時，該時效於侵權行為亦有其適用[36]。

三、請求權規範競合說

此說認為二請求權並非各自獨立，論其本質僅屬一個請求權，然有二個法律基礎而已，就債務人而言僅負一次賠償義務，故債權人只可一次起訴、一次讓與及一次履行；因此，債權人得主張有利的法律效果，唯有依法律本質，認為特別規定應優先適用時，始可限制債權之行使。如債務不履行以重大過失為限時，於侵權行為亦有其適用；但在短期時效上債務不履行基於特別規定，則應優先適用[37]。

以上三說，如採請求權非競合說，則侵權行為的規定於債務不履行

---

36 同前註，頁428-429。
37 王澤鑑，契約責任與侵權責任之競合，民法學說與判例研究，台大法學業書編輯委員會，1981年（第三冊），頁395。

不適用之，無異剝奪被害人可依侵權行為請求賠償的權利；採請求權規範競合說，則將多數請求權視為單一請求權，其衡量標準又不具體，無異重新創設實體權利，似有逾越；故請求權競合說較為合理[38]，其中請求權自由競合說使法律以特別規定減輕債務人之注意義務，並使特別短期時效規定形同具文，請求權互相影響說則無此缺點，故可採之[39]。如甲為他人刺傷，至某外科醫院求醫，醫師乙對之施行手術救治，因疏於注意，未將破裂之腸管完全縫合，以致引起腹膜炎，不治死亡。問甲可否根據侵權行為之法律關係請求乙損害賠償？實務見解認為：侵權行為之發生。不以當事人間原無法律關係之連繫為必要，如一方於債務履行中，故意或過失不法侵害他方權利，致他方受有損害，一方即可就債務不履行損害賠償請求權或侵權行為損害賠償請求權，擇一行使：「債務不履行」係侵害「債權之充實性」；「侵權行為」係侵害「權利之不可侵性」[40]。依最高法院之見解認為，按債權人既係本於侵權行為及債務不履行之法律關係，請求法院為判決，其請求權競合，為重疊的訴之合併，法院必須認定債權人所主張之兩項訴訟標的均無理由時，始得為其敗訴之判決，否則自有違誤（100年度台上字第1806號）；實務見解於請求權競合時，可為重疊的訴之合併，即以侵權行為與債務不履行為請求權提起給付之訴，最終以滿足給付求償為原則。

肆、請求權構成要件

依【民法】第184條規定：「因故意或過失，不法侵害他人權利者，負損害賠償責任。」這是侵權行為的準據法；民法第220條規定：「債務人就其故意或過失之行為，應負責任。」此則適用於債務不履行；可以說，無論依債務不履行或侵權行為請求損害賠償，均須具備下列要件：

---

38 契約責任（債務不履行）與侵權行為責任競合時，並非當然排除侵權行為責任規定之適用。此際，侵權行為責任之規定是否被排除而不能適用，仍應依有關法條之規定，探求其立法意旨並按衡平原則決之（裁判字號：78年台上字第2478號）。
39 參照孫森焱，前揭書，頁432-433。
40 依台灣高等法院暨所屬法院63年度法律座談會民事類第4號解釋。

一、須有故意或過失

　　依我國【民法】規定，債務不履行與侵權行為均因故意或過失造成，故意侵害他人權利或故意對於所負債務不加履行，有明顯惡意且可非難性極高，對此惡意行為得請求損害賠償固勿論；即因過失所造成的侵權行為或債務不履行，被害人亦可請求損害賠償，有關過失論析已如前述。綜結而言，採傳統過失理論者，認為如醫療行為與病人之死傷有因果關係，而醫師就該結果有預見可能，並應預見而未預見，即應注意能注意而不注意者，即負過失責任，此對於本身充滿危險性的醫療工作者，是一種不輕的負擔[41]。於是有「新過失理論」的產生，即以「可受容許之危險」之法理，矯正傳統過失理論的缺失，認為醫療行為係以治療疾病為目的，而採行現時醫學所認定之診治方式，如具備（一）治療目的之存在；（二）手段及方法之妥當性；（三）病人之承諾等三要件，則該診療行為即具備適法性，醫師原則上不須對失敗的醫療行為負責[42]，此說立論似較可採。茲引一案例以為說明：甲外科醫師為罹患急性盲腸炎之某乙施行手術，並委由丙護士擔任助手，經注射通常劑量之麻醉藥後，隨即進行手術，未幾某乙旋因體質特殊，對麻醉藥發生過敏反應而休克，經甲急救無效後死亡，則甲對於乙之死亡，應否負過失責任？實務見解認為：病患可能因特殊體質對麻醉藥物發生過敏反應之情形，應為具有相當醫療經驗及醫療道德之外科醫師所注意，為避免上開結果之發生，於施用麻醉藥品之時，即應慎加選擇所用藥品，或先予試驗，如仍未能避免上開結果之發生，始得謂無過失[43]。

二、須為不法

　　所謂不法，是指沒有阻卻違法的正當事由，如【刑法】第22條所規定：「業務上之正當行為，不罰。」刑事責任如此，民事責任亦然；如醫師為救治病人生命，經病人同意後將其子宮切除，此於刑事責任上不構成

---

41 廖正豪，過失犯論，三民書局，1993年2月，頁215。
42 嚮庭忠男，醫療事故之焦點，日本醫事新報，1982年，頁7-11。
43 民國86年4月司法院座談會解釋。

重傷罪，於民事責任上亦不構成損害賠償責任。醫療行為有許多是屬於侵入性治療如各類手術是，治療的本身嚴格言之即是屬於對病患的侵害，但從社會價值、法律理念等之價值判斷，概不認為其有違法性。在法律理論上其依據的學說可謂極其紛歧，主要學說如正當行為說、承諾說、國家承認說、目的說、必要行為說、習慣法說及事務管理說等[44]，以「可受容許之危險」[45]法理而言，承諾說較為可採。經由病人的承諾得以阻卻違法，因此在醫院的實務上在進行各種治療時常要求病人出具同意書，惟並非病人承諾即可阻卻違法，一般而言，須符合幾個要件：（一）應具有醫療之目的；（二）醫師須已盡說明之義務；（三）承諾者須有承諾之能力[46]，符合這些要件才能發生承諾的效力。

三、須有因果關係

　　無論是債務不履行或侵權行為的損害賠償，基本上必須其過失行為與損害之間有因果關係方可成立；一般來說，因果關係的成立有三要件：（一）可歸責之原因；（二）發生損害；（三）歸責原因與損害間有相當因果關係，因果關係的發生包括作為及不作為，不作為通常以有作為義務為前提，例如醫師對危急病人不得無故拖延（違反醫師法第21條）致危急病人死亡是。依82年台上字第2161號判決要旨：所謂相當因果關係[47]，係以行為人之行為所造成的客觀存在事實，為觀察的基礎。並就此客觀存在事實，依吾人智識經驗判斷，通常均有發生同樣損害結果之可能者，該行為人之行為與損害間，即有因果關係。茲以下引【案例二】以為說明：

---

44 邱聰智，前揭書，頁438。
45 86年度台上字第56號判決要旨：所謂「可容許之危險」，係指行為人遵守各種危險事業所定之規則，並於實施危險行為時盡其應有之注意，對於可視為被容許之危險得免其過失責任而言。如行為人未遵守各該危險事業所定規則，盡其應有之注意，則不得主張被容許之危險而免責。
46 邱聰智，前揭書，頁440-443。
47 84年台上字第2170號判決要旨：相當因果關係，係指無此行為，雖必不生此種損害；有此行為，通常即足生此種損害者，是為有因果關係。無此行為，必不生此種損害；有此行為，通常亦不生此種損害者，即無因果關係。本件上訴人因車禍受有外傷。通常並不足以生有精神分裂之結果，是本件車禍與上訴人目前之病態並無相當因果關係。

【案例二】：按受傷後因病身死，應視其病是否因傷所引起，如係因傷致病，因病致死，則侵權之行為與死亡之結果即有相當因果關係，否則如係受傷後因他病而死，自無因果關係可言。查依長庚醫院83年5月6日診斷書之記載，蘇婦死亡之直接原因為鬱血性心臟病、兩側肋膜積水、肺炎併呼吸衰竭、糖尿病、高血壓、老舊下壁心肌梗塞等病。若蘇婦係受傷後，因久未能痊癒導致身體衰弱引起上開病症而死，則受傷與死亡不能謂無相當因果關係；若蘇婦之顱內出血，及多處骨折已痊癒，於進行復健中，因宿疾或年老體衰感染引起上開病症而死，則受傷與死亡間即無相當因果關係可言。原審未就蘇婦之受傷與死亡是否有相當因果關係，詳為調查審認，遽以蘇婦係因林○○之侵權行為而受傷，加以本身原有之疾病，身體抵抗力較弱，導致死亡，即認林○○之行為與蘇婦之死亡結果有相當因果關係，自嫌速斷。（86年度台上字第1205號判決）

　　醫療行為的進行往往需要醫療輔助者（如護士）來協力完成，如果侵權行為的發生是由醫療輔助者造成的，除其本人須負責外，此時醫師（或醫院）也應負起【民法】第188條的僱用人連帶賠償責任；同樣地，如醫師開設獨資的診所，病人是與醫師有醫療契約，依【民法】第224條規定，使用人（即醫療輔助者）於債之履行有故意或過失時，債務人負同一之責任，此時醫師應負契約不履行責任；醫師為醫院的受僱人，醫療契約的成立是由病人與醫院直接訂立，當醫師有過失時，因醫師與病人並無契約關係，醫師個人應負侵權行為責任，醫院則須負債務不履行責任及僱用人責任。依前述【民法】第224條情形，開業醫師負債務不履行責任時，應負無過失責任（不管有無過失均與使用人負同一責任）；受僱人為侵權行為時，依【民法】第188條規定僱用人應負連帶責任，但僱用人能證明已盡選任及監督之相當注意，本即可不負責，然學說上傾向不管僱用人是否已盡相當注意均應負責的無過失責任[48]。數人共同不法侵害他人權利者連帶負賠償責任（此為共同不法行為，民法第185條），不能知其中孰為

---

48 邱聰智，前揭書，頁453。

加害人者亦同（此為共同危險行為），醫療上此種共同侵權行為的成立，不管是共同不法行為或共同危險行為，只需要有客觀的共同行為即足以構成，如醫師集體會診卻因過失致病人死亡。

　　債務不履行與侵權行為的不同，包括：（一）請求權時效的不同，債務不履行的請求時效是十五年，侵權行為從知有損害時起二年或事情發生後十年（民法第197條）；（二）成立要件的不同，債務不履行以有契約為前提，侵權行為則不以有契約為要件；（三）舉證責任的不同，侵權行為的舉證責任在於病人，債務不履行時病人無須證明醫師之故意或過失，只要證明契約之存在及損害之發生為已足[49]；（四）可否抵銷的不同，侵權行為之債不可抵銷（民法第339條），債務不履行之債原則上可抵銷；（五）賠償範圍的不同，侵權行為的被害人可請求減少勞動能力或增加生活上需要的費用[50]、物的損害賠償、慰撫金、被害人死亡時其父母子女配偶可請求殯葬費、扶養費，慰撫金等（如表3-1），債務不履行則可請求所受損害、所失利益、違約金（有約定時）等[51]，其最大區別在於侵權行為可請求慰撫金，而債務不履行則不可；惟【民法】第227條之1規定：「債務人因債務不履行，致債權人之人格權受侵害者，準用第192條至第195條及第197條之規定，負損害賠償責任。」因此，對於因債務不履行致人格權受侵害情況亦可請求類似慰撫金的損害賠償，可知醫護民事賠償責任，主要建立在侵權行為或債務不履行之請求基礎上，惟以往多數的醫療民事訴訟，均以侵權行為作為請求權之依據[52]，蓋可請求賠償之範圍較大也，如【案例三】若以債務不履行請求只能請求喪葬費20萬元，以侵權行為請求則可另外請求精神慰撫金160萬元。然而，從以往舉證責任上來看[53]，以債務不履行請求訴訟較易勝訴。現行實務操作則以侵權行為及債

---

49 劉春堂，侵權責任與契約責任，民商法論集（一），輔仁大學法學叢書專論類（三），三民書局，1985年8月，頁18-19。

50 79年度台上字第1809號判決要旨：上訴人因被上訴人侵權行為所受傷勢不輕，前往該竹圍分院為治療等行為，能否自提引流管搭乘公車？如須乘坐計程車來往，因目前計程車少有出具收據之情形，上訴人所提出者，倘能證明往返醫院通常所需計程車費金額，即非不得憑以認定增加生活上需要所支出。

51 李聖隆，前揭書，頁166-169。

52 邱聰智，前揭書，頁444。

53 82年度台上字第267號判決要旨：民法第184條第1項前段規定侵權行為以故意或過失不

務不履行二種請求權合併提起，為重疊的訴之合併，以滿足債之給付為目標。

【案例三】：甲夫與乙妻生有一女嬰丙，丙嬰於出生一個月後的某日因肺炎住進醫院小兒科加護病房，是日下午因體溫過低而對丙嬰使用烤燈以保持體溫，丁護士為負責照護的護士，於使用烤燈時因忙於其他事情，而疏忽未注意保持適當距離及隨時注意溫度的變化，致使丙嬰遭受燙傷，後雖然經過治療救治，但二日後因傷口感染導致敗血症死亡。本案雙方未達成和解，女嬰父母甲乙以侵權行為向法院請求損害賠償金180萬元（喪葬費20萬元、精神慰撫金父母各80萬元），法院判決勝訴。

表3-1　侵權行為民事賠償項目表

賠償類型	認定標準	請求賠償項目	
財產損害賠償	有較為客觀的認定參考標準	侵害生命權	喪葬費 醫藥費 扶養費
		侵害身體、健康	增加生活上需要之費用（醫藥、復健、義肢輔具、輪椅、交通、看護、早療、特教等） 喪失或減少勞動力（薪資損失、預期損失等）
精神賠償	主觀性質，認定標準界定困難（判例約30至50萬）	侵害生命權	慰撫金（父母、子女、配偶）
		侵害身體、健康	慰撫金

資料來源：http://www.thrf.org.tw（台灣醫療改革基金會）。

法侵害他人之權利為成立要件，故主張對造應負侵權責任者，應就對造之有故意或過失負舉證責任。又在債務不履行，債務人所以應負損害賠償責任，係以有可歸責之事由存在為要件。故債務人苟證明債之關係存在，債權人因債務人不履行債務（給付不能、給付遲延或不完全給付）而受損害，即得請求債務人負債務不履行責任，如債務人抗辯損害之發生為不可歸責於債務人之事由所致，即應由其負舉證責任，如未能舉證證明，自不能免責。二者關於舉證責任分配之原則有間。

伍、人體試驗中受試者保護機制

　　醫療科技為求發展，對於新藥、新醫療技術及新醫療器械等在臨床
應用前，為求其妥適及安全性，確有必要實施人體試驗，以求週延。我國
【醫療法】第8、78、79至79條之2對人體試驗有明文規定，由於人體試驗
的不確定性及較高的不安全性，如果研究醫師或醫療機構不依法定的規範
辦理，受試者如因此受有侵害，應有侵權行為「違反保護他人之法律者，
推定其有過失」之適用餘地；如法律要求的充分告知說明義務[54]，其違反
法定應行告知之範圍或隱匿重要之資訊，即可視為已侵害到受試者應有的
權利。在法定程序要求上，如法律要求的經過人體試驗委員會的審查通
過，也可視為保護受試者的重要機制，此種程序的違反自可構成侵權行為
的條件。實務上發生的給錯試驗用藥，或如做電腦斷層掃瞄必須注射顯影
劑可能引發的過敏反應傷害，此為人體試驗程序明顯的過失，直接可以侵
權行為請求損害賠償。

　　此外，實務上受試者與研究醫師簽署的受試者同意書，被認為可成
立人體試驗的契約[55]，此時，如有違反契約應行為之的責任，即可能構成
債務不履行，受試者或可依此請求損害賠償，其中包括研究者更高的無條
件同意補償責任或保險機制，只要有損害發生即可獲得一定的損害填補。
另，受試者個人資訊的保護包括基因資訊，此種可辨識性的隱私資訊，如
同醫療上的病歷內容，都是法定保護的對象，如有違反侵害，除可依民法
相關規定請求損害賠償外，於【個人資料保護法】中也有明文可資請求保
護的規範[56]。立法院於101年11月27日三讀通過醫療法第79條修正草案，
增訂醫師依相關規定施行人體試驗，因試驗本身不可預見的因素，致病人
死亡或傷害者，不符刑法第13條或第14條的故意或過失規定。這次修法是
因人體試驗具有無法事先預測的醫療風險，雖不符合刑法故意及過失的責

---

54 請參閱【醫療法】第79條、【醫療法施行細則】第56條、【優良臨床試驗準則】第22條
　　規定。
55 蔡欣佩、黃清濱，人體試驗之利益與受試者保護，醫事法學第16卷第1期，2009年1月，
　　頁77。
56 請參閱【個人資料保護法】第29條至第31條規定。

任要件，但是部分醫師仍因擔心刑事責任，影響其進行人體試驗的意願，導致醫療技術發展受阻，影響民眾權益；如此一來，人體試驗的主要法律責任將以民事損害賠償或補償責任為主。

第二節　醫護糾紛的刑事法律責任

壹、醫護人員故意性的犯罪

　　人的一生無法超脫生老病死，這些都在醫護活動的範圍內，隨著病人自我保護意識的抬頭，以及醫療生態的改變等，醫護糾紛有愈來愈多的趨勢；當病人因不當的醫護行為而導致死亡或傷害，在民事上可依法請求民事賠償，刑事上依法可追訴違法醫護行為的刑事責任。醫護業務刑事責任種類極其繁多，但在一般分類上將其分為廣義醫護刑案與狹義醫護刑案二類[57]；前者乃由於醫護人員的作為或不作為所造成各種侵害個人法益的違法有責案件，如加工自殺罪、詐欺罪或偽造病歷等；後者係指醫護人員為病人實施醫護行為過程中，因具有過失所直接造成病人傷亡結果而形成的刑事有責案件，包括業務過失致死、業務過失致重傷、業務過失致輕傷等三大態樣。

　　一般刑事案件大多以故意為前提，惟醫護人員所實施的是救人性命的醫護行為，在此目的下，極少有故意犯罪的可能，如基於醫護的需要與目的，非有侵害故意者，其行為應無故意犯罪的非難性。然少數醫護人員在從事醫護行為時，挾帶有其他非法的目的如故意性的殺人、猥褻的意圖或不法圖利的動機等，以致病人的權益蒙受損失，這種情況固然不多，但實務上亦偶會發生，如美國曾發生的殺人醫師或台灣助產士販賣嬰兒案。廣義類型的醫護刑事案件，一般都具備以下三要件[58]：

一、有侵害的認識：醫護人員認識其對於病患所為的行為係出於侵害，

---

57 李聖隆，前揭書，頁214。
58 蔡墩銘，醫事刑法要論，景泰文化事業，1995年9月，頁157。

而非醫療，從而其認識該行為可能引起的不良結果。

二、有侵害的意圖：醫護人員對病人所實施的行為，不僅認識其對於病人構成侵害，而且希望其所認識的侵害結果發生。

三、有侵害行為的實施：醫護人員縱有侵害的認識與意圖，但未將其侵害的故意付諸實施，亦即未為侵害行為的實施時，由於刑法不處罰單純的故意，必須有侵害行為的實施始受處罰，在此情況下，自然不構成犯罪。

依【刑法】第13條規定：「行為人對於構成犯罪之事實，明知並有意使其發生者，為故意。行為人對於構成犯罪之事實，預見其發生而其發生並不違背其本意者，以故意論。」簡言之，犯罪的故意必須對犯罪的事實有所認識，且有使此事實發生或容許其發生的意思決定，犯罪行為與犯罪結果並有相當因果關係，即為故意。醫護人員較常實施的故意性犯罪，茲舉幾例以為說明：

【案例一】：蔣○係診所負責人，具有合法醫師資格，並與中央健康保險局簽約為健保特約醫事服務機構，辦理全民健康保險醫療業務，詎其竟與傅○輝基於意圖為自己不法所有之犯意聯絡，自民國85年9月間起，由蔣○僱用未取得合法醫師資格之傅○輝，在前揭診所內為不特定病患診治感冒及治療外傷等疾病，而擅自執行醫療業務，並由蔣○在傅○輝所診治病患之門診紀錄上簽名，而將此不實之事項填載於其業務所作成之保險對象就醫紀錄及門診醫療費用審查報表，並持以行使，向健保局申請健保醫療費用，致該局陷於錯誤而給付醫療費用至少新台幣7,835元。被告蔣○、傅○輝所為，係共犯醫師法第28條第1項前段、刑法第216條、第215條行使業務登載不實文書及刑法第339條第1項詐欺取財之罪。其業務上文書登載不實之低度行為為行使業務上文書登載不實之高度行為所吸收，不另論罪。其所犯前開各罪間有方法結果之牽連關係，應從一重之詐欺取財罪處斷。（裁判字號：86年度易字第2438號）

【案例二】：本件起訴之事實，為上訴人及萬○致二人，明知李○珍體弱多病，不能自由行動，生活起居均係仰賴他人照料，為無自救能力之

人，竟因嫌惡李○珍行動不便，照料其生活及大小便麻煩，且積欠醫藥費4萬餘元未付，遂共同基於遺棄之故意，於民國81年3月3日下午2:30許，未辦妥轉院手續，未聯絡好救護車，即由上訴人命令工友陸○金、何○沅二人用活動病床強行將李○珍推至距離祐民醫院七、八十公尺之清江路175號附近。將李○珍放在馬路旁邊後，陸、何二人即離開現場，任由無自救能力之李○珍一人單獨躺在地上，因李○珍生前患有肺炎、脂肪肝、椎骨腰折等宿疾，復因被棄置路旁缺乏醫療照顧，導致心肺功能衰竭，於同日下午2：40氣絕身亡等情，顯與原判決認定上訴人係因李○珍住院，醫師批示轉院，未依規定之轉院手續，又疏未事先聯絡好任何一家醫院之救護車，即於81年3月3日下午2：30，命令該醫院之工友陸、何二人，用活動病床強行自二樓202號病房將李○珍推至距離醫院約七、八十公尺之台北市清江路道路上，欲佯稱係病倒之路人，再聯絡一一九救護車送至榮總等公家醫院，李○珍患有肺炎、脂肪肝、骨質疏鬆、椎骨腰折，復因被置路旁等待救護車缺乏醫療照顧，導致心肺功能衰竭。而於同日下午2：40，被附近居民發現已氣絕死亡之犯罪事實似屬兩歧。其如何與起訴事實間，具有案件之同一性，原判決未為必要之說明，乃逕即予變更檢察官起訴書所引應適用之刑法第294條第2項法條，改依業務上過失致人於死罪論科，已有未洽。（裁判字號：83年度台上字第3399號）

【案例三】：謝○堯係國立台灣大學醫學院附設醫院婦產科醫師，為依據法令從事公務之人員，於民國（下同）86年7月間，為林○愛治療所患多發性子宮肌瘤症，而認有施行全子宮切除手術之必要，林○愛則希望僅切除肌瘤部分，非不得已才施行全子宮切除手術，謝○堯乃請林○愛考慮後再決定，於86年7月15日林○愛接獲台大醫院住院通知後，為求開刀手術順利，於當日黃昏，由林○愛姐姐林○華陪同前往謝○堯之住處，事先並準備水果禮盒一盒，其上置放內裝有現金新台幣（下同）2萬元之紅包，紅包袋上並註明謝醫師拿瘤就好及林○愛簽名等情，到達後，謝○堯不在，由其不知情配偶高○琴開門，林○愛表示明天要開刀，請轉告謝○堯醫師祇要拿瘤，不要切除子宮等情後，將水果禮盒等交付高○琴即行離去。謝○堯手術切除子宮後，由於與林○愛先前表示

拿瘤意思有所出入，乃於同月19日，將2萬元賄賂轉贈其擔任董事長之「財團法人大地之愛癌症基金會」，並將收據寄交林○愛。被告自承擔任大地之愛基金會董事長，而依前揭收據所載，捐款之日期為86年7月19日，衡情若告發人自願捐款，豈會恰巧選擇由被告擔任董事長之基金會為捐款對象，且捐款之時間又是在住院手術前一天黃昏，足見上開2萬元確屬「賄款」，並非「捐款」；縱被告將該筆賄款捐予大地之愛基金會，亦僅屬受賄後之處分財產行為，應無解於受賄既遂之罪責。綜上論述，本件事證明確，被告所辯不足採信，犯行足堪認定。（裁判字號：91年度訴字第287號）

【案例四】：被告等均係省立台南醫院之醫師，自屬公務員服務法所規定之公務員。彼等又各簽署「專勤服務承諾書」，承諾願實踐上開專勤服務辦法所規定，不在外私自開業及兼業，使彼等服務之省立台南醫院陷於錯誤，以為被告等已實踐上開專勤服務辦法之規定，合乎上開獎勵金發給要點之條件，而發給基本獎勵金及服務獎勵金。彼等所為，是否僅屬追回或繳回彼等自在外開業以後所領全部獎勵金，行政責任依公務人員懲戒法規移付懲戒而已，而不成立利用職務上之機會，詐取財物之罪行？自非全無研求之餘地。（裁判字號：86年度台上字第5457號）

　　上述【案例一】在醫療實務的故意犯罪上頗為常見，即以不實的醫療狀況記載在病歷上，向健保局請領給付，法律上構成行使業務登載不實文書罪（偽造文書）及詐欺取財罪，由於二罪間有方法結果的牽連關係，其業務上文書登載不實罪不另論罪，應從一重的詐欺取財罪處斷（五年以下有期徒刑）。【案例二】為當時相當轟動的醫療上違背義務遺棄案，由於病人體弱多病、不能自由行動，生活起居均係仰賴他人照料，為無自救能力之人，竟因嫌惡其行動不便，照料其生活及大小便麻煩，且積欠醫藥費未付，而將病人遺棄於醫院外任令其死亡，在法律上構成【刑法】第294條的違背義務遺棄致死罪，可處無期徒刑或七年以上有期徒刑，本案深受輿論的撻伐，不僅違法且嚴重違反醫事倫理，為一極為少見嚴重的醫護違法行為。

　　另【案例三】則為醫師收受紅包的案例，臨床上偶有所聞醫師收紅

包，當然，這是不應該且違法的行為，公立醫院的醫師由於其有廣義公務員資格，收紅包屬於【貪污治罪條例】中對於職務上行為，要求、期約或收受賄賂或其他不正利益罪，依法可處七年以上有期徒刑，算是重刑的犯罪行為，醫護人員特別是醫師所得在一般社會上已屬不低，實在沒有必要因為貪念而誤觸法網，不但不值得且破壞醫護人員的聲譽。有疑義的是，公立醫院病患於病癒出院後對醫護人員所為之餽贈，是否為與職務有利害關係之餽贈違法行為？關於病患對醫護人員之贈禮，與醫護人員所執行之職務是否有利害關係，應視贈與物之種類、價值、贈與之時間、目的、有無特定贈與對象及贈與物與醫護人員所執行之醫療職務間，有無相當之對價關係等各項主、客觀因素予以斟酌；依【肅貪行動方案】規定「前述所稱與其職務有利害關係者，係指以下民間團體或個人：（一）與本機關或所屬機關有承攬、買賣或其他契約關係，或正進行訂立此項契約，而此項契約之成立或履行，與該公務員之職務有關連者。（二）受本機關或所屬機關補助費用，而此項補助之決定或執行，與該公務員之職務有關連者。（三）其他因本機關或所屬機關業務之執行，將遭受有利或不利之影響，而此項業務之執行與該公務員之職務有關連者。」故對不同之個案，宜依上述規定，視具體事實予以斟酌，如與職務無利害關係，但其餽贈之價值超過正常社交禮俗之標準者，仍應於受贈之日起三日內簽報其長官，並知會政風機構[59]。

　　【案例四】是公立醫院的醫師領取不開業獎金後，實際上又在外開業，是否違法的問題？實務上的見解認為：應依【貪污治罪條例】第5條第1項及第2項利用職務上之機會詐取財物罪處斷；理由是本條明定「利用職務上之機會，詐取財物」，而非「利用執行職業之機會，詐取財物」，因此，只需詐欺行為與其職務有關，即構成本罪，不以行為人合法或違法執行職務為要件；領取不開業獎金的條件有二：一、為公立醫院等醫療保健工作人員；二、未自行開業或兼職；從而，有此職務而又自行開業或兼職，或無此職務者，均不得領取該項獎金，因此，以其只在服務單位執行業務而未自行開業或兼職，向服務機關領取不開業獎金，卻違反而執業即

---

59 法務部（85）法政決字第24904號函。

係利用職務上之機會,詐取財物[60]。

　　以上所列舉者,均為醫護人員故意性的犯罪,實務上固不多見,但亦年全無。惟2005年修正【刑法】第10條將公務員定義由「稱公務員者,謂依法令從事於公務之人員」改為「稱公務員者,謂下列人員:(一)依法令服務於國家、地方自治團體所屬機關而具有法定職務權限,以及其他依法令從事於公共事務,而具有法定職務權限者。(二)受國家、地方自治團體所屬機關依法委託,從事與委託機關權限有關之公共事務者。」,依此新定義之公務員,一般公立醫院的醫護人員似可排除之,即無【貪污治罪條例】適用之餘地。這些醫護人員故意性犯罪的態樣其實不少,除上述列舉案例外,其他如男醫師對女病人利用醫療機會進行性侵害、協助病患自殺、配合家屬要求任令畸形早產兒死亡、配合家屬要求任令危急病患氣絕(未依照法律規定放棄CPR)、違法墮胎行為、醫事人員利用採購藥品機會索取回扣或護理人員執行醫療行為的「密醫罪」等等,不一而足,不僅侵害病人權益(或醫院權益),更是對於醫護人員的專業聖潔形象造成負面影響,身為醫護人員應戒之慎之。

貳、醫護糾紛的過失刑事責任

　　刑事責任條件是行為人所為違法性的心理狀態,責任條件又稱為責任意思或意思條件,在刑事法律上行為人如有正常的責任能力如十四歲以上且精神狀態健全,其行為必須出於故意或過失[61],始能認定行為人的意思狀態具有反社會性,為社會評價所非難,而予以處罰。醫護人員故意性犯罪的論述已如前面;然而,醫護活動本質在於救人,縱有傷亡結果發生,終究非大家所願,只能探究診療過程中是否存有疏失,而追究其過失責任,要無故意之可言,因此,醫護人員在實際執業過程最常發生的醫護糾紛,反而是過失刑事責任。當然,醫護活動上的業務正當行為,即使有傷

---

60 法務部司法實務研究會第52期法律問題,法務部公報第201期,頁121-122。
61 請參閱【刑法】第12條規定:「行為非出於故意或過失者,不罰。過失行為之處罰,以有特別規定者,為限。」

亡情況發生，不牽涉故意或過失者，則為阻卻違法事由，此即【刑法】第22條所規定的：「業務上之正當行為，不罰。」如外科醫師為病患開刀，縱有開腸剖肚情事，亦無傷害之論罪可言，蓋其目的在於救人且是醫師業務上的行為，護士對病人實施注射等侵入性的醫護行為亦然，惟於法律上應對病人妥善說明並獲得同意為前提，但也有例外，就是緊急救護時的強制醫療契約行為。醫護人員常發生的醫護糾紛刑事責任態樣主要有：

一、**過失致死罪**：因過失致人於死者，處五年以下有期徒刑、拘役或50萬元以下罰金（刑法第276條）。

二、**過失重傷罪**：過失致重傷者，處三年以下有期徒刑、拘役或30萬元以下罰金（刑法第284條後段）。何謂重傷？依【刑法】第10條第4項的定義是，稱重傷者，謂下列傷害：（一）毀敗或嚴重減損一目或二目之視能；（二）毀敗或嚴重減損一耳或二耳之聽能；（三）毀敗或嚴重減損語能、味能或嗅能；（四）毀敗或嚴重減損一肢以上之機能；（五）毀敗或嚴重減捐生殖之機能；（六）其他於身體或健康有重大不治或難治之傷害（生理機能）；所稱毀敗指完全喪失效能且不能恢復者而言，若僅係減衰機能或一時喪失機能尚不能謂為重傷；前述六種以外的傷害即為一般的傷害或稱輕傷。

三、**過失輕傷罪**：因過失傷害人者，處一年以下有期徒刑、拘役或10萬元以下罰金（刑法第284條前段）。

原過失致死及傷害依行為人是否從事業務而有不同法定刑，原係考慮業務行為之危險性及發生實害頻率，高於一般過失行為，且其後果亦較嚴重；又從事業務之人對於一定危險之認識能力較一般人為強，其避免發生一定危險之期待可能性亦較常人為高，故其違反注意義務之可責性自亦較重。因此就業務過失造成之死亡或傷害結果，應較一般過失行為而造成之死亡或傷害結果負擔較重之刑事責任。惟學說認從事業務之人因過失行為而造成之法益損害未必較一般人為大，且對其課以較高之注意義務，有違平等原則，又難以說明何以從事業務之人有較高之避免發生危險之期待。再者，司法實務適用之結果，過於擴張業務之範圍，已超越立法目的，而有修正必要，爰刪除原業務過失致死及傷害之處罰規定，由法官得依具體個案違反注意義務之情節，量處適當之刑（業務過失罪刪除之修正

理由）。雖然修正刪除業務過失罪但其刑度則維持原業務過失罪之較高量刑，如2019年修正前原過失致死罪為二年以下有期徒刑，業務過失致死罪係五年以下有期徒刑，修法後之過失致死罪則為五年以下有期徒刑；修正前原過失重傷罪為一年以下有期徒刑，業務過失重傷罪係三年以下有期徒刑，修法後之過失重傷罪則為三年以下有期徒刑；修正前原過失輕傷罪為六個月以下有期徒刑，業務過失輕傷罪係一年以下有期徒刑，修法後之過失輕傷罪則為一年以下有期徒刑。採用較高刑度讓法官有較大量刑空間，包括學理及實務數十年來之業務過失罪因業務專業行為應有較大之注意義務，或者亦可留存依個案由法官斟酌判斷之。

　　過失行為的判斷，幾已成為醫護業務刑事責任的核心問題，因此，先就過失的意義與種類加以探討。何謂「過失」？依【刑法】第14條規定：「行為人雖非故意，但按其情節應注意，並能注意，而不注意者，為過失。行為人對於構成犯罪之事實，雖預見其能發生而確信其不發生者，以過失論。」學理上分為懈怠過失（不認識過失）與疏虞過失（認識過失）。茲敘述如下：

一、懈怠過失（不認識過失）

　　所謂「應注意、能注意而不注意」者即為懈怠過失，「應注意」係指注意義務，「能注意」指注意能力即注意的可能性，重在違反結果預見義務，即有預見可能性，應集中注意力預見某結果，竟因懈怠致未能避免結果的發生，即應令其負過失責任[62]。如某醫學中心新進護士，對於被狗咬的病患（空中小姐），依醫囑應注射盤尼西林，卻誤拿磷酸鉀注射，因而致空中小姐死亡，在法律上護士注射應注意核對注射藥物是否正確（三讀五對），客觀上只要注意核對即可避免打錯針（能注意），卻因粗心大意而疏未注意而錯打其他藥劑，造成病患死亡，這是典型的懈怠過失，在醫護上發生的過失多數屬於此類型，如手術時紗布遺留病人體內、截肢時錯截另一肢、打針造成滲漏等。注意義務的有無，以注意可能性為前提，即

---

62 陳樸生，實用刑法，三民書局，1980年11月，頁132。

事實上能夠注意，如手術中突然打雷擊中醫院，導致電力系統完全中斷，以致影響手術進行致病人受到傷害，這是沒有注意的可能，自然無法論斷過失責任。

　　過失的成因以欠缺注意為條件，行為人是否應負注意的義務，得依據法令或習慣以為判斷，應有的注意其程度如何，是為注意義務的標準問題，注意能力的標準如何決定，在學說上有：（一）主觀說：即主張以各個行為人的注意能力為標準，注意能力高者負較高的注意義務，注意能力低者負較低的注意義務；（二）客觀說：主張以一般人的注意力為標準，凡欠缺大多數人所能注意的程度（即善良管理人的注意）就有過失；（三）折衷說：主張原則上在不超過普通人注意力的標準範圍內，仍以行為人各自的注意力，定其過失的標準[63]。依理而論，醫護人員應具備一般的專業醫學知識，而不能以醫護人員主觀的醫護知識及經驗為判斷基準，如醫護人員注意程度未達一般醫護人員平均數者即有過失，故客觀說較可採；惟專科醫師較之於全科醫師、護理師較之於護士、藥師較之於藥生等，應有較高的注意義務，即應以同級的平均數為準方屬合理。

二、疏虞過失（認識過失）

　　即行為人對犯罪事實的發生，本有預見，由於自信不致發生，而疏於防範，終於發生犯罪的事實[64]。如外科住院醫師在沒有資深主治醫師指導下，對沒有進行過的手術，未有足夠經驗且無人指導，卻大意確信不會出事，率然進行手術以致發生危害病患的結果即是。

　　以上所述為傳統過失理論，學理上另有所謂「新過失理論」與「超新過失理論」。「新過失理論」認為過失犯的處罰，係應防止結果的發生，因其不注意致未防止，是行為人對於結果的發生，雖然有預見可能，如已盡其避免結果發生的必要舉措，即屬無可非難，因認過失的本質係違反結果避免義務[65]。「超新過失理論」仍以結果迴避義務為中心，此與新過失

---

63 楊大器，刑法總則釋論，大中國圖書公司，1982年7月，頁118。
64 同前註，頁119。
65 陳樸生，前揭書，頁132。

理論完全相同，不同的是，超新過失理論對行為人提出高度的結果迴避義務，即行為人對於危險的發生，只要具有危懼感，就應負避免結果發生的義務，若怠於排除此種危懼或不安感，即應負過失責任[66]。如日本森永砒素牛乳事件——該公司一直向有信用的藥店購買一種提高粉乳溶解度的安定劑第二磷酸蘇打，某一時期一種與上述安定劑不同之松野製劑替代加入乳品中，卻造成許多嬰兒食用後死亡[67]；地方法院認為廠長及製造課長是信賴藥店所提供的安定劑，並無違反結果避免義務，依新過失理論應無過失，判決廠長及製造課長無過失責任；高等法院卻改判廠長及製造課長應負業務過失致死罪，理由是對藥店將松野劑作為第二磷酸蘇打出售雖然是不能預見的，但在購入與預定不相同的物質時，使用這種物質應當有不安感，這種不安感就是對危險的預見[68]，這就是「超新過失理論」。

　　過失於學理上又有一般過失與業務過失的不同。普通過失係指一般人怠於必要的注意義務而發生構成犯罪的事實，如醫護人員開車撞傷人是一般過失傷害；業務過失係指從事一定業務之人，關於其業務，怠於業務上所必要的注意而發生構成犯罪的事實，如醫護人員執行醫護行為過失致病人傷害即為典型的業務過失傷害，貨車司機開車撞傷人也是業務過失傷害。原【刑法】上所謂的業務，係指個人基於其社會地位繼續反覆所執行的業務，除了主要業務外，另包括完成主要業務所附隨的準備工作與輔助事務，不論其與主要業務係直接或間接的關係，均屬於所執行的業務範圍，如住院病房的護士主要業務係照護住院病人，整理病床是其輔助業務，因整理病床遺留注射針頭於床上，使病人上床後受到針扎而受傷，此種傷害亦為業務過失傷害。修法前法律上的業務不以合法業務為限，即非法業務也包括在此，如密醫為人注射不當藥物致死也構成業務過失致死罪，過去密醫致人傷亡者應加重其刑至二分之一，現【醫師法】已刪除此一規定，實習醫師或實習護士的過失行為，導致病人有所傷害，法律上也

---

66 黃丁全，醫事法，月旦出版社，1995年11月，頁286。
67 同前註。
68 同前註。

是構成業務過失傷害[69]。業務並不以收取報酬為必要[70]，所以，義診時發生的醫護過失亦構成業務過失。茲引述修法前實務上相關判決以為參考：

【案例五】：上訴人身任看護，對於蒸汽爐之帶有危險性，又為其所素知，乃竟將蒸汽爐逼近病榻，逕往他處，致酒精燃燒，沸水潰出，將病人某甲燒燙身死，自應論以業務上之過失致人於死罪。（判例字號：27年上字第162號）

【案例六】：上訴人為從事醫療之人，於被害人之胃切除三分之二後，不按正常接法將胃接在小腸上端即空腸起點約二十五公分之處，竟誤接於小腸下端即迴腸之處，足見其應注意並能注意而不注意，致胃切除手術後接錯位置，使被害人之食物由胃不經十二指腸及空腸即直接進入迴腸，而不能得到足夠之胰腸酵素以行消化吸收作用，造成腸之吸收不良，致使各器官萎縮及身體營養不良消瘦死亡，其行為應構成因業務上之過失致人於死罪責。（裁判字號：70年度台上字第4296號）

【案例七】：被告陳○順、陳○玲有應注意能注意而疏未注意於知悉被害人產後異常大量出血時，及時針對病情予以適當處置，肇致被害人產後大量出血，急救無效死亡之過失，至堪認定。按被告陳○順與陳○玲分別為婦產科主任醫師與護士，係以醫療或護理為業務之人員，核其二人所為均係犯刑法第276條第2項之業務過失致人於死罪。（裁判字號：85年度上訴字第3號）

【案例八】：上訴人既已執行醫療業務，對於患者之病情自應詳為詢問診療，以憑處分治療，並應注意靜脈注射DIHYPHYLLIN可能導致血壓下降及休克，腦挫傷患者尤應避免使用此藥，亦無不能注意情事，竟疏未注意詳查病情，率以診斷被害人為貧血，且由靜脈注射DIHYPHYLLIN導致被害人死亡，自難辭過失致人於死之責。（裁判字號：81年度台上字第2908號）

【案例九】：查被告係杏○綜合醫院院長兼主治醫師，為從事醫療業務

69 28年上字第1302號判例。
70 衛生福利部民國65年4月6日衛署醫字第107880號函。

之人，其於執行業務時因過失致人於死，核係犯刑法第276條第2項之業務過失致人於死罪。原審本於同上之見解，適用該法條及罰金罰鍰提高標準條例第1條前段，並審酌本件剖腹生產雖具危險性，然非屬高度精密、危險性極高之手術（如腦部、心臟手術），被告竟於手術後疏於對被害人為適當之觀察、照顧、醫療、救治，致罹本罪，過失非輕；及從事手術之醫療行為本具有危險性，如一發生醫療過失，即量處重刑，將使醫生產生防衛性醫療，對醫學之進步及病人之權益，均可能產生重大之危害，亦非妥適；並念其行醫多年、救人無數，事後並與被害人家屬達成民事和解，取得被害人家屬諒解等一切情狀，對其量處有期徒刑肆月。經核認事用法並無不當，量刑亦稱妥適。（裁判字號：87年度上更（一）字第98號）

再援引修法後之相關判決如下：

被告領有合格醫師執照，係「○○醫美診所」駐診醫師，為從事醫療業務之人。緣告訴人於民國106年7月12日晚間8時許，前往診所進行施打肉毒桿菌醫美療程及晶亮瓷（亦稱微晶瓷）隆鼻微整型手術，被告先為告訴人施打肉毒桿菌醫美療程後，於施打晶亮瓷隆鼻微整型手術時，本應注意替患者鼻部實施施打晶亮瓷時，應注意調整施打患者整型部位之劑量及相對位置，避免將晶亮瓷注射進入血管，而依當時客觀情況並無不能注意之情事，其竟疏未注意及此，於告訴人之山根、鼻骨下方等處施打廠牌、劑型不詳、各約0.1至0.2毫升之晶亮瓷時，不慎將晶亮瓷注入該部位微血管，致告訴人鼻樑瘀青，且感覺眼部劇烈疼痛、視力模糊。經被告緊急將其送往馬偕醫院急診醫治，告訴人仍受有左眼第三對腦神經麻痺、鼻部併前額皮膚壞死（4.0×4.0公分）等傷害。被告之犯罪事證明確，適用修正前刑法第284條第2項前段，刑法第2條第1項前段、第41條第1項前段，刑法施行法第1條之1第1項、第2項前段等規定，並審酌被告為取得醫師執照，具有相當醫療專業之人，而因其業務上之過失行為，導致告訴人受有前揭傷害，告訴人並因此身心受創，兼衡被告於本案中之醫療過失情節、與告訴人間之關係、告訴人所受傷勢、被告自承之智識程度（大學畢業，領有醫師執照）、家庭生活、經濟狀況、其平日素行、被告犯罪後否認有

過失，且不願賠償告訴人之損害之態度等一切情狀，量處有期徒刑三月，
如易科罰金，以新台幣（下同）1,000元折算一日。經核原判決認事用法
均無違誤，量刑亦屬妥適。被告上訴否認有何過失傷害犯行，辯稱為了保
護告訴人才帶她去醫院，告訴人與告訴代理人製造假證據圍攻云云為由，
指摘原判決不當。惟本件經原判決逐一剖析，並就卷內證據資料參互審
酌，被告確有如犯罪事實欄所示之業務過失傷害犯行，且已審酌關於刑法
第57條各項事由，業如前述，被告上訴猶執前詞辯稱其無過失云云，為無
理由，應予駁回。綜上論斷，應依刑事訴訟法第368條，判決如主文。為
後法律有變更者，適用行為時之法律。但行為後之法律有利於行為人者，
適用最有利於行為人之法律，刑法第2條第1項定有明文。經查，被告行
為後，刑法第284條業於108年5月29日修正公布，並於同年月31日生效施
行，該法第284條第2項業務過失傷害罪雖於本次修正時刪除，但參之立
法說明可知，立法者認為從事業務之人因過失行為而造成之法益損害未必
較一般人為大，對其課以較高之注意義務，有違平等原則，是修法後並非
不處罰業務過失傷害罪，而係直接適用修正後刑法第284條，不再以業務
身分加重其刑責。而觀以修正前之刑法第284條原規定：「因過失傷害人
者，處六月以下有期徒刑、拘役或五百元以下罰金，致重傷者，處一年以
下有期徒刑、拘役或五百元以下罰金。從事業務之人，因業務上之過失傷
害人者，處一年以下有期徒刑、拘役或一千元以下罰金，致重傷者，處三
年以下有期徒刑、拘役或二千元以下罰金。」修正後之條文則為：「因過
失傷害人者，處一年以下有期徒刑、拘役或十萬元以下罰金；致重傷者，
處三年以下有期徒刑、拘役或三十萬元以下罰金。」經比較修正前、後規
定之結果，新法刪除從事業務之人之規定，並提高罰金刑上限，並無較有
利於被告之情形，是依刑法第2條第1項規定所揭示之「從舊從輕」原則，
自應適用修正前之刑法第284條第2項規定處斷（台灣高等法院刑事判決：
110年度醫上易字第2號）。

　　上述【案例五】至【案例九】均為醫護糾紛的案例，除此之外，常見
的醫護糾紛過失刑事責任態樣，包括[71]：

---

71 李聖隆，醫護法規概論，華杏出版公司，1996年9月，頁223-223。黃丁全，前揭書，頁
　332。

（一）**診斷方面**：如誤診、檢驗錯誤、漏診、延誤診斷、問診不完全、未為診斷、錯誤的診斷造錯誤的手術或用藥等。

（二）**注射方面**：注射的藥劑錯誤（如北城醫院事件）、注射的藥量錯誤、注射部位錯誤、滲漏、消毒不全的感染、預防接種的不良反應、濫行注射、針劑瑕疵、注射藥物過期、注射坐骨神經導致垂足症、注射技術不佳、輸錯血等。

（三）**手術方面**：截錯肢、傷口處置不當、電刀灼傷病患、紗布等物遺留體內、切錯部位、手術不當引起大出血、麻醉不當、麻醉配藥錯誤、手術進行的監測不當、手術對象錯誤，不該手術而手術、手術引起的感染、手術器械故障引起的傷害、違反手術常規、術後觀察失誤等。

（四）**用藥方面**：給錯藥品、給錯劑量、藥品使用途徑錯誤、藥品給錯對象、調劑錯誤、藥品使用方法不當、藥物過敏、使用過期失效的藥品、藥物副作用、病人擅自用藥、用藥說明標示不足等。

（五）**護理方面**：醫療輔助行為的過失、看護上的過失、超越護理業務範圍的不當行為、疏於注意按時巡視病房、注射用藥未確實三讀五對、未注意病房的安全措施（如病床護欄未拉起）、護理品質不佳、對病患情緒不能妥善處理引發衝突、病人自殺的不注意、遺忘醫囑、交接班不仔細造成影響、未仔細核對醫囑、護理評估錯誤、護理措施不當、護理指導不完善、衛教不佳、護理諮詢專業不足、護理技術不好如急救技術不佳，護理欠周、護理態度不好（晚娘面孔）等。

　　醫護行為旨在救命，醫護人員在救治病患性命同時，又要承受如此的刑事法律風險，基於此，在台灣有主張醫師的刑事醫療過失責任應該廢除者[72]。惟法務部認為：「按行為人之行為如符合刑事法律所規定之犯罪構成要件，除該行為人欠缺責任能力或有法定阻卻違法事由外，均應依法受刑事追訴，不因其職業、身分之不同而有所差異，亦不因其已負民事賠償責任而得免除刑責。貴會（中華民國醫師公會全國聯合會）建議醫師從事

---

72 李聖隆，前揭書，頁203。

醫療業務，涉有業務過失，僅負賠償責任，應免受刑事追訴一節，於法尚屬無據」[73]，學術界亦有同樣看法[74]。然而，主張廢除醫療刑事過失責任者，亦非全然無理，其立論謂：（一）醫病關係是民事契約關係，屬於民事範圍；（二）醫師培植不易，若因一時過失而遭牢獄之災，對個人及社會均屬損失；（三）訴訟程序繁瑣，醫師一旦涉及刑事訴訟，必然減少照顧病人時間；（四）醫師必須負擔醫療過失刑責，只有迫使醫師採取防禦性醫療，終非病人之福；（五）不良份子會藉刑事訴訟敲詐及勒索涉案醫師，或利用刑事訴訟逼迫醫師花錢消災，反而增多醫療糾紛[75]。

　　一般而言，各國醫療行為的責任追究多以民事損害賠償責任為主，醫事人員醫療行為刑事責任的究責則較為嚴格且不多見。如日本民刑法制為台灣立法及學說多所參考繼受，其刑法上業務過失致死罪的規定也適用在醫療過失上，但該國司法實務上處理醫療過失主要以民事解決為主，甚少另外追訴刑事責任者[76]。在英美法上更是如此，醫療過失刑責上著重較重大的過失，儘量不對過失行為進行不必要的追訴[77]；英國對於醫療過失的刑事責任，僅限於誤殺罪（manslaughter），此種幾近重大（gross）或極端（radical）過失，才例外的追訴刑責[78]。同屬英美法系的美國，同樣對醫療過失刑事責任上採取極為嚴格的認定，除因重大忽視醫學原理或於治療的實施或專業選擇上有重大的過失，或重大的缺乏專業能力、重大的不注意、魯莽的漠不關心（gross inattention），才可能有醫療刑事責任的發生[79]。反觀台灣，由於【刑法】過失責任並沒有區分輕過失或重過失，

---

73 法務部，法（76）檢字第12181號函，載台北市醫師公會會刊第32卷第1期，1987年，頁15。
74 李聖隆，前揭書，頁205；林山田，醫療過失行為免除刑責之評議，醫藥衛生法制暨衛生事業發展論文專輯，李聖隆律師事務所，1984年5月，頁27-32。
75 李聖隆，前揭書，頁205。
76 陳怡安，醫療過失刑事責任的比較法研究，醫事法學第8卷第2期及第3期合訂本（台北），2000年9月，頁24。
77 C. M. V. Clarkson & H. M. Keating, *Criminal Law: Text and Materials*, 2nd ed., London, 1990, p. 199.
78 J. K. Mason & R. A. Mccall Smith, *Law and Medical Ethic*, 4th ed., London: Butterworths, 1994, p. 214.
79 American College of Legal Medicine, *Legal Medicine*, 2nd ed., St. Louise: Mosby-Year Book, 1991, p. 29.

醫療過失在一般追訴條件上為告訴乃論罪（致死為公訴罪），因此，許多民眾常以刑事手段逼迫民事求償，造成醫療糾紛刑事案件的繁多，這與多數國家的司法實務顯不相同。1997年修改後的【中華人民共和國刑法】第335條規定：「醫務人員由於嚴重不負責任，造成就診人死亡或者嚴重損害就診人身體健康的，處三年以下有期徒刑或者拘役。」採取重過失為刑事責任課責的前提，結果尚須造成病人死亡或重傷才負刑事責任，即一般的醫護糾紛是以「民事取代刑事」為原則，但醫事人員重大過失且造成死亡或重傷時，乃須負擔刑事責任，這種折衷的做法，倒值得作為未來醫療糾紛訴訟改革的參考方向，至少更加顯示出醫護民事賠償責任制度的重要性。

由於醫護性質的危險，醫護人員動輒得咎，存在著極高的法律風險。尤其在台灣，醫療糾紛日漸增多，由於刑法的規定，只要是醫療過失，不管造成的是輕傷或重傷，也不管是重過失或輕過失，都在刑法過失罪的規範中，以致常常有病人藉刑事的恫嚇，達成民事的賠償要求，甚至賠了錢還得坐牢，在如此巨大的壓力下，確實容易出現防禦性的醫療行為，如增多不必要的檢查，長此以往恐非病人之福，更徒增醫病關係的緊張。固然，以現時我國的刑法規定，尚無法完全消除醫護人員的刑事責任，惟未來法制修訂的方向，似宜朝廢除醫護人員的刑事責任，或至少採取重過失責任，即醫護人員只有在嚴重過失或明顯懈怠的情形下，才負刑事過失責任，否則，應只負民事賠償責任。在民事求償法制上則從寬認定，減輕受害人的舉證責任，甚至引進補償的制度，即醫護人員縱使在處置上毫無過失，然病人卻實質的發生損害，仍然給予適當的補償的一種制度。最重要的是，不管採取補償制度抑或從寬認定民事賠償責任的成立，一定要配合醫療保險制度的實施，以設定金額的強制險，搭配保險合作社成立（或自由加保），如此一來，真正達到風險分攤的功能，既保障了醫護人員，也保障了病人，似也較符合公平與正義。2012年12月行政院院會通過【醫療法】第82條之1的修正案，即醫事人員故意或違反必要之注意義務且偏離醫療常規致病人死傷者，負刑事責任，但屬於醫療上可容許之風險，不罰。同時提出配套的【醫療糾紛處理及醫療事故補償法草案】，醫療過失灰色地帶可申請補償，但不可與訴訟併行，只能「二擇一」，提起訴訟就

不得申請補償，以避免病人重複獲利；另為避免有心人詐領，明訂補償給付限於死亡或重大傷害二類；非以治療疾病為目的之美容醫學醫療行為也不予補償[80]。此種醫療刑事責任的謙抑化發展及醫療糾紛補償制度的建構，將使台灣醫療糾紛處理法制進入一嶄新階段。

　　【醫療法】第82條之1的修正案與【醫療糾紛處理及醫療事故補償法草案】均未經立法院通過；立法院於2018年1月修正通過【醫療法】第82條規定：「醫療業務之施行，應善盡醫療上必要之注意。醫事人員因執行醫療業務致生損害於病人，以故意或違反醫療上必要之注意義務且逾越合理臨床專業裁量所致者為限，負損害賠償責任。醫事人員執行醫療業務因過失致病人死傷，以違反醫療上必要之注意義務且逾越合理臨床專業裁量所致者為限，負刑事責任。前二項注意義務之違反及臨床專業裁量之範圍，應以該醫療領域當時當地之醫療常規、醫療水準、醫療設施、工作條件及緊急迫切等客觀情況為斷。醫療機構因執行醫療業務致生損害於病人，以故意或過失為限，負損害賠償責任。」其立法理由認為，醫療行為乃醫事人員出於救死扶傷之初衷，目的為降低病人生命與身體的風險，並對社會具有公共利益。近年醫療爭議事件動輒以刑事方式提起爭訟，不僅無助於民眾釐清真相獲得損害之填補，反而導致醫師採取防禦性醫療措施，甚至導致醫學生不願投入高風險科別。為使醫事人員的醫療疏失責任之判定明確化及合理化，爰修訂本條規定，並說明如下：（一）修正第2項，並新增第3項、第4項、第5項規定；（二）醫療行為因具專業性、錯綜性及不可預測性，且醫師依法有不得拒絕病人之救治義務，為兼顧醫師專業及病人權益，修正第2項民事損害賠償之要件，即以「違反醫療上必要之注意義務且逾越合理臨床專業裁量」定義原條文所稱之「過失」；（三）刑法對於過失是採結果犯，但故意包括預備犯及未遂犯，非以結果犯論斷。為使刑法「過失」之判定明確化及合理化，並為避免將來本條與刑法第12條「行為非出於故意或過失者，不罰。過失行為之處罰，以有特別規定者，為限。」之適用疑慮，爰增訂第3項。至於醫事人員之故意行為，回歸刑法處理；（四）參酌衛生福利部醫療糾紛鑑定作業要點第16

---

80 http://www.libertytimes.com.tw/2012/new/nov/23/today-13.htm.

條：「醫事鑑定小組委員會及初審醫師，對於鑑定案件，應就委託鑑定機關提供之相關卷證資料，基於醫學知識與醫療常規，並衡酌「當地醫療資源與醫療水準」，提供公正、客觀之意見，不得為虛偽之陳述或鑑定」規定。因人、事、時、地、物之不同，醫療專業裁量因病人而異，在醫學中心、區域醫院、地區醫院、一般診所，亦因設備而有差異；爰增訂第4項，作為醫事人員注意義務的判別標準，以均衡醫療水準提升及保障病人權益；（五）新增第5項：考量醫療環境之安全性及完善性，明顯影響醫事人員執行醫療業務之結果；且醫事人員多屬受聘性質，所負之責任應小於醫療機構，故醫療機構之過失責任，不限以「違反機構上必要之注意義務且逾越合理臨床專業裁量」為限。至於醫事人員執行醫療業務致生損害於病人，依本條第2項應負損害賠償責任時，病人除得依本條第5項請求醫療機構負損害賠償責任，仍得依民法第188條第1項規定，請求醫療機構與醫事人員連帶負損害賠償責任，併此敘明[81]。

第三節　醫護人員的行政法律責任

　　2009年12月報載犯罪集團成員涉嫌投保鉅額癌症保險，並勾結醫事人員與民眾，利用檢體組織調包方式，使得未罹癌症民眾成為癌症患者，並進行一連串癌症手術與化療相關治療，成功向保險公司與健保局申請鉅額理賠並詐領健保費用；有三位醫師已經認罪並遭到起訴，衛生福利部決定給予最嚴屬的廢止醫師證書處分[82]。這種醫事人員因違反醫師法等醫事人員法或其他醫療管理之行政法規，除了刑事法律責任及民事法律責任外，在行政上由衛生主管機關處以行政罰鍰、停業處分、撤銷執業執照或廢止專業證書等處分，即為醫事專業人員之行政法律責任。這其中廢止醫事人員證書可以說是對醫事人員最嚴屬的行政處分，如前例依法受廢止醫

---

81 法源法學資料查詢系統，法源資訊股份有限公司，2018年12月1日。
82 tw.news.yahoo.com/article/url/d/a/091229/58/1xunm.html，2009年12月29日（奇摩網站，張嘉芬）。

師證書處分者即不得再充任醫師[83]；相對於某整型外科醫師在衛生福利部未核准前，即為女患者施行果凍矽膠隆乳，另為患者手術時，也未讓患者簽署手術同意書，經台北市衛生局裁罰15萬元罰鍰及停業3個月行政處分[84]，這種行政罰鍰及停業處分同樣是醫事人員違法行政處分之態樣。

　　對於醫護人員的違法或不正當行為予以行政處分，是否構成人民權利保障的違憲問題？大法官會議於釋字第545號解釋中，認為對醫護人員於有違法或不正當行為時，予以停業處分或撤銷其執業執照等行政處分，並不涉及違憲的問題，這是大法官會議對醫護人員處以較強行政處分責任的見解。然而，本號解釋也提到違法或不正當行為如何認定的問題？雖然大法官會議不認為並非不能經由適當組成之機構依其專業知識及社會通念加以認定及判斷，但為更為明確以杜爭議，民國91年修改的【醫師法】第25條重新規定：「醫師有下列情事之一者，由醫師公會或主管機關移付懲戒：一、業務上重大或重複發生過失行為。二、利用業務機會之犯罪行為，經判刑確定。三、非屬醫療必要之過度用藥或治療行為。四、執行業務違背醫學倫理。五、前四款及第28條之4各款以外之業務上不正當行為。」其中第5款提到的第28條之4所規定的內容是：「醫師有下列情事之一者，處新台幣10萬元以上50萬元以下罰鍰，得併處限制執業範圍、停業處分一個月以上一年以下或廢止其執業執照；情節重大者，並得廢止其醫師證書：一、執行中央主管機關規定不得執行之醫療行為。二、使用中央主管機關規定禁止使用之藥物。三、聘雇或容留密醫執行醫療業務。四、將醫師證書、專科醫師證書租借他人使用。五、出具與事實不符之診斷書、出生證明書、死亡證明書或死產證明書。」

　　發生醫療糾紛除了刑事責任與民事責任外，是否也有行政責任？過往的醫事人員專業法規對此並沒有很明確的規定。在91年修正的【醫師法】第25條第1項第1款中規定：「業務上重大或重複發生過失行為。」基本上，確認了醫師發生醫療糾紛的行政處罰責任，但要件為重大或重複發生過失行為；反過來說，較輕微且未重複發生的醫療過失行為應無行政處罰

83　【醫師法】第5條參照。
84　www.udn.com/2009/11/12/NEWS/ENTERTAINMENT/ENT1/5246400.shtml，2009年11月12日（聯合新聞網，莊琇閔、王雅蘭）。

責任問題。其實，在此修正之前，實務上即有一些以醫師發生醫療糾紛，對醫師予以行政處分的案例；以【案例一】及【案例二】的實務見解來看，就算沒有明文規定醫護糾紛可以併處行政處分，以行政裁量的角度而言，亦可視為醫事人員的違法或不正當行為而課予應有的行政責任。

【案例一】：患者陳○玉於73年間固因子宮頸癌至台北榮民總醫院手術治療，但於80年7月16日起至原告診所就診，至81年3月28日止，原告對該患者未確定診斷有癌細胞轉移復發證據前，即每日為其注射鹽酸配西汀最少五支，最多二十支。平均每日約十五支（100mg/2c.c.），經行政院衛生福利部醫事審議委員會鑑定結果，認為其使用鹽酸配西汀之用法、用量並不適當，則原先既缺乏醫療儀器設備，不能確定患者是否癌症復發，又未切實請患者至大醫院檢驗確認為癌症復發，據以處方用藥，只憑患者之主訴，即對患者大量使用鹽酸配西汀長達八個月，根據上開鑑定結果，其醫療行為自屬不當。從而，被告輕處原告停業一個月，揆諸首揭法條規定，並無違誤，一再訴願決定，遞予維持，亦均無不合，原告起訴意旨，難謂有理由，應予駁回。（裁判字號：84年度判字第1424號）

【案例二】：原告為病患診病，並交付中藥粉、丸予病患，該中藥粉、丸經行政院衛生福利部藥物食品檢驗局分別檢出含有多種西藥成分，被告認原告於業務上有不正當行為，而依法予其停業之處分，並無不當。（裁判字號：84年度判字第764號）

行政處分一般由衛生主管機關依權責為之，如【護理人員法】第41條規定：「本法所定之罰鍰、停業、撤銷或廢止執業執照、開業執照，除本法另有規定外，由直轄市、縣（市）主管機關處罰之；撤銷、廢止或吊扣護理人員證書，由中央主管機關處罰之。」其他醫事人員專業法律的規定也一樣，除了專業證書的撤銷或吊扣須由衛生福利部為之外，一般的罰鍰、停業或執業執照、開業執照的撤銷等，均由地方衛生主管機關即可逕行為之。醫事人員的行政處罰程序較為特別的是醫師，醫師的懲戒事件依法由醫師懲戒委員會處理之，醫師懲戒委員會應將移付懲戒事件，通知被

付懲戒之醫師，並限其於通知送達之翌日起二十日內提出答辯或於指定期日到會陳述，未依限提出答辯或到會陳述者，醫師懲戒委員會得逕行決議；被懲戒人對於醫師懲戒委員會的決議有不服者，得於決議書送達之翌日起二十日內，向醫師懲戒覆審委員會請求覆審；醫師懲戒委員會、醫師懲戒覆審委員會之懲戒決議，應送由該管主管機關執行之；醫師懲戒委員會、醫師懲戒覆審委員會之委員，應就不具民意代表身分之醫學、法學專家學者及社會人士遴聘之，其中法學專家學者及社會人士之比例不得少於三分之一；醫師懲戒委員會由中央或直轄市、縣（市）主管機關設置，醫師懲戒覆審委員會由中央主管機關設置[85]。醫護人員的行政處分除了過去的罰鍰、停業、撤銷執業執照或廢止專業證書外，新型的行政處分加入了警告、命接受額外的一定時數繼續教育或臨床進修以及限制執業範圍等[86]，加大行政處分的態樣及選擇性。另，行政處罰並不以故意為要件，一查獲有違法的事實，即應依情節輕重予以議處[87]，所以，即使是刑事無罪判決也可以對違反醫事專業法律規定的醫事人員進行行政處罰。

　　醫事人員的行政處罰程序較為特別的是醫師及藥師，醫師及藥師之懲戒事件依法由醫師懲戒委員會、藥師懲戒委員會處理之[88]，其懲戒委員會之組成與懲戒程序法律均有規定，惟其他醫事人員如護理人員、職能治療師、物理治療師、語言治療師、聽力師、醫事放射師等卻沒有相同之行政懲戒制度，不僅不符合醫事人員法之立法體例，亦有違平等原則，如果可以成立醫事人員懲戒委員會統司所有醫事人員之行政處罰，或較為合理。

　　醫事人員專業法規有關行政處分的規定，基本上是以法定義務的違反為前提，無論是醫師、護理人員、藥師、醫事檢驗師、呼吸治療師、醫事放射師、物理治療師、職能治療師及心理師等醫事專業人員，歸納之，其法定義務不外乎執業以一處為限、應加入公會、受有關機關詢問不得為虛偽陳述、不得洩露業務上知悉他人祕密、業務文書的製作、執業或開業申請執照的義務、執業或開業異動報備義務等，大多處以一定金額的行政

---

85 請參閱【醫師法】第25條之2規定。
86 請參閱【醫師法】第25條之1規定。
87 75年度判字第1134號判決。
88 請參閱【醫師法】第25條之2及【藥師法】第21條之2規定。

罰鍰，或限期令其改善，經處罰及限期令其改善未遵行者，再處以更重的一定時間停業處分。此外，某些非屬所有醫事人員共同的法定義務，如非有正當理由不得拒絕服務、醫師處方不得省略或代以他藥、處方只能調劑一次、藥劑包裝應記載應記明事項、親自主持藥局、不得擅自更改檢驗項目、檢驗報告製作義務、檢驗單只檢驗一次、親自檢驗義務、接受繼續教育、證照依年限更新等，其行政處分仍以罰鍰、一定期間停業處分或撤銷執業執照等為主。

　　有些法定義務的違反無明文處罰規定者，如物理治療師、職能治療師對醫囑疑問確認的義務、遇有病人危急或不適繼續施行治療者應即停止並聯絡醫師的義務，或心理師對疑似精神疾病轉診的義務、謹守專業倫理及維護個案福祉的義務等，在其專業法律中未有處罰規定，但幾乎所有醫事人員專業法律中，均有其他違法或不正當行為處罰的概括規定，此種義務的違反應可解釋成違法行為，自可依此概括規定處以行政罰（罰鍰、停業處分或廢止執業執照）。而幾乎所有的醫事人員專業法律中，都有規定受停業處分仍執行業務者廢止其執業執照，受廢止執業執照處分仍執行業務者，得廢止其專業證書；對於將其證照租借他人使用者，都被視為嚴重的違法行為，規定上均可廢止其專業證書。有些特別的義務如心理師執行業務時不得施行手術、電療、使用藥品或其他醫療行為的義務，或如呼吸治療師須有醫囑才能執行專業的義務等，如違反將可處以有期徒刑的刑事罰，則已跳脫行政處罰的範圍，顯示此法定義務的嚴肅性。

第四節　醫護糾紛的調處與訴訟

壹、醫護糾紛的調處

　　醫護糾紛不管是民事或刑事訴訟，由於訴訟時間的曠日費時，加上醫病雙方金錢與精神的巨大耗費，除非是較為嚴重的醫護糾紛或病患已死亡的公訴罪外，如果能以訴訟以外的方式解決糾紛，不僅可省卻不少麻煩，對於醫病雙方的和諧關係也有很大幫助。醫護糾紛訴訟外解決的方式，在

法律上有和解與調解二種方式；和解是由病人（家屬）或透過第三者（如警察、地方仕紳、民意代表等）與醫療院所或醫師進行磋商，尋求雙方共同接受的解決方案。調解又可分為一般調解、調解委員會調解與司法調調三種；一般調解是直接向醫療院所所在地的衛生單位、醫師公會或相關的消費者權益團體提出申請，達成的調解協議與和解一樣，法律效力較為薄弱；另一種是調解委員會的調解，醫護糾紛中民事損害賠償以及刑事業務過失傷害（含重傷及輕傷）案件，均可以向地方的調解委員會以書面或言詞聲請調解，若調解成立，所製作的調解書經法院核定後，與確定判決有同樣效力；司法調解是依【民事訴訟法】第403條第1項第7款規定，醫療糾紛於提起民事訴訟前，應先經法院調解，由法官與調解委員於法院調解其紛爭，這是法定的強制調解，調解的效力與確定判決一樣，但適用上僅及於民事案件而不及於刑事案件。

　　鑑於近年來醫療糾紛案件日漸增加[89]，影響醫病關係和諧，又醫療糾紛有無過失，無法單憑治療結果，即可據以論斷，有些源自於病程發展的必然結果，有些起因於醫病雙方的溝通不良，如能妥善加以愷切說明，事先做好適當溝通，即可消除彼此爭議，避免提起醫療訴訟，維持醫病關係之和諧，減輕其對社會的衝擊。又病人提起醫療訴訟，有些只是希望獲得金錢補償，因此，如能透過良好調解機制，讓病人在提起醫療訴訟之前，經由調解程序，取得溝通管道，即可減少不必要的醫療訴訟，對整體醫病關係的改善，可產生正面良好的效果。衛生主管機關為有效處理愈來愈多的醫護糾紛，保護醫病雙方不致因為長期訴訟而造成身心俱疲，擬定了【醫療糾紛處理法】草案，該法規定涉及民事及告訴乃論的刑事醫療糾紛案件，必須先經過協調才能進行訴訟，該草案係採「強制調解、仲裁任意」的原則，明定醫療糾紛事項，於起訴、告訴或自訴前，應先依本法進行調解，如調解不成立者，經雙方同意亦得訂定仲裁協議，依該法規定聲請仲裁，使醫療糾紛能有更便捷的處理管道，讓病人於提起醫療訴訟之

---

89 據聯合新聞網民國91年5月17日報導，衛生福利部表示，國內醫病關係日益緊張，鬧上法院的醫療糾紛也隨之增加，光是法院送請醫事審議委員會鑑定的糾紛案，87年才兩百九十一件，88年就增至三百三十二件，89年超過三百八十件，90年更突破四百多件，年成長率約一成五。而估計實際醫療糾紛案應五倍於此，一年兩千件以上。

前，經由調解程序，取得溝通管道，給予適當道義補償，進而有助改善醫病關係，促進社會整體公益。惟若調解不成立，當事人亦可聲請將該事件移送司法機關審理，並視為自聲請調解時已提告訴、自訴或起訴，以兼顧保護當事人的訴訟權益。

　　強制調解的設計固然立意良好，然而，是否因此限制了人民的訴訟權利？又為什麼只有醫護糾紛必須先行強制調解？其他的糾紛問題呢？現行【民事訴訟法】第403條第1項第7款已經規定，醫療糾紛於提起民事訴訟前應先經法院調解，那麼，【醫療糾紛處理法】草案中民事強制調解的規定豈非重複？這些都是【醫療糾紛處理法】草案所引發的爭議。立法院在審議本法時，也認為本法僅規範處理程序，未對糾紛有實質解決的效果，因此退回法案，要求衛生福利部訂得更周延後再送審[90]。

　　衛生福利部為加強醫療爭議調處功能，提供醫病溝通管道，促進醫病關係和諧，減少醫療糾紛訟源，在【醫療糾紛處理法】草案審議之前，已於民國87年4月訂定【醫療爭議調處作業要點】。本要點對於醫療糾紛或爭議的調處採任意規定，即由當事人自行申請（以書面為之），向醫療爭議發生地的直轄市或縣（市）衛生主管機關提出，衛生主管機關於收到申請案件後，應提交醫事審議委員會決定調處期日及調處處所，於十日內通知當事人，並將申請書面資料一份送達相對當事人，相對當事人得於調處期日前，就調處事項提出書面意見[91]。醫審會為調處醫療爭議事件，得由主任委員指定委員一人或數人為調處委員，並得商請社會人士一至三人協同調處，協同調處人得由雙方當事人推舉；當事人或其代理人無正當理由，於調處期日不到場者，視為調處不成立，但調處委員認為有成立調處之可能者，得另定調處期日；調處期間，除經調處委員及雙方當事人同意者外，以不公開為原則，調處委員或經辦調處事務的人，對於調處案件，除已公開之事項外，不得無故對外洩漏秘密。調處成立者，應作成調處書，於調處成立之日起十日內送達雙方當事人，調處書應記載下列事項：

---

90 大紀元新聞網2002年5月17日訊。立法委員賴清德也指出，醫療糾紛處理不妨比照現有的藥害救濟制度，只要有不應發生的傷害即賠償，責任另外追訴，避免病患直接與醫師打官司，才能和緩醫病關係。而救濟金可由醫界、健保局等來分擔。

91 請參閱衛生福利部【醫療爭議調處作業要點】第1點至第3點規定。

（一）雙方當事人姓名、性別、年齡及住所；（二）有法定代理人或委任代理人者，其姓名、性別、年齡及住所；（三）調處委員及協同調處人姓名；（四）調處事由；（五）調處成立之結果；（六）調處成立之處所；（七）調處成立之年、月、日；由雙方當事人或其代理人、調處委員及協同調處人簽名或蓋章[92]。

　　在地方政府方面，台北市政府同樣為有效調處醫療爭議案件[93]，以執行【醫療法】第99條第1項第3款規定，即地方「醫事審議委員會」可執行醫療爭議調處事項，特依【地方制度法】規定的地方自治法規制定權，於民國90年7月制定【台北市醫療爭議調處自治條例】，這是地方政府制定類似法規的首例。本自治條例與衛生福利部【醫療爭議調處作業要點】所規定的調處模式大致相同，對於醫療糾紛或爭議的調處均採任意規定，得由當事人自行以書面申請，調處程序基本上也一樣，調處成立者應作成調處書，調處成立視同雙方成立和解，並以調處成立之內容為和解契約內容。惟本自治條例所規定醫療爭議事項的調處，以發生於台北市轄區之醫療機構與醫事人員者為限；爭議調處由台北市衛生局於醫事審議委員會下設置醫療爭議調處小組協助辦理，本小組置委員十五人，由衛生局聘任之，任期為一年，連聘得連任，並指定一人為召集人，委員中法律專家、社會公正人士及消費者團體代表應占二分之一以上[94]。

　　醫護糾紛如果能由雙方以和解的方式達成協議，自然是最為理想。由第三者介入調停，不管是公正人士、調解委員會、法院或政府衛生主管機關，以調解或調處的方式解決爭議而達成協議，與和解一樣能夠圓滿的讓事件落幕；畢竟，相較於訴訟，終究是較為迅速（無審級）、節省成本、且其隱私保障性（審判依法須公開），對於醫病雙方的和諧更是有正面的作用，值得鼓勵。

　　行政院院會於2012年通過【醫療糾紛處理及醫療事故補償法草案】，草案中為通盤解決病人及家屬、醫事人員雙方面對醫療糾紛爭議制

---

92 請參閱衛生福利部【醫療爭議調處作業要點】第4點、第6點、第7點、第10點規定。
93 所稱醫療爭議，係指在醫療過程中，病人與醫事人員或醫療機構間，因傷害、殘廢或死亡之醫療事故所生之糾紛。
94 請參閱【台北市醫療爭議調處自治條例】第6點、第7點規定。

度之困境，爰以「促進病人權益保障」為核心，納入「強化調解機制」、「提供及時補償」二大面向之規範主軸，期達成「維護醫病雙方權益，促進醫病關係和諧」、「迅速解決彼此爭議，實現社會公平正義」、「促進病人安全，提升醫療服務品質」之政策目標（總說明）。於醫療糾紛發生時應先進行必要的關懷服務，草案中第二章即規定醫療（事）機構知有醫療糾紛事件時，應指派專責人員或小組就事件爭議所在，向病人、家屬或其代理人說明、溝通，並提供協助及關懷服務，前項說明、溝通、協助及關懷服務，得委託專業機構或團體辦理（小組成員宜包含法律、醫學、心理、社會工作等專業人員）；經為說明、溝通、提供協助及關懷服務，病人、家屬或其代理人仍請求提供病歷或各項檢查報告等資料複製本，醫療（事）機構應於二個工作日內提供，如因資料眾多至遲應於三個工作日內提供；並引進「道歉法則」，即依規定進行說明、溝通、提供協助或關懷服務過程中，醫事人員或其代理人所為遺憾、道歉或相類似之陳述，不得採為相關訴訟之證據或裁判基礎；直轄市、縣（市）主管機關應自行或委託專業機構或團體辦理醫事專業知識諮詢及醫療糾紛事件之諮商，為推動直轄市、縣（市）辦理前項諮詢或諮商事務，中央主管機關得予補助（草案第4條至第7條規定）。

　　草案中採取強制調解的法則，即病人或其他依法得提起民事訴訟之人，未依法申（聲）請調解者，不得提起醫療糾紛事件之民事訴訟，未依前項規定申（聲）請調解逕行起訴者，法院應裁定移付管轄之調解會先行調解，或依民事訴訟法第424條第1項規定辦理；檢察官偵查或法院審判之刑事案件涉及醫療糾紛爭議時，應函請或移付管轄之調解會先行調解，但經被害人、告訴人或自訴人明示不同意者，不在此限（第10、11條）。為辦理調解事宜，直轄市、縣（市）主管機關應設醫療糾紛爭議調解會，辦理所轄醫事人員、醫療（事）機構與病人間醫療糾紛之調解，當事人申請調解，應向醫療（事）機構所在地之直轄市、縣（市）調解會為之；調解會應由具有醫學、法律或其他專業知識及素孚信望之公正人士組成，並得結合心理輔導、社工、志工等人員成立促進調解小組，或揭示關於責任之初步評析意見促進調解成立，調解會之組成人數、比例、任期、運作程序、訓練講習及其他應遵行事項之辦法由中央主管機關定之；調解程序原

則不公開，但當事人另有約定者不在此限，調解委員及經辦調解事務工作人員，對於調解事件，除已公開事項外，應保守秘密（第8、9、13條）。醫療（事）機構或醫事人員經調解會通知到場進行調解者，無正當理由不得拒絕到場，醫療（事）機構不得有禁止或妨礙所屬醫事人員進行或成立調解之行為或措施；當事人無正當理由於調解期日不到場者，視為調解不成立，但調解委員認為有成立調解之可能者，得另定調解期日；為促進調解，直轄市、縣（市）主管機關得要求醫療（事）機構提供所需之病歷、診療紀錄、簿據、醫療費用成本等文件或有關資料，醫療（事）機構不得規避、妨礙、拒絕或作虛偽之證明、報告或陳述，調解期間調解委員得要求直轄市、縣（市）主管機關指派人員蒐集相關資料，必要時並得邀請醫學專家或其他專業機構、人員提供或列席陳述參考意見；調解期間調解委員所為之勸導，當事人所為之遺憾、道歉或其他相類似陳述，不得採為刑事案件之證據，調解期間調解委員所為之勸導，當事人所為之陳述或讓步，不得採為民事裁判之基礎；同一原因事實之醫療糾紛事件，一方當事人分別與多數之他方當事人進行調解時，當事人於一案調解中所為之陳述、讓步及調解結果，非經其同意，不得於另案調解中洩漏或引用（第14條至第17條）。調解不成立者，直轄市、縣（市）調解會應即作成調解不成立證明書，並由直轄市、縣（市）主管機關不成立之日起七日內將該證明書寄送當事人；檢察官函請或法院移付調解之事件，直轄市、縣（市）主管機關於調解成立或不成立時，應即陳報檢察官或法官，並檢還該事件全部卷證；調解成立者，直轄市、縣（市）調解會應於成立當日作成調解成立書，由當事人、代理人及出席調解委員簽名或蓋章；直轄市、縣（市）主管機關應於調解成立之日起七日內，將調解成立書及卷證送請移付或管轄法院核定，法院應儘速審核前項調解成立書，認其應予核定者，應由法官簽名並蓋法院印信，除抽存一份外，併調解事件卷證發還直轄市、縣（市）主管機關，直轄市、縣（市）主管機關收到後，應於三日內寄送當事人；法院因調解內容牴觸法令、違背公共秩序或善良風俗或不能強制執行而未予核定者，應將其理由通知直轄市、縣（市）主管機關（第18條至第20條）。調解經法院核定後，當事人就民事事件不得再行起訴；如已繫屬法院，視為撤回起訴；調解經法院核定後，當事人就告訴乃論之

刑事事件，不得違反約定提起告訴或自訴；如已提起，其偵查或第一審辯論尚未終結者，視為撤回告訴或自訴；經法院核定之調解，與民事確定判決有同一之效力；當事人申請之調解經法院核定後，如有無效或得撤銷之原因，當事人得向原核定法院提起宣告調解無效或撤銷調解之訴；經法院移付而成立之調解，並經法院核定者，如有無效或得撤銷之原因，當事人得請求續行訴訟程序（當事人應於法院核定之調解成立書送達後三十日內為之）；已繫屬於法院之醫療糾紛民事事件經移付依本法調解成立，並經法院核定者，訴訟終結。依本章所為之醫療糾紛調解程序，不收取任何費用，原告得於法院核定調解書送達之日起三個月內，向法院聲請退還已繳裁判費三分之二（第21條至第24條）。本法未來如能完成立法，將使我國對於醫療糾紛處理機制跨出重要的一步。

　　【醫療糾紛處理及醫療事故補償法草案】因各界共識不足而未能完成三讀立法，衛生福利部整理各界對醫糾法的意見後另提出【醫事爭議處理法草案】，其立法目的在於為保障病人就醫權益，增進醫病關係和諧，妥適處理醫事爭議，加強維護病人安全，改善醫療執業環境[95]。其內容包括：（一）醫療機構應配合病人要求，於一定期日內提供病歷。（草案第5條）（二）直轄市、縣（市）醫事爭議調解會之組成、調解程序進行、調解成立或不成立之核定及效果。（草案第8、9、13至28條）（三）未依本法申請調解不得提起醫療事爭議事件之民事訴訟；刑事案件涉及醫事爭議時，應由檢察官函請或由法院移付管轄之調解會先行調解。（草案第11、12條）（四）中央主管機關得委託具醫事專業之財團法人、機構或團體建立醫事爭議事件資料庫。（草案第29條）（五）為預防及降低醫事事故風險，醫療機構應建立機構內風險事件管控及通報機制，並應就重大醫事事故分析其根本原因、提出改善方案及配合中央主管機關要求進行通報及接受查察。（草案第30條）（五）中央主管機關就醫事爭議事件，得視需要分析發生原因，並命醫療機構檢討及提出改善方案。（草案第31條）（六）醫事事故經中央主管機關認定為嚴重病人安全事件時，直轄市、縣（市）主管機關應立即成立專案調查小組，提出改善及防止錯誤之根本原

---

[95] 請參閱【醫事爭議處理法草案】第1條規定。

因分析調查報告，並發布之。（草案第32條）（七）違反本法相關規定之罰則。（草案第33條至第39條）（八）本法施行日期（草案第40條）。衛生福利部於立法總說明提到，醫療糾紛之發生，固與醫療行為有關，然醫療行為之目的在解除病人生命或身體危害，具有特殊性、侵害性、高風險性及不可預期性，且病人之傷亡結果與其本身狀況及病程發展亦具一定之關聯性，欲以事後之結果研判與當時醫療行為間之直接因果關係，實具難度，尤其如傷亡結果發生時間距醫療行為已有相當時日時，針對醫事人員所實施醫療行為有無過失責任之認定，或是鑑定其所生之損害是否屬於醫療疏失，更是難上加難。此外，國內醫療糾紛動輒以業務過失致死或重傷提起訴訟，更使得醫病關係趨於緊張對立，依據前揭統計結果顯示，逾八成之鑑定結果並無醫療疏失，然冗長之訴訟過程，醫病雙方均蒙受無法承受之重，不僅病人得不到及時之情緒紓解與財務賠（補）償，而醫師為減少醫療糾紛之風險，採取防禦性醫療措施，相對地病人亦得不到良好之醫療服務，長久以往，恐將造成醫療服務效率、品質惡化及高風險科別人才流失。醫療爭議訴訟案件數的增加，不但加重司法機關的負荷，對於涉案的各方均承受身、心、靈相當之壓力，而對於醫療體系長期發展的不良影響，更是政府、醫界、民眾所不樂見，因此，尋求醫療糾紛非訴訟之處理機制，實為刻不容緩之當務之急。為通盤解決病人及家屬、醫事人員雙方面對醫事爭議處理之困境，爰以「保障病人權益、促進醫病關係與提升醫療品質」為核心，以「說明、溝通及關懷」、「強化調解機制」、「建立系統除錯機制」三大面向，擬具「醫事爭議處理法」草案[96]。

　　民國111年立法院通過【醫療事故預防及爭議處理法】，其立法目的即於第1條規定：「為保障醫病雙方權益、促進醫病和諧關係、改善醫療執業環境、確保病人安全、提升醫療品質，並建立妥速醫療爭議處理機制，特制定本法。」為解決長期以來，醫療爭議訴訟衍生之醫病關係對立、高風險科別人才流失及防禦醫療等問題，前行政院衛生署於民國89年即提出【醫療糾紛處理法草案】，並自106年起推動「多元雙向醫療爭議處理機制試辦計畫」，近年法院受理之醫療糾紛訴訟案件已明顯下降。

---

96 【醫事爭議處理法草案】立法總說明。

為建立妥速醫療爭議處理機制，促進醫病和諧關係，並營造重視病人安全文化，以提升醫療品質，衛福部遂於107年提出醫預法草案，歷經兩屆會期終獲立法院通過，本法案以「保障病人權益、促進醫病和諧、提升醫療品質」為目標，並秉持「即時關懷」、「調解先行」、「事故預防」等三大原則。中央主管機關應委託政府捐助設立之財團法人，辦理醫事專業諮詢及醫療爭議評析，必要時得捐助成立財團法人辦理之；醫事專業諮詢及醫療爭議評析，除醫療爭議當事人均同意外，不得於本案訴訟採為證據或裁判基礎，亦不得採為相關行政處分之基礎（第4條）。醫療機構應組成醫療事故關懷小組，於醫療事故發生之翌日起五個工作日內，向病人、家屬或其代理人說明、溝通，並提供協助及關懷服務，但九十九床以下醫院及診所，得指定專業人員或委由專業機構、團體為之；進行說明、溝通、提供協助及關懷服務過程中，醫療機構、醫療事故關懷小組、專業人員、專業機構或團體、醫事人員或其代理人所為遺憾、道歉、讓步或其他為緩和醫病緊張關係所為之陳述，除醫療爭議當事人均同意外，不得於本案訴訟採為證據或裁判基礎，亦不得採為相關行政處分之基礎（第6條、第7條）。直轄市、縣（市）主管機關應組成醫療爭議調解會（以下簡稱調解會），辦理醫療爭議之調解；當事人因醫療爭議提起民事訴訟前，應依本法申請調解，不適用【醫療法】第99條第1項第3款及【鄉鎮市調解條例】之規定；當事人未依前項規定申請調解而逕行起訴，第一審法院應移付管轄之調解會先行調解；調解期間，訴訟程序停止進行；當事人申請調解且調解不成立，於調解不成立證明書送達之翌日起六個月內起訴者，視為自申請調解時，已經起訴。檢察官偵查或法院審理之醫療爭議刑事案件，應移付管轄之調解會先行調解；調解期間停止偵查、審判；前項移付調解，應通知被告、告訴人、病人與其家屬、自訴人及檢察官。必要時，檢察官或法院得將相關卷證資料函送調解會；當事人申請調解而調解不成立，於調解不成立證明書送達之翌日起六個月內就醫療爭議刑事案件提起告訴者，視為自申請調解時，已經提出告訴（第12條、第15條、第16條）。醫療機構應就重大醫療事故，分析其根本原因、提出改善方案，並通報主管機關；中央主管機關應自行或委託政府捐助設立之財團法人建立醫療事故自主通報系統，受理民眾通報；對於通報者之身分及資料來源，應予保

密；醫療事故有關人員涉及違反法律所定之行政或刑事責任，應就其有無主動通報、積極配合調查或提供資料，為處罰或科刑輕重之審酌（第34條、第36條、第37條）。

　　本法主要規範醫療事故預防及爭議處理，採取調解先行主義，基本延續101年【醫療糾紛處理及醫療事故補償法草案】之規範，惟醫療事故之補償卻未列入法案中，是一缺憾。目前醫療補償機制除藥害救濟及疫苗接種傷害救濟外，主要仍以生產事故救濟條例規範之生產事故為限，手術及麻醉事故則進行試辦計畫，尚未擴及其他醫療科別之補償救濟，殊為可惜。

貳、醫護糾紛的民事訴訟

　　在台灣有許多的醫護糾紛是以和解收場，只有無法經由雙方自願的和解或他人調解而達成協議者，才進行法律訴訟的程序。醫護糾紛的法律訴訟，因其起訴目的及事件屬性不同可分為民事訴訟及刑事訴訟，民事訴訟主要是病患請求民事上的金錢損害賠償為主，刑事訴訟主要是追究醫護人員業務過失致病患傷亡的刑事責任。民事訴訟及刑事訴訟均由司法院下設的地方法院、高等法院及最高法院的民事庭與刑事庭負責審理，地方法院得另設簡易法庭處理民事和刑事簡易訴訟案件。我國法院訴訟制度是採取三級三審制：地方法院審判案件，以法官一人獨任或三人合議行之；高等法院審判案件，以法官三人合議行之；最高法院審判案件，以法官五人合議行之[97]。至於，醫護人員如不滿行政處分要提起救濟，依法不能循民事訴訟或刑事訴訟途徑，而應遵循行政爭訟的流程（訴願、行政訴訟、行政訴訟），除了訴願是向為行政處分的上級機關請求外，行政訴訟則由高等行政法院及最高行政法院負責。不管是民事訴訟、刑事訴訟或行政訴訟，如有涉及憲法解釋、法令統一解釋等問題，可向司法院大法官會議請求解釋，大法官所為的解釋，得諭知有關機關執行，並得確定執行之種類及方

---

97 請參閱【法院組織法】第3條規定。

法[98]。

　　依司法改革的藍圖，未來司法院內設各庭，包括民事訴訟庭、刑事訴訟庭及行政訴訟庭，分別掌理民事、刑事及行政訴訟（現制公務員懲戒事務官部分併入）審判權；如各該庭間之法律見解發生歧異時，以各該庭聯合法庭的方式統一各庭法律見解，並以司法院院長為主席；另大法官組成憲法法庭，掌理釋憲權、政黨違憲解散權及政務官的懲戒權[99]。此一新制如果落實，那麼原來的最高法院、最高行政法院及公務員懲戒委員會等組織將走入歷史，司法院成為實質最高審判機關，不再只有掌握司法行政權，此一制度變革與世界先進國家如日本、美國、歐陸各國司法制度大抵相似。依【醫療法】第83條規定：「司法院應指定法院設立醫事專業法庭，由具有醫事相關專業知識或審判經驗之法官，辦理醫事糾紛訴訟案件。」醫事審判專業化的規定未來如得以落實，將可使醫護糾紛的處理更具專業性，當事人或一般社會大眾對醫護糾紛判決可預期的將更有信心，以醫護訴訟實務而言，這是極為重要的司法改革。

　　民事訴訟程序主要依據【民事訴訟法】的規定進行，民事訴訟的起訴，應向管轄法院提出起訴狀為之；起訴狀應表明下列各款事項：雙方當事人及法定代理人姓名及住址、訴訟標的及應受判決事項之聲明，並應按被告人數附具起訴狀繕本。在起訴時應向法院繳納第一審訴訟費用（參考表3-2），因財產權而起訴者，繳納訴訟標的價格1.1%的裁判費（10萬元以下1%），訴訟標的價額不能核定者，其標的價額視為新台幣（下同）3,000元。非因財產權而起訴者，徵收裁判費3,000元；並應購郵票或郵資分戶卡，依每一當事人人數計算送達用郵票雙掛號郵資每人五份，將來多退少補。如不服一審民事判決，得上訴於管轄第二審的法院，上訴期間為判決送達後二十日內為之，但宣示後送達前的上訴，亦有效力；提起上訴，應以上訴狀表明下列各款事項：當事人及法定代理人、第一審判決及對於該判決上訴之陳述、對於第一審判決不服的程度及應如何廢棄或變更的聲明、上訴理由，提出於原第一審法院為之（書狀均應按對造人數提出

---

98 請參閱【司法院大法官審理案件法】第17條規定。
99 請參閱司法院網站。

繕本）。當事人不服第二審判決者，得上訴於管轄第三審法院，但有下列情形者，不得上訴：（一）對於第一審判決，或其一部未經向第二審法院上訴，或附帶上訴之當事人，對於維持該判決之第二審判決，不得上訴；（二）對於財產權上訴之第二審判決，如因上訴所得受之利益不逾新台幣150萬元者，不得上訴。第三審上訴期間應於判決送達後二十日內為之，但宣示後送達前之上訴亦有效力；提起第三審上訴，應以上訴狀提出於原第二審法院為之，上訴狀內應表明上訴理由，對於第二審判決上訴，非以其違背法令為理由，不得為之；上訴狀內未表明上訴理由者，上訴人應於提起上訴後二十日內，提出理由書於原第二審法院，未提出者，法院不命補正，即以上訴不合程式裁定駁回之[100]。

　　依【民事訴訟法】第427條規定，關於財產權的訴訟，其標的金額或價額在新台幣50萬元以下者，適用簡易訴訟程序；所以，醫護糾紛如請求的損害賠償額在50萬元以下者，起訴時只能向地方法院簡易法庭提起，適用簡易程序。對於簡易程序的第一審裁判，得上訴或抗告於管轄之地方法院，其審判以合議行之。對於簡易訴訟程序的第二審裁判，提起第三審上訴或抗告，須經原裁判法院之許可，此許可應以訴訟事件所涉及法律見

表3-2　訴訟費用表

類　　別	裁判費（按「訴訟標的」價額）	律師費
民　　事	一審：1.1%（先由原告墊付，最使判定確定，由敗訴的一方支付） 二審：1.65% 三審：1.65%	1.基本費 2.勝訴抽成費（另議）
	如：求償100萬即為1萬	公定價約5至6萬元
刑　　事	無	基本費
		公定價約4萬元
刑　　事 附帶民事	無	1.基本費 2.勝訴抽成費（另議）
		公定價約4萬元

資料來源：台灣醫療改革基金會網站。

---

[100] 請參閱【民事訴訟法】第116條、第440條至第443條、第464條至第466條規定。

解具有原則上重要性者為限；上訴或抗告，為裁判的原法院認為應行許可者，應添具意見書，敘明合於前項規定的理由，逕將卷宗送最高法院；認為不應許可者，應以裁定駁回其上訴或抗告；前項裁定得逕向最高法院抗告[101]。

參、醫護糾紛的刑事訴訟

　　刑事訴訟主要目的在於追訴犯罪，醫護糾紛最常見的業務過失致傷亡罪，如經被害人（病患）或其家屬追究相關刑事責任，或醫護人員依法自首時，即有啟動刑事訴訟程序的需要。當然，在醫療體系中發生機率較高者為狹義的醫護糾紛，然如前述的醫事人員收受紅包、篡改病歷、詐欺健保給付、協助病患自殺、性侵害病患、非法墮胎、密醫、採購藥品索取回扣等等故意性的犯罪行為，同樣須依照刑事訴訟程序追訴其法律責任。在刑事訴訟中，刑事責任的追訴可分為公訴和自訴，病患如需提起民事損害賠償，除單獨向民事法庭起訴外，亦可提起刑事附帶民事賠償之訴，無論是哪一種刑事訴訟程序，並不需要繳納訴訟費用，至於律師費用在公訴上也可不需支出，理由是檢察官即是代表國家或被害人追究犯罪者的刑事責任，所以，在某種意義上檢察官就是國家的律師或被害人的律師；對於經濟窘困的訴訟當事人，如有需要選任律師為辯護人卻無資力，依法可申請公設辯護人為其辯護[102]。

一、公　訴

　　檢察官因告訴、告發、自首或其他情事知有犯罪嫌疑者，應即開始偵查；檢察官依偵查所得的證據，足認被告有犯罪嫌疑者，應提起公訴[103]。所以，醫護糾紛中如過失傷害是告訴乃論罪，過失致死是公訴

---

101 請參閱【民事訴訟法】第436條之1至第436條之3規定。
102 請參閱【公設辯護人條例】第2條規定。
103 請參閱【刑事訴訟法】第228條、第251條規定。

罪，告訴乃論罪經被害人告訴或公訴罪經他人告發、犯罪人自首等，均可由檢察官偵查後依法提起公訴。一般刑事案件的被害人（如醫護糾紛的病患）如欲追究加害人刑責，可以向警察報案或直接到地方法院檢察署按鈴申告或以訴狀請求偵查[104]，由於警察須接受檢察官的指揮辦理刑案，通常警察受理案件偵查一段時間，等證據足夠後即移送檢察署追訴刑責；刑事訴訟可以言詞筆錄作為告訴的方法，不必皆以訴狀為之，這是與民事訴訟較為不同的地方之一。

依【刑事訴訟法】第241條規定：「公務員因執行職務知有犯罪嫌疑者，應為告發。」依此，如為公立醫院的醫護人員知有犯罪嫌疑者，如治療槍擊傷害的案例，必然可以想像與犯罪相關，此時依法應向司法機關或警察單位報案；通常，醫護人員只要遵循醫院內部程序上報，再由院方轉報即可，由於本條違反並無處罰規定，在法律規範上屬於訓示規定，即使不報也無刑事責任問題。

提起公訴，應由檢察官向管轄法院提出起訴書為之；起訴書應記載下列事項：（一）被告的姓名、性別、年齡、籍貫、職業、住所或居所或其他足資辨別之特徵；（二）犯罪事實及證據並所犯法條。依「不告不理原則」，法院對於未經合法起訴的犯罪不得加以審判；審判後被告犯罪已經證明者，應諭知科刑之判決，但免除其刑者，應諭知免刑之判決，如三年以下有期徒刑之罪（醫護過失傷害罪最重為三年以下有期徒刑）且情節輕微、顯可憫恕者，為免刑判決前並得斟酌情形經告訴人或自訴人同意，命被告向被害人道歉、立悔過書、向被害人支付相當數額慰撫金[105]。不服第一審地方法院刑事判決，可向第二審提起上訴，不服第二審刑事判決者，可向最高法院提起第三審上訴，第三審非以判決違背法令為由，不得提起；最重本刑為三年以下有期徒刑者如過失傷害罪，依法不得提起第三審的上訴[106]。第一審法院依被告在偵查中之自白或其他現存之證據，已足認定其犯罪者，得因檢察官之聲請，不經通常審判程序，逕以簡易判決處刑，但有必要時，應於處刑前訊問被告；此外，檢察官依通常程序起

---

104 請參閱【刑事訴訟法】第242條規定。
105 請參閱【刑事訴訟法】第264條、第268條、第299條規定。
106 請參閱【刑事訴訟法】第361條、第375條至第378條規定。

訴，經被告自白犯罪，法院認為宜以簡易判決處刑者，得不經通常審判程序，逕以簡易判決處刑，簡易程序案件得由簡易庭辦理之；簡易判決所科之刑以宣告緩刑、得易科罰金或得易服社會勞動之有期徒刑及拘役或罰金為限[107]。依此而論，醫護糾紛刑事案件是可以依照簡易程序判決；對於簡易判決有不服者，得上訴於管轄之第二審地方法院合議庭。

二、自　訴

　　被害人如果掌握確實的證據，為縮短判決確定的時間，可不向司法警察或檢察署請求偵查犯罪，直接向法院提起自訴。自訴不能僅以言詞為之，應向管轄法院提出自訴狀為之，自訴狀應記載被告的姓名、性別、年齡、住所或居所或其他足資辨別之特徵，以及犯罪事實（應記載構成犯罪具體事實及其犯罪之日、時、處所、方法）及證據並所犯法條，自訴狀應按被告人數提出繕本。同一案件經自訴者，即不得再行告訴；同一案件經檢察官開始偵查者，原則上不得再行自訴，但告訴乃論之罪，經犯罪的直接被害人提起自訴者，不在此限；於開始偵查後，檢察官知有自訴在先或告訴乃論罪被害人提起自訴者，應即停止偵查，將案件移送法院，但遇有急迫情形，檢察官仍應為必要之處分。不得提起自訴而提起者，法院應諭知不受理之判決[108]。

三、刑事附帶民事賠償

　　醫護糾紛在民事損害賠償上如另行提起民事訴訟，不僅重複浪費時間和精力，還要繳交訴訟費用，自然較為不經濟，尤其同一案件一再的舉證、出庭、辯論，對訴訟各方及法院資源都形成浪費，因此，我國在訴訟制度上可以藉由刑事訴訟附帶提起民事賠償，由刑庭法官依同一事實的認定，在做出刑事判決時，也對民事損害賠償的部分做出判決。此即【刑事訴訟法】第487條規定：「因犯罪而受損害之人，於刑事訴訟程序得附帶

---

107 請參閱【刑事訴訟法】第449條、第455條之1規定。
108 請參閱【刑事訴訟法】第320條、第323條、第324條、第334條規定。

提起民事訴訟，對於被告及依民法負賠償責任之人，請求回復其損害。前項請求之範圍，依民法之規定。」

　　提起附帶民事訴訟，應於刑事訴訟起訴後第二審辯論終結前為之，但在第一審辯論終結後提起上訴前，不得提起；附帶民事訴訟除有特別規定外，準用關於刑事訴訟的規定，但經移送或發回、發交於民事庭後，應適用民事訴訟法。在程序上，提起附帶民事訴訟，應提出訴狀於法院，訴狀內容依民事訴訟法的規定；除了書狀外，也可以於審判期日到庭時，以言詞提起附帶民事訴訟，其以言詞起訴者，應陳述訴狀所應表明的事項，記載於筆錄。在審理方面，附帶民事訴訟的審理，應於審理刑事訴訟後進行，惟如審判長認為適當者，亦得同時調查，在進行判決時，附帶民事訴訟應與刑事訴訟同時判決；但法院認為附帶民事訴訟確係繁雜，非經長久時日不能終結其審判者，得以合議裁定移送該法院之民事庭，其因不足法定人數不能合議者，由院長裁定之，依此裁定而移送的案件，免納裁判費[109]。

肆、醫事行政訴訟

　　對於衛生主管機關的行政處分或行政措施不服時，如醫護人員被地方衛生主管機關處以一定期間的罰鍰或停業處分，對此處分醫護人員認為違法，即可依法提起訴願，如被駁回可向高等行政法院提起行政訴訟，如敗訴尚可向最高行政法院提起上訴，這整個過程稱為行政爭訟。訴願依法應向為行政處分的上一級機關為之，如地方衛生行政主管機關對醫護人員所做的行政處罰，則應向該縣市或直轄市地方政府提起。訴願應具訴願書，載明下列事項，由訴願人或代理人簽名或蓋章：（一）訴願人的姓名、出生年月日、住、居所、身分證明文件字號，如係法人或其他設有管理人或代表人之團體，其名稱、事務所或營業所及管理人或代表人之姓名、出生年月日、住、居所；（二）有訴願代理人者，其姓名、出生年月日、

---

109 請參閱【刑事訴訟法】第487條至第504條規定。

住、居所、身分證明文件字號；（三）原行政處分機關；（四）訴願請求
事項；（五）訴願之事實及理由；（六）收受或知悉行政處分之年、月、
日；（七）受理訴願之機關；（八）證據。其為文書者應添具繕本或影
本；（九）年、月、日。訴願應附原行政處分書影本[110]。以往的法律規
定是訴願被駁回後，可向更上一級機關提起再訴願，如今則已修改為直接
提起行政訴訟，訴願便成為進行行政訴訟的必要前置程序，稱為訴願先行
原則。

　　依【行政訴訟法】第4條規定：「人民因中央或地方機關之違法行政
處分，認為損害其權利或法律上之利益，經依訴願法提起訴願而不服其決
定，或提起訴願逾三個月不為決定，或延長訴願決定期間逾二個月不為決
定者，得向行政法院提起撤銷訴訟。逾越權限或濫用權力之行政處分，以
違法論。訴願人以外之利害關係人，認為第一項訴願決定，損害其權利或
法律上之利益者，得向行政法院提起撤銷訴訟。」行政訴訟除了撤銷訴訟
如醫護人員請求罰鍰處分的撤銷外，另有行政確認訴訟（如確認行政處分
無效）及行政給付訴訟（如國家賠償）。行政訴訟的前提一般是以違法的
行政行為為前提，這與訴願提起的前提除了違法行政行為外，不當的行政
行為亦可提起訴願，這是兩者不同的地方。行政訴訟的起訴應以書狀向行
政法院提出，書狀內應記明當事人、起訴之聲明、訴訟標的及其原因事
實，訴狀內宜記載適用程序上有關事項、證據方法及其他準備言詞辯論之
事項，其經訴願程序者，並附具決定書；當事人、法定代理人、代表人、
管理人或訴訟代理人應於書狀內簽名或蓋章；關於訴訟所為的聲明或陳
述，除依法應用書狀者外，亦得於行政法院書記官前以言詞為之[111]。

　　原行政處分或決定之執行，除法律另有規定外，不因提起行政訴訟而
停止，惟行政訴訟繫屬中，行政法院認為原處分或決定之執行，將發生難
於回復的損害，且有急迫情事者，得依職權或依聲請裁定停止執行，但於
公益有重大影響，或原告之訴在法律上顯無理由者，不得為之。於行政訴
訟起訴前，如原處分或決定的執行將發生難於回復之損害，且有急迫情事

---

110 請參閱【訴願法】第56條規定。
111 請參閱【行政訴訟法】第56條、第58條、第60條、第105條規定。

者，行政法院亦得依受處分人或訴願人之聲請，裁定停止執行，但於公益
有重大影響者，不在此限。行政訴訟也有簡易程序的適用，如因不服行政
機關所為新台幣50萬元以下罰鍰處分而涉訟者即可適用簡易程序，故對醫
護人員所為50萬元以下罰鍰的行政罰鍰，應依簡易程序進行。對於高等行
政法院的終局判決，得上訴於最高行政法院；提起上訴，應於高等行政法
院判決送達後二十日之不變期間內為之，但宣示或公告後送達前的上訴，
亦有效力。提起上訴，應以上訴狀表明相關事項即當事人、高等行政法院
判決及對於該判決上訴之陳述、對於高等行政法院判決不服之程度及應如
何廢棄或變更之聲明、上訴理由和必要證據，提出於原高等行政法院為
之；對簡易訴訟事件之判決提起上訴，應於上訴理由中具體表明該訴訟事
件所涉及的原則性法律見解[112]。

伍、醫護糾紛的仲裁

　　仲裁也稱為公斷，係由爭議的當事人以合意方式，將其紛爭交由第
三人為仲裁人加以判斷，藉以解決紛爭的一種制度[113]。依【仲裁法】第1
條規定：「有關現在或將來之爭議，當事人得請訂立仲裁協議，約定由仲
裁人一人或單數之數人成立仲裁庭仲裁之。」仲裁的結果與法院的確定判
決有同一效力，聲請法院裁定後並得為強制執行，對於雙方均有拘束力；
因此，仲裁可說是一種介於以情理為主的調解及以法理為主的訴訟間的中
庸方案，其目的主要為截取二者的優點，以雙方合意為前提，便利、省時
（沒有審級）、不公開、效率高、專家介入、證據要求的和緩，期能迅速
平息紛爭，兼顧情理與正義[114]。

　　仲裁也是訴訟外解決紛爭的制度之一，只有「依法得和解」的爭議才
能提付仲裁。因此原則上民事紛爭才能提付仲裁，不過屬於告訴乃論的刑

---

112 請參閱【行政訴訟法】第116條、第229條、第238條、第241條、第244條規定。
113 楊崇森等著，仲裁法新論，中華民國仲裁協會出版，1999年9月，頁1。
114 許振東，論醫療糾紛仲裁制度——兼評醫療糾紛處理法草案之仲裁制度，醫事法學第
　　10卷第3期和第11卷第1期合訂本，2003年3月，頁33。

事案件，若撤回告訴可能成為提付仲裁的條件。提交仲裁由於須先有爭議雙方當事人的協議，所以病患如與醫療人員於就醫前或就醫時，預先以書面就有關現在或將來的爭議簽訂仲裁協議書，便得將醫療糾紛提付仲裁；但在現實情況下，醫病間預先簽訂仲裁協議者極為少見；然基於仲裁效果與訴訟相同，又可避免醫病關係的惡化對立，實在值得適當的推廣。

　　在【醫療糾紛處理法】的草案中，也訂定有關於醫療糾紛仲裁的條文，即醫療糾紛經調解而不成立，雙方當事人有進行仲裁以迅速弭平紛爭的意願而訂立仲裁協議者，除得依【仲裁法】的規定辦理外，該法也提供仲裁的管道；換言之，依【醫療糾紛處理法】草案的規定，對於醫療糾紛的仲裁實際上是採取雙軌並行的設計[115]。草案第31條規定，中央主管機關應設醫療糾紛仲裁委員會，辦理醫療糾紛事項之仲裁，這是比較特殊的規定；惟亦有認為無此需要者，認仲裁機構應獨立於行政體系之外，以確保形式上的基本獨立性和公正性[116]。未來如果能夠妥為宣導和推廣，醫護糾紛的仲裁方式，不失為一理想解決醫病紛爭的處理模式。

陸、醫護糾紛的鑑定

　　醫療專業鑑定結果經常是醫護糾紛訴訟成敗的關鍵，其實，不只醫護糾紛，包括任何專業的糾紛，專業鑑定在訴訟成敗上都是重要的轉折點；此乃是法官或檢察官完整的訓練只及於法學方面，而社會專業分工與知識發展範圍又如此廣大，在某些專業訴訟法律責任的認定上，也只有藉重專家的鑑定意見，以為判斷的基礎。法律上的鑑定，通說認為係以具有特定知識的第三人，在訴訟程序上陳述關於特別法則或經驗定則的意見，而以其陳述為證據之用者；此有別於證人陳述親身經歷事實為證據的方法，鑑定乃是以陳述專業意見為表現的一種證據方法。醫療鑑定在此意義上，應指具有專業醫學知識的第三人，在醫療訴訟程序上陳述關於其醫學專業的

---

115 同前註，頁36。
116 同前註，頁38。

意見，而以其陳述為證據之用者[117]。

依【刑事訴訟法】的規定，鑑定人由審判長、受命法官或檢察官就下列之人選任一人或數人充之：一、就鑑定事項有特別知識經驗者；二、經政府機關委任有鑑定職務者；法院或檢察官並得囑託醫院、學校或其他相當之機關、團體為鑑定，或審查他人之鑑定[118]。依此規定，鑑定機關或鑑定人的選任在法律上並不嚴格，醫護糾紛鑑定除了依【醫療法】規定醫事審議委員會有法定鑑定功能外，法官或檢察官也可選任有專業醫學知識的相關人員如醫師、其他醫事人員、醫護教授等為之，並可以直接囑託醫院進行鑑定或審查他人的鑑定。然而，目前司法實務上最主要的醫護糾紛鑑定大多委託衛生福利部醫事審議委員會進行，醫事審議委員會本身並無行使直接鑑定的人力、設備、技術與能力，故常常轉包出去委由其他醫療單位鑑定，成為「名實不符」，且實質鑑定單位因為不具名難免流於草率，加以醫事審議委員會每三個月才開會一次，往往曠日費時，可謂問題重重[119]。

依最高法院76年台上字第1721號判決旨意：「民事訴訟法第340條所定之囑託鑑定，必須受囑託之機關或團體自身對於鑑定事項具有鑑定能力者，始足當之。若受囑託之機關或團體並無鑑定能力或雖有鑑定能力而任意指定第三人鑑定，均不生囑託鑑定之效力。」顯然，現行委託醫事審議委員會鑑定的模式，適法性確有疑義。為改變此一醫療鑑定生態，司法機關可直接將鑑定交由醫學中心、醫學院、各大醫院或各個專科醫師進行，也應自行培育優良的法醫師，建立法醫鑑定的能力和設備。

對於鑑定結果的採納程度，依法院的實務見解認為：鑑定意見之可採與否，應踐行調查證據之程序而後定其取捨；倘法院不問鑑定意見所由生之理由為何，遽採為裁判的依據，不啻將法院採證認事之職權委諸鑑定人，與鑑定僅為一種調查證據之方法之旨趣，顯有違背[120]。依法官自由

---

117 呂清雄，醫療鑑定意見之探討，醫事法學第10卷第3期和第11卷第1期合本，2003年3月，頁50。
118 請參閱【刑事訴訟法】第198條、第208條規定。
119 李聖隆，前揭書，頁197-199。
120 最高法院79年台上字第540號判例。

心證原則，此似為當然的解釋；依刑事訴訟制度改採當事人進行主義，可由當事人選擇鑑定的證據呈現，法官更應綜合各項客觀證據加以判定，必要時，可要求鑑定人親自出庭以言詞報告，如再有疑慮，可命增加鑑定人數或命他人繼續或另行鑑定[121]，以發現事實為最終目的，藉以能客觀判定醫護糾紛的是非。

第五節　醫護糾紛無過失責任與舉證責任的發展

壹、醫護糾紛無過失責任的發展

　　醫護糾紛民事損害賠償傳統上是以故意或過失為前提，特別值得一提的，是民國83年公布實施的【消費者保護法】引進無過失賠償制度[122]，其中第7條規定：「從事設計、生產、製造商品或提供服務之企業經營者，於提供商品流通進入市場，或提供服務時，應確保該商品或服務，符合當時科技或專業水準可合理期待之安全性。商品或服務具有危害消費者生命、身體、健康、財產之可能者，應於明顯處為警告標示及緊急處理危險之方法。企業經營者違反前二項規定，致生損害於消費者或第三人時，應負連帶賠償責任。但企業經營者能證明其無過失者，法院得減輕其賠償責任。」醫師或其他醫事人員對病人所提供的「醫療服務」是否為第7條所指的「服務」？醫師是否為此處指之「企業經營者」？醫護行為是否適用「無過失賠償責任」？不但引起醫療界高度關切，醫護行為是否適用「無過失賠償責任」，對醫療糾紛的處理衝擊極大，值得予以注意。

　　依文字解釋的角度來看，受僱的醫護人員應不屬於【消費者保護法】所稱的企業經營者；惟自行執業者是否為企業經營者，有認為醫師是「執行業務」並非「經營業務」，有認為「經營業務」即以業務為反覆從事

---

121 請參閱【刑事訴訟法】第206條、第207條規定。
122 請參閱【消費者保護法】第7條至第9條規定。

之情形，醫師應屬之，莫衷一是[123]。另「醫療服務」是否為【消費者保護法】之規範範圍？通常只要具有消費關係存在，均應適用【消費者保護法】[124]，惟醫療行為是否為消費關係仍有爭議，有認為「醫療服務」乃就每個病人不同之病情與體質，由醫師依經驗加以分析、判斷而進行各種必要治療，每件醫療行為均具個別獨立性，這與一般商品之大量製造並具同一規格性，實有差別，故不應屬於一般商品或服務之消費行為[125]。亦有認為醫護行為也是一種消費行為，基於保護消費者的立場，醫護行為的責任自應適用無過失責任[126]。這樣的爭執本來僅是見解的不同，然而，馬偕醫院「肩難產案例」的出現，嚴肅了這種爭執的嚴重性。【案例一】為台北市一名譚姓產婦在第二次懷胎分娩時，至馬偕醫院由知名婦產科醫師鄭○傑醫師主治，產婦身高158公分、體重90.8公斤，前胎為自然順產，產前二週超音波檢查評估胎兒體重為3500公克，實際出生體重為4198公克：民國83年6月，譚姓產婦開始到馬偕醫院產前檢查共七次，同年12月5日以自然產方式生下嬰兒，惟在生產過程中發生肩難產，經鄭醫師以羅伯氏引產方法緊急處置，幸母子均安，但嬰兒經檢查後發現右臂神經叢受傷。於是嬰兒之父向台北地方法院提起業務過失傷害罪的刑事訴訟，以及以嬰兒名義提起損害賠償的民事訴訟，本案刑事部分業經台北地方法院刑事庭以無過失責任為由判決駁回。民事損害賠償部分，台北地方法院民事庭同樣採認刑事庭的見解，即認為本案鄭醫師對於難以之前預見的肩難產，於發生時能立即調集緊急醫療小組，並採取國際婦產科醫學會公認最安全的羅伯氏引產方法，使母子均安，縱然發生嬰兒右臂神經叢受傷的事實，然此為肩難產常伴隨的後遺症，在法律上屬於應注意、能注意而已注意，要無過失的情況，惟民事庭於本案例中，首度引用【消費者保護法】中無過失責任制度，判決被告敗訴，應賠償原告100萬元[127]。被告不服，

---

123 劉紹樑，醫師是不是企業經營者？，載「活用消費者保護法」一書，理律法律事務所，1994年4月，頁23-24。
124 詹森林、馮震宇、林明珠合著，消費者保護法問答資料，行政院消費者保護委員會編印，1995年2月，頁16。
125 林世宗，醫病糾紛讓「醫事審議委員會」鑑定，中國時報11版，1994年3月2日。
126 消費者保護團體常持主張適用無過失責任的看法。
127 台灣台北地方法院84年度自字第151號判決。

上訴高等法院，高等法院二審判決同樣駁回上訴，惟判決理由強調：所提供的醫療服務欠缺通常可合理期待的安全性，並未善盡說明義務有違【消費者保護法】第7條第2項的規定[128]。被告仍不服高等法院判決，於是再上訴最高法院，最高法院則將本案發回更審，然依最高法院判決要旨觀之，最高法院似仍支持醫療糾紛屬於【消費者保護法】中所稱的服務，醫療糾紛應可適用【消費者保護法】，惟仍應以提供服務當時的科技及專業水準，以及符合社會一般消費者所認知之期待為整體衡量，來適用無過失責任的認定，如果非屬當時科技與專業水準可以期待者，依該法施行細則第5條第1項規定，也應無「無過失責任」的適用問題。

【案例一】：按消費者保護法第7條第1項規定：「從事設計、生產、製造商品或提供服務之企業經營者應確保其提供之商品或服務，無安全或衛生上之危險。」該項所稱之「服務」，應係指非直接以設計、生產、製造、經銷或輸入商品為內容之勞務供給，且消費者可能因接受該服務而陷於安全或衛生上之危險者而言；因之，本質上具有衛生或安全上危險之醫療服務，自有本法之適用。又所謂「安全或衛生上之危險」，依同法施行細則第5條第1項規定，係指服務於提供時，未具通常可合理期待之安全性，且未符合當時科技或專業水準者而言。而是否具備通常可合理期待之安全性，則應以提供服務當時之科技及專業水準，以及符合社會一般消費者所認知之期待為整體衡量。查所謂「肩難產」，係指在胎頭分娩出之後，胎兒前肩無法自然娩出或在接生者平穩的牽引下也無法順利娩出之緊急狀況。查鑑定書業已載明：「本案例從產婦及胎兒產前的資料，選擇陰道自然生產是屬合理」等語，原審未說明上開鑑定意見何以不足採，已有未恰。次查鑑定書另記載，容易造成肩難產的產前因素為：「一、母親肥胖，根據Johnson等人1987年報告產婦體重超過250磅，肩難產機會是5.1%，相對於體重小於200磅，機會是0.1%。……」等語。果爾，被上訴人之母譚○蘭於83年12月1日做最後一次產前檢查時，體重為90.8公斤，即199.76磅，小於200磅，造

128 台灣高等法院87年度上字第151號判決。

成肩難產機率似非極高：又鑑定書雖記載巨嬰症亦為容易造成肩難產的產前因素，惟僅記載：根據Spellacy等人1985年報告超過90公斤之產婦生產2,500至3,500公克之嬰兒，肩難產機會是8.2%，4,500百至5,000公克之嬰兒，肩難產機會是33%，而5,000公克以上之嬰兒，機會是50%。……」等語，並未提及體重超過90公斤產婦，生產4,000至4,500公克之嬰兒，肩難產機率究為若干。原審援引上開鑑定書之記載，以譚○蘭於做最後一次產前檢查時體重90.8公斤，及被上訴人於四十週足月時，體重會超過4,000公克，為可預見之事，認依婦產科之專業知識及一般科技水準，應可預測譚○蘭生產時發生肩難產之機率極高，亦有可議。（裁判字號：90年度台上字第709號）

　　對於醫護糾紛是否適用【消費者保護法】的無過失賠償責任仍然莫衷一是。民國86年4月司法院民事法律專題研究，對於醫療服務是否屬於【消費者保護法】的規範對象？提供醫療服務的企業者主張發展上危險（消費者保護法施行細則第5條參照）時，認定「科技或專業水準」的標準為何？討論意見中出現甲說和乙說二種見解，甲說採取肯定見解，認為醫療行為應適用【消費者保護法】的無過失賠償責任，「科技或專業水準」的標準應以國際上最新的科技或專業水準為主（在客觀上存在之科技或專業水準）；乙說採取否定見解，認為若採肯定說，將妨礙醫學進步，並與醫療服務所具有不可預知之危險之本質不符，「科技或專業水準」的標準應以國內的科技或專業水準即國內一般得以使用的科技或專業水準；結論是醫療糾紛可適用【消費者保護法】（甲說），但「科技或專業水準」的標準認定應以國內的科技或專業水準為主（乙說）。然而，最高法院也出現首宗醫療糾紛不適用【消費者保護法】的裁判定讞案例：本案例為台北市黃姓女市民因心悸緊急送台大醫院治療，由心臟科權威醫師朱○勳等醫師陸續為其開刀、治療，但仍然不治，黃女家人起訴請求依【消費者保護法】負無過失賠償責任，本案一、二審判決有兩歧的判決爭議，最後由最高法院判決不適用定讞。對於本案醫師公會全聯會理事長的評論是：無過失賠償責任本來就不應適用於醫療行為，否則醫師不敢治療重病或病危的病患，對患者不是好事，醫療行為很複雜，無法預期後果，即便

是同一項手術施行於不同的人身上，也可能發生不同後果。民國93年4月
修正通過的【醫療法】第82條規定：「醫療業務之施行，應善盡醫療上必
要之注意。醫療機構及其醫事人員因執行業務致生損害於病人，以故意或
過失為限，負損害賠償責任。」正式以法律條文排除實務判決於醫護糾紛
適用無過失責任的見解，也排除了學術界對於醫護糾紛是否適用【消費者
保護法】的爭論，回歸到傳統醫護糾紛過失責任的判定基準[129]。

　　在法律體系中，民事賠償責任原則以過失為主，被害人如果要獲得損
害賠償，就必須證明加害人有故意或過失，加害人才負起損害賠償責任；
由於消費者依民法之規定請求損害賠償時，受限舉證問題往往無法獲得
應之之救濟，應負責之人也能利用法律規定卸責，因此，才以制定【消費
者保護法】之特別立法方式，變更現有民法過失責任結構為無過失責任結
構[130]。至於，【消費者保護法】所規定之無過失責任，則由美國首開其
端[131]；實證研究顯示，無過失責任確實會增加醫療業者負擔，不但對安
全維護助益有限，更使醫療業者採取低效率的防禦性醫療行為（如增加不
必要的檢查、增加療程等）[132]。由於醫療服務過程具有不確定性與難以
預料之危險性，儘管醫學科技日益精進，然醫療過程仍非醫師所能完全掌
控，絕對的安全幾不可能，而醫療服務又是人人所需，基於民眾最大利益
考量，在醫療行為上仍有認為不宜採取「無過失責任」制度，傳統的過失
責任制應是合理的醫護法體制。

　　依【消費者保護法】第10條規定：「企業經營者於有事實足認其提
供之商品或服務有危害消費者安全與健康之虞時，應即回收該批商品或停
止其服務。但企業經營者所為必要之處理，足以除去其危害者，不在此
限。」即有學者認為醫療服務充滿危險，無過失表面上是保障病患權益，
但實質上卻扼殺醫療行業執業空間，因醫療本質即是以較小的治療危險來
置換病患較大的疾病危險。如再因【消費者保護法】第10條規定而須停止

129 參見http://www.license.tw/lawyer/news/920815.shtml
130 詹森林、馮震宇、林明珠合著，前揭書，頁26。
131 同前註，頁27。
132 徐小波、劉紹樑等，企業經營者對消費者侵權賠償責任制度之比較研究，行政院消費
　　者保護委員會，1995年8月，頁240-247。

服務，則將使廣大醫療消費者就醫權利受損，故【消費者保護法】第7條的無過失賠償責任與第10條規定應予排除適用在醫療行為上[133]。但對於商品化的醫療專業服務如減肥中心、美容中心則可適用無過失賠償責任，另對於藥物使用及一般的非醫護專業服務如住院病房設施的服務提供等，一樣可適用無過失賠償責任；此外，【消費者保護法】中有關定型化契約的規範與消費資訊的規範，無論是對醫療專業行為、藥物使用行為或一般非屬醫療專業的服務均可適用。

　　為有效保障病患的權益，也為減低醫護人員的執業風險和壓力，醫療責任保險制度的採行是更為殷切的做法。保險為分散危險、消化損失的一種制度，醫護糾紛既是難以避免的現象，如果能透過風險的分散，一方面減少醫護人員的負擔，另一方面對於病人也較有保憚。在採行的方法上，一種是以立法強制的方式，另一種是採自由投保的方式；強制醫療保險可以限定額度，以求保險費用不致過高且具體可行，對於受害人至少也有一個基本的保障；自由投保則保額高，保費自然也高。由於醫療保險有相當的風險，保險公司承保的意願相對的也低，所以就出現類似合作社的保險組織，即由醫事人員公會共同成立保險合作社，使所有醫事人員互相分擔彼此可能產生醫療糾紛風險的一種制度[134]，其實這與強制責任險的概念是相同的。採行強制醫療保險，要求所有醫事人員均應一律加入，類似汽車第三人強制責任險制度，再放寬無過失責任的認定或建立補償機制，應較為可行；因為，此時醫護人員執業民事賠償的風險，已經轉嫁到醫療保險上，從這個角度來看，健保局似乎也可以擔負起這樣的責任。

　　台北市政府於民國90年5月通過【台北市立醫療院所醫療事故補償作業暫行要點】，對於凡是病患在隸屬市府的十家醫療院所[135]就醫，因「難以預防」或「罕見」的醫療傷害導致死亡及殘障，死者家屬最高可獲得200萬元理賠、極重度殘障者為160萬元、重度殘障120萬元、中度殘障

---

133 吳建樑，醫師與病患醫療關係之法律分析，東吳大學法律研究所碩士論文，1994年7月，頁170。

134 陳春山，前揭書，頁314。

135 隸屬市府的十家醫療院所包括：中興醫院、仁愛醫院、和平醫院、婦幼醫院、陽明醫院、忠孝醫院、療養院、慢性病防治院、中醫醫院及性病防治所，現已改採總院制。

80萬元、輕度殘障40萬元、嚴重疾病30萬元[136]。理賠款項來自市立醫療院所的「醫院發展管理基金」，等於是醫師的獎勵金，定期從醫師的薪資內撥付。這種由政府出面對於特殊醫療事故補償的機制，在醫療強制保險全面建立之前，不失為值得鼓勵的做法；然而，因其適用對象只及於台北市的市立醫院，適用範圍實在略顯狹小，衛生福利部何不整合全國的公私醫療院所，參考台北市的做法，建立一套適用於全國的醫護糾紛受害補償制度，如此，將是所有病患之福！也是醫護人員之幸！

　　為建構醫療糾紛補償制度，行政院院會2012年通過【醫療糾紛處理及醫療事故補償法草案】的總說明中強調：目前醫療糾紛儼然為醫事人員執業環境與安全、病人就醫權益保障及醫病互動關係良莠與否之重要議題之一；根據衛生主管機關統計資料顯示，醫事審議委員會自民國76年至100年共完成約七千九百多件醫療爭議鑑定案，除因收案處理方式調整，致94年收案件數較前一年略減外，歷年來均呈現逐年攀升之趨勢，其中，鑑定涉及刑事訴訟案件者，約近八成，顯見醫療糾紛確實不容忽視。醫療糾紛之發生，雖與醫療行為有關，然醫療行為目的在解除病人生命或身體危害，具備特殊性、侵害性、高風險性及不可預期性，且病患之傷亡結果與醫療行為間之因果關係，實難以認定，尤其發現傷亡結果之時間如距醫療行為已有相當時日時，針對醫事人員所實施醫療行為有無過失責任之認定，或是鑑定所生損害是否屬於醫療疏失，更是難上加難。醫學先進相關國家為解決醫療糾紛或醫療傷亡認定困難等各個面向問題，採取各種解決途徑，如美國提出「醫療錯誤揭露及補償法案」，紐西蘭於西元1972年開始實施「意外傷害無過失補償制度」，瑞典於西元1975年開始實施「病人賠償保險制度」，英國於西元1995年成立「國家健康服務訴訟機關」。日本則於西元2009年起由評鑑機構負責執行「產科醫療補償制度」等。相較之下，我國一直未有整合處理醫療糾紛爭議程序、醫療事故傷亡補償、醫療疏失改錯及學習之專法，以致發生醫療事故傷亡或醫療糾紛事件時，病人或家屬除了尋求司法訴訟程序追求真相及請求損害賠償，也常運用傳播媒體或以民間社會人士協調等方式處理，造成病人或家屬及醫療（事）

---

136 台北市衛生局網站。

機構疲於因應，突顯現行法律制度對於病人或家屬權益保障，尚有不周之處。

　　補償制度的建立首要工作應建立補償基金，在草案第26條即規定：「中央主管機關為辦理醫療事故補償，應設醫療事故補償基金。基金之來源如下：一、醫療機構及醫事人員繳納之醫療風險分擔金。二、政府預算撥充。三、捐贈收入。四、基金孳息收入。五、其他收入。」為促進病人權益，中央主管機關得辦理醫療事故補償，分擔醫療事故風險，醫療事故之補償，得由中央主管機關視財源狀況及急迫程度，分階段訂定適用醫療機構、科別、類型或項目，報請行政院核定後公告之；醫療事故補償之給付種類及申請補償給付對象如下：1.死亡給付：病人之法定繼承人；2.重大傷害給付：病人本人；補償之申請程序、補償條件、給付金額、標準、應檢附資料、重大傷害之範圍及其他應遵行事項之辦法，由中央主管機關定之（第25、28條）。為辦理醫療事故補償之審議應設置審議會，並得分區設置，審議會遴聘醫學、法律專家及社會公正人士、相關機關代表組成，其中任一性別、法律專家及社會公正人士均不得少於三分之一，審議會組成人員之資格、任期、解任、審議程序與其他應遵行事項之辦法，由中央主管機關定之。為辦理醫療事故補償案件，應於受理申請之日起二個月內作成審定，必要時得延長二個月，並以一次為限；如未先依法調解者，得定二個月以下期間暫停審議，但顯無必要或調解顯無成立之望者，不在此限。醫療事故之補償作成審議決定時，有相當理由可懷疑醫療事故之發生非因醫事人員之故意或過失，亦非醫事人員無過失為限，有下列各款情事之一時，不予補償：1.應依藥害、疫苗預防接種或依其他法律所定申請救濟；2.屬於病人原有疾病之病程進展致生意料中之死傷；3.非以治療疾病目的之美容醫學醫療行為；4.同一醫療事故已提起民事訴訟或刑事案件之自訴或告訴；5.申請補償資料虛偽或不實；6.本法施行前已發生之醫療事故。給付補償後，有下列情形之一者，應以書面作成處分，命受領人返還：1.有具體事實證明依前條規定不應補償；2.同一醫療事故於補償後，提起民事訴訟或刑事案件之自訴或告訴。給付補償後，非告訴乃論之刑事案件，經法院判決認定應由醫事人員負責者，中央主管機關對受領人支付之補償金，就同一醫療事故，視為醫療機構或醫事人員應負損害賠償

金額之一部或全部；支付之補償金於視為損害賠償金額之範圍內，應向醫療機構或醫事人員請求返還；向醫療機構追償時，如醫療事故發生原因指向系統性錯誤者，醫療機構於償還後，不得向醫事人員求償（第29條至第33條）。醫療事故補償請求權，自請求權人知有醫療事故時起，因二年間不行使而消滅，醫療事故發生逾五年者，亦同；且醫療事故補償金請求權，不得讓與、抵銷、扣押或供擔保；為辦理醫療事故補償業務，得限期醫療（事）機構及其他相關機關（構）提供所需之病歷、診療紀錄、簿據或其他相關資料，被要求者不得規避、妨礙或拒絕（第34條至第36條）。對補償給付審定不服者，得依法提起訴願及行政訴訟；中央主管機關為辦理醫療事故補償行政業務，得委託財團法人、其他機關（構）或團體辦理之；辦理醫療事故補償給付相關業務之人員，因執行職務而知悉、持有他人之秘密，不得無故洩漏，或為自己、他人利益而使用（第37、38條）。為預防及降低醫療事故風險之發生，醫療機構應建立機構內風險管控機制，並辦理高風險事件通報；主管機關對於經辦之醫療糾紛調解或醫療事故補償事件，應進行統計分析，每年公布結果；對發生醫療糾紛或醫療事故之醫療（事）機構得視需要分析發生原因，並命其檢討及提出改善方案；前項分析，得委託具公信力之機構或團體辦理，並應注意符合匿名、保密、共同學習之原則，且不以處分或追究責任為目的；醫療事故發生屬系統性錯誤時，醫療機構應即通報，並由中央主管機關立即成立專案調查小組分析原因，提出改善及防止錯誤之調查報告，並發布之；專案調查小組得為必要之調查，或通知關係人到小組說明及提供資料，被調查之機關（構）、團體或有關人員，不得規避、妨礙或拒絕（第41條至第44條）。

　　鑑於立法作業尚需一段時日，民國99年起規劃以生育事故試辦補償計畫，作為未來規劃全面性醫療傷害補償制度之先驅計畫，並因應近年婦產科人力萎縮，婦權團體與婦產科醫學會多次建言政府開辦生育風險補償，藉以改善婦產科執業環境，並可提供產婦多一層保障。101年7月5日經行政院核定辦理生育事故補償試辦計畫，於101年10月1日起正式受理申請案，補償基金暫由醫療發展基金支應，實施以來，每年實質支出在1億元以內。生育事故救濟條件以醫療機構或助產機構於周產期（指懷孕滿22周（即滿154天，胎兒正常體重500公克以上），至新生兒出生滿7天為止。

但屬生育風險所致產婦重大併發症者，得自妊娠第22周起算）之醫療與助產過程中，已依該機構專業基準施予必要之診斷、治療或助產措施，仍致孕產婦或胎兒、新生兒死亡或符合相當於身心障礙者權益保障法所定中度以上障礙之生育事故事件。生育事故救濟條件之排除包括：1.流產致孕產婦與胎兒之不良結果；2.36週前因早產、重大先天畸形或基因缺陷所致胎兒死亡（含胎死腹中）或新生兒之不良結果；3.因懷孕或生育所致孕產婦心理或精神損害不良結果者；4.對於生育事故明顯可完全歸責於機構或病方者；5.懷孕期間有參與人體試驗情事者。醫療或助產機構必須加入本計畫並經評鑑合格始能加入本計畫，符合申請資格醫療機構，於生育事故發生日起二年內達成事故處理協議者，於協議成立日起60日內，檢具文件向衛生主管機關或委辦之機構提出申請；為辦理相關審議事宜，成立衛生福利部生育事故救濟審議會成員由醫事專家（含婦產科團體代表）、法律專家及社會公正人士共17人組成，其中任一性別、法律專家及社會公正人士不得少於三分之一，其主要任務為訂定給付條件、給付標準與作業程序，接受案件之申請、審查與金額核定，不為有無過失之判定。符合生育事故救濟條件之申請案，視個案事實發生情節之審定救濟金額上限如下，且不得逾機構與病方簽署達成事故處理協議之額度：1.孕產婦死亡：新臺幣200萬元以內；2.胎兒、新生兒死亡：新臺幣30萬元以內；3.孕產婦或新生兒極重度障礙：新臺幣150萬元以內；4.孕產婦或新生兒重度障礙：新臺幣130萬元以內；5.孕產婦或新生兒中度障礙：新臺幣110萬元以內；視個案發生情事，由審議會酌定（請參閱試辦計畫）。本計畫之目的在於適度救濟給付，使孕產婦得到合理生育風險保障；並有效化解醫病對立，改善醫病關係：鼓勵提供接生服務之醫療或助產機構，積極與發生生育事故之病人或代表人達成和解或調解；抒解婦產科醫師人力萎縮之困境：藉由救濟制度之推動，降低婦產科執業風險，抒解婦產科醫師人力萎縮之困境；亦節省社會（訴訟）成本，促進社會和諧：透過機構評鑑與風險控管措施，效提升醫療品質，減少醫療不良結果之發生與衍生之醫療爭議。試辦結果顯示已有效降低婦產科醫療糾紛，且作為推動【醫療糾紛處理及醫療事故補償法】」的先導型計畫，以生產醫療事故之試辦計畫為首，因效果良好，計畫執行期間為101年至103年並已延長，且擴大辦理至手術、麻醉

相關等醫療事故救濟。期待執行成果能累積本土實務經驗及案例數據，作為未來擴大辦理醫療事故補償制度、推動醫療糾紛處理及醫療事故補償法之基礎。

　　【醫療糾紛處理及醫療事故補償法】雖然未通過，但立法院於民國104年年底通過【生產事故救濟條例】，即為生育事故試辦補償計畫的正式立法，也是重要的醫療糾紛補償機制的法制化。為承擔女性的生產風險，國家建立救濟機制，確保產婦、胎兒及新生兒於生產過程中發生事故時能獲得及時救濟，減少醫療糾紛，促進產婦與醫事人員之夥伴關係，並提升女性生育健康及安全，此為【生產事故救濟條例】的立法目的[137]。中央主管機關應設基金，辦理生產事故救濟，基金之來源包括政府預算撥充、菸品健康福利捐、捐贈收入、基金孳息收入及其他收入；生產事故救濟給付種類及申請救濟給付對象如產婦或新生兒死亡時給付為其法定繼承人，胎兒死亡時給付為其母，重大傷害給付為受害人本人；中央主管機關為辦理生產事故救濟之審議，應設生產事故救濟審議會[138]。相較於試辦方案申請人以醫療機構為主，條例則改為受害人或其繼承人，至於不予救濟的條件則與試辦方案大致相同[139]。醫院應設置生產事故關懷小組，於生產事故發生時二個工作日內，負責向產婦、家屬或其代理人說明、溝通，並提供協助及關懷服務；依規定進行說明、溝通、提供協助或關懷服務過程中，醫事人員或其代理人所為遺憾、道歉或相類似之陳述，不得採為相關訴訟之證據或裁判基礎[140]。【生產事故救濟條例】除為試辦方案之法制化，許多規範與【醫療糾紛處理及醫療事故補償法草案】頗多相似，相當於是該法用於產科之先行立法，未來如能將之適用到醫療各科才是正本之源。

---

137 請參閱【生產事故救濟條例】第1條規定。
138 請參閱【生產事故救濟條例】第7條至第9條規定。
139 請參閱【生產事故救濟條例】第11條規定。
140 請參閱【生產事故救濟條例】第4條、第6條規定。

貳、醫護糾紛舉證責任的發展

　　傳統上，醫護糾紛時病患經常以侵權行為為請求權基礎提起損害賠償之訴，然而，侵權行為的舉證責任是由病患這邊來承擔，法諺有云：「舉證責任之所在，敗訴之所在。」因此，造成了醫護糾紛常常出現病患敗訴的結果。這種情況由於【民法】第191條之3的制定及某些實務判決的出現，有了重新檢視的空間。【民法】第191條之3規定：「經營一定事業或從事其他工作或活動之人，其工作或活動之性質或其使用之工具或方法有生損害於他人之危險者，對他人之損害應負賠償責任。但損害非由於其工作或活動或其使用之工具或方法所致，或於防止損害之發生已盡相當之注意者，不在此限。」依此規定而言，似採取「推定過失責任」，除非醫護人員可以證明其無過失才得以免責，整個損害賠償的舉證責任由病患移轉到醫護人員或醫院，對病患的權益保障自然大有助益；否則，以往病患以債務不履行請求損害賠償，受害人固無庸就醫護人員的過失負舉證責任，但如以較有利的侵權行為請求損害賠償，就要負擔舉證責任，惟衡量醫護人員與患者的舉證能力，將使侵權行為的請求難以實現，故一般學者認為應採取「推定過失」的法理較為妥當[141]。

　　比較起來，【民法】第191條之3係採取三重推定，就是過失推定、因果關係推定及不法的推定，受害人只要舉證醫護人員及醫院採取有危險的行為，有損害發生，其他要件均以推定為之，沒有科技與專業水準的抗辯[142]，也沒有客觀合理期待的抗辯，結果上不見得會比適用【消費者保護法】的無過失責任差，差別的是不能引用【消費者保護法】第51條所規定的三倍以下的懲罰性賠償[143]。甚至有學者認為：「如果將醫療行為認為是【民法】第191條之3的危險活動的話，目前病人在訴訟上所遭受的舉

---

141 黃立，消保法第7條與民法第191條之3適用研析，台北律師公會系列在職進修課程資料（116），2002年11月，頁54。
142 請參閱【消費者保護法】第7條之1規定：「企業經營者主張其商品於流通進入市場，或其服務於提供時，符合當時科技或專業水準可合理期待之安全性者，就其主張之事實負舉證責任。商品或服務不得僅因其後有較佳之商品或服務，而被視為不符合前條第1項之安全性。」
143 黃立，前揭文，頁55。

證困難，將轉移到醫師身上，也就是醫師必須舉證，其對於損害的發生，沒有過失或因果關係，才能免責。而我們知道，醫療案件最困難的，舉證失敗風險最大的，也就在於此。特別是限於科技而無法釐清因果關係的情形，或因病歷記載不充分而無法證明醫療行為以符合醫療水準或常規時，舉證失敗的醫師可能要負賠償之責。可見，【民法】第191條之3對醫療責任的影響，遠遠大於【消費者保護法】。[144]」這種醫護糾紛舉證責任倒置的發展確實值得注意。

【案例二】：自原告於87年4月15日住入台大醫院婦產科進行子宮肌瘤切除手術至6月10日出院為止，原告住院已有56日，接受了五次手術，除第一次子宮肌瘤切除術外，其餘均是為補救被告黃○誠醫師手術不慎所致傷害而進行的手術。原告於87年6月10日出院後仍遵醫師指示，繼續回台大醫院門診，並陸續又接受七次手術：於88年7月31日最後一次手術，原告之左腎慘遭摘除。本案關於侵權行為之故意或過失，基於侵權行為法均採過失責任主義，原則上應由主張此一有利於己事實之被害人或原告，負舉證之責。惟本院認為本件醫療事故原告之舉證責任應予減輕，而依原告所提出之證據資料，應足以認為原告已經舉證證明被告之過失，及其過失行為與損害結果間之因果關係存在，其理由如下：按當事人主張有利於己之事實者，就其事實有舉證之責任，但法律別有規定，或依其情形顯失公平者，不在此限，民事訴訟法第277條定有明文，此為民事訴訟法上舉證責任分配之原則。所謂舉證責任，乃特定法律效果之發生或不發生所必要之事實存否不明之場合，當事人之一造因此事實不明，將受不利益之判斷，乃必須就該事實提出有關證據，使法院信其主張為真實之謂也。故負有舉證責任之當事人於訴訟上未盡其舉證責任時，法院即不得以其主張之事實為裁判之基礎，是舉證責任之效果，於訴訟上乃不利益之歸屬，亦即敗訴結果之負擔。又關於舉證責任分配之法則，學說上理論甚多，惟在給付訴訟中，為訴訟標的之法律關係之事實，應由主張該為訴訟標的之法律關係存在之原告，就該具體的

法律關係之權利發生事實，負舉證責任，此為一般之見解。本件原告主張其受有損害，被告應負侵權行為損害賠償責任，自應由原告就其損害賠償請求權存在之事實，負舉證之責。惟隨著當今科技知識之進步、社會環境之變遷，若僅為維護侵權行為法之過失責任主義而一再堅持此項舉證責任，對於負舉證責任之原告，自有相當之不利，尤其於商品瑕疵損害、醫療事故或公害糾紛等現代社會侵權行為之類型，基於公平原則，自應於訴訟法上緩和侵權行為之舉證責任原則，在訴訟上因舉證不足而遭受敗訴判決之危險，亦不應完全歸由原告承擔。本件原告已經證明系爭事故之發生，除非係因醫事人員欠缺注意，否則通常情形不會發生，其事故發生之情形又完全在被告之掌控範圍內而無其他因素介入，且原告係因子宮肌瘤病症入院治療，卻因輸尿管狹窄而造成腎臟嗣遭切除，自應認為其舉證責任已經足夠，故原告主張被告黃○誠於子宮肌瘤手術過程中具有過失，應可採信。通常情形，其手術結果或產生之影響應與泌尿系統之腎臟無關，其竟於手術後發生「輸尿管狹窄」之現象，並因而接受多次輸尿管手術，最後進而必須切除左腎，依英美法侵權行為法或醫療事件中所謂「*Res ipsa loquitur*」（「事實說明自己」或「事情本身說明一切」）之法則，亦應減輕或緩和原告之舉證責任。被告並未證明其有何不可歸責之事由：查被告台大醫院為國內首屈一指之國立教學醫院，被告黃○誠則為該院之婦產科醫生，其等對於醫療知識及臨床醫療實務操作，自具有相當程度之瞭解與熟稔。較諸一般無醫學知識之病患，在醫療事件之舉證上本屬較為容易之事，基於證據距離、危險控制領域等理論，要求被告就其手術行為有何不可歸責事由，負舉證之責，應非難事；況依民法債務不履行之原則，原告既已證明其損害之發生，亦應由被告就其不可歸責事由之存在，加以證明。（台灣台北地方法院民事判決：89年度重訴字第472號）

　　據美國與我國醫療糾紛案件中，原告勝訴比率之研究報告指出，美國原告勝訴之比例為23.7%，我國僅為8%至11%[145]，部分原因乃由於大陸

---

[145] 盧瑞芬、謝啟瑞著，醫療經濟學，學富文化，2000年，頁217。

法系之民事訴訟制度中之舉證責任，法院對其證明度採取高度蓋然性之標準，故在勝訴率方面本就較英美法系國為低。大陸法系國家民事原告之舉證責任之負擔本就多不利益於原告，因此在一些具有科學不確定性的案件，如醫療、公害案件中，我國增加了【民事訴訟法】第277條但書之規定將舉證責任轉換予被告，其立意乃為衡平訴訟上醫病雙方間之不對等地位，及考量原告之舉證上之困難[146]。依【民事訴訟法】第277條規定：「當事人主張有利於己之事實者，就其事實有舉證之責任。但法律別有規定，或依其情形顯失公平者，不在此限。」本條文為民國89年2月修正，在修正理由中亦說明：關於舉證責任之分配情形繁雜，僅設原則性規定，未能解決一切舉證責任之分配問題，於具體事件的適用上，自難免發生困難，故最高法院於判例中，即曾依誠實信用原則定舉證責任的分配；尤以關於公害糾紛，交通事故、商品製作人責任、醫療糾紛等事件的處理，如嚴守原本舉證的原則，難免產生不公平之結果，使被害人無從獲得應有之救濟，有違正義原則。上述【案例二】即援引此條文的規定，於醫療糾紛中以病患的專業舉證能力、知識、實務操作及資訊等均遠不及醫師，依傳統舉證理論由病患舉證攻擊醫師具有醫療過失，為顯失公平者，故本案例中法官緩和舉證原則，即不能全由原告承擔舉證責任，將舉證責任轉移給台大醫院及負責手術醫師，由醫院及醫師舉證本身無過失責任。從比較法的觀點而論，德國很早就認為醫療糾紛案件的舉證責任應在醫師，此類專業案件舉證責任轉移是世界趨勢，我國衛生福利部民國93年所提出的【醫療法修正草案】第79條規定：「醫療業務的施行，應善盡醫療上必要的注意。醫療機構及其醫事人員因執行業務致生損害於病人者，除能證明其無故意或過失者外，應負損害賠償責任，不適用消費者保護法之規定。」草案中也將醫療糾紛中的舉證責任，由原告病患轉為被告醫院及醫事人員負擔，這種舉證倒置的發展，必將影響未來醫護糾紛訴訟的成敗機率；惟93年通過的【醫療法】第82條卻改為：「醫療業務之施行，應善盡醫療上必要之注意。醫療機構及其醫事人員因執行業務致生損害於病人，以故意

---

146 孟蕾，論「事實說明自己法則」之應用──以醫療訴訟為中心，玄奘大學法律學系碩士論文，2008年12月，頁185。

或過失為限，負損害賠償責任。」將原草案「除能證明其無故意或過失者外」改成「以故意或過失為限」，舉證責任在草案中移轉給醫療機構及某醫事人員，通過的條文反而取消此種舉證責任的配置，對於病患將產生訴訟上不利的後果，至為不當。

2017年最高法院較新的判決則認為：「過失之醫療行為與病人之死亡間因果關係之存否，原則上雖應由被害人負舉證責任，惟苟醫師進行之醫療處置具有可歸責之重大瑕疵，導致相關醫療步驟過程及該瑕疵與病人所受損害間之因果關係，發生糾結而難以釐清之情事時，該因果關係無法解明之不利益，本於醫療專業不對等之原則，應歸由醫師負擔，依民事訴訟法第277條但書之規定，即生舉證責任轉換（由醫師舉證證明其醫療過失與病人死亡間無因果關係）之效果。[147]」如何達成醫療糾紛過失的舉證責任分配，此議題業經法學界多年來廣泛地討論，卻未能達成共通一致之見解，例如：有學者主張認定醫事人員的過失標準，應回歸到法律上的理性人注意標準為判斷之基準，又學者主張引進德國重大瑕疵原則為過失判斷之參酌等等，實務上就醫療過失舉證責任分配之見解，有採用舉證責任減輕、舉證責任轉換、或仍由病患負擔舉證但醫師有協助義務、甚至有認為仍依原本舉證責任分配原則仍由病患負擔舉證責任等等，不一而足[148]。但多數仍然採取依【民事訴訟法】第277條規定：「當事人主張有利於己之事實者，就其事實有舉證之責任。」由醫療糾紛提起訴訟的病患負舉證責任。惟如沈冠伶教授認為：「宜適用表現證明原則，以減輕原告之舉證責任。此外，更應視各該事件之具體情形，斟酌醫病間之利益狀態，考量兩造當事人對於事證掌握、接近可能性，就特定危險之可控制性、以及事件回溯困難之造成原因，而適當地調整或轉換當事人之舉證責任。[149]」姜世明教授亦認為：「基於醫師與病人間專業知識之落差所造成之病人舉證困難，已形成病人使用法院實現權利之障礙，藉由兩造間信賴關係及武器平等法理，在採過失責任主義為前提下，認為有

---

147 最高法院106年度台上字第227號判決。
148 黃文明，醫療糾紛民事舉證責任之不確定性，東吳大學法律學系碩士論文，2009年，頁3。
149 沈冠伶，武器平等原則於醫療訴訟之適用，月旦法學雜誌第127期，2005年，頁49。

必要以舉證責任減輕方式對於醫師責任加以規制。[150]」此為學者認為採取舉證責任減輕方式，使被害人獲得合理賠償[151]，似是舉證責任發展值得重視的方向。最高法院此判決亦提到：「查林、潘二人確有應注意王○楸意識變化、評估生命徵候、意識狀態及瞳孔反應及嘔吐二次，而疏未注意評估，以便安排作電腦斷層之違反醫療常規之處置上過失，又吳○勳為當時急診室主治醫師，未在場指導林、潘二人，亦未在王○楸失去意識前進行醫療處置或親自交視治療王○楸，乃原審所確定之事實，果爾，林、潘二人所為醫療行為是否符合醫學中心所應具備之醫療水準？尚非無疑。且依醫審會鑑定書記載，『假設顱內血塊已擴大至超過30c.c，合併較嚴重之腦部壓迫現象，則須立即進行手術，若果如此，由於病人意識尚未喪失，此時手術理當有非常良好之恢復』，則倘吳○勳等三人確實注意王○楸意識變化，於適當時期安排作電腦斷層，而得即時進行手術，王○楸是否有避免昏迷終至死亡之相當程度可能性？自非無進一步推求餘地。原審未遑詳查，遽為不利上訴人之認定，已嫌速斷。又依相關急診醫囑、病歷及護理紀錄，未見王○楸留院觀察期間之昏迷指數及生命徵象之觀察結果之相關記載，復為原審所認定，本件事故相關醫療過程因無相關記載而未臻明確，原審未使被上訴人就本件醫療過失與王○楸之死亡無因果關係善盡舉證責任，遽為裁判，亦有疏略。」依【民事訴訟法】第277條但書規定「依其情形顯失公平」係屬不確定法律概念，應由法官於具體案件中形成法律見解，斟酌何時應轉換舉證責任，在法學方法論上，可解為係對上開條文但書之適用，提出具體判斷標準，使法律之適用更為清晰具有說服力，以作為其他案件判決之參考[152]。本判決提到「該因果關係無法解明之不利益，本於醫療專業不對等之原則，應歸由醫師負擔，依民事訴訟法第277條但書之規定，即生舉證責任轉換（由醫師舉證證明其醫療過失與病人死亡間無因果關係）之效果。」則頗為呼應此論述，亦為有利病患之

---

150 姜世明，醫師民事責任程序中之舉證責任減輕，月旦民商法雜誌第6期，2004年，頁29。
151 陳聰富，美國醫療過失舉證責任之研究，刊【醫療過失舉證責任之比較】一書，元照出版有限公司，2008年5月，頁192。
152 陳聰富，前揭文，頁199。

舉證論點開啟實務上之新思考。傳統舉證責任由病患方負擔，除了專業武器攻防不平等，證據資料也都在醫院方如病歷、診察紀錄和各項醫療文件等，已形成病人使用法院實現權利之障礙，此可能導致病患方只好利用刑事策略達成民事求償目標，台灣業務過失刑責的低門檻，加以刑事訴訟舉證責任由帶有強制力的檢察官為之，又不需要繳交訴訟費用，「以刑逼民」遂成為醫療糾紛訴訟上常見之方式。這種不正常之發展，除尋求合理的重過失或故意才有刑事責任的醫療刑責合理化或去刑化之外，於過失推定或補償機制全面建構之前，合理調整舉證責任之分配，使一定程度的舉證轉換由醫療體系一方承擔，不失為合理的改革方向。這是最高法院本判決具有啟發性的重要思考點。

第六節　醫護糾紛的預防與處理

　　所謂「榮辱之來，其必有自」、「冰凍三尺，非一日之寒」，醫護糾紛的產生也必然有它的成因。較為普遍的因素，主要是因為醫護人員違反醫事操作的常規與應有的標準程序，如護理人員沒有做好「三讀五對」導致打針打錯藥，醫師手術縫合時沒有注意應有的程序導致異物遺留病患體內，藥師給藥時沒有仔細核對處方箋導致發錯藥，醫事檢驗師檢驗時沒有依照標準流程檢驗導致驗錯血等等，這類嚴重的醫護業務過失案例，有很高的比例是違反醫事常規或標準流程而引發。此外，醫護技術欠佳也經常是醫護糾紛發生的原因，如醫師的誤診（甲病診斷為乙病）或具有的病情卻未診斷出來，護理人員在實施心肺復甦術時壓斷肋骨，醫師或護理人員插飲食導管時卻插入氣管導致飲食灌入氣管死亡，護士做靜脈注射時屢試不成功等等，都是起因於醫護專業技能的不足。其他如醫病雙方溝通不良、醫護人員怠忽職責、醫院管理制度不夠完善、醫護人員心不在焉、第三人挑撥是非、病人不夠合作、醫護服務品質欠佳等等，都是可能導致醫護糾紛的原因，也可能幾項因素交錯而成。

　　依人之常情，如傷害不大、事態不嚴重，則少有起爭執者，無論是醫療事故或交通事故均為如此。因此，在醫院作業中某些急重症部門如急

診室、外科和開刀房、重症病房、加護病房、婦產科等是較為容易發生嚴重醫護糾紛的地方，主要原因在於這類病人醫護上稍有閃失，即容易發生不可預測的結果，這種嚴重結果經常是家屬無法接受的，糾紛於是難以避免。除了這些事實上較為嚴重的情況外，實務上也發生傷害不大，卻藉故需索的案例，很多開業醫師為了避免麻煩或沒有美國時間跟病人瞎攪和，在賠償不多的情況下，抱著花錢消災的心情，也就給付病人一筆款項。不管醫護紛爭的大小，病人或其家屬的反應和處理方式也不盡相同，有陳情俱樂部者、有暴力導向者、有自力救濟者、有抬棺抗議者、有尋找民意代表或有力人士談判者、亦有動輒興訟者等等不一而足；其結果要不達成和解、要不無疾而終、要不溝通後煙消雲散、要不兩敗俱傷、要不依判決執行等，情況各異，處理上也只有見招拆招、小心翼翼、步步為營，依狀況妥善因應。

　　凡事能「防患於未然」總是最好的，如何預防醫護糾紛的發生，最主要為嚴守各項醫療、護理、技術操作規則，訂立醫事人員工作守則，落實包括查房制度、醫囑核對、會診制度、隔離制度、護理交接班等各項醫護機制。其他則可歸納成下列幾點意見以供參考[153]：

一、醫療和護理紀錄必須書寫詳盡，妥善保存完整。病歷或紀錄如有增刪時，應於增刪處簽名或蓋章，刪改部分應以劃線去除，不得塗毀（民國93年醫療法修正草案第65條），以杜紛爭。

二、加強所有醫事人員的在職進修，充實完善相關的醫療護理設施。

三、提高護理工作品質，加強護理服務態度，積極補充護理人力。

四、提升醫療與護理等醫事專業倫理，重視醫護專業道德。

五、建立完善的醫護執業責任保險制度，分攤醫護人員的執業醫護風險，並保障病患應有的權益。

六、建立完整的醫護爭端解決機制，包括和解、調解、調處、仲裁、鑑定及訴訟制度等，以有效處理較為嚴重的醫護糾紛。

七、建立良好的醫療和護病關係，並與外界保持良好的公共關係。

---

153 黃丁全，前揭書，頁450-455。台北市護理師護士公會、中華民國醫事法律學會，護理業務與法律實務，中華民國醫事法律學會出版，1996年8月，頁312。

八、醫護人員應保持完美的身心狀況和行事能力。

九、善盡注意義務，處處、事事、時時小心。

十、醫師應善盡說明義務，護理人員須做好應有的衛教及護理指導、諮詢。

十一、充實醫護法律知識，聘請法律顧問。

十二、遇有醫護糾紛，對方又有暴力傾向者，應做好保護措施，必要時迴避一段時間，並設置保全設施和蒐證設備。

十三、保持憂患意識，時時提高警覺，注意糾紛的早期徵象，熟知危機處理程序。

十四、注意醫護活動須履行的作為或不作為，作為上如手術、實驗性醫療行為、器官移植等應取得病人的同意方可進行，不作為上如不可協助病人自殺、不可對病人實施任何涉及違法的行為。

　　談到醫護糾紛的處理模式，不管是對病患家屬、醫院、醫事人員或警察單位，最轟動也最不可取的案例，應該算是發生於民國78年4月23日的成大醫院暴力滋擾事件。本案起因於一位女性尿毒症末期病患就醫不治去世，導致家屬連續三天大鬧成大醫院病房和急診室，破壞昂貴的醫療器材，脅迫恐嚇醫護人員，並以暴力攻擊不相關的醫護人員（最嚴重時看到穿白色制服的就打，絕大多數是女性員工），更有甚者，家屬更威脅若其要求的金額不遂（250萬元），將殺害內科醫師吳○○，以活祭其母；院方為了顧及人員安全而向暴力妥協，給與家屬100萬元「慰問金」，由於醫護人員認為醫療並無疏失，家屬不遵守法紀，警方袖手旁觀，引起成大醫院醫護人員的公憤，演出所謂「集體罷診」（急診室關大門、僅留邊門、醫護人員穿便服急診）。使一件原本單純的醫療糾紛演變成全國矚目的新聞事件[154]。本案最受爭議的部分包括：（一）家屬方面：以暴力手段嚴重滋擾、破壞、毆打醫護人員，完全沒有法紀觀念；（二）醫院方面：在未弄清事實真相與法律程序裁決前，逕行與家屬和解，姑息養奸，引發民眾與醫護人員高度不滿，導致發生有史以來首次的醫護人員「罷診事件」；（三）警方方面：最受指責之處在於公權力不彰，雖然警方有到

---

154 中華民國醫事法律學會，從成大醫院醫療糾紛事件談醫療糾紛訴訟處理的理與法，醫事法律第3卷第3、4期合訂本，1989年12月，頁33-36。

院處理，但無法有效制止暴力行為，嚴重影響醫院運作，損及其他病人權益；（四）醫護人員方面：演出罷診事件，違反醫護倫理，引發各界爭議[155]。

　　由成大醫院暴力滋擾事件，可知醫院發生醫護事件時，危機處理的重要，醫院平時即有必要成立「危機處理小組」，成員除了院方的行政主管外，也應有適當的醫事人員代表及法務人員或法律顧問，並建立標準的危機處理流程與模式。如發生病患家屬有暴力傾向的醫護糾紛時，應保護隔絕出事的醫護人員，避免其與病患家屬直接面對面，並採取適當安全和採證措施；派出夠分量的代表在安全和諧的情境下，與家屬充分溝通，如果事實是醫護人員有過失應儘量達成和解，給予病患或其家屬合理的賠償，如果查證醫護人員並無疏失，那麼應婉轉和家屬協調，病患若已死亡可以考量免收醫療費用並給予適當的「白包」，否則，若病患家屬態度蠻橫，則不應排除以訴訟方式解決。平時應要求醫護人員做好與病患或家屬的互動，嚴守上述預防醫護糾紛的做法，加強在職訓練，提供病患良好和善的醫護環境。民國93年【醫療法】修正時，為保障病人就醫安全，避免類似成大醫院滋擾事件重演，爰於第24條增訂：「為保障病人就醫安全，任何人不得以強暴、脅迫、恐嚇或其他非法之方法，滋擾醫療機構秩序或妨礙醫療業務之執行。違反前項規定者，警察機關應協助排除或制止之。」近年來，屢屢發生病患家屬威嚇乃至出手毆打醫護人員事件，立法院修正【醫療法】第24條及第106條，增加「如涉及刑事責任者，應移送司法機關偵辦。」對違反第24條第2項規定者處新台幣3萬元以上5萬元以下罰鍰，毀損醫療機構或其他相類場所內關於保護生命之設備，致生危險於他人之生命、身體或健康者，處三年以下有期徒刑、拘役或新台幣30萬元以下罰金；對於醫事人員或緊急醫療救護人員以強暴、脅迫、恐嚇或其他非法之方法，妨害其執行醫療或救護業務者，處三年以下有期徒刑、拘役或新台幣30萬元以下罰金；犯前項之罪，因而致醫事人員於死者，處無期徒刑或七年以上有期徒刑；致重傷者，處三年以上十年以下有期徒刑。

　　政府處理醫護糾紛的制度與做法，必然影響個別醫護人員或醫院處理

---

155 同前註，頁15-16。

的模式。茲引述各國政府處理醫護糾紛的做法[156]：

一、美　國

美國「醫療機構資格鑑定聯合委員會」負責評估美國近五千家醫院的品質，其中一項2001年7月1日生效的規定，要求醫院主動將醫療過失告知病人。根據規定，未與病人討論有害醫療過失的醫院，在委員會的調查人員查出確有過失後，可能喪失醫院鑑定合格資格。該評鑑結果對醫院能否加入醫療保險體系有重大影響。布希總統支持聯邦進行了一連串的醫療訴訟制度改革，主要包括設立基金提供醫療疏失當事人盡快獲得補償。由於醫院／醫師是否主動通報「醫療不良反應事件」關係到他們是否有資格申請該基金以補償病人，所以增加了醫療院所主動通報的動機。

二、紐西蘭

於1972年通過「意外傷害事故補償辦法」（Accident Compesation Act），1974年4月1日實施，1992年修正。不論有無過失，所有因「意外」引起之身體傷害均可補償。其中「醫療意外補償」部分，以「醫療錯誤」和「醫療不幸」為限。不適用醫療意外補償者包括：（一）除非於治療當時發生，否則病人對於治療程序所發生的異常反應，或事後的併發症，不視為醫療意外；（二）非因過失之誤診或延誤治療；（三）病人書面同意所參加之藥物實驗或臨床實驗所產生的人身傷害。補償內容主要分「所得損失」、「醫療費用損失」、「精神慰藉金」、「遺族撫養金」四大類。共有六個帳戶，其中一個「醫療事故帳戶」負責支應所有因醫療人員之錯誤或罕見嚴重之醫療結果所致傷害。財務來源由雇主及受薪者繳交的保費支援。

---

156 請參閱資料來源：http://www.thrf.org.tw/knowledge-2htm，台灣醫療改革基金會網站。

三、瑞　典

　　1975年實施「病人補償保險」（Patient Compensation Insurance），與醫療照護有直接相關之傷害，補償可避免的醫療傷害，而非所有不幸的醫療結果。適用補償保險者，應符合下列條件；生病超過三十天以上、住院超過十天、死亡，永久性殘障。傷害種類包括：（一）真正的醫療傷害：傷害實質上可能可以由檢驗、治療或其他類似的正當處置直接且可避免者；（二）診斷錯誤的醫療傷害：因不正確的診斷所致的醫療傷害；（三）意外傷害：醫事人員所應負責或醫療儀器瑕疵所造成之傷害；（四）感染傷害：治療過程感染所致的傷害或併發症，縱使不可避免亦得補償（但仍應視傷害部位及疾病性質而定）；（五）意外傷害：醫事人員所應負責或醫療儀器瑕疵所造成的傷害。不適用醫療意外補償者包括：（一）急救程序中所生的醫療傷害，除非急救程序的施行有過失；（二）政策上的決定而限制醫療資源的利用，因此所生的醫療傷害；（三）病患心理上或精神上的非財產上損害；（四）美容手術；（五）病人自行加諸本身的傷害；（六）藥物不良反應所致的傷害。補償內容主要分「所得損失」、「醫療費用損失」、「精神損害」三大類，有補償上限52萬美金。財務來源是由私人保險公司協會向郡議會及自願投保的開業醫收取保費，郡議會保費是以一般稅收來支應[157]。

　　台灣目前已經實施「藥害救濟制度」，即針對正常用藥導致的傷害予以適當的補償，自民國89年5月31日公布的【藥害救濟法】，規定病患因正當使用合法藥物所生藥害，導致死亡、殘障或嚴重疾病，得請求藥害救濟基金的給付，如經衛生主管機關藥害救濟審議委員會確認，將可獲得最高新台幣300萬元的救濟給付[158]。此外，針對因預防接種而受害者也建立救濟制度，依【預防接種受害救濟基金徵收及審議辦法】規定，因預防接種而受害者得請求救濟，死亡給付的請求權人為受害人的法定繼承人，身體障礙給付或嚴重疾病給付的請求權人為受害人本人或其法定代理人，請求權人申請預防接種受害救濟，應填具預防接種受害救濟申請書，並檢具

---

157 同前註。
158 同前註。

相關證明文件，向接種地衛生主管機關提出救濟之申請[159]。然而，其他主要的醫護糾紛補償機制尚待建立，上述各國的相關制度確實可以作為參考，如果政府可以建立一套良好可行的醫護糾紛處理機制與模式，必然可以大大減低醫護糾紛對醫護人員和醫院的衝擊，使病患權益有所保障，並使醫護人員得以安心的為病患提供最好的專業服務。

---

159 請參閱【預防接種受害救濟基金徵收及審議辦法】第6點、第7點規定。

第四章　臨床上常見的醫護法律問題

臨床醫護作業包羅萬象，加以醫學分科化專業的發展，在科別齊全的大醫院中，要求所有的醫護人員知悉掌握每項醫事作業操作程序，幾乎是不可能的事。在醫學中心的評鑑標準中，要求至少應提供家庭醫學、內、外、婦產、兒、骨、神經外、整形外、泌尿、耳鼻喉、眼、皮膚、神經、精神、復健、麻醉、放射診斷、放射腫瘤、臨床病理、解剖病理（或口腔病理，具其中之一）、核子醫學、急診醫學、職業醫學、齒顎矯正、口腔顎面外科等二十五科之診療服務；惟於同一基地另行單獨設立專供診治兒童之綜合醫院者，得免設兒科診療科別。在這些眾多的科別中，療程上常常包括門診、急診、檢驗、手術、住院等環節，每一個環節各有其不同的狀況及須特別注意的事項，因此，衍生的醫療法律服務風險確實不容小覷，法諺有言：「醫師是一腳在醫院，另一腳在監獄。」如此說法實非無據。由於醫學分科的過於龐大，難以一一細述分析其可能的法律問題，本章即以臨床醫護作業流程中，較為常見的門診、急診、手術、病房、用藥等流程加以分類，探討其相關的法律問題。

第一節　門診常見的法律問題

臨床醫護流程上，服務病人機會最多者可以說是門診，一般診所主要的醫療服務即為門診，醫院則除了門診外，尚包括提供住院等醫療服務；為服務一般病人，通常醫療院所的門診部門大多設在方便病人進出的處所如一樓等地方，由於門診除了診療或確定是否進行進一步療程外，也有篩選的作用，如掛錯門診科別的改掛、非屬疾病的排除等，在COVID-19流行期間，各醫療院所也都在門診入口處或一樓進出口地方設置發燒篩檢站，以防止可能的病患傳染給其他醫護人員或病人。門診中頗為常見的爭執，是等候的病患過多，因不耐久等或跳號、病歷不到、VIP病人提前就診等引發爭議，對於這些問題只有耐心說明，避免引起更大的爭吵，並制

度性地改進流程，這些問題通常談不上成為法律糾紛。

　　門診部門的設備與人員配置雖然只占醫院的一小部分，但門診的病人數目往往是各個療程中最多的，收入也是最高的部門。我國全民健康保險的支出中，門診費用占總費用的六成，而住院則僅占四成左右，其比例約為6：4，與世界各國平均的門診住院比例為4：6，恰恰相反，這足以顯出我國醫療生態的特殊性，突顯出高平均門診次數的問題[1]。門診的成長和擴充，造成各界詬病門診看病的「三長二短」現象，看病時間短的結果，自然難以把病看清楚、難以善盡說明的義務，醫病關係也無法有效增進，醫療品質終究不能確保，醫療糾紛發生的機會就大。因此，中央健康保險局於民國90年開始對全國醫院實施合理門診量的措施，然門診量扣除急診、洗腎、慢性病連續處方箋、居家照護、精神疾病社區復健、預防保健、安寧居家照護、門診論病例計酬、職業傷病、六十五歲以上接種流行性感冒疫苗等醫療案件計算[2]，以不影響急重症病患的就醫權益。合理門診量的實施，其目的在於提升門診看診的品質，確保病人醫療權益，配合總額支付制度，未來如能落實分級就醫及轉診制度，醫療資源分配可望趨於合理，醫療生態也能夠有所導正。

　　門診主要診治的角色是門診醫師，在大醫院中常可見到名醫的門診掛號之多，以「門庭若市」形容應不為過，然而，太多的病人對醫師是很大的負擔，對病人而言，也不能享有高品質的看病權益，除了轉診制度的建立能減緩這種情況外，另一解決的方法可全面實施「指定醫師」制度，依名醫的行情收取不同的「指定醫師費」，如此，應可有效杜絕醫療體系的紅包文化，又可降低某些醫師門診病人門可羅雀、某些醫師門庭若市的現象。

　　門診最重要的功能是診斷疾病，其前提必須是符合法定資格的醫師來進行，如由密醫進行門診診斷與治療就構成「密醫罪」，【案例一】為非牙醫師從事牙醫的診療即為密醫。除此外，看診常見的誤失為診斷錯誤，如甲病診斷為乙病，如心肌梗塞有上腹痛和噁心現象以致誤診為急性胃

1　邱永仁，醫院實施合理門診量之探討，台灣醫界第44卷第2期，2001年2月，頁46。
2　民國89年12月26日健保醫字第89006614函。

炎，下述【案例二】、【案例三】及【案例四】均為實務上因診斷錯誤致人於死被判有罪的案例。遺漏診斷或誤診在門診中也偶有所聞，如病人全身多處創傷併發出血性休克，醫師診斷時，僅注意四肢的創傷，而疏未注意內臟破裂出血，以致造成不良後果[3]。也有延誤診斷治療的情形，如醫師未能從已經顯示出一公分大小病灶的X光片判讀出肺癌，直到隔年肺癌併腦部轉移被發現，診斷為第三期肺癌，其後病人不治死亡，醫師被判賠損害賠償[4]。診斷正確後對症下藥或正確治療，病人疾病自然可以獲得有效控制或治癒，惟實務上也出現不少門診治療不當的案例，如【案例五】醫師未詳細診斷以致做出錯誤的治療而致人於死，以及【案例六】低估病患病情於治療上嚴重疏失致人於死被判有罪，均為例證。

【案例一】：楊○源係彰化永○國中畢業生，現從事油漆工作，並未取得合法醫師資格，其自民國86年12月10日起，至87年5月間止，租用花蓮縣吉安鄉太昌村，開設正○牙科診所，並於87年2、3月間，擅自為病患梁○民看診，並擅自執行裝補假牙等醫療業務，再收取費用1萬1千餘元牟利。核被告所為，係犯醫師法第28條第1項前段之密醫罪名。（裁判字號：88年度易字第18號）

【案例二】：上訴人係中醫師，於民國54年6月12日，為黃姓女童診療左腿部疾病，因疏於診察症狀，未識黃童係患蜂窩性組織炎，亦不諳其嚴重性，誤認為急性潰瘍，未加適當治療，延誤醫治時間，至同月18日，致引起敗血症死亡，殊難辭其過失致人於死罪責。（裁判字號：55年台上字第3010號）

【案例三】：醫師殷某診斷確有錯誤，因腸炎係內科病，子宮外孕係外科病，處理完全不同，死者係患急性外科病，必須立即送設備完善之醫院施行手術，因為診斷不確實，則無法行使有效治療，應負業務上過失致人於死罪責。（裁判字號：60年台上字第2806號）

【案例四】：上訴人為從事醫療業務之人，民國79年1月15日下午2時

3　黃丁全，醫事法，月旦出版公司，1995年11月，頁333。
4　吳建樑，國內外判決介紹，醫事法第7卷第2期，1999年6月，頁82。

許，被害人在工作中，突因胸部疼痛呼吸困難，經友人護送就醫，由上訴人予以診治，當時被害人主訴呼吸困難，上訴人即應注意是否為心絞痛、急性心肌梗塞或急性肺動脈血栓等心臟疾病，而立刻執行心電圖檢查，如無該設備，亦應迅速囑其轉至大醫院診療，上訴人竟未注意將被害人誤診為吸入性中毒，僅給予抗過敏藥、保肺藥、葡萄糖之治療，另給予口服維他命、腎上腺皮質類固醇及胃藥，而未就心臟疾病予以治療，致被害人打完點滴於當日下午2：35，因心肌梗塞導致急性心衰竭不治死亡，確有業務過失致死罪責。（裁判字號：80年上訴字第1044號）

【案例五】：上訴人開設秋○醫院，郭婦攜其年僅三個月大的女嬰求治，因發燒未退，脫水狀態嚴重，且服用比林系藥物而有中毒現象，上訴人竟疏未注意脫水狀態，並予以充分解毒，然僅以退熱及補氣針藥各二次注射外，給付藥粉六包，當時服用一包而歸，詎抵車站女嬰即色變發疹，折返醫院，已告不治死亡，上訴人殊難辭過失責任。（裁判字號：52年台上字第255號）

【案例六】上訴人係從事醫療業務之人，既明知被害人之病況嚴重，因其祖父陳某未同意住院，即不予詳細檢查，以急症慢醫方法，給予早年處方之藥物服用，其完全置被害人新發之心臟病症於不顧，致因未獲適時有效之治療，心臟衰竭，併合藥物過敏反應致死，其在治療業務上顯有應注意並能注意，而不注意之過失，即應負業務上過失致人於死之罪責。（裁判字號：61年台上字第5410號）

醫師診斷病情或進行進一步的治療，經常需要依賴各種正確的檢驗報告，檢驗失真或錯誤常是引起診斷錯誤的原因，如果診斷失誤是由於醫事檢驗人員的錯誤所造成，依法律的因果關係論斷，這種法律責任應該是由醫事檢驗人員負擔。醫事檢驗的範圍包括X光攝影、血型檢驗、生化檢驗、電腦斷層掃描、心電圖、妊娠試驗等，這些都是門診診斷病情或進行治療不可或缺的重要資料；台北市某市立醫院即曾發生檢驗部門將病人血型檢驗錯誤，使醫護人員輸錯血，導致病人死亡的案例，這種檢驗錯誤所造成的業務過失刑事及民事責任，自然不應由醫護人員負責，而應由出錯

的檢驗人員負起法律責任。

　　依【醫師法】第12條規定：「醫師執行業務時，應製作病歷，並簽名或蓋章及加註執行年、月、日。」故製作病歷是醫師的法定職責，醫師於門診時自應依法製作病歷；惟如由醫師口述，護士或醫師助理代為書寫或鍵入電腦是否合法？對此法令似沒有特別規定，然依法於他人書寫後仍應由醫師簽名以示負責；輸入電腦後，也應隨即將紀錄內容列印，並由診治醫師簽名，以依法建立實體病歷資料，並依規定年限保存。但依民國93年4月修正的【醫療法】第68條第1項規定：「醫療機構應督導其所屬醫事人員於執行業務時，親自記載病歷或製作紀錄，並簽名或蓋章及加註執行年、月、日。」法文明列「親自」，解釋上當然宜由醫師親自為之較無疑義[5]。另依【醫師法】第13條規定：「醫師處方時，應於處方箋載明下列事項，並簽名或蓋章：一、醫師姓名。二、病人姓名、年齡、藥名、劑量、數量、用法及處方年月日。」故依法醫師於門診時開立處方箋必須親自為之，如由護士或醫師助理依醫師醫囑為之，或由病歷抄寫至處方箋上，仍應由醫師確認後並親自簽名或蓋章方屬合法，否則，不依法定程序辦理，如因處方箋記載錯誤而造成危害時，醫師仍應負起法律責任。

　　門診另一偶會發生的法律問題，為醫師對病人性侵害或性騷擾。如某小姐因腰部受傷，由著名的某外科醫師診治，當外科醫師為其看診時，要某小姐平躺於醫療床上並解開上衣，隨後外科醫師藉診療之際不斷撫摸病患身體，並且暗示與其進行性行為，經病患強烈制止後方才停止，病患經此事件倍感羞憤，此外科醫師的行為不僅嚴重敗壞醫德，更是違反【刑法】第228條規定：「對於因親屬、監護、教養、教育、訓練、救濟、醫療、公務、業務或其他相類關係受自己監督、扶助、照護之人，利用權勢或機會為性交者，處六個月以上五年以下有期徒刑。因前項情形而為猥褻之行為者，處三年以下有期徒刑。第一項之未遂犯罰之。」依法此受害人可依法本條第2項規定的利用權勢猥褻罪提起告訴；民事賠償上，可依【民法】第195條規定：「不法侵害他人之身體、健康、名譽、自由、信用、隱私、貞操，或不法侵害其他人格法益而情節重大者，被害人雖非財產上之損害，亦得請求賠償相當之金額。其名譽被侵害者，並得請求回復

5　民國84年11月20日衛署醫字第84070507號函。

名譽之適當處分。」依本條規定請求人格權受到侵害的損害賠償。

　　為保障病人隱私權並減少可能引發之疑慮，衛生福利部於民國98年發布【門診醫療隱私權維護規範】，要求醫事人員於門診執行醫療業務時，應注意維護病人隱私、減少程序疑慮，以保障醫病雙方權益。醫療機構應依本規範之規定辦理，並督導醫事人員於執行門診醫療業務時，確實遵守下列事項：（一）與病人作病情說明及溝通，或於執行觸診診療行為及徵詢病人同意之過程中，均應考量到環境及個人隱私之保護；（二）病人就診時，應確實隔離其他不相關人員在場；於診療過程，如需錄音或錄影，應先徵得醫病雙方之同意；（三）門診診間及諮詢會談場所應為單診間，且有適當之隔音；診間入口並應有門隔開，且對於診間之設計，應有具體確保病人隱私之設施；（四）進行檢查及處置之場所，應至少有布簾隔開（且視檢查及處置之種類，以有個人房間較為理想），檢查台亦應備有被單、治療巾等，對於較私密部位之檢查，並應有避免過度暴露之措施；（五）診療過程，對於特殊檢查及處置，應依病人及處置之需要，安排適當人員陪同，且有合適之醫事人員在場，並於檢查及處置過程中隨時觀察、注意隱私之維護；（六）於診間呼喚病人時，宜顧慮其權利及尊嚴；候診區就診名單之公布，應尊重病人之意願，儘量不呈現全名為原則；（七）教學醫院之教學門診應有明顯標示，對實（見）習學生在旁，應事先充分告知病人；為考量病人隱私，對於較私密部位之檢查，應徵得病人之同意[6]。後於民國104年重新公告為【醫療機構醫療隱私維護規範】（104年1月30日衛部醫字第1041660364號公告），內容要求大致相同，惟規範醫療機構應依前點各款事項，訂定具體規定及完備各種設施、設備或物品；且除確保病人之隱私外，亦應保障醫事人員之相對權益。醫療機構應遵守性別工作平等法及性騷擾防治法規定，建立性騷擾防治及保護之申訴管道，及指定專責人員（單位）受理申訴，並明定處理程序，處理申訴及檢討改進診療流程。

6　民國98年9月10日衛生福利部發布【門診醫療隱私權維護規範】第2條規定。

第二節　緊急救護與急診常見的法律問題

　　依【醫療機構設置標準】的規定，綜合醫院急性一般病床、精神急性一般病床合計達100床以上，或總病床數達150床以上者，應設急診室，急診室應有獨立空間，使用單獨專用之出入口，且有門禁管制；急診室應包含下列空間：檢傷分類區、治療區、觀察區，以上各區應作明顯區隔，各自獨立空間；應設有隔離視線之屏障物，以保護病人隱私；並應具下列設備：體溫監測器、烤燈、頸圈、醫用氣體設備及抽吸設備、人工呼吸道輔助設備（口咽呼吸道、鼻咽呼吸道）、呼吸甦醒球（袋－瓣－面罩）設備、氣管內管（endotracheal tube）或可提供相當之通氣效用設備、喉頭鏡（laryngoscope）、點滴輸液及控制幫浦（pump）設備、輸血器具、心臟去顫器（可全院共用）、心電圖及血壓（EKG, BP）監視設備（monitor）、血氧飽和度（SpO2）監視設備、氣管切開包、工作人員防護設備。急診手術、檢驗、放射線檢查及調劑作業應為二十四小時作業；急診室二十四小時至少均應有一位執業二年以上之醫師值班；應有二十四小時保全人員，且設有警民連線；應設護理站，並具下列設備：準備室、工作台及治療車、冰箱、急救設備、醫用氣體及抽吸設備、洗手台等。依全民健康保險制度對急診的定義是，凡需立即給予患者緊急適當之處理，以拯救其生命、縮短其病程，保留其肢體或維持其功能者，適用範圍如下：（一）急性腹瀉、嘔吐或脫水現象者；（二）急性腹痛、胸痛、頭痛、背痛（下背、腰脇痛）、關節痛或牙痛，需要緊急處理以辨明病因者；（三）吐血、便血、鼻出血、咳血、溶血、血尿、陰道出血或急性外傷出血者；（四）急性中毒或急性過敏反應者；（五）突發性體溫不穩定者；（六）呼吸困難、喘鳴、口唇或指端發紺者；（七）意識不清、昏迷、痙攣或肢體運動功能失調者；（八）眼、耳、呼吸道、胃腸道、泌尿、生殖道異物存留或因體內病變導致阻塞者；（九）精神病患有危及他人或自己之安全，或呈現精神疾病症狀須緊急處置者；（十）重大意外導致之急性傷害；（十一）應立即處理之法定或報告傳染病；（十二）生命

徵象不穩定或其他可能造成生命危急症狀者[7]。

　　根據美國急診醫學會（ACEP）的意見，認為急診具有如下的特性[8]：
（一）自主性，即是否急診的決定權在病人，任何病人均可觸動緊急救護
系統或到急診室就診，醫師及醫院不得拒絕；（二）連續性，急診的服務
是全年二十四小時的；（三）立即性，病人一到急診室，馬上有醫護人員
為其解決問題；（四）持續性，初步及持續性評估病情，醫師應立即且不
斷判定病情，是否有潛在性的危及病人生命的情況，並給先予優先的評
估；（五）適當性，急救及適當處置病人，病人有生命危險，醫師應立即
急救病人，或給予適當處置如住院轉院；（六）不特定性，不限病人，不
分人數、身分、病情或種族；（七）突發生，突發狀況及大量傷患處置、
處理突發的、非預期的狀況，以及有時須面臨大量的非預期的各類病人，
如921大地震時各醫院急診室湧入大量嚴重的傷患。所以，急診所涵蓋的
範圍極為廣泛，包括猝死的處理、創傷的處理、內外婦兒科等的急診、緊
急救護服務、毒物急診、環境傷害造成的急診如蛇咬、社會行為造成的急
診如槍殺以及大量傷患救護等等[9]。

　　對於急診病人為了能夠立即且迅速的醫療評估，以確定病人的問題，
並安排適當的就診順序及服務科別，此時則有賴與病人接觸的第一位醫護
人員所給予的分類，這就是「檢傷分類」；正確的檢傷分類尚能減少病人
等待就診的時間，提升病人對急診部門的滿意程度，並能有效運用急診部
門的醫療設備，促進急診等候病人的流通[10]。依據衛生主管機關對醫院急
診部門評鑑標準，將急診檢傷分類分為四級：第一級即情況危急，如不立
即處理將危及生命者，應在二分鐘內處理，如心跳或呼吸停止、心因性胸
痛、嚴重心律不整、呼吸窘迫、出血失控、昏迷或抽搐、藥物中毒引起意
識改變、成人心搏率少於50或大於150、收縮壓小於80mmHg、嚴重外傷
等；第二級即符合急診條件，雖然不會立即危及生命，但病人相當痛苦，

7　民國84年6月28日衛署健保字第84029441號函。
8　胡勝川，急診醫師與緊急醫療救護，金名圖書有限公司，1994年7月，頁9。
9　同前註，頁12。
10 台北市護理師護士公會、中華民國醫事法律學會，護理實務與法律實務，中華民國醫事
　　法律學會出版，1996年8月，頁145。

或生命徵象異常，應在十分鐘內處理，如劇吐、急性腹痛、眩暈、攻擊性精神病、胸痛且有心臟病史者、疑有骨折者、開放性傷口等；第三級即符合急診條件，但不屬於第二級者，應在三十分鐘內處理，如鮮血便、吐血、咳血、抽搐暫停、腦中風、服藥過量但意識清醒者；第四級即不符合急診條件，應可延後處理或勸說去看門診者，如感冒、中風後遺症、生命徵象正常的慢性病人等[11]。惟後來衛生主管機關委託台灣急診醫學會、中華民國急重症護理學會參考加拿大檢傷分類系統（CTAS）之架構，配合國內醫療情境及需求，共同制（修）訂急診分級制度；即以生命徵象為基礎，主訴為導向，結合生理狀況，使用首要／次要調節變數決定病患檢傷級數，針對各級病患規範相對安全等候時間；檢傷級數第一級復甦急救（RESUSCITATION）、第二級危急（EMERGENT）、第三級緊急（URGENT）、第四級次緊急（LESS URGENT）、第五級非緊急（NOT URGENT）。目前檢傷分類實務上均由資深護理人員為之，然而，對於急診病人檢傷分類涉及處置時間的安排和分派處置的部門，稍一不慎或經驗不足，即可能因延宕時機而導致無法收拾的結局，何況檢傷分類的實質類似診察，依【醫師法】第11條的規定，醫師應親自診察，故檢傷分類宜由醫師為之較為妥適，最好由急診醫學專科醫師為之更符法制；否則，由護理人員為之如因判斷錯誤而致病人有所傷亡，依護理人員的專業訓練恐難以過度苛責，醫院仍須負主要的法律責任。

　　為健全緊急醫療救護體系，提升緊急醫療救護品質，以確保緊急傷病患的生命及健康，我國特別訂定【緊急醫療救護法】；所稱緊急醫療救護，包含緊急傷病或大量傷病患之現場醫療處理、送醫途中的緊急救護、離島或偏遠地區重大傷病患的轉診以及醫療機構的緊急醫療[12]。直轄市或縣（市）衛生主管機關應依轄區內醫院之緊急醫療設備及專長，指定急救責任醫院，非急救責任醫院不得使用急救責任醫院名稱；急救責任醫院應辦理下列緊急醫療業務：（一）全天候提供緊急傷病患醫療照護；（二）接受醫療機構間轉診之緊急傷病患；（三）指派專責醫師指導救護人員

11 同前註，頁146。
12 請參閱【緊急醫療救護法】第1條、第3條規定。

執行救護工作；（四）辦理醫事人員及救護人員的緊急救護訓練工作；
（五）主動提供緊急醫療救護指揮中心救護資訊；（六）其他經衛生主管
機關指派之緊急救護工作。醫院對緊急傷病患應即檢視，並依其醫療能力
予以救治或採取必要措施，不得無故拖延；其無法提供適當治療時，應先
做適當處置，並協助安排轉診至適當之醫療機構或報請救護指揮中心協
助。遇大量或嚴重傷病患救護，或為協助緊急傷病患轉診服務，救護指揮
中心得派遣當地醫院救護車及救護人員出勤，醫院不得無故拒絕[13]。

　　值得一提的是，我國的【緊急醫療救護法】在傳統醫事人員外，為因
應病人到院前的急救工作，特別建置了救護技術員；救護技術員施行緊急
救護業務的地點，限於緊急傷病或大量傷病患的現場、送醫途中及抵達送
醫目的醫療機構而醫護人員尚未處置前。救護技術員分為初級、中級及高
級救護技術員；高級救護技術員在醫師預立醫囑下施行下列救護項目：注
射或給藥、氣管插管、電擊去顫術、使用自動體外心律器、其他經中央衛
生主管機關認可之項目[14]；初級、中級救護技術員得施行下列救護項目：
使用自動心臟電擊去顫器施行緊急救護、其他經中央衛生主管機關認可之
項目；於民國102年修正為：「前項各級救護技術員之受訓資格、訓練、
繼續教育、得施行之救護項目、應配合措施及其他應遵行事項之辦法，由
中央衛生主管機關定之。[15]」非救護技術員不得使用救護技術員名稱；救
護技術員應依緊急傷病患救護作業程序施行救護；救護人員施行救護，應
填具救護紀錄表，分別交由該設置救護車機構及應診醫療機構保存，救護
紀錄表應至少保存七年；救護技術員因業務而知悉或持有他人之秘密，不
得無故洩漏；救護人員應依救護指揮中心指示前往現場急救，並將緊急傷
病患送達就近適當醫療機構[16]，這些都是緊急救護員的法定義務。救護技
術員實施的法定急救措施，從醫療上來看都是醫療行為或醫療輔助行為，

---

13 請參閱【緊急醫療救護法】第36條至第37條、第39條至第40條規定。
14 請參閱【緊急救護法施行細則】第13條規定：「高級救護技術員施行本法第24條第2項
　　規定之救護項目時，應辦理下列事項：一、醫師指示內容應予錄音，並填註於救護紀錄
　　表。二、應於執行救護後二十四小時內，將救護紀錄表送由原指示醫師簽章，以供查
　　核；該醫師不得拒絕。前項醫師指示內容之錄音，得由救護指揮中心統一辦理。」
15 請參閱【緊急醫療救護法】第24條規定。
16 請參閱【緊急救醫療護法】第27條至第29條、第34條至第35條規定。

依【醫師法】及【護理人員法】規定，應該由醫師為之或在醫師指導下由護理人員為之，【緊急醫療救護法】規定可由救護技術員為之，固然取得法律上名正言順的規範保障，其實，依【醫師法】第28條規定，非醫師執行醫療行為構成密醫罪的例外情況之一即為急救，所以，在急救的情況不管是救護技術員或一般人，實施任何的急救醫療行為，均可為之，由此觀之，【緊急醫療救護法】中有關救護技術員可實施的緊急救護措施規定實為贅文；在法律上任何人對於危急者急救，即使造成一定的傷亡，應可依【刑法】第24條緊急避難的規定，主張阻卻違法，所以，就算是初級、中級救護技術員逾越法定範圍執行急救措施，應無違法之可言。綜合歸納，所有醫事法有一共同特徵，即遇到病人病危時的急救，所有醫事法上的規定限制都暫時退位，一切以救命為優先，包括手術同意書的簽訂在病人送醫已危急並無意識，又未有親屬在旁時，此時仍以急救進行手術為先，即使無簽訂手術同意書，要無違法之可言。故【緊急醫療救護法】其後增訂第14條之2規定救護人員以外之人，為免除他人生命之急迫危險，使用緊急救護設備或施予急救措施者，適用民法、刑法緊急避難免責之規定；救護人員於非值勤期間，前項規定亦適用之。

　　到院前心肺功能停止（Out-of-hospital cardiac arrest，簡稱OHCA），原稱到院前死亡（Dead on arrival，簡寫D.O.A.）（https://zh.m.wikipedia.org/zh-tw/%E5%88%B0%E9%99%A2%E5%89%8D%E5%BF%83%E8%82%BA%E5%8A%9F%E8%83%BD%E5%81%9C%E6%AD%A2 - cite_note-1）是一個醫學術語，泛指病患在送達醫院的急診室前已出現死亡的症狀，例如心肺功能停止（維基百科）。到院死亡（OHCA）在急診臨床上是常見的一種狀況，然臨床上「到院死亡」一詞情況有多種，可能是到達急診室時已心跳停止，或指病患送到醫院時已無意識、呼吸與脈搏，或為到達急診室時或一小時內無意識、無自動呼吸、無脈搏跳動、血壓量不出、瞳孔放大且對光無反應，或針對外傷病患分析到院前已實施一定時間心肺復甦術，而到院仍無脈搏者[17]。因為到院死亡定義不同，可能使急救

---

17 蔡卓城、劉永弘、簡永瑲、周恆正、劉正耀，到院死亡之相關法律問題，台北市醫師公會會刊第43卷第9期，1999年9月，頁38。

的預後產生較大的差異性，但到院死亡未必符合法律上的死亡定義，故於急診室除明顯死亡外，不能將其直接當作法律上死亡對待，仍須予以急救，否則可能有法律上的責任。依【醫療法】第60條及【醫師法】第21條規定，對於危急病人所為的診療義務為強制性的法定義務，故如非達到法律上的真正死亡而不予急救，法律上將依其主觀犯意究竟為故意或過失，可能構成【刑法】上不作為的違背義務遺棄致死罪、殺人罪或業務過失致死罪；【民法】上也可能構成侵權行為而負損害賠償責任。到院死亡如果經過確實的急救無效，由醫師依綜合判斷死亡的基礎宣布死亡，此時自為法所許，解決到院死亡的法律上爭議，依法仍有必要將醫學定義的死亡標準與法律死亡的標準一致化，就此判定是否予以急救，在法律上將較無問題。

在臨床急診實務上，由於許多病情都是突發的狀況如車禍受傷，因非舊疾故欠缺過去正確診斷的資料，必須完全重新診斷認定，稍有不注意或經驗不足的醫師，即容易發生誤診，茲舉一例以為說明：民國78年7月被害人發生車禍送至嘉義縣大林鎮某醫院急救，由該院甲醫師診治，甲醫師依一般車禍傷害情況予以治療並留院觀察，惟未隨時注意病情變化，以致被害人因外傷性迴腸破裂引起腹膜炎休克死亡，案經被害人家屬告訴，最後由最高法院依業務過失致人於死罪判決有期徒刑四月、緩刑二年[18]。在急診室誤判病情的比例占第一位的是骨科，急診醫師對於看起來正常的X光片常會過度自信，殊不知要在很短時間內做出詳細的正確診斷是很困難的，特別是那些如腕部、手指及下肢容易潛藏骨析的地方，茲引一例以為說明[19]：林小姐因騎機車經施工處為躲避障礙物而滑倒，跌倒時右手向外伸展而右手腕撞到地上，至急診室病理學檢查發現在橈骨莖遠端有壓痛，腕部及大拇指活動沒有辦法自由全範圍活動，腕部X光由急診室黃醫師判讀為正常，黃醫師告訴病患為拉傷與挫傷，給予病患包紮固定後加上止痛藥，並告知下星期回骨科門診追蹤；一星期後林小姐回骨科門診，抱怨說腕部疼痛腫脹，門診醫師安排腕部X光拍照，發現為舟狀骨骨折且有移

---

18 最高法院79年度上訴字第1772號判決。
19 陳進明、廖浩欽，急診醫師的法律危機管理，急救加護醫學會雜誌第12卷第4期，2001年4月，頁162。

位，診斷為舟狀骨無血管供應性壞死造成慢性疼痛，於是林小姐請律師對
這位急診室黃醫師提起醫療疏忽的訴訟。

　　在急診誤診的情況，心肌梗塞常被錯誤判斷而請病人回家，這是因
為此症的症狀變化多端，相當不穩定，很難精確預測其變化及預後；另一
種狀況是急診的急性腹痛，有50%被誤診為急性腸胃炎，被誤失的病症是
急性盲腸炎或是子宮外孕[20]。急診外傷性案例如車禍或互毆致頭部外傷等
情況，經常引發突發性死亡，而引起家屬的不諒解以致興訟，茲舉二例以
為說明[21]：（一）甲男二十四歲因騎機車受傷，於午夜2：11被送到某地
區醫院急診治療，入院時呈倦睡狀態，有酒醉、血壓及脈搏正常、下唇裂
傷，其後有嘔吐現象，早上8：50病情惡化，急救無效，延至9：45死亡，
家屬認為醫院處置有疏失而提出告訴；本案經衛生福利部醫事審議委員會
鑑定認為病人入院至4：00的病歷紀錄無昏迷或休克現象，血壓及脈搏也
正常，無明顯的腦部傷害或內出血休克現象，患者8：50病情惡化死亡也
非一般嚴重腦挫傷或顱內出血患者所常見，病情出現惡化時醫護人員急救
過程適當並無過失；（二）某日21：25乙男與部隊同單位人員打架，被
對方以酒瓶擊中頭部受傷倒地，送到某醫院急救，終因傷重延至隔日凌晨
0：40許不治身亡，家屬對醫護人員的急救過程提出控訴；本案經衛生福
利部醫事審議委員會鑑定認為，依病歷及有關資料記載，乙男可能因喝酒
意識並不很清醒，醫師未被告知有打架情事，故容易以酒醉意外事故來處
理病人，又未發現明顯神經缺失且頭部X光未看出骨折，故囑咐病患留院
觀察並無錯誤，其後雖然病情惡化，但醫護人員盡力搶救，搶救過程並無
疏失。以上二案實務上均未被起訴，但仍可發現急診病歷記載的重要，包
括病人拒絕合作或因醫院設備不足予以轉院，都必須詳細記載在病歷上，
以為發生紛爭時醫護人員自我保護的依據。

---

20 同前註，頁163。
21 行政院衛生福利部，醫療糾紛鑑定案例彙編，衛生福利部出版，2001年5月，頁38-39。

第三節　病房常見的法律問題

　　當病人情況必須進一步的診斷及治療，或病情不穩，或診斷、治療程序前後須持續觀察其變化時，經由門診或急診的醫護人員徵得病人本人或家屬的同意後，即代為連繫安排合適的病房單位辦理住院手續，接受住院的各項服務[22]。依【醫療機構設置標準】的規定，綜合醫院病房應符合下列規定：（一）應設病室，且有空調設備；（二）應設護理站；（三）應設治療室；（四）應有浴廁設備；（五）每一病房之病床數，不超過50床；（六）輪椅、推床或擔架；（七）被褥、床單存放櫃及雜物之貯藏室；（八）應有污物、污衣室。病室應符合下列規定：（一）應有浴廁設備，並有扶手及緊急呼叫系統；（二）每床最小面積（不含浴廁）應有7.5平方公尺；（三）單床病室，每床最小面積（不含浴廁）應有9.3平方公尺；（四）床尾與牆壁（床尾）間之距離至少1.2公尺；（五）床邊與鄰床之距離至少1公尺；（六）床邊與牆壁距離至少0.8公尺；（七）床與床之間，應備有隔離視線之屏障物；多人床之病室，每一病室至多設5床；（八）每床應具有床頭櫃及與護理站之呼叫器；（九）病床應有床欄並可調整高低。討論室及醫師值班室：每100床應各設一間，餘數達50床以上者，以100床計。在【醫療機構設置標準】中另規定，綜合醫院急性一般病床100床以上者，應設加護病房，急性一般病床數與加護病床數之比例，至少應為100：4以上；但一般病床500床以上醫院之一般病床與加護病床數之比例，至少應為100：6以上；病房應有獨立之區域，不得有穿越通道；病房須有獨立之空調；加護病床總床數20床以上，應設負壓隔離病室；床邊與鄰床之距離，至少應有1.6公尺以上。但提供兒科加護服務病床之間隔距離至少應有1公尺以上；床邊與牆壁距離至少1公尺；每床最小面積（不含浴廁）應有7.5平方公尺；床尾與牆壁間之距離至少1.2公尺；病床應有床欄，並可調整高低；每床應有醫用氣體及抽吸設備；具有執行血液透析之逆滲透水處理設備；有基本儀器設備：心肺血壓監視器

---

22 台北市護理師護士公會、中華民國醫事法律實務，護理業務與法律實務，中華民國醫事法律學會出版，1996年8月，頁155。

（EKG Monitor, BP Monitor）、超音波儀器（Echo）（可全院共用）、呼吸器（Ventilator）、脈動血氧監視器（Pulse Oximeter）、輸液幫浦（IV Pump）、心臟去顫器（Defibrillator）、固定或可移動式床磅（可全院共用）、全血血球計數器、血糖分析儀、電解質分析儀（CBC, Blood Sugar, Electrolyte）（可全院共用）、動脈血氣體分析儀（Arterial Blood Gas）（可全院共用）、移動式X光機（Portable X-Ray）（可全院共用）。

　　綜合醫院除了有一般病房及加護病房之外，有些更有各診科的分科病房及較為特殊的精神科病房、末期癌症的安寧病房、傳染病隔離病房等，每種病房的看護態樣不盡相同，可能發生的問題也不全然一樣。一般來說，住院病房照護上醫師固然脫不了關係，但病房護士常扮演更為重要的角色，病房發生的法律問題中有相當高比例是由護理人員引發的，依法律因果關係的推斷，自然應該由可歸責的人員負起應有的法律責任。茲舉二例以為說明：（一）值班護士受主治醫師的囑咐應予照護被害人，卻疏忽職務，任由病情嚴重的被害人獨自入浴而溺斃，自有業務上應注意並能注意而未注意的懈怠過失[23]；（二）助產人員照顧女嬰，適氣候寒冷，乃以小型電毯為該女嬰保溫，乃知女嬰出生未久，體弱膚嫩，不耐抗熱，竟怠於注意，致女嬰受電灼傷，經急救不治夭逝，自不能不謂已屬業務注意義務之違反[24]。

　　依護理人員在病房的職責，主要是療養看護工作，這包括療養指導、對病情的觀察、依疾病的輕重種類制定觀察監視體制、面對患者的訴苦、適時與醫師聯絡、隨時報告醫師病情、病床管理、病房設備的安全管理、病房感染的防治、自殺事故的防止及其他病房事故的防止等[25]。依此推論，病房作業的護理過失依其分類主要包括[26]：

一、護理不周，疏於注意按時巡視病房。打針、給藥、輸血時，不核對投藥卡與病患手腕名牌或床頭名牌上的姓名是否相符，未確定身分，致打錯針、誤投藥物或輸錯血；給藥後亦未待在病人床側，迨病人服完

23 最高法院57年度台上字第3902號判決。
24 最高法院57年度台上字第3956號判決。
25 黃丁全，護理事故的理論與實例，永然出版公司，1999年8月，頁141-206。
26 黃丁全，醫事法，月旦出版公司，1995年11月，頁415。

　　藥即逕自離去；對於患者病情變化或病情惡化未能及時發現，失去急救時機，甚至病患何時死亡亦不能確切記錄等，均屬責任過失。

二、對神智不清昏迷狀態下的病患、行動不能自理的患者、小兒科患者等，不能認真執行醫護規則，不採取必要的安全措施，致發生病患墜床，造成頭部及其他的外傷、腦震盪、骨折、各種引流管及靜脈輸液脫出、氣管切開病人的氣管套管脫出堵塞以致窒息死亡等，均屬護理方面的責任。

三、護理工作失職，只管治療，對病患的情緒反應不加觀察，對有自殺意念的病患不採取防範措施，不能與病患保持融洽關係，甚至違反保護性醫療制度，有意無意地向病患透露病情及不良癒後，使病患悲觀失望，喪失對治病的信心，致產生厭世，尋機自殺。

四、護理工作中交接班不仔細，不執行床旁交接班規則，遺忘醫囑，遺忘危急患者的特殊處理，而造成不良嚴重後果。例如對長期慢性病、長期臥床病人，不按時翻身、洗浴引起大面積的褥瘡，經久不癒；靜脈輸液漏出皮下，造成局部組織壞死感染；小兒病患誤吞瓶塞、異物及咬碎口表造成嚴重後果，均屬護理方面的過失。

五、護士不認真執行醫療、錯抄醫囑，對於結紮止血帶不及時解除，造成組織壞死、肢體殘廢；遇到疑難問題不與護理長、護理師或處方醫師核對、請示而任意猜測；為使病人安靜使用大劑量鎮靜藥、麻醉藥，造成不良後果等均屬護理過失。

　　病房照護上最須注意的病人除了加護病房的重症病人外，首推精神病患者，因為精神病患者病發時，經常會有自殺、自殘、傷人或其他難以預料的狀況出現，這時照護上即必須特別小心注意，否則，依個案的出事狀況，醫院的醫護人員常難以免除應有的法律責任，如下列【案例一】、【案例二】均屬對精神病患者管理疏忽大意，由其外出意外致死或墜樓死亡，相關醫護人員被判有罪的案例。【案例三】則屬病房設施的安全管理，最高法院認為對如癲癇患者有可能病發撞到的地方，應有確保安全的設施，否則發生事故自屬照護上的疏失；依此案例推論，對於精神科的住院病房設施，同樣必須注意這類問題的防範；實務上也發生病床護欄故障導致病患摔下致死的案例，醫院管理人員自難脫應有的法律責任，惟如病

床的護欄是護理人員沒有拉上，以致發生病患摔下的意外，此時責任即應由病房護士自行承擔；一般來說，醫院應確保其提供的設施安全無虞，否則自應負擔對病患傷害的法律責任。【案例四】則為住院醫師未履行對住院病人的醫療常規，導致病患不治死亡被判有罪的案例，可見，醫師對住院病人仍有一定的法律責任和注意義務，並不是病人住院後就可以完全交給護理人員，而不加聞問。【案例五】為最高法院程序駁回上訴的案例，主要依據為上訴理由並未敘明有何「違背法令」的地方，蓋最高法院的訴訟為法律審；由此案例另看出住院嬰兒（或病患）的死亡，有時是不可逆病情導致的，與醫護人員的照護疏失無關，此時，醫護人員在法律上自無須負責。

【案例一】：雖上訴人另尚具狀陳稱：「死者當時係要求離開病房至約5米處打電話，上訴人亦同意其要求，正打開門鎖欲陪同外出之際，卻有另一住院未滿3日之精神科病患魏○傑衝至門口企圖外出，上訴人見狀，立予阻止，正處理魏女之際，死者卻已自行外出，造成『義務衝突』之兩難狀態，上訴人實非疏忽放任死者離去，應無過失責任」等語。然查醫院既有規定精神病患不得單獨離開病房，縱其所陳各節非誤，亦應即時將門關住，以阻其外出，若關門不及，亦可高呼院內護理人員支援，乃不此之圖，任由黃○珍一人離去意外死亡，自難辭其過失責任。（裁判字號：73年度台上字第2628號）

【案例二】：上訴人身為院長，對於該院醫護人員之管理調派與病患之照顧負有監督之責，上訴人對於精神病患應負有提供具有安全性之治療或復健環境之義務，上訴人應注意罹患精神分裂症之王病患有隨時病發而失去正常意識狀態之可能，且無不能注意之情形，仍由王病患至無安全阻隔設施之六樓擔任開關蒸汽爐工作，且未隨身指派護理人員看護，致王病患因病發失去正常意識狀態爬上六樓陽台女兒牆墜地死亡，其有過失至明。（裁判字號：82年度台上字第3399號）

【案例三】：上訴人明知患有癲癇患者時有突發跌倒亂碰，有自己碰傷身體，導致頭部腦震盪死亡的危險，應注意病房四周牆壁及地上與床鋪、床架裝置柔軟而富有彈性的設備，以策安全，乃上訴人疏未注意及

此，致被害人癲癇病發倒地，頭部碰及鋪有水泥堅硬地面後，硬腹膜下出血死亡，不能謂於醫療上無過失。（裁判字號：76年度台上字第1571號）

【案例四】：原判決固認：上訴人未詢問指導醫師即拒絕家屬要求，未對病患羅○正施行必要之電腦斷層掃瞄，且於前開日期下午2：10許開單要家屬辦理住院後，至下午3：40病患送病房前，逕行離去處理其他病患，置該羅姓傷患於不顧，違反一小時應觀察一次之常規，因違反上開注意義務，導致傷患羅○正不治死亡，其過失行為與死者之死亡有相當因果關係等情，惟未敘明其認定上訴人違反上開注意義務與羅○正死亡間有相當因果關係所憑之證據，亦有理由不備之疏誤。（裁判字號：90年度台上字第7388號）

【案例五】：又被上訴人○○醫院設置之愛兒室，於本件事故發生當時，僅有1名護理人員在場照顧嬰兒，違反「護理機構設置標準」至少應有2位護理人員在場照顧之規定，被上訴人醫院雖有違反消費者保護法第7條第1項之規定，惟上訴人之子沈○○可能係因患有先天性QT過長症候群，突發嚴重之心律不整進而造成呼吸及心跳停止，被上訴人醫院及護理人員於沈○○發病時，已善盡照顧及急救之義務。被上訴人醫院前開違反消費者保護法第7條第1項之規定，與上訴人所受損害間無因果關係，被上訴人醫院無庸負損害賠償責任等情，泛言為違背法令，而非表明該判決所違背之法令及其具體內容，暨依新訟資料合於該違背法令之具體事實，難認其已合法表明上訴理由。依首揭說明，應認其上訴為不合法。（最高法院民事裁定：92年度台上字第51號）

　　許多病房的狀況發生，大多在護理人員巡視病房的時間外出現的，所以，遵照一般病房巡查規定按時巡房，或依病患特性加強監測巡視照護，是病房作業不得不注意的地方，畢竟床頭呼叫器有時仍會有其使用上的盲點，茲舉一例以為說明：某醫學中心小兒科住院病房住有一病童，醫囑注射點滴，護士注射點滴後即離去，其母親在旁照護，惟因連日照顧勞累睡著，病童不耐注射晃動以致針頭脫落，病童怕母親或護士阿姨責罵，不敢叫醒母親也不敢呼叫護士，自行將針頭再行插入手部造成滲漏，致疼痛難

耐，大聲哭叫，母親驚醒、護士趕來，病童手部嚴重腫脹，醫師安排引流手術，並引發家屬不滿。

現行病房制度中，決定生與死關鍵期者首推加護病房與安寧病房，這兩種病房由於照護的都是重症的病患，在一般實務上最有可能碰到於生死邊緣痛苦掙扎的病人，此時要求安樂死的聲音自會存在，由於我國法律尚未開放安樂死，醫護人員切不得以身試法；但現行法律已經准許合法的安寧緩和醫療及不施行心肺復甦術，惟須踐行合法的程序即二位醫師診斷確為末期病人、本人或最近親屬的同意等，如有不符合法定條件者，也不能大開方便之門。在加護病房中並非隨時可探病，然如遇到病患確實極為危急時，應及時通知病患家屬，因國人相當重視見親人最後一面，否則，將使病患及其家屬「生者不安、死者有憾」，醫院也必遭受極大的責難，此雖非法律責任，但此道德責任也應等同法律責任視之。

住院病房另一須特別注意的事項，即為病患的隔離治療問題。依【傳染病防治法】第14條規定：「中央主管機關得建立傳染病防治醫療網，將全國劃分為若干區，並指定醫療機構設傳染病隔離病房。」【嚴重特殊傳染性肺炎防治及紓困振興特別條例】第8條規定：「於防疫期間，受隔離或檢疫而有違反隔離或檢疫命令或有違反之虞者，中央流行疫情指揮中心指揮官得指示對其實施錄影、攝影、公布其個人資料或為其他必要之防治控制措施或處置。」【精神衛生法】第36條規定：「嚴重病人情況危急，非立即給予保護或送醫，其生命或身體有立即之危險或有危險之虞者，保護人或家屬應即時予以緊急處置；未能即時予以緊急處置者，地方主管機關得自行或委託機構、法人或團體為之。」第41條另規定嚴重病人依本法相關規定接受緊急安置、強制住院治療之費用，由中央主管機關負擔。由以上的規定可知：傳染病病患（含COVID-19病人）、嚴重精神病患（含酒癮、藥癮者）依法為須隔離的病人，這是基於公共利益的要求，因此，照護這類病患必須注意其適當的隔離與防範措施，以避免發生不可測的狀況。傳染病患者更須注意預防其可能的感染，也就是說，傳染病病患的隔離病房必須設置預防其感染的設施，治療COVID-19病人的負壓隔離病房即為這類防制感染的特殊病房，這是照護這類疾病的特別法令要求。

第四節　手術常見的法律問題

　　手術一般稱為「開刀」，是指以外科治療的技巧，將人體的解剖構造作治療性的改變，在內科治療方法上無法有效控制病人病情時才會施行手術治療，所以，手術也具有一定程度的謙抑性；手術治療通常藉著除去、修補、矯正等方式改變病人體內的組織或器官，以達到改善病情的目的[27]。在【醫療機構設置標準】中規定，綜合醫院急性一般病床100床以上者，應設手術室；設手術室者，應符合下列規定：（一）手術室應為獨立之區域，並分清潔區及無菌區；（二）應設專用空調系統及除塵設備；（三）應設更衣室及刷手台；（四）應設手術病人家屬等候區；（五）污物處理設備。手術室應具下列設備：麻醉設備、手術台：每一手術室設一台為限、醫用氣體及抽吸設備、器械台、醫療影像瀏覽設備、無影燈及輔助燈、手術包、應具手術時之生命監視系統、活動式紫外線消毒燈、應設手術恢復床，並具有急救設備。醫院手術所可能使用的各項設備，應由專責人員定期檢查、保養、清點及維持，以避免危害的可能發生，造成醫療糾紛，實務上確曾發生手術中止血的電刀漏電而電傷病患的案例，醫院自然應負起應有的責任。

　　外科手術的進行是一項複雜的醫療程序，通常由醫院的醫療團隊包括主刀醫師、助理手術醫師、麻醉醫師、刷手護士、流動護士、儀器操作技術人員等通力合作、多方協力才可能順利完成，任何手術過程的失誤如手術前準備的不充分、器械檢查維護的不徹底、麻醉的錯誤、輸血的出錯、儀器操作的瑕疵等，都可能發生無可挽回的遺憾，法律上也可能形成集體性的共同侵權行為，負擔共同的法律責任。以國內外均曾發生過在手術中異物殘留體內的情況為例，我國最高法院曾有判決[28]：被害人因腹痛至被告醫院救治，經診斷為急性盲腸炎，予以施行切除手術，出院後仍有發冷發熱現象，乃於同年至另一醫院就醫，經該院診斷為手術後局部腹膜炎，

---

27 台北市護理師護士公會、中華民國醫事法律學會，護理業務與法律實務，中華民國醫事法律學會出版，1996年8月，頁172。
28 最高法院66年度台上字第692號判決。

竟於其腹內發現遺有紗布一塊，係被告於手術時，漫不經心所遺留於腹內，貽害其身體致引起感染，醫師應負過失責任。然而，以現行一般醫療手術團隊而言，不管是紗布或棉花球、止血鉗、手術牽引器等，在手術過程中除主刀醫師外，其他團隊成員如助理手術醫師、刷手護士等也有責任檢視清點，故發生這類手術的烏龍危害，其責任仍屬醫療團隊的失誤。

　　因手術而引起的過失中，首先面臨的是判斷是否進行手術、手術方法的選擇以及手術時期的擇定等，尤其個案的手術進行是否是治療的唯一方法？並評估個案狀況是否適合進行手術？手術前判斷的錯誤，可能引起嚴重的手術後果，法律責任將難以免除，【案例一】與【案例二】即為手術前的錯誤評估，進行醫學上不該或風險太大的手術，以致使病患發生嚴重後果，被最高法院判決應負擔過失的法律責任。手術方法的錯誤是手術過失中最為常見的，如【案例三】是因手術方法的錯誤即腸胃錯誤的接合，導致病人死亡的結果，而被判有罪。手術過程中的過失另一偶會發生的情況，為麻醉引起的副作用，如【案例四】和【案例五】都是因麻醉劑使用而發生的醫療事故，【案例四】是錯誤混合使用二種麻醉藥引起嚴重後遺症又無適當監測與急救，導致病患死亡而被判有罪；【案例五】則是護士錯將將止血劑當成麻醉劑，醫師負有指導之責卻未仔細複核，以致將錯就錯而導致病患死亡，醫師不能以信賴護士注意義務而免責，醫師與麻醉護士都被判有罪。

【案例一】：原判決認定上訴人李○人係彰化縣博○綜合醫院之醫師，為從事醫療業務之人。於民國75年10月24日上午10：00許，許○雪因腹痛赴該院求醫，經李○人診斷認係腸阻塞，必須立即開刀手術治療，旋即於當日下午1：30施以緊急手術。原應注意並能注意許○雪為六十七歲之老婦人，其因腸阻塞手術後有許多併發症，應為萬全準備始可診斷治療，不宜貿然進行此項手術，其為情況緊急為許○雪手術後，須於手術後適時將之轉至設備完善之醫院治療，依其情形又非不能注意，竟疏於注意，未為轉院，致許○雪病情惡化而仍未及時判斷發現，延至同年月28日下午8：00始將之轉入省立台○醫院急救，經檢查診斷發現許○雪已有腹脹、腹膜炎、敗血症，必須使用人工呼吸及從中央靜

脈注射加護醫療，嗣於同月30日由郭○仁醫師為許○雪手術，開刀時發現腸內敗壞出血破裂現象，將污穢物引出，但已醫救乏術，住院至同年11月14日上午11：30自動出院，延至當日下午1：30，因腸阻塞、部分腸壞死現象及敗血症休克死亡。（裁判字號：79年度台上字第2987號）

【案例二】：病患手術前，未經必要的初步檢查，例如小便、血液、肝腎功能生物檢查，以確定其身體重要臟器功能正常，經得起開刀，便遽以手術。又其左腎積水，充滿腹腔，在腹部觸時應可摸到，或腹部X光照相時亦可看到，即使不能認定為腎臟，至少應知道腹部有一腫瘤存在，不能因腹痛便診斷為十二指腸疾患開刀，主治醫師於開刀前疏於細心檢查，應負過失責任。（裁判字號：63年度台上字第1033號）

【案例三】：被告醫師為綜合醫院之外科醫師，被害人因病前往該醫院診治，經診斷係患胃幽門狹窄症，於是便由被告醫師為其實施胃部分切除及胃空腸吻合手術，然被告醫師竟疏於注意，未將被害人的手術傷口妥當縫合，以致手術後第四日，被害人即感覺胃部疼痛發脹，被告醫師乃命護士施以灌腸術，但終因手術縫合不當，導致空腸吻合處裂開，胃內容流入腹腔，引起急性腹膜炎，因而致被害人死亡，被告醫師自應負過失致人於死罪責。（裁判字號：66年度台上字第961號）

【案例四】：經查被告鄭○傑身為婦產科專科醫師多年，其同時使用Demerol及Diprivan為楊○滿做靜脈全身麻醉時，本應注意使用該二種麻醉藥劑可能會產生之副作用，而應採取防護楊○滿生命及身體安全之監測措施，且於前述副作用果然發生後，亦應採取符合一般麻醉醫療標準之急救措施，而依當時情形，被告並無不能注意之情事，惟其竟疏未注意，既無設置連續監測楊○滿之心跳及血氧飽和度之設備，亦未注意楊○滿之呼吸是否有窒礙之情事，且於發現楊○滿因呼吸窒礙而缺氧時，所採取之急救措施亦未符合一般麻醉醫療標準之措施，致楊○滿發生腦缺氧病變合併感染敗血症而死亡，被告之醫療過程顯有業務上之過失，且其業務上過失與楊○滿之死亡間具有相當因果關係，其所辯均不足採信，本件事證明確，被告犯行堪以認定。（裁判字號：88年度訴字第994號）

【案例五】：按麻醉護士在醫師指示下，對孕婦實施麻醉注射之醫療行為時，本應注意於取藥時，須核對藥劑容器之標籤外觀，以確認注射之藥劑無誤，避免危險之發生。查被告陳○丹為一經過受訓領有合格執照之麻醉護士，自應注意並能注意前開規定，且依其智識、能力及當時況狀並無不能注意之情事，詎其竟疏未注意及此，而於準備藥劑時，疏未注意核對藥劑容器之標籤外觀，致其在抽取藥劑時，誤將止血劑（Transamin）認為係麻醉劑（Marcaine）而抽取備用，並在對孕婦劉○慧施打腰椎麻醉時，將誤裝之止血劑打入劉○慧之腰椎內，致劉○慧因急性腦水腫合併腦疝形成，經急救無效不治死亡，其體內之胎兒亦腹死胎中，則被告陳○丹顯有過失，已至為明確；次按麻醉係屬醫師法第28條第1項所稱之醫療業務行為，此項醫療業務行為原則上須取得合法醫師資格者始得為之，雖例外在醫療機構於醫師指示下之護士亦得為之，惟在醫師指示護士為醫療業務行為之情況下，醫師對依其指示而為醫療業務行為之護士，自當負有指揮、監督之責。又在麻醉手術實施前之取藥行為係屬醫療輔助行為，醫師在指示有適當訓練及經驗之合格護士準備麻醉用之藥物時，尚須親自核對藥劑容器之標籤外觀，或口頭詢問護士，以確認其準備注射之藥劑無誤，避免危險之發生。查李○霖為一領有合格執照之婦產科專科醫師，理應注意及此，且依其智識、能力及當時況狀並無不能注意之情事，詎其竟疏未注意上開規定，在指示麻醉護士陳○丹為孕婦劉○慧實施麻醉注射、取藥時，既未親自核對藥劑容器之標籤外觀，亦未口頭詢問陳○丹要求其確認所準備之藥劑無誤，致未能及時發現陳○丹有誤將止血劑（Transamin）認為係麻醉劑（Marcaine）而抽取備用之情事，則被告李○霖顯有監督疏失之過失，查被告李○霖係醫師，以從事醫療行為為業，被告陳○丹為經過受訓領有合格執照之麻醉護士，以從事為病患實施麻醉注射之醫療行為為業，均為從事業務之人，其等因業務上之過失，致被害人劉○慧死亡之犯行，罪證明確，核其等所為，均係犯刑法第276條第2項之業務過失致死罪。（裁判字號：89年度訴字第4號）

　　手術中常見的醫療過失，歸納而言，均為違反手術操作的標準流程
與常規，因疏失或粗心大意未能按手術規程進行，造成嚴重的後果，例如
對手術進行中的病患輸錯血型、麻醉疏失造成病患因缺氧而成為植物人、
切錯器官與部位、刮宮手術刮破子宮、誤將大動脈血管當作未閉導管錯誤
結紮、手法粗糙損及血管造成大出血、剖腹產傷及新生兒、拔牙誤將好牙
拔除等等。手術過程中醫療器械操作的過失，也是引起醫療糾紛的原因之
一，如實務上發生過的某大醫學中心骨科手術，發生電刀使用後未及時關
閉，導致嚴重灼傷病患腳踝骨的案例，執刀醫師被判以業務過失傷害罪。
此外，手術後對大血管或動脈血管止血不牢，以致病人因大量出血致死的
案例亦有所聞；手術後傷口因處置不當發生感染，以及術後觀察疏忽發生
狀況未及時急救，造成不良後果者，都是形成醫療糾紛的原因。

　　茲有一疑義，即護理人員可否在醫師指示下為病患拆線？這項原本
在醫界已常規施行的醫療輔助行為，卻因板橋地檢署依衛生福利部「拆線
是手術連續過程的一環，必須由醫師執行」的解釋函，將該名醫師以違反
【醫師法】提起公訴。本項行為的關鍵在於拆線是不是主要的醫療行為？
依衛生福利部的解釋：醫療工作的診斷、處方、病歷記載、手術、麻醉等
醫療行為，應由醫師親自執行[29]；手術之含義可分為狹義及廣義之含義，
狹義之含義指外科手術，即使用刀、剪做診斷及治療之醫療行為，廣義之
含義可包括一切醫療上之診療行為，如內視鏡、注射等，但一般所指手術
即指狹義之含義[30]。中央健康保險局實際上未把拆線列為手術的一部分，
將其列為手術後的處置項目之一而可另外收費，如果拆線是手術的一環，
豈可單列而另外收費[31]？且依衛生福利部的函釋，把「輔助各項手術」列
為護理人員醫療輔助行為的一種[32]，前述將「拆線是手術連續過程的一
環，必須由醫師執行」的解釋函又未依法公告[33]，只是函復板橋地檢署的
公文，應不具行政規則的形式效力，所以，依此即認定護理人員在醫師指

---

29 民國65年6月3日衛署醫字第111917號函。
30 民國69年10月14日衛署醫字第299302號函。
31 林萍章，論「護理人員在醫師指示下不可為病患拆線」之合法性，醫事法學第9卷第2
　　期，2001年6月，頁36。
32 民國90年3月12日衛署醫字第0900017655號函。
33 林萍章，前揭文，頁39。

導下不得為術後拆線行為，於法律上確有不妥。

　　在婦產科實際生產的案例，有些產婦因為發生羊水栓塞症而死亡，引起家屬控告醫師業務過失致死罪，然而，此種併發症是否可歸責於醫護人員？最高法院曾有判決[34]：謂死者張○○於分娩過程中，羊水進入子宮之靜脈中，此等羊水栓子，經由血液循環，進入肺動脈中，造成急性肺臟栓塞症引起急性之呼吸循環衰竭休克而死亡，被告醫師並無醫療過失之嫌。由於羊水栓塞症事先無法預防，也無特殊有效的治療方法，一旦發生致死率很高，自不能歸責於醫護人員；由此可知，現行醫學科技仍有其侷限性，某些手術過程或治療上引起的併發症如羊水栓塞症、嬰兒猝死症或如闌尾炎手術後的部分腸粘連，既非因醫療過失所造成，而是疾病發展的必然結果，於法不應歸責醫護人員。此外，某些手術過程引起的醫療意外，如手術進行中發生地震使手術中斷發生傷亡、非因過失所致的不可逆休克或呼吸停止、因患者本身的病情病理變化而出現血管破裂的大出血等，這些手術的意外亦非因醫護人員的疏失所致，而是無法控制的意外或病理現象，同樣地不能歸責於手術醫療團隊的醫護人員。

第五節　注射常見的法律問題

　　注射俗稱打針，係指以人為的方式使用注射器將流液或藥液經由血管、肌肉或其他部位，強制導入人體中的行為；注射行為通常是在病人不能口服藥品、藥品容易與胃液中和、某些藥品本身只有針劑或實施預防接種注射等場合為之[35]。注射是極為重要的醫護行為，依法應由醫師或由醫師指導下的護理人員為之，臨床醫療上無論在門診、急診、病房或手術房等各種場合均有可能行使注射行為。注射是一種侵入性的的醫療行為，依法依理於注射前應對病人說明注射的必要並獲其同意，但在緊急急救或病人已昏迷客觀上無法行使同意與否的情況下，依緊急避難的法理，此時醫護人員逕行予以實施注射，自無違法性的問題。

---

34 最高法院64年台上字第2444號判決。
35 黃丁全，醫事法，月旦出版公司，1995年11月，頁356。

　　談到注射的法律問題，就不得不提到近年來最為轟動的北城醫院事件。本案發生於民國91年11月29日上午，位於台北縣土城的北城醫院向來以高規格、低收費的服務品質而素富盛譽，該院護士黃○惠依小兒科醫師的指示，於五樓嬰兒房內正準備為7名新生兒注射B型肝炎疫苗，取用嬰兒房冰櫃裡的藥劑，而冰櫃中於七個月前早由麻醉護士李○雲置放肌肉鬆弛劑於其中，黃姓護士未仔細確認藥瓶的標籤名稱，僅單憑外包裝印象，從冰箱隨手取得麻醉使用的肌肉鬆弛劑，由於該劑外裝與印象不同，為求慎重，黃姓護士問在旁的另一資深護士是否為B型肝炎疫苗，另一資深護士因忙於手中工作，未加注意，隨口應以「應該是吧」，於是黃姓護士便抽取該藥劑為新生嬰兒注射；不料，受注射的嬰兒接連出現異常反應，經過全力搶救，仍有新生嬰兒羅○惠急救無效死亡，其他6名新生兒經急救後雖然恢復生機，卻也傳出異常生理現象[36]。本案注射護士黃○惠被以未恪遵「三讀五對」原則，善盡其注意義務，其未詳讀標籤，謹慎核對藥名，而將亞庫凱林注射劑誤為B型肝炎疫苗，對新生兒實施注射，過失情節甚鉅，被依過失致死罪判處有期徒刑二年；麻醉護士李○雲將麻醉藥劑置放於嬰兒房冰箱內，對本案的發生亦有過失，被判一年六個月、緩刑五年（詳如【案例一】）。

【案例一】：經查被告李○雲自91年5月2日將亞庫凱林注射劑放入嬰兒房冰箱時起，即創造此一高度危險之環境，被告李○雲對之即負有避免危害發生之絕對義務，包括即時取走藥品以解除此危險狀態，或豎立確實之警示標語，並維持該警示標語繼續有效存在等行為；換言之，被告李○雲自91年5月2日擅自放置藥品後，在危險狀態解除前，均負有注意義務，不因在七個月內未曾發生憾事，即謂因果關係因被告黃○惠之行為而中斷。又亞庫凱林注射劑係麻醉用藥，適用於全身麻醉或緊急插管急救使用，並非一般嬰兒房護士所熟悉之藥物，業如前述。而以經驗法則判斷，將亞庫凱林注射劑置放於嬰兒房護士業務專用，供暫時存放B型肝炎疫苗、母奶之冰箱內，又未豎立明顯有效之警示標語，在通

---

36 http://www.license.con.tw/lawyer/pratice/news/cm106.shtm

常情形下，可能導致施打疫苗之嬰兒房護士，在預期嬰兒房冰箱內皆應為B型肝炎疫苗或其他嬰兒用藥之情形下，誤取藥劑；又注射1c.c.肌肉鬆弛劑於新生兒身上之行為，依據經驗法則作客觀判斷，可認定在通常情況下均足以造成嬰兒死亡或傷害之結果，故被告李○雲、黃○惠二人之業務過失行為相互結合，與被害人羅○惠之死亡及嚴○如等人之傷害結果間，均具有相當因果關係，至為灼然。查被告黃○惠、李○雲受僱於台北縣土城市北○醫院，分別擔任嬰兒房護士、麻醉護士，分別為從事護理、麻醉業務之人，被告黃○惠身為嬰兒房護士，注射疫苗時，應恪遵「三讀五對」原則，善盡其注意義務，其竟未詳讀標籤，謹慎核對藥名，而將亞庫凱林注射劑誤為B型肝炎疫苗，對新生兒實施注射，過失情節甚鉅。又被告李○雲具有麻醉專業，卻將對於嬰兒有高度危險性之肌肉鬆弛劑，放置在嬰兒房業務專用之冰箱內，又未豎立明顯之警告標誌，或定期檢視標誌狀況，丟棄過期藥劑，過失情節較被告黃○惠為輕。其二人於執行業務中違反注意義務，致被害人羅○惠死亡，致被害人嚴○如等人受傷，核被告黃○惠、李○雲所為，均係犯刑法第276條第2項之業務過失致死罪及同法第284條第2項之業務過失傷害罪。（裁判字號：92年度矚訴字第1號）

　　注射時未注意注射應有的標準流程如「三讀五對」原則，經常是導致注射法律問題發生的主要原因，除了上述的北城醫院事件外，另一著名的案例為某空中小姐注射致死案，也同樣如此。本案發生於民國83年12月20日下午，朱○玲空中小姐因被狗咬傷而至淡水某醫院掛急診，於急診室打過破傷風針、消炎針及清洗傷口後，縫合包紮並住院，入院後當天下午6時許，林姓護士依醫囑為其注射盤尼西林抗生素，卻誤將磷酸鉀當成盤尼西林予以注射，病患於注射當中休克，經急救後無效，於隔日4：22死亡；法院判處有期徒刑十個月、緩刑三年（如【案例二】）。【案例一】及【案例二】執行注射的護士如確實做好「三讀五對」，仔細核對藥名，應不致於拿錯藥物，鑄成憾事，依理而言，這類問題應是可以避免的。

【案例二】：被告為一專業護理人員，於為病患注射時，自應注意核對注射藥劑與醫生所開處方是否相符，以免生意外，其於為朱○玲注射抗生素時，竟疏未注意核對藥物，致因注射藥劑錯誤使朱○玲因磷酸鉀中毒死亡，被告顯有過失。（裁判字號：84年度訴字第1173號）

　　前例論及抗生素的注射問題，除了拿錯藥外，最可能發生實際上也有不少案例的情況，為過敏反應的法律問題。以盤尼西林的注射為例，即注射盤尼西林有時會發生過敏反應如發燒、痙攣、腹部絞痛、呼吸困難、溶血性貧血、血壓迅速下降或休克死亡等，故注射盤尼西林過敏反應常引起醫護糾紛，其中最有爭議者為注射前是否須作過敏試驗反應（皮膚試驗）。民國43年，衛生處令各地方衛生醫療機構的醫師：「於注射盤尼西林之前，應先行皮膚反應試驗，以策安全。」民國44年，前司法行政部函令司法機關：「對盤尼西林過敏致死等案件，以注射前有否作皮膚反應試驗為辦案的依據。[37]」如【案例三】及【案例四】都是因注射盤尼西林或含盤尼西林的安比西林等藥劑，未作過敏試驗反應，病人注射後因過敏反應致死，注射者被認定與有過失的案例。除了盤尼西林、盤尼西林鏈黴素混合劑外，其他如抗白喉血清（【案例五】即為注射抗白喉血清過敏致死案例）、速樂克靈等，也都有類似的問題，這類藥物的注射可能引起過敏反應，為醫護人員所明知，法律上為對危害結果其有預見性，若加以注意，當可避免危險結果的發生；也就是說，注射類似藥物應當注意過敏反應問題，只要作過敏試驗反應測試即可避免危險的發生，卻疏忽未作過敏試驗反應測試，法律上自然須負懈怠過失的責任。反之，由於盤尼西林藥物的特殊性，有時作過敏試驗反應測試時，並無過敏反應發生，然而，實際執行注射時卻仍然發生過敏反應致死，此種情況，法律上已善盡注意義務，於醫學上屬於不可逆的併發症，醫護人員應無過失責任問題。

---

37 蔡振修，醫療過失的刑事責任析論，自版，1992年6月，頁177。

【案例三】：注射盤尼西林必須先期試驗，為週知之常識，上訴人竟未注意冒然注射，死者被注射不及一半數分鐘即死亡，是上訴人業務上過失致人於死之責，已難諉卸，且上訴人於注射後應準備一般急救藥物，竟未準備，尤難謂無過失。（裁判字號：58年度台上字第2883號）

【案例四】：查安比西林係含有盤尼西林成分之混合劑，為防止發生危險，對於盤尼西林有過敏性之病人，禁忌使用，而醫師替病人注射盤尼西林前，應訊問病人過去有無過敏性反應，上訴人從事醫師業務，自應注意及之，乃其對死者注射安比西林前，既未詢問其對該藥物有無過敏性反應，復未做反應測驗，即率爾加以注射，致使死者因藥物過敏休克死亡，自不能謂無業務上之過失。（裁判字號：63年度台上字第64號）

【案例五】：患者如為白喉須注射血清時，無論曾經注射過及一年內未注射過，均以先作反應試驗以決定能否注射該抗白喉血清，方可減少危害，此為各醫院及醫學院覆函一致所公認。被告等對於死者注射抗白喉血清時，又一再以爭取時效未作試驗逕予注射為辯，則被告等對於死者逕予注射該抗白喉血清因而致死，似難謂無過失。（裁判字號：46年度台上字第67號）

　　注射為治療的重要程序，應注意注射可能引起的副作用，如病人狀況確實不適合進行某種藥物的注射者，即不應輕率為其注射，以免發生嚴重的副作用，不但未發生治療效果，反而引起致命的結果：如病人是腦挫傷患者，應注意靜脈注射DIHYPHYLLIN可能導致血壓下降及休克，而避免使用此藥，然卻對病人直接使用此藥，導致病人死亡，即應負過失致死之責（81年度台上字第2908號判決）。另一種情況是，注射某種藥物應特別注意其可能發生的危害，如注射「Valium」被認為是一項需要非常小心謹慎的行為，經常造成病人心臟及呼吸之抑制，【案例六】為病人是具有貧血的高血鉀症狀，即有致心肺功能抑制的危險，而仍再度注射具有抑制呼吸作用的上開藥物，加速被害人的心肺衰竭而致死，被認定確有過失甚明。

【案例六】：查被告於85年3月7日下午7：00及9：55分別為被害人注射2c.c.之「Valium」藥物，觀之行政院衛生福利部醫事審議委員會之第一次鑑定書明載：「注射『Valium』被認為是一項需要非常小心謹慎的行為，經常造成病人心臟及呼吸之抑制」，復參以被告於原審審理亦自承血鉀高，心臟功能可能會受影響，貧血引起之高血鉀，亦會造成腎衰竭，被告既有隨時注意其所注射之藥物，對於被害人當時之症狀有無不良之反應之注意義務，且有能力注意而竟未注意其已有貧血之高血鉀症狀，即有致心肺功能抑制之危險，而仍再度注射具有抑制呼吸作用之上開藥物，加速被害人之心肺衰竭，其有過失甚明，且其過失行為與被害人之死亡有相當之因果關係。（裁判字號：86年度上訴字第2799號）

　　注射引起的傷害最為正常者為疼痛，這是因為注射屬於侵入性的治療行為，其針扎身體內自然引起的症狀，經過病人同意的注射，正常注射疼痛現象要無法律責任的問題。注射引起的法律問題主要還是以醫護人員的過失為重要的前提，除了上述情況外，尚有：

一、**感染**：如注射時消毒不完全而引起感染，而過去使用非用後即丟針筒，因消毒不完全也常常發生感染的情況，這種醫護人員不注意引起的傷害，一般是要負法律責任的。

二、**坐骨神經損傷**：注射針刺及坐骨神經或其周圍的組織，或藥劑的化學成分對神經膜及神經纖維所造成的損害，情形嚴重者可能造成神經再生的困難，坐骨神經損傷可分為全麻痺或不全麻痺二種，主要特徵為下肢和足部的運動有缺陷或者殘廢，醫學上稱為「垂足症」，以注射磺胺類、肝磷脂藥物及各種疫苗最容易發生這種症狀[38]。「垂足症」主要還是注射部位錯誤所造成的，這與注射途徑的錯誤一樣，都是違反注射應有的醫護操作常規，自應負損傷的法律責任。

三、**藥量誤認**：如最高法院曾判決：對十月大的幼兒注射副腎素應注意使用量僅為成人的十分之一，竟疏未注意而以成人用量0.3c.c.注射，

---

38 李聖隆，前揭書，頁455。

使幼兒因藥物中毒而死亡，自應負過失之責[39]。另有醫師手寫醫囑過於潦草，使執行注射的護士錯將5c.c.的藥量看成50c.c.，以致對病人造成損傷，這種藥量注射的錯誤，自然必須就其錯誤負責。

四、注射部位不正確： 如應行靜脈注射的藥物，被誤注射入動脈血管，因凝聚於肢體末梢造成肢體壞疽，自與有過失[40]；其他如應皮下注射卻執行成靜脈注射而造成傷害者均是。

五、注射技術不佳： 最為常見的是執行靜脈注射時，將藥物注射到肌肉組織裡，造成所謂的「滲漏」，輕者疼痛紅腫，重者組織壞死腐爛，這種因技術欠佳造成的注射傷害，由於不符合一般醫護人員應有的「善良管理人」注意義務，算是過失的一種；其他如注射時空氣進入血管等也都屬於這類狀況。

六、輸血錯誤： 如護士誤將AB型的血液輸入O型的病患上，造成排斥致死，此時護士須負過失致死的法律責任。

七、針頭折斷： 這是對幼兒執行注射時須特別小心的問題，由於幼兒遇打針疼痛容易掙扎搖動，如不加以妥善固定，有可能造成針頭折斷留於皮膚上，這也是一種注射的傷害。實務上也發生過於點滴注射完後，護士抽取針頭時，注射針（軟針）斷裂進入人體內的案例，這種情形可能是護士抽取技術不佳造成，也可能是製造廠商的產品瑕疵造成，須依歸責條件論其責任。

預防接種的問題本質上也是因注射疫苗而引起的。民國80年10月，彰化某國小一年級張姓學生，在學校接受衛生所護士施打白喉、百日咳、破傷風三合一疫苗後，發生發高燒、全身痙攣，經送醫急救後不治死亡；此事件經衛生福利部召開「預防接種傷害審議小組」會議，給予家屬100萬元的補償金，這是政府依防疫政策所推動的預防接種傷害救濟制度[41]。預防接種的不良反應不少，包括正常毒性產生的嚴重局部或全身性反應，如使用小兒麻痺疫苗反而造成得了小兒麻痺的；也有可能因異常毒素造成的傷害如破傷風中毒；或因操作者污染而產生合併症；或因製造上錯

---

[39] 最高法院55年度台上字第2557號判決。
[40] 黃丁全，前揭書，頁363。
[41] 個案最高理賠現為200萬元。

誤或不正常的固有毒性或感染性而產生如白喉中毒、狂犬病、腦炎等合併症[42]。這些因預防接種產生的副作用損傷，都可以請求預防接種傷害救濟，如有人為疏失的部分，另可依法追訴其應負的法律責任。

　　一般護理人員的注射行為，應在醫師指導下為之，然亦有例外者，即學校保健員或衛生所的護士，依據衛生機關工作計畫或公函執行公共衛生預防接種工作：如白喉、破傷風、日本腦炎、口服小兒麻痺等，可視同在醫師指導下或依醫師處方執行醫療行為[43]；但發生南投地檢署以「密醫罪」起訴衛生所執行疫苗接種的公衛護士案例後，2006年立法院修改【傳染病防治法】第4條第3項：「預防接種業務得由護理人員執行之，不受醫師法第28條規定之限制；其預防接種施行之條件與限制、預防接種紀錄之檢查與補行接種及其他應遵行事項之辦法，由中央主管機關定之。」2018年又調整為【傳染病防治法】第28條：「主管機關規定之各項預防接種業務、因應疫情防治實施之特定疫苗管理、使用及接種措施，得由受過訓練且經認可之護理人員施行之，不受醫師法第二十八條、藥事法第三十七條及藥師法第二十四條規定之限制。」如此一來，護理人員執行預防接種即使不在醫師指示下為之，亦無「密醫罪」之違反，解決護理人員單獨執行疫苗接種適法性的疑慮。惟護士是否可執行靜脈注射？依民國90年3月衛生福利部對護理人員實施醫療輔助行為所做的定義，其中包括輔助施行侵入性治療、處置，所以在醫師指導下，護理人員執行注射行為包括靜脈注射，或其他如注射的準備工作及注射後的觀察等，自為法所許；然而，決定病人是否應該接受靜脈注射？需要何種藥劑的靜脈注射？劑量多少？注射的時間及次數？產生不良反應時應如何處置？等問題，屬於醫療行為的範疇，自應由醫師親自為之[44]。

---

42 李聖隆，前揭書，頁456。
43 行政院衛生福利部民國72年1月4日衛署醫字第405771號函。
44 李聖隆，法律是否容許護士為病人實施靜脈注射？護理雜誌第26卷第1期，1979年1月，頁22。

第六節　用藥常見的法律問題

　　談到用藥的法律問題，即聯想到幾與北城醫院打錯針事件，同一時期發生的崇愛診所給錯藥事件。本案發生於民國91年12月5日，屏東縣東港鎮崇愛診所的抗組織胺藥物Periatin快用完，工作人員重新分裝藥物時，不慎誤把降血糖藥物Euglucon當成抗組織胺，把Euglucon補充至應該裝Periatin的藥罐裡，Periatin是治療感冒常用藥物，從12月6日晚上以後，所有在崇愛診所拿到抗組織胺藥物的民眾，都拿成降血糖藥物。12月7日起，開始有幼兒因為服藥後意識恍惚，疑似昏迷等症狀被家長送到鄰近東港安泰、輔英、高雄長庚等醫院治療，剛開始醫院以為是單一個案，安泰醫院後來發現送來的幼兒都有同樣血糖過低、抽搐、昏迷、瞳孔放大、冒冷汗等現象，懷疑是出現病毒感染，向屏東縣衛生局通報，經調查才發現這些病童都曾在東港崇愛診所就診領藥，並進而查出是崇愛診所發錯藥[45]。此一事件造成1名幼童死亡、13名孩童住院、上百名孩童吃錯藥，屏東地檢署偵查終結，起訴崇愛診所負責醫師吳○建、診所秘書徐○璘、藥師魏○海及護理人員楊○崎（沒有護士執照）。起訴書中指出，徐○璘明知非藥師不能從事藥品調劑工作，卻將不具藥師和護士資格的楊○崎排入擔任藥局調劑工作，吳○建是診所負責醫師，明知這樣做違法，依診所營運狀況，並不是不能避免此事，卻疏於監督之責；楊○崎明知自己並非藥師，也沒有足夠經驗判斷藥品的劑型，卻大意確信不會出事，藥師魏○海值班時，原應注意補充藥劑，卻將小兒感冒藥及成人降血糖藥裝錯，致造成二歲的蔡○婷死亡。另外縣衛生局查出，崇愛診所聘有5名護理人員，僅1人有證照，其他四人沒有，違反【護理人員法】第37條規定，將處15萬元罰款；又該院雖聘有藥師，但藥師請假期間，診所未依規定釋出處方箋，卻由未具藥師資格的護理人員取藥，違反【藥師法】，處最高罰款15萬元[46]。

　　使用藥物治療在醫護上是很重要的方法，「不藥而癒」終究是例外。

---

45 2002年12月10日聯合新聞網。
46 2002年12月11日聯合報網站。

因此，在臨床醫護過程中因使用藥物而發生的錯誤，自然無法避免，除了類似崇愛診所給錯藥造成致命的錯誤外，其他因用藥而引起糾紛亦所在多有。用藥錯誤簡單的定義，就是給病人服藥的過程中任一步驟發生的錯誤均屬之[47]。根據美國醫療機構藥師學會（American Society of Health-Organization Pharmacists, ASHP）的定義，用藥疏失指的是可預防的藥品不良事件，其範圍包括處方失誤、藥劑失誤、給藥失誤及病患遵從性失誤等，由處方至用藥的過程中任何些微差錯，都可能使治療無法達到預期效果，甚至導致死亡；其中三分之二屬於可以預防，其中又以最可能避免的處方失誤最為常見，因此善用藥師在執業上的功能及用藥覆核的機制應是減少用藥錯誤事件有效的方法[48]。用藥錯誤在醫師、藥師、護理人員及病人的任一環節都可能發生，依其錯誤的型態可劃分為[49]：（一）醫師處方失誤，包括開錯病人、開錯藥品、不當藥品、不當劑量、不當劑型、監測疏失和藥品交互作用等；（二）藥師的調劑疏失及未能偵測到處方失誤，包括給錯病人、給錯藥品、給錯單位含量，給錯數量、給錯劑型、藥品變質、調劑失誤、標示錯誤、監測疏失及藥品交互作用等；（三）護理人員給藥失誤，包括給錯病人、給錯藥品、給錯單位含量、給錯劑量、給錯劑型、給錯時間、藥品變質、稀釋或加藥失誤、標示錯誤、給予未經授權使用的藥品、給藥技術失誤、忘記給藥及監測疏失等；（四）病人遵從性失誤，包括保存不當、未遵循醫囑、用錯藥品、用錯劑量、用藥時間錯誤、稀釋失誤、用藥技術失誤及忘記用藥等。

　　用藥的錯誤可能發生在任何一個環節，從醫師在開處處方時，即應注意書寫清楚避免筆誤，在電腦化的今日，特別要注意電腦輸入是否有錯誤，並詳加核對，據統計，醫師開錯處方或處方需修改的比例，大約每1,000筆有2.5筆的可能錯誤[50]：例如把血管擴張用藥開成糖尿病用藥或安眠藥，或把降血壓的藥開成治鵝口瘡、疱疹的藥，有的醫師把每天1粒寫

---

47 李麗傳、徐珊珊、李春蘭，藥物錯誤的因素與評價工具，醫院雜誌第33卷第1期，2000年，頁25。
48 林慧玲、高雅慧、吳如琇、游文瑛、陳文慧、陳瓊雪，在台灣建立一個較安全的用藥制度，台灣醫學第6卷第6期，2002年12月，頁925。
49 同前註，頁926。
50 聯合晚報，民國83年10月31日第五版。

成每天11粒，或一次100ml一瓶輸入為「一次100瓶」，甚至應該服用的寫成打針劑，該外敷的寫成內服，更嚴重的是沒有注意到病人特殊但明顯的禁忌，如懷孕卻開不適合懷孕者使用的藥物等[51]。「醫藥分業」後，藥師在藥物投與的過程中，扮演更為重要的角色；首先，藥師應注意不得逾越藥師應有的業務範圍如開處處方，如【案例一】即為無醫師資格的藥房負責人為醫療行為並直接對病人投與藥物，並使用禁藥而造成病人死亡的案例；其次，藥師不應擅自使用其他替代藥品、建議使用他藥或推銷額外藥品[52]，否則造成預期外的後果，自應負責。用藥劑量處置不當無論是醫師、藥師或護理人員都可能會犯的錯誤，用藥劑量過多的情況常見於小兒用藥，【案例二】即為對小兒用藥未注意應減半服用，給予錯誤指示而造成小兒服藥過量死亡，此不可不慎。

> 【案例一】：被告林○卿為「聖○西藥房」負責人，並無合法醫師資格，擅為被害人陳○水注射葡萄糖點滴、綜合維他命及SULPYRINE之針劑，並給予口服藥劑而執行醫療行為。足見被告確有為被害人陳○水治療而執行醫療行為，要無疑義。次查，被告為被害人陳○水施打之「SULPYRINE」之針劑已為行政院衛生福利部禁止使用。其直接死因為「過敏性休克」，引起「窒息呼吸衰竭」死亡，死者死亡與此次醫療行為有相關聯等情，亦有法醫研究室鑑定書可憑。故被告醫療行為與被害人之死亡間，有相當因果關係，是本件事證明確，被告犯行堪以認定。（裁判字號：89年度訴字第529號）
>
> 【案例二】：上訴人甲開設○○藥房領有藥商執照，民國53年8月20日晚間，幼童林○○七歲半患病發燒，其母前往該藥房購藥，甲介紹「可利比寧」2粒，已知患者為一幼女竟未加注意，囑其母應按其成人用量每日三次一次一粒服用，因該藥成分有解熱效力，服用過多會引起副作用，小兒應經醫師指示減量服用，然甲錯誤指示後幼童母親按其指示，於晚間9：00及翌日早晨4：00為其女分服一粒，未幾即因服用過量，

---

51 黃丁全，前揭書，頁371。
52 【藥師法】第17條規定：「藥師調劑，應按照處方，不得錯誤，如藥品未備或缺乏時，應通知原處方醫師，請其更換，不得任意省略或代以他藥。」

身生黑斑，經急救無效死亡。上訴人錯告用藥分量致人於死，不無過失，原審依刑法第276條第2項判處有期徒刑四月，為無不合，應予維持。（裁判字號：54年度台上字第3121號判決）

　　藥物投與途徑的錯誤，除了醫師可能指示錯誤外，藥師或護理人員實際上也可能發生類似的問題：【案例三】即不可口服的藥物給予口服而造成的憾事，實務上另發生過藥師將治療香港腳用的青黴素類藥物發給眼睛發炎的病人，護理人員在病房中將陰道塞劑放在病人口服藥中等離譜的案例。【案例四】給錯藥物的案例並不罕見，前述崇愛診所的案例也是同樣給錯藥物的情況，又如將亞硝酸當做氯化鈉給病患灌腸造成死亡，藥師將驅蟲藥的山道年誤看成劇毒性精神興奮劑成士的寧等，所以，用藥前仔細核對或做好三讀五對，絕對是必要的。病人本身隨意用藥或不依指示用藥，造成嚴重後遺症的亦所在多有，如病人隨意服用偏方造成肝中毒，不按應有的劑量或次數服用使病情難以控制等。醫事人員錯用投藥方法或投藥的技術不佳，也可能造成嚴重的後果，如護士在診療室中對病童投與藥物，病童嚎啕大哭，護士卻仍直接強迫投入藥丸一顆，致嵌入其氣管內，不久，病童窒息死亡[53]。

【案例三】：上訴人甲在北港鎮開設○○西藥房，民國51年10月4日上午，顧客鍾○○向其購買婦女產後用的保力達、保壽露各一瓶及嬰兒服用的500c.c.葡萄糖液一盒，甲因葡萄糖液無貨，乃漫不注意，竟以不可口服的止痛消炎藥保祿研向鍾○○介紹，經其承購十瓶裝一盒，轉贈其妹所生甫數日的女嬰陳○○服用，服用後約三小時發生高燒抽筋等中毒症狀，經送醫急救無效，延至翌日上午死亡。高等法院論處上訴人因業務上之過失致人於死罪有期徒刑三月，認事用法尚屬無誤。（裁判字號：54年度台上字第1616號判決）

【案例四】：被告甲、乙二人係國立○○大學醫學院附設醫院藥局之藥師，其於被害人尚在醫院急救時，向警察局報案自首，供認其係拿錯肌

---

53 日本大阪高等裁判所判決，高裁刑集第4卷第11號，昭和26年12月10日，頁1527。

肉鬆弛劑當做助孕荷爾蒙藥劑予患有不孕症的被害人，最後被害人因呼吸衰竭死亡。高等法院認無任何證據可資佐證，似嫌未盡職權調查之能事，故予發回更審。（裁判字號：80年度台上字第84號）

　　當藥物經由某種特定的途徑如塗抹、口服、注射或吸入等，與人體接觸之後，有兩種藥物作用可能發生，一種為期望治療效果的作用，一種為非期望的副作用；藥物副作用屬藥品藥理作用的一部分，其出現可預期，其症狀的輕重與劑量的大小成正比，一般不影響病人的健康，如使用抗組織胺會引起嗜睡，但也有會引起嚴重後果的如盤尼西林可能因過敏反應死亡。醫師在實施醫療行為時，應注意有無引起副作用之虞，如能預見而疏於注意，應負過失責任；從病理上觀察，雖然不能確定會有副作用，但如配合其他條件，足以發生其他危險，有合理的醫學準據時，則此副作用應可預見，醫師負有避免的責任[54]。有效的藥品難免有副作用，甚至於毒性，使用藥品治療或預防疾病，可能出現不良反應的機率是存在的，病人或家屬常懷疑醫師用藥不當；實際上是否屬於用藥不當，應先確認病人的症狀和用藥是否有因果關係，才能確認醫師的責任問題。用藥與病人不良反應的因果關係的判斷，應注意以下條件[55]：（一）文獻上有使用該藥品引起不良反應的記載或報告；（二）使用該藥品與該不良反應的發生時序合理並符合文獻的記載；（三）排除其他可能引起類似症狀的自然原因，如病情的自然變化、罹患另一疾病，或同時使用的其他藥品作用等；（四）停藥後，該不良反應於合理時間內消失；（五）再度使用該藥品，於合理時間內該藥品不良反應再度發生。確認用藥不當引起的副作用，必須合理考量這些條件的符合，否則，非屬不當、非可預見或難以注意的藥品副作用，欲苛責醫事人員的法律責任，則並不公平。

---

54 黃丁全，前揭書，頁379。
55 謝炎堯，藥物相關醫療糾紛，律師雜誌第217期，1997年10月，頁28。

用藥尚須注意所使用的藥物是否為禁藥[56]或偽藥[57]，【案例五】即醫師使用當時尚未經核准輸入的禁藥RU486，被處以違反【藥事法】第83條的供應禁藥罪；依【藥事法】第83條規定：「明知為偽藥或禁藥，而販賣、供應、調劑、運送、寄藏、牙保、轉讓或意圖販賣而陳列者，處七年以下有期徒刑，得併科新臺幣五千萬元以下罰金。犯前項之罪，因而致人於死者，處七年以上有期徒刑，得併科新臺幣一億元以下罰金；致重傷者，處三年以上十二年以下有期徒刑，得併科新臺幣七千五百萬元以下罰金。因過失犯第一項之罪者，處二年以下有期徒刑、拘役或科新臺幣五百萬元以下罰金。第一項之未遂犯罰之。」【案例六】為販賣禁藥的行為，同樣構成犯罪。【藥事法】前身為【藥物藥商管理法】，於民國82年2月公布實施，【案例七】為犯罪時法律尚未修改，裁判時法律已修改為新的【藥事法】，依「從新從輕主義」適用較新較輕的【藥事法】加以論斷。另應由醫師處方的藥品，非經醫師處方，不得調劑供應，違反者處新台3萬元以上200萬元以下罰鍰（藥事法第50條、第92條），【案例八】即為藥師行使調劑權，應注意不與醫師治療權的處方業務行為相牴觸，否則即屬違法。

【案例五】：查被告係婦產科診所之負責醫師，明知含珠停錠口服墮胎藥（俗稱RU486）係未經核准不得擅自輸入之禁藥，竟基於概括之犯意，連續多次於上開診所內執行其醫師看診業務時，供應該含珠停錠禁藥予不詳病患服用。按未經核准擅自輸入之藥品為禁藥，藥事法第22條第2款前段定有明文。被告於執行醫師業務期間，供應上述未經核准擅自輸入之藥品予病患，核係犯藥事法第83條第1項之供應禁藥罪；公訴人於未查明被告是否販入禁藥後，收取對價轉售予第三人牟利，即

<hr>

56 依【藥事法】第22條規定：「本法所稱禁藥，係指藥品有下列各款情形之一者：一、經中央衛生主管機關明令公告禁止製造、調劑、輸入、輸出、販賣或陳列之毒害藥品。二、未經核准擅自輸入之藥品。但旅客或隨交通工具服務人員攜帶自用藥品進口者，不在此限。」
57 依【藥事法】第20條規定：「本法所稱偽藥，係指藥品經稽查或檢驗有下列各款情形之一者：一、未經核准，擅自製造者。二、所含有效成分之名稱，與核准不符者。三、將他人產品抽換或摻雜者。四、塗改或更換有效期間之標示者。」

認被告涉犯販賣禁藥罪嫌，容有未洽。（裁判字號：88年度訴字第428號）

【案例六】：彭○香明知大陸藥品「麝香綠草膏」及「正骨水」，係未經中央衛生主管機關核准輸入之禁藥，竟自88年4月21日起，將「麝香綠草膏」八片、「正骨水」六瓶鋪排在其位於花蓮市中華市場之攤位上，意圖販賣而陳列之。嗣經警於88年4月28日上午10：30許當場查獲，並扣得前開「麝香綠草膏」八片、「正骨水」六瓶。核被告所為，係犯藥事法第83條第1項之明知為禁藥而意圖販賣陳列罪。被告非法持有禁藥之低度行為，應為意圖販賣陳列禁藥之高度行為所吸收，不另論罪。（裁判字號：88年度訴字第170號）

【案例七】：藥物藥商管理法名稱修正為藥事法，業於82年2月5日公布實施，依藥事法第83條第1項販賣偽藥其最重本刑為五年以下有期徒刑，較藥物藥商管理法第73條第1項其最重本刑為一年以上七年以下有期徒刑為輕，且對查獲之偽藥在藥事法中，亦無沒收之專條，應適用較輕之裁判時之法律，該偽藥係供犯罪所用之物，且為鄭○○所有，應依刑法第38條第1項第2款予以沒收。（裁判字號：82年度台上字第1564號）

【案例八】按所謂醫療行為，係指凡以治療、矯正或預防人體疾病、傷害、殘缺為目的，所為診察、診斷及治療；或基於診察、診斷結果，以治療為目的，所為的處分、用藥、施行手術或處置等行為的全部或一部的總稱。又醫療工作之診斷、處方、手術、病歷記載、施行麻醉等醫療行為，應由醫師親自執行，而藥師之業務則僅負責調劑，是以依患者陳述病情，並據以配藥供其服用，因其間已牽涉到病症之判斷，自應屬醫療行為，迨無疑義。再者，依藥事法第50條規定，須由醫師處方之藥品，非經醫師處方，不得調劑供應。但下列各款情形不在此限：一、同業藥商之批發、販賣；二、醫院、診所及機關、團體、學校之醫療機構或檢驗及學術研究機構之購買；三、依中華藥典、國民處方選輯處方之調劑。故目前醫療實務上准許執業藥師以國民處方箋之內容，據以為病患調劑。惟若超出上開中華藥典、國民處方選輯處方之內容或其病症根本無國民處方箋可憑，自尚非法所允許，自不待言。（裁判字號：87年度易字第2868號）

第五章　公共衛生常見醫護法律問題

第一節　傳染病防治法律問題

壹、公共衛生概述

　　公共衛生係指由有組織的社會力量來從事延長壽命、預防疾病和促進健康的工作；隨著醫學和科學的進步，公共衛生的範疇由過去侷限於環境衛生和傳染病的管制，發展到現在舉凡所有與健康有關的預防工作均被列入，包括[1]：（一）環境衛生，如飲水衛生、廢污處理、食品衛生、病媒管制、房屋衛生、工業衛生及公害防治等；（二）疾病預防及管制，如傳染病、地方病、職業病及其他非傳染性疾病的防制，意外傷害的預防和急救服務，特殊疾病的診治，以及殘廢的重建等；（三）醫療照顧，如全民健康保險制度的實施及基層醫療網的建立等；（四）保健事業，如婦幼衛生、學校衛生、職業衛生、老年衛生、健康檢查及公共衛生營養等；（五）心理衛生，如心理衛生指導及教育、心理疾病防治、行為違常的預防及矯治等；（六）衛生教育，如專業人員的訓練及在職教育、機會衛生教育、家庭衛生教育、學校衛生教育及社區衛生教育等；（七）生命統計，包括出生、死亡、疾病等的統計和分析；（八）醫藥管理，如醫事人員與醫療院所的管理及監督，藥品、食品及化妝品的管理等；（九）衛生計畫與評價，依據社區的需要及人力和資源，策定各項可行的衛生工作計畫、考核及評價；（十）研究，將科學、技術及行政的研究應用於各種公共衛生工作領域之中。

　　公共衛生的發展從早期到現在，均是「重中之重」的重點即為傳染病防治；由於傳染病具有傳染的特性，如未能及時防治或處置不當，可能導致疫病流行蔓延，後果不堪設想。美國電影「危機總動員」中非洲猴子

1　台北市護理師護士公會、中華民國醫事法律學會，護理業務與法律實務，中華民國醫事
　　法律學會出版，1996年8月，頁210-211。

帶著伊波拉病毒入侵美國，造成某城鎮傳染，為防止傳染擴散，軍方擬轟炸該城鎮，惟在最後時刻，及時發展出防疫疫苗，危機頓時解除，看過的人應該記憶猶新；伊波拉病毒出血熱在我國即被列為第一類法定傳染病。我國為因應傳染病的預防監視、控制及治療的需要，早於民國33年即制定【傳染病防治條例】，初期所規範的法定傳染病計有霍亂、桿菌性及阿米巴性痢疾、傷寒、副傷寒、天花、流行性腦脊髓膜炎、白喉、猩紅熱、鼠疫、斑疹傷寒、回歸熱等十二種，其後陸續有狂犬病發生，遂於民國41年8月將狂犬病納入傳染病之列；之後，由於世界衛生組織宣布全球天花已根絕，加上民眾經常有前往中南美洲及非洲地區者，而該二地區仍流行黃熱病，故將天花自法定傳染病種類中刪除，並增列黃熱病為法定傳染病，因此，民國72年1月修正的【傳染病防治條例】，所規定的法定傳染病即為十三種[2]。

貳、傳染病的分類與防治權責

因各項防疫措施的推動，加上國民生活水準提高，環境衛生改善，安全飲水等公共服務設施普及，以及普遍辦理預防接種，使得多種傳染病先後宣告絕跡，如鼠疫自民國37年起，天花自民國44年起，狂犬病自民國48年起，均再無病例出現，民國54年世界衛生組織宣告台灣為「瘧疾根絕地區」[3]。此後，由於政府開放民眾出國觀光、大陸探親及引進外籍勞工等措施，對台灣地區防疫安全的維護形成一大考驗，此期間多項重要的傳染病未列入法規範圍內，僅以行政命令列為報告傳染病，無法源依據以致各項防疫措施常窒礙難行，爰於民國88年6月重新修訂【傳染病防治法】，將法定傳染病由十三種增加為三十八種，並改變過去以致病的嚴重性來分類的舊觀念，改以防治措施的不同區分為第一類、第二類、第三類和第四類傳染病，即以報告的時限、緊急性及要不要隔離為重點來分類。

---

2 行政院衛生福利部疾病管制局，傳染病防治法及相關子法規之制（訂）定經過與概況，疫情報導第16卷第8期，2000年8月25日，頁294。
3 同前註。

所稱傳染病及其分類如下[4]：

一、**第一類傳染病**：即應立即報告、強制隔離者，包括霍亂、鼠疫、黃熱病、狂犬病、伊波拉病毒出血熱。

二、**第二類傳染病**：分甲、乙二種，包括：（一）甲種，即應二十四小時內報告、強制隔離者，包括流行性斑疹傷寒、白喉、流行性腦脊髓膜炎、傷寒、副傷寒、炭疽病。（二）乙種，即應二十四小時內報告、勸導隔離者，包括小兒麻痺症、桿菌性痢疾、阿米巴性痢疾、開放性肺結核。

三、**第三類傳染病**：也分甲、乙二種，包括：（一）甲種，即二十四小時內報告、不須強制隔離治療者，包括登革熱、瘧疾、麻疹、急性病毒性A型肝炎、腸道出血性大腸桿菌感染症、腸病毒感染併發重症。（二）乙種，即應一週內報告、不須隔離治療者，包括結核病（除開放性肺結核外）、日本腦炎、癩病、德國麻疹、先天性德國麻疹症候群、百日咳、猩紅熱、破傷風、恙蟲病、急性病毒性肝炎（除A型外）、腮腺炎、水痘、退伍軍人病、侵襲性B型嗜血桿菌感染症、梅毒、淋病、流行性感冒。

四、**第四類傳染病**：其他傳染病或新感染症，經中央主管機關認為有依【傳染病防治法】施行防治的必要時，得適時指定之；第四類傳染病其病因、防治方法確定後，得由中央主管機關重行公告歸入第一類、第二類或第三類傳染病。民國93年1月修正之【傳染病防治法】則將炭疽熱、SARS納入第一類傳染病範圍。將登革熱、瘧疾、麻疹、急性A肝及漢他病毒等納入第二類傳染病，流行性感冒併發症列入第三類傳染病，同時，將第四類傳染病改為指定傳染病並增加一項「新感染症」的分類，即經主管機關認定之「新感染症」經公告後也適用本法，並取消第二、三類甲種、乙種的分類；新修訂將第二、三類規定為「得」強制隔離治療。

　　因【國際衛生條例】於2005年大幅修正，對於國際傳染病不再於條文中明訂名稱，改為納入【國際衛生條例】之附件，若有增廢國際傳染

4　請參閱【傳染病防治法】第3條規定。

病之需，則由世界衛生組織的委員會審議後適時發布。中央主管機關爰於
2006年2月公告天花、拉薩熱、裂谷熱（又稱里夫谷熱）、馬堡病毒出血
熱、西尼羅熱等五種疾病為指定傳染病在案。為配合【國際衛生條例】
的修正施行與流感大流行準備及防治事宜之需，2007年7月【傳染病防治
法】重新修訂，有關傳染病的定義大幅改弦更張。將傳染病的分類改為五
類，即所稱傳染病，指下列由中央主管機關依致死率、發生率及傳播速度
等危害風險程度高低分類之疾病：（一）第一類傳染病：指天花、鼠疫、
嚴重急性呼吸道症候群等；（二）第二類傳染病：指白喉、傷寒、登革熱
等；（三）第三類傳染病：指百日咳、破傷風、日本腦炎等；（四）第四
類傳染病：指前三款以外，經中央主管機關認有監視疫情發生或施行防治
必要之已知傳染病或症候群；（五）第五類傳染病：指前四款以外，經中
央主管機關認定其傳染流行可能對國民健康造成影響，有依本法建立防治
對策或準備計畫必要之新興傳染病或症候群。中央主管機關對於傳染病
的名稱，應刊登行政院公報公告之；有調整必要者，應即時修正之（第3
條）。第一類傳染病病人應於指定隔離治療機構施行隔離治療，第二類、
第三類傳染病病人必要時得於指定隔離治療機構施行隔離治療，第四類、
第五類傳染病病人依中央主管機關公告之防治措施處置，主管機關對傳染
病病人施行隔離治療時，應於強制隔離治療之次日起三日內作成隔離治療
通知書，送達本人或其家屬並副知隔離治療機構，隔離治療者其費用由中
央主管機關編列預算支應之[5]。

　　【傳染病防治法】與過去【傳染病防治條例】最大的不同之一，是因
應精省關係，造成地方自治權責的加重，因此，在傳染病防治上，也較為
明確的劃分中央與地方的權責。有關傳染病防治事項，中央主管機關及直
轄市、縣（市）主管機關權責劃分如下[6]：

一、**中央主管機關**：（一）訂定傳染病防治政策及計畫，包括預防接
　　種、傳染病預防、疫情監視、通報、調查、檢驗、處理、檢疫、分
　　級動員、儲備防疫物資及訓練等措施；（二）監督、指揮、輔導及

5　請參閱【傳染病防治法】第44條規定。
6　請參閱【傳染病防治法】第5條規定。

考核地方主管機關執行傳染病防治工作有關事項；（三）設立預防
接種受害救濟基金等有關事項；（四）執行國際及指定特殊港埠之
檢疫事項；（五）辦理傳染病防治有關之國際合作及交流事項；
（六）中央主管機關認有防疫必要之事項。

二、地方主管機關：（一）依據中央主管機關訂定之傳染病防治政策、
　　計畫及轄區特殊防疫需要，擬訂執行計畫付諸實施，並報中央主管
　　機關備查；（二）執行轄區各項傳染病防治工作，包括預防接種、
　　傳染病預防、流行疫情監視、通報、調查、檢驗、處理、動員、儲
　　備防疫物資及訓練等事項；（三）執行轄區及國際及指定特殊港埠
　　以外港埠（港口、碼頭及航空站）之檢疫事項；（四）辦理中央主
　　管機關指示或委辦事項；（五）其他應由地方主管機關辦理事項。
　　地方主管機關辦理前項第2款事項，必要時，得報請中央主管機關支
　　援。各級主管機關執行港埠之檢疫工作，得委託其他機關（構）或
　　團體辦理之。

在防疫措施上，歸納地方政府的法定職掌包括[7]：（一）傳染病發生
或有發生之虞時，主管機關得組機動防疫隊，巡迴辦理防治事宜；（二）
於轄區發生流行疫情或有發生之虞時，應立即動員所屬各相關機關（構）
及人員採行必要之措施，並迅速將結果彙報中央主管機關，除應本諸權責
採行適當之防治措施外，並應依中央主管機關之指示辦理；地方主管機關
認有統籌指揮、調集所屬相關機關（構）人員及設備，採行防治措施之必
要時，得成立流行疫情指揮中心；中央主管機關於必要時，得邀集相關
機關召開流行疫情處理協調會報，協調各級政府相關機關（構）人員及資
源、設備，並監督及協助地方主管機關採行防治措施；（三）於國內、外
發生重大傳染病流行疫情，或於生物病原攻擊事件時，得結合全民防衛動
員準備體系，實施相關防疫措施；（四）平時應加強辦理有關防疫之教育
及宣導，並得商請相關專業團體協助；主管機關及醫療機構應定期實施防
疫訓練及演習；（五）主管機關及醫療機構應充分儲備各項防治傳染病之
藥品、器材及防護裝備；（六）主管機關於必要時，得暫行封閉可能散布

7　請參閱【傳染病防治法】第15條至第44條規定整理。

傳染病之水源；（七）應加強當地上、下水道之建設，改良公廁之設備與衛生，宣導私廁之清潔與衛生；必要時，得施行糞便等消毒或拆除有礙衛生之廁所及其相關設施；（八）國內發生流行疫情時，地方主管機關對於各種已經證實媒介傳染病之飲食物品、動物或動物屍體，於傳染病防治之必要下，應切實禁止從事飼養、宰殺、販賣、贈與、棄置，並予以撲殺、銷毀、掩埋、化製或其他必要之處置；飲食物品、動物或動物屍體，經依規定予以撲殺、銷毀、掩埋、化製或其他必要之處置時，除其媒介傳染病之原因係由於所有人、管理人之違法行為或所有人、管理人未立即配合處理者不予補償外，地方主管機關應評定其價格，酌給補償費；（九）地方主管機關應督導撲滅蚊、蠅、蚤、蝨、鼠、蟑螂及其他病媒；病媒孳生源之公、私場所，其所有人、管理人或使用人應依地方主管機關之通知或公告，主動清除之；（十）地方主管機關於傳染病發生或有發生之虞時，對轄區一定地域之農漁、畜牧、游泳或飲用水，得予以限制、禁止或為其他適當之措施；必要時，並得請求中央各目的事業主管機關協助；（十一）地方主管機關於傳染病發生或有發生之虞時，應視實際需要，會同有關機關（構），採行下列措施：1.管制上課、集會、宴會或其他團體活動；2.管制特定場所之出入及容納人數；3.管制特定區域之交通；4.撤離特定場所或區域之人員；5.限制或禁止傳染病或疑似傳染病病人搭乘大眾運輸工具或出入特定場所；6.其他經各級政府機關公告之防疫措施；各機關（構）、團體、事業及人員對於前項措施，不得拒絕、規避或妨礙；地方主管機關應採行之措施，於中央流行疫情指揮中心成立期間，應依指揮官之指示辦理；（十二）傳染病發生時，有進入公、私場所或運輸工具從事防疫工作之必要者，應由地方主管機關人員會同警察等有關機關人員為之，並事先通知公、私場所或運輸工具之所有人、管理人或使用人到場；其到場者，對於防疫工作，不得拒絕、規避或妨礙；未到場者，相關人員得逕行進入從事防疫工作；必要時，並得要求村（里）長或鄰長在場；（十三）地方主管機關接獲傳染病或疑似傳染病之報告或通知時，應迅速檢驗診斷，調查傳染病來源或採行其他必要之措施，並報告中央主管機關；傳染病或疑似傳染病病人及相關人員對於前項之檢驗診斷、調查及處置，不得拒絕、規避或妨礙。主管機關對於傳染病病人之處置措施如下：

1.第一類傳染病病人，應於指定隔離治療機構施行隔離治療；2.第二類、第三類傳染病病人，必要時，得於指定隔離治療機構施行隔離治療；3.第四類、第五類傳染病病人，依中央主管機關公告之防治措施處置；對傳染病病人施行隔離治療時，應於強制隔離治療之次日起三日內作成隔離治療通知書，送達本人或其家屬，並副知隔離治療機構。傳染病病人經主管機關通知於指定隔離治療機構施行隔離治療時，應依指示於隔離病房內接受治療，不得任意離開；如有不服指示情形，醫療機構應報請地方主管機關通知警察機關協助處理；管機關對於前項受隔離治療者，應提供必要之治療並隨時評估；經治療、評估結果，認為無繼續隔離治療必要時，應即解除其隔離治療之處置，並自解除之次日起三日內作成解除隔離治療通知書，送達本人或其家屬，並副知隔離治療機構；隔離治療期間超過三十日者，應至遲每隔三十日另請二位以上專科醫師重新鑑定有無繼續隔離治療之必要。

　　當然，做好預防接種是防治傳染病最為必要且有效的途徑，這些預防接種的措施主要是委由第一線的委託醫院或地方的衛生所、室來進行。中央主管機關為推動兒童及國民預防接種政策，應設置基金，辦理疫苗採購及預防接種工作；前項基金之來源如下包括政府編列預算之補助、公益彩券盈餘、菸品健康福利捐、捐贈收入、本基金之孳息收入及其他有關收入等，任何形式捐贈收入，不得使用於指定疫苗之採購；疫苗基金運用於新增疫苗採購時，應依據中央主管機關傳染病諮詢委員會建議之項目，依成本效益排列優先次序並於次年開始編列經費採購；其相關會議應錄音，並公開其會議詳細紀錄。兒童的法定代理人，應使兒童按期接受預防接種，並於兒童入學時提出該紀錄；國民小學及學前教（托）育機構對於未接種之新生，應輔導其補行接種。主管機關規定之各項預防接種業務及因應疫情防治實施之特定疫苗接種措施，得由受過訓練且經認可之護理人員施行之，不受【醫師法】第28條、【藥事法】第37條及【藥師法】第24條規定之限制。醫療機構應配合中央主管機關訂定之預防接種政策；醫療機構對於主管機關進行之輔導及查核，不得拒絕、規避或妨礙[8]。對於預防接種

8　請參閱【傳染病防治法】第27條至第29條規定。

的受害者，我國已建立預防接種受害救濟制度；依【傳染病防治法】第30
條規定：「因預防接種而受害者，得請求救濟補償。前項請求權，自請求
權人知有受害情事日起，因二年間不行使而消滅；自受害發生日起，逾五
年者亦同。中央主管機關應於疫苗檢驗合格封緘時，徵收一定金額充作預
防接種受害救濟基金。前項徵收之金額、繳交期限、免徵範圍與預防接種
受害救濟之資格、給付種類、金額、審議方式、程序及其他應遵行事項之
辦法，由中央主管機關定之。」

參、傳染病防治的管制措施

　　為防止傳染病傳入或傳出國境，對於出入國境的運輸工具及其所載
人員、物品，固然可以施行國際港埠檢疫，並徵收費用[9]；但對於尚在潛
伏期間的對象，此種檢疫效果仍然是有限的，鑑於早期發現、早期防治是
最好的防疫策略，如第一線檢疫無法達到防治效果時，第二線的疫情監視
系統必須建立，否則疫病進來也不能察覺，將錯失防疫先機，造成嚴重後
果。所以，我國【傳染病防治法】規定，為及時偵測傳染病疫情，發揮早
期預警效果，中央主管機關應建立傳染病疫情監視及預警體系，適時將國
際疫情或相關警示資訊公布周知；各級主管機關應將傳染病之防治列入優
先工作，傳染病未發生時，應實施各項調查及有效預防措施；傳染病已發
生或流行時，應儘速控制，防止其蔓延[10]。在推行傳染病的防治體系上，
建構全方位的防治體系是一大目標，防治網的建立包括民眾、社區、醫療
機構及政府的整體系統；有關傳染病防治事項，國民及社區、醫師、醫療
（事）機構應遵守下列事宜：（一）國民應維持良好之個人衛生習慣，維
持家戶及社區環境衛生，以預防傳染病發生；如有疫情發生，應即配合接
受檢查、治療，共同改善社區衛生狀況，以消除傳染病之病原；（二）醫
師應依規定報告及採檢、轉介傳染病病人，防範感染擴大，並配合各項公
共衛生措施施行，以善盡社會責任；（三）醫療（事）機構對傳染病病人

9　請參閱【傳染病防治法】第58條規定。
10 請參閱【傳染病防治法】第7條、第26條規定。

應善盡照顧之責任，防範機構內感染發生，並不得拒絕提供醫療（事）服務；其經主管機關指定收容傳染病病人者，不得拒絕收容[11]。

在傳染病的防治工作上，不可諱言的，醫事人員及醫療機構必然扮演重要的角色，民國93年修正的【傳染病防治法】並把法醫一併納入管轄。依【傳染病防治法】的規定，醫事人員及醫療機構的法定義務包括：

一、接受徵調的義務

中央主管機關得建立傳染病防治醫療網，將全國劃分為若干區，並指定醫療機構設傳染病隔離病房；經指定之醫療機構對於主管機關指示收治傳染病病人者，不得拒絕、規避或妨礙。中央主管機關得指定區指揮官及副指揮官若干人，統籌指揮、協調及調度區內相關防疫醫療資源；指定之醫療機構，中央主管機關得酌予補助。中央主管機關經考量國內、外流行疫情嚴重程度，認有統籌各種資源、設備及整合相關機關（構）人員之必要時，得報請行政院同意成立中央流行疫情指揮中心，並指定人員擔任指揮官，統一指揮、督導及協調各級政府機關、公營事業、後備軍人組織、民間團體執行防疫工作；必要時，得協調國軍支援[12]。

二、依法報告的義務

醫師診治病人或醫師、法醫師檢驗屍體，發現傳染病或疑似傳染病時，應立即採行必要之感染控制措施，並報告當地主管機關；前項病例之報告，第一類、第二類傳染病，應於二十四小時內完成；第三類傳染病應於一週內完成，必要時，中央主管機關得調整之；第四類、第五類傳染病之報告，依中央主管機關公告之期限及規定方式為之。醫師對外說明相關個案病情時，應先向當地主管機關報告並獲證實，始得為之；醫事機構、醫師或法醫師應依主管機關之要求，提供傳染病病人或疑似疫苗接種後產生不良反應個案之就醫紀錄、病歷、相關檢驗結果、治療情形及解剖鑑定

---

11 請參閱【傳染病防治法】第14條規定。
12 請參閱【傳染病防治法】第14條、第17條規定。

報告等資料，不得拒絕、規避或妨礙。中央主管機關為控制流行疫情，得公布因傳染病或疫苗接種死亡之資料，不受偵查不公開之限制。醫師以外醫事人員執行業務，發現傳染病或疑似傳染病病人或其屍體時，應即報告醫師或依規定報告當地主管機關。村（里）長、鄰長、村（里）幹事、警察或消防人員發現疑似傳染病病人或其屍體時，也應於二十四小時內通知當地主管機關[13]。

三、保密及保護的義務

政府機關、醫事機構、醫事人員及其他因業務知悉傳染病或疑似傳染病病人之姓名、病歷及病史等有關資料者，不得洩漏。對於傳染病病人、施予照顧之醫事人員、接受隔離治療者、居家檢疫者、集中檢疫者及其家屬之人格、合法權益，應予尊重及保障，不得予以歧視；非經前項之人同意，不得對其錄音、錄影或攝影。政府機關（構）、民間團體、事業或個人不得拒絕傳染病病人就學、工作、安養、居住或予其他不公平之待遇；但經主管機關基於傳染病防治需要限制者，不在此限[14]。

四、採樣檢驗及消毒的義務

傳染病檢體之採檢、檢驗與報告、確定及消毒，應採行下列方式：（一）採檢：傳染病病人檢體，由醫師採檢為原則；接觸者檢體，由醫師或其他醫事人員採檢；環境等檢體，由醫事人員或經採檢相關訓練之人員採檢。採檢之實施，醫事機構負責人應負督導之責；病人及有關人員不得拒絕、規避或妨礙；（二）檢驗與報告：第一類及第五類傳染病之相關檢體，應送中央主管機關或其指定之具實驗室能力試驗證明之地方主管機關、醫事機構、學術或研究機構檢驗；其他傳染病之檢體，得由中央主管機關委託或認可之衛生、醫事機構、學術或研究機構檢驗。檢驗結果，應報告地方及中央主管機關；（三）確定：傳染病檢驗結果，由中央主管機

---

13 請參閱【傳染病防治法】第39條至第41條規定。
14 請參閱【傳染病防治法】第10條至第12條規定。

關或其指定、委託、認可之檢驗單位確定之；（四）消毒：傳染病檢體之採檢，醫事機構應予實施消毒或銷毀；病人及有關人員不得拒絕、規避或妨礙。對於曾與傳染病病人接觸或疑似被傳染者，得予以留驗；必要時，並得令遷入指定之處所檢查、施行預防接種、投藥、指定特定區域實施管制或隔離等必要之處置。傳染病病人移居他處或死亡時，其原居留之病房或住（居）所內外，應由醫事機構或該管主管機關視實際情況，施行必要之消毒或其他適當之處置；醫事機構或當地主管機關對於因傳染病或疑似傳染病致死之屍體，應施行消毒或其他必要之處置；死者家屬及殯葬服務業不得拒絕、規避或妨礙；中央主管機關認為非實施病理解剖不足以瞭解傳染病病因或控制流行疫情者，得施行病理解剖檢驗；死者家屬不得拒絕。死者家屬對於經確認染患第一類傳染病之屍體應於二十四小時內、染患第五類傳染病之屍體應於中央主管機關公告之期限內入殮並火化；其他傳染病致死之屍體，有特殊原因未能火化時，應報請地方主管機關核准後，依規定深埋[15]。

違反【傳染病防治法】的法定義務或管制措施，除了應依法處以行政罰外，情節嚴重者，另可依我國【刑法】第192條規定：「違背關於預防傳染病所公布之檢查或進口之法令者，處二年以下有期徒刑、拘役或三萬元以下罰金。暴露有傳染病菌之屍體，或以他法散布病菌，致生公共危險者，亦同。」此為違背預防傳染病法令罪及散布傳染病菌罪，本罪所應予處罰者乃由於行為人的違反行為有令國外的傳染病傳入國內的危險，至於國外的傳染病是否真正傳入國內，與本罪的成立無關；另一種情況，則為暴露有傳染病菌的屍體或以他法散布病菌，此必須致生公共危險者，才構成犯罪，本罪為告訴乃論之罪。民國93年和96年修正的【傳染病防治法】第61條、第62條也增訂刑事處罰規定，如防疫期間囤積或哄抬防疫用品物價且情節重大者，可處一年以上七年以下有期徒刑，並得併科新台幣500萬元以下罰金；又如明知罹患第一類傳染病或新感染症（第五類傳染病或第二類多重抗藥性傳染病），不遵守指示，致傳染於人者，處三年以下有期徒刑、拘役或新台幣50萬元以下罰金。此二次修正也把原SARS防

---

15 請參閱【傳染病防治法】第45條至第50條規定。

治條例中，有關新聞媒體的適當管制與傳染病有關人員權益的保障等予以列入，成為所有傳染病防治措施的共通準則。並於民國112年新增第61條之1和第61條之2，修正理由為考量「傳染病監視及預警系統」為全國傳染病之通報、蒐集及分析疫情之重要系統，屬執行傳染病防治，避免疫情擴散之關鍵要素，應確保該系統及其設施、設備全時期運作不中斷。考量現行對之有不法侵害行為，依刑法竊盜罪、毀棄損壞罪及妨害電腦使用罪等規定處理，對於該不法行為引致重大公共秩序、社會或國家安全危害時未能加重課責，保護顯有不足。為加強保護傳染病監視及預警系統及其關鍵設施、設備，維持其功能正常運作，宜區分不同犯罪態樣與危害程度，就刑責為層級化處理，以發揮法律嚇阻之有效性，爰擬具本法第61條之1、第61條之2修正草案，其修正要點如下：以竊取、毀壞或其他非法方法，危害中央主管機關依第26條規定建立之傳染病監視及預警系統設備或電腦機房之功能正常運作者，處一年以上七年以下有期徒刑，得併科新台幣1,000萬元以下罰金；意圖危害國家安全或社會安定，而犯前項之罪者，處三年以上十年以下有期徒刑，得併科新台幣5,000萬元以下罰金；前二項情形致釀成災害者，加重其刑至二分之一；因而致人於死者，處無期徒刑或七年以上有期徒刑，得併科新台幣1億元以下罰金；致重傷者，處五年以上十二年以下有期徒刑，得併科新台幣8,000萬元以下罰金；第1項及第2項之未遂犯罰之。對中央主管機關依第26條規定建立之傳染病監視及預警系統，以下列方法之一，危害其功能正常運作者，處一年以上七年以下有期徒刑，得併科新台幣1,000萬元以下罰金：一、無故輸入其帳號密碼、破解使用電腦之保護措施或利用電腦系統之漏洞，而入侵其電腦或相關設備；二、無故以電腦程式或其他電磁方式干擾其電腦或相關設備；三、無故取得、刪除或變更其電腦或相關設備之電磁紀錄；製作專供犯前項之罪之電腦程式，而供自己或他人犯前項之罪者，亦同；意圖危害國家安全或社會安定，而犯前二項之罪者，處三年以上十年以下有期徒刑，得併科新台幣5,000萬元以下罰金；前三項情形致釀成災害者，加重其刑至二分之一；因而致人於死者，處無期徒刑或七年以上有期徒刑，得併科新台幣1億元以下罰金；致重傷者，處五年以上十二年以下有期徒刑，得併科新台幣8,000萬元以下罰金；於中央流行疫情指揮中心成立期間，犯第1項至第3項之罪者，加重其刑至二分之一；第1項至第3項之未遂犯罰之。

第二節　COVID-19防治與愛滋病防治法律問題

壹、COVID-19防治的法律問題

　　除了SARS（嚴重急性呼吸道症候群）外，台灣及全球近代史上大概沒有一種疾病，在社會與世界上引起如此大的恐慌與不安。COVID-19是一種由嚴重急性呼吸道症候群冠狀病毒2型（縮寫：SARS-CoV-2）引發的傳染病，導致了一場持續的疫情，成為人類歷史上致死人數最多的流行病之一。該病已知的首名病人2019年末於中華人民共和國湖北省武漢市確診，其後此病在全球範圍內陸續被檢測出。截至2022年7月13日，全球已累計報告逾5.57億名確診個案，逾635.6萬名患者死亡，仍在持續擴散中。世界各國對該病致死率（CFR）的估計值差異甚大，截至2021年2月8日，多數國家該病的觀測致死率在0.5%至5.0%之間，全球初步修正病死率約為2.9%。該疾病常見的症狀包括發燒、咳嗽、疲勞、呼吸急促、味嗅覺喪失。自感染到出現症狀的時間通常為一至十四天。至少三分之一的感染者無症狀。大多數出現明顯症狀患者（81%）出現輕度至中度症狀（最多為輕度肺炎），而14%出現嚴重症狀（呼吸困難、缺氧或影像學上超過50%的肺部受累），5%出現危急症狀（呼吸衰竭、休克或多重器官衰竭）。老年人出現嚴重症狀的風險更高。有些人在康復後的幾個月內仍會經歷一系列的影響，而且已經觀察到對器官的損害。已經開發出多種檢測方法來診斷該疾病，標準的診斷方法是通過逆轉錄聚合酶鏈式反應（rRT-PCR）、轉錄介導擴增（RMA）或通過鼻咽拭子的逆轉錄環介導的等溫擴增（RT-LAMP）檢測病毒的核酸，胸部CT成像也有助於診斷基於症狀和風險因素被高度懷疑感染的個人[16]。

　　為有效防治嚴重特殊傳染性肺炎（COVID-19），維護人民健康，並因應其對國內經濟、社會之衝擊，於COVID-19於全球散布之2020年2月特制定【嚴重特殊傳染性肺炎防治及紓困振興特別條例】。給予相關人

---

16 https://zh.wikipedia.org/zh-tw/2019%E5%86%A0%E7%8A%B6%E7%97%85%E6%AF%92%E7%97%85維基百科。

員、機構補助補償補貼之法源包括：一、公、私立醫療（事）機構執行防治、醫療、照護之醫事人員及其他從事防治相關工作人員，中央衛生主管機關應予補助或發給津貼；二、各級衛生主管機關認定應接受居家隔離、居家檢疫、集中隔離或集中檢疫者，及為照顧生活不能自理之受隔離者、檢疫者而請假或無法從事工作之家屬，經衛生主管機關認定接受隔離者、檢疫者未違反隔離或檢疫相關規定，就接受隔離或檢疫之日起至結束之日止期間，得申請防疫補償。但有支領薪資或依其他法令規定性質相同之補助者，不得重複領取；三、機關（構）、事業單位、學校、法人、團體給付員工依規定請假期間之薪資，得就該薪資金額之百分之二百，自申報當年度所得稅之所得額中減除。其給付員工依中央流行疫情指揮中心指揮官所為應變處置指示而得請假期間之薪資，亦同；四、為生產防疫物資，於必要時，各級政府機關得依中央流行疫情指揮中心指揮官之指示，徵用或調用其生產設備及原物料，並給予適當之補償（條例第2條至第5條）。因疫情影響許多產業受到相當之衝擊，為紓困振興受影響之產業，本條例亦採取一些措施包括：一、受嚴重特殊傳染性肺炎影響而發生營運困難之產業、事業、醫療（事）機構及相關從業人員，得由目的事業主管機關予以紓困、補貼、振興措施及對其員工提供必要之協助；醫療機構因配合中央流行疫情指揮中心防疫需要而停診者，政府應予適當補償；二、受嚴重特殊傳染性肺炎影響而依本條例、傳染病防治法或其他法律規定，自政府領取之補貼、補助、津貼、獎勵及補償，免納所得稅；自政府領取之補貼、補助、津貼、獎勵及補償，不得作為抵銷、扣押、供擔保或強制執行之標的；三、所需經費上限為新台幣8,400億元，得視疫情狀況，分期編列特別預算，送請立法院審議；但經立法院審議刪除或刪減之預算項目不得流用；四、行政院應設置專門網站，每週更新各目的事業主管機關訂定之津貼、獎勵、補償、補助、補貼、紓困、振興法規命令或行政規則（條例第9條、第9條之1、第11條、第18條）。惟【嚴重特殊傳染性肺炎防治及紓困振興特別條例】為限時性法律；依該法第19條規定：本條例及其特別預算施行期間，自中華民國109年1月15日起至111年6月30日止。該法並於民國112年7月1日正式廢止；惟依【傳染病防治法】第74條之1規定，嚴重特殊傳染性肺炎防治及紓困振興特別條例施行期間，符合該條例所定防疫補

償要件而未於該條例施行期間屆滿前申請，且其二年請求權時效尚未完成者，於該條例施行期間屆滿後二年內，仍得依該條例相關規定申請防疫補償。

　　自主健康管理期間，依「防範嚴重特殊傳染性肺炎自主健康管理通知書」或「防範嚴重特殊傳染性肺炎自主健康管理通知書（專案申請獲准縮短居家檢疫期滿者）」，自主詳實記錄體溫及健康狀況及活動史，並配合提供國內手機門號、回復雙向簡訊或接受電話詢問健康情形等必要之關懷追蹤機制，自主健康管理個人資料於結束後二十八天銷毀。自主健康管理對象資訊均上傳至全民健康保險醫療資訊雲端查詢系統提示醫事人員落實「TOCC」機制，確實詢問並記錄旅遊史（Travel history）、職業別（Occupation）、接觸史（Contact history）及是否群聚（Cluster）等資訊，以避免院內感染群聚事件發生[17]。包括集中隔離、居家隔離及自主管理等具有人身自由拘束的管理措施，其主要法源依據係【傳染病防治法】第36條、第48條、第58條、第62條、第67條、第69條、第70條之規範，主要規定包括：一、民眾於傳染病發生或有發生之虞時，應配合接受主管機關之檢查、治療、預防接種或其他防疫、檢疫措施；二、主管機關對於曾與傳染病病人接觸或疑似被傳染者，得予以留驗；必要時，並得令遷入指定之處所檢查、施行預防接種、投藥、指定特定區域實施管制或隔離等必要之處置；三、主管機關對入、出國（境）之人員，得施行下列檢疫或措施，並得徵收費用：（一）對前往疫區之人員提供檢疫資訊、防疫藥物、預防接種或提出警示等措施；（二）命依中央主管機關規定詳實申報傳染病書表，並視需要提出健康證明或其他有關證件；（三）施行健康評估或其他檢疫措施；（四）對自感染區入境、接觸或疑似接觸之人員、傳染病或疑似傳染病病人，採行居家檢疫、集中檢疫、隔離治療或其他必要措施；（五）對未治癒且顯有傳染他人之虞之傳染病病人，通知入出國管理機關，限制其出國（境）；（六）商請相關機關停止發給特定國家或地區人員之入國（境）許可或提供其他協助；（七）明知自己罹患第一類傳染病、第五類傳染病或第二類多重抗藥性傳染病，不遵行各級主管機關指

---

17 衛生福利部衛授疾字第1100200031號函。

示，致傳染於人者，處三年以下有期徒刑、拘役或新台幣50萬元以下罰
金。其他違反管制措施者亦均有一定金額之行政罰。

　　民國100年9月公布之大法官釋字第690號解釋謂：「中華民國91年1
月30日修正公布之傳染病防治法第37條第1項規定：『曾與傳染病病人接
觸或疑似被傳染者，得由該管主管機關予以留驗；必要時，得令遷入指定
之處所檢查，或施行預防接種等必要之處置。』關於必要之處置應包含強
制隔離在內之部分，對人身自由之限制，尚不違反法律明確性原則，亦未
牴觸憲法第23條之比例原則，與憲法第8條依正當法律程序之意旨尚無違
背。曾與傳染病病人接觸或疑似被傳染者，於受強制隔離處置時，人身自
由即遭受剝奪，為使其受隔離之期間能合理而不過長，仍宜明確規範強制
隔離應有合理之最長期限，及決定施行強制隔離處置相關之組織、程序等
辦法以資依循，並建立受隔離者或其親屬不服得及時請求法院救濟，暨對
前述受強制隔離者予以合理補償之機制，相關機關宜儘速通盤檢討傳染病
防治法制。」此解釋令基本肯認採取必要強制隔離措施的合憲性，此為後
來相關法制及管制措施提供重要的法令依據，本解釋令亦要求宜明確規範
強制隔離應有合理之最長期限，及決定施行強制隔離處置相關之組織、程
序等辦法以資依循，及受強制隔離者予以合理補償之機制；此要求也被後
來修正之【傳染病防治法】及【嚴重特殊傳染性肺炎防治及紓困振興特別
條例】納入[18]。

　　【嚴重特殊傳染性肺炎防治及紓困振興特別條例】第7條規定：「中
央流行疫情指揮中心指揮官為防治控制疫情需要，得實施必要之應變處置
或措施。」其中的何謂「必要之應變處置或措施」被指出欠缺「法律明確
性」，例如疫情指揮中心頒布禁止醫事人員出國時，可能基於個人認知之
「必要」授權而發布行政命令，並主張其法源即是來自特別條例第7條，
此舉馬上引來許多法界人士認為有「違憲」的疑慮。大法官釋字443號內
容中亦指出：「如以法律授權主管機關發布命令為補充規定時，其授權應
符合具體明確之原則。」所以大法官對於人民基本權利必要時的限縮是

18　【傳染病防治法】第37條至第39條、第44條至第50條、第52條至第53條、第67條至第70
　　條規定與【嚴重特殊傳染性肺炎防治及紓困振興特別條例】第3條、第8條、第9條之1、
　　第13條、第15條規定。

允許「階層化的法律保留[19]」，然而對於法律「授權明確性」的條件要求仍然明白的約制發布命令的行政機關。然而法律授權的明確性也並非只是一味地糾結於條例文義的書面呈現，在2003年因SARS疫情而導致台北市立和平醫院封院而做出的大法官釋字690號內容：「法律明確性之要求，非僅指法律文義具體詳盡之體例而言，立法者於立法定制時，仍得衡酌法律所規範生活事實之複雜性及適用於個案之妥當性，從立法上適當運用不確定法律概念而為相應之規定。」因此大法官便是依據當年的時空環境認定【傳染病防治法】第37條第1項所定「必要之處置」包含「強制隔離」在內是合憲的，而無「授權明確性」的問題。所以由此看來，對照現今新冠肺炎防疫指揮中心的作為，或許現在大法官也可能會認為合憲[20]，而使得【肺炎特別條例】第7條持續存有「帝王條款」的爭議[21]。故有學者認為一正如SARS當時快速流行並引發死亡的恐慌狀況，無人預料到COVID-19居然於2020年大幅肆虐於全球，我國傳染病法制在SARS之後，因應面對SARS疫情時之若干缺失，如組織動員層級架構不足、中央與地方權責劃分不明、限制人民權利措施之正當程序不備、相關醫療院所與人民應負擔義務不備等等，多半已於2004年與2007年經全文大幅修正時予以導正。2011年大法官釋字第690號對於相關措施違憲疑慮的輕輕放下，不但強化醫療與公共衛生界對傳染病防治各項措施之專業信心，因此傳染病防治法後續之修正，幾乎無因應該號解釋之處；但事實上也課人民負擔起為保護自己與他人生命與身體健康，甚至必要時為公益犧牲自己人

19 陳朝建（2020），層級化之法律保留——謹以憲法、法律及命令的保留為例。台灣法律網，網址：http://lawtw.com/article.php?template=article_content&parent_path=,1,784,&job_id=59459&article_category_id=1169&article_id=28855。檢索日期：2020年10月6日。
20 謝富凱（2020），防疫若侵害到人權，應敦請總統直接發布緊急命令。鳴人堂，網址：https://opinion.udn.com/opinion/amp/story/10847/4427356。檢索日期：2020年10月6日。
21 柯雨瑞、鐘太宏、黃翠紋，因應新型冠狀肺炎（COVID-19）疫情影響下之法律應變體系規劃及執法作為之問題與對策，https://www.koko.url.tw/download/%E5%9B%A0%E6%87%89%E6%96%B0%E5%9E%8B%E5%86%A0%E7%8B%80%E8%82%BA%E7%82%8E%EF%BC%88COVID-19%EF%BC%89%E7%96%AB%E6%83%85%E5%BD%B1%E9%9F%BF%E4%B8%8B%E4%B9%8B%E6%B3%95%E5%BE%8B%E6%87%89%E8%AE%8A%E9%AB%94%E7%B3%BB%E8%A6%8F%E5%8A%83%E5%8F%8A%E5%9F%B7%E6%B3%95%E4%BD%9C%E7%82%BA%E4%B9%8B%E5%95%8F%E9%A1%8C%E8%88%87%E5%B0%8D%E7%AD%96.pdf。

身自由之社會連帶責任。既然連基本權之母的人身自由都可以因傳染病疫情防治而退讓，恐怕除了生命權外，沒有其他人民之基本權不能為了傳染病防治之大旗而受限。倘若流行病疫情未來將頻繁、普遍地與全球人民共存，此等為疫情防治之需，使各種基本權利受限直接取得合憲與正當地位的國家高權社會，是否為眾人所樂見，值得深思[22]。惟從憲法第15條保障生存權及公共利益的角度來看，如COVID-19明顯且嚴重可能危害多數人民健康生命安全時，採取必要措施包括可能限制人民自由、財產利益等行為管制，在「兩利相權取其重、兩害相權取其輕」的考量下，確實也有其一定之必要性；否則，如有些國家包括戴口罩等管理措施都無法要求，導致嚴重的死亡或染病結果，這些生命與健康的隕落，又豈是法律能夠補救的。

貳、愛滋病防治的法律問題

愛滋病（AIDS, Acquired Immunodeficiency Syndrome）又稱「後天免疫缺乏症候群」，是由愛滋病毒（HIV病毒）所引發的疾病。這種疾病會破壞人類的免疫系統，使人體失去抵抗疾病的能力，導致病毒、原蟲、細菌、黴菌等可輕易侵入人體，而引發各種疾病及發生惡性腫瘤，最後終致百病俱發而喪失寶貴的生命。台灣地區自民國73年發現第一位愛滋病患以來，至民國111年5月為止，已發現42,718位感染者，其中並有7,671人業已發病死亡，且增加速度非常驚人，發現前100位感染者，共經過五十五個月的時間，但從第701位累積至800位卻僅有五個月的時間[23]。愛滋病的感染途徑包括與染愛滋病毒者發生口腔、肛門、陰道等方式的性交，輸用愛滋病毒污染的血液、血液成分、血液製劑，與感染病毒者共用針頭、針筒，也可能由愛滋病母親垂直傳染給嬰兒，目前尚未發展出可以治癒的藥

---

22 吳泰雯，從SARS到COVID-19：司法院釋字第690號解釋架構下之傳染病防治法制與基本權限制，法律與生命科學，第9卷第1期。http://medlaw.tmu.edu.tw/upload/files/LLS%20 v9no1-99-120.pdf。
23 衛生福利部網站。

物；此一疾病被公認為性病及傳染病，然而，由於【傳染病防治法】不足以因應其特殊性，故針對此特殊傳染病予以特別訂立【後天免疫缺乏症候群防治條例】規範，以防止其感染蔓延，並維護國民健康[24]。2007年7月修正法律名稱為【人類免疫缺乏病毒傳染防治及感染者權益保障條例】，其立法目的除為防止人類免疫缺乏病毒之感染、傳染及維護國民健康，並保障感染者權益。

　　由於愛滋病防治的重要族群如同性戀、毒癮及特種營業從業人員等，因社會道德壓力或涉及非法行為的因素，很多不願接受檢查，追蹤管理不易進行；加以國外人士入境觀光、洽商、求學皆可能引進此種疾病，國內缺乏對入境觀光、國外人士的適當法規管理，以致形成防治漏洞，為了執行防治業務，防止個案於暗處或到處流竄[25]，故【人類免疫缺乏病毒傳染防治及感染者權益保障條例】特別著重愛滋病的偵察發現，以利實施必要的管制與治療。其具體的做法為：

一、強制定期篩檢

　　主管機關應通知下列之人，至指定之醫事機構，接受人類免疫缺乏病毒諮詢與檢查：（一）接獲報告或發現感染或疑似感染人類免疫缺乏病毒者；（二）與感染者發生危險性行為、共用針具、稀釋液、容器或有其他危險行為者；（三）經醫事機構通報之陽性反應者；（四）輸用或移植感染人類免疫缺乏病毒之血液、器官、組織、體液者（五）其他經中央主管機關認為有檢查必要者，包括役男、社會收容人員、特定營業從事人員及高危險群如男同性戀者、經常接受輸血者、特殊血液病人、性病病人、性工作者及疑似感染病毒的外國人等。檢查費用由中央主管機關及中央各目的事業主管機關編列之。前述所列之人，亦得主動前往主管機關指定之醫事機構，請求諮詢、檢查；醫事人員除因前述規定外，應經當事人同意及諮詢程序，始得抽取當事人血液進行人類免疫缺乏病毒檢查[26]。2015年並

---

24 請參閱【人類免疫缺乏病毒傳染防治及感染者權益保障條例】第1條規定。
25 許君強，醫事及衛生法規，桂冠圖書公司，1993年9月，頁20。
26 請參閱【人類免疫缺乏病毒傳染防治及感染者權益保障條例】第15條規定。

增訂第15條之1規定，有下列情形之一者，因醫療之必要性或急迫性，醫事人員得採集檢體進行人類免疫缺乏病毒感染檢測，無需受檢查人或其法定代理人之同意：（一）疑似感染來源，有致執行業務人員因執行業務而暴露血液或體液受人類免疫缺乏病毒感染之虞；（二）受檢查人意識不清無法表達意願；（三）新生兒之生母不詳；因醫療之必要性或急迫性，未成年人未能取得法定代理人之即時同意，經本人同意，醫事人員得採集檢體進行人類免疫缺乏病毒感染檢測（2020年將原規定之未滿20歲之人改為未成年人）。

二、主管機關的主動調查權

感染者有提供其感染源或接觸者之義務；就醫時，應向醫事人員告知其已感染人類免疫缺乏病毒。主管機關得對感染者及其感染源或接觸者實施調查；但實施調查時不得侵害感染者之人格及隱私。感染者提供其感染事實後，醫事機構及醫事人員不得拒絕提供服務。主管機關為防止人類免疫缺乏病毒透過共用針具、稀釋液或容器傳染於人，得視需要，建立針具提供、交換、回收及管制藥品成癮替代治療等機制；其實施對象、方式、內容與執行機構及其他應遵行事項之辦法，由中央主管機關定之；因參與前項之機制而提供或持有針具或管制藥品，不負刑事責任[27]。

三、強制主動篩檢

有下列情形之一者，應事先實施人類免疫缺乏病毒有關檢驗：（一）採集血液供他人輸用；（二）製造血液製劑；（三）施行器官、組織、體液或細胞移植。前項檢驗呈陽性反應者，不得使用。惟第1項第1款情形，有緊急輸血之必要而無法事前檢驗者，不在此限。違反者可處新台幣3萬元至15萬元的罰鍰[28]；因而致人感染人類免疫缺乏病毒者，處三年以上十年以下有期徒刑[29]。

---

27 請參閱【人類免疫缺乏病毒傳染防治及感染者權益保障條例】第9條、第12條規定。
28 請參閱【人類免疫缺乏病毒傳染防治及感染者權益保障條例】第11條、第22條規定。
29 請參閱【人類免疫缺乏病毒傳染防治及感染者權益保障條例】第22條規定。

四、醫事人員主動報告義務

　　醫事人員發現感染者應於二十四小時內向地方主管機關通報；其通報程序與內容，由中央主管機關訂定之。主管機關為防治需要，得要求醫事機構、醫師或法醫師限期提供感染者之相關檢驗結果及治療情形，醫事機構、醫師或法醫師不得拒絕、規避或妨礙。醫事人員發現感染者之屍體，應於一週內向地方主管機關通報，地方主管機關接獲通報時，應立即指定醫療機構依防疫需要及家屬意見進行適當處理礙[30]。

　　法律上為維護公共利益，雖然採取疾病主動報告及主動偵察的模式，然而，也重視愛滋病患者的相關權利，包括：

一、愛滋病患者隱私權的保護

　　主管機關、醫事機構、醫事人員及其他因業務知悉感染者之姓名及病歷等有關資料者，除依法律規定或基於防治需要者外，對於該項資料，不得洩漏。違反者除處新台幣3萬元以上15萬元以下的行政罰鍰外[31]，另可依【刑法】第316條洩露業務上知悉他人秘密罪加以處斷，可處一年以下有期徒刑、拘役或5萬元以下之罰金。

二、愛滋病患者人格與合法權益的尊重及保障

　　感染者之人格與合法權益應受尊重及保障，不得予以歧視，拒絕其就學、就醫、就業、安養、居住或予其他不公平之待遇，相關權益保障辦法，由中央主管機關會商中央各目的事業主管機關訂定之；因屢次發生感染者或收容感染者的民間團體被社區排斥的情事，故特別規定新的保障感染者安養、居住的權益。中央主管機關對感染者所從事之工作，為避免其傳染於人，得予必要之執業執行規範；因實務上曾發生牙醫師罹患愛滋病仍為病人治療，導致病人因而感染愛滋病的案例，故有此限制。非經感染

---

30 請參閱【人類免疫缺乏病毒傳染防治及感染者權益保障條例】第13條、第17條規定。
31 請參閱【人類免疫缺乏病毒傳染防治及感染者權益保障條例】第14條、第23條規定。

者同意，不得對其錄音、錄影或攝影[32]。

三、愛滋病患者免費檢查及治療的權利

　　中央衛生主管機關得指定醫療機構及研究單位，從事後天免疫缺乏症候群之檢驗、預防及治療；其費用由中央衛生主管機關編列預算[33]；對於負責治療之工作人員，中央衛生主管機關應酌予補助或發給津貼。感染者自確診開始服藥後二年內，以下費用由中央主管機關予以全額補助包括人類免疫缺乏病毒門診及住院診察費等治療相關之醫療費用、抗人類免疫缺乏病毒之藥品費、抗人類免疫缺乏病毒藥品之藥事服務費、病毒負荷量檢驗及感染性淋巴球檢驗之檢驗費及其他經中央主管機關指定之項目，前項費用於感染者確診開始服藥二年後，全民健康保險保險對象應自行負擔之費用及依全民健康保險法未能給付之檢驗及藥物，應由中央主管機關編列預算支應之。

　　除了愛滋病患者權利的保護外，無辜的醫事人員及第三人也都是法律應該保護的對象。所以，法律規定對於愛滋病患者死亡應以火化、對其從事的工作得予以必要的限制，更重要的是，對於經檢查證實感染人類免疫缺乏病毒者，應通知其至指定的醫療機構免費治療或定期接受症狀檢查，感染者拒絕前項規定之治療及定期檢查、檢驗者，直轄市、縣（市）主管機關得施予講習或輔導教育[34]，這些都是保護第三人必要的作為。醫事人員因職業的客觀要求，有機會接觸愛滋病患者，基於愛滋病患者就醫權利的保障，醫療院所應不可拒絕之，然因愛滋病患者的治療難度，目前係以指定醫院的形式來進行診療，對於治療愛滋病患者的醫事人員，在進行各種療程上有可能因親密性治療如插管、胃鏡、點滴注射、檢體檢驗等，而處於較高的感染風險，為避免醫事人員因不知而感染，基於醫學倫理不傷害原則，法律要求愛滋病患者應主動告知醫事人員其患有愛滋病的狀況；違反者除處以15萬元以下的行政罰外，如因而造成醫事人員致病者，應以

---

32 請參閱【人類免疫缺乏病毒傳染防治及感染者權益保障條例】第4條規定。
33 請參閱【人類免疫缺乏病毒傳染防治及感染者權益保障條例】第6條規定。
34 請參閱【人類免疫缺乏病毒傳染防治及感染者權益保障條例】第16條規定。

其主觀上是否有故意性，而論以故意重傷罪或過失重傷罪。此外，為鼓勵醫事人員執行愛滋病的防治工作，醫事人員執行愛滋病防治工作著有績效者，中央衛生主管機關及其服務機構應予獎勵，其因而感染人類免疫缺乏病毒者，並應予合理補償；所謂「合理補償」包括下列費用：（一）感染或發病者：醫療費、喪失或減少勞動能力或增加生活需要之費用及非財產上損害之慰藉金。（二）死亡者：死亡者對於第三人負有法定扶養義務之扶養費、非財產上損害之慰藉金及殯葬費；前項感染人類免疫缺乏病毒者依其他法令所領取的撫卹金或其他補助金額如職業災害給付等，應合併於前項補償金中計算[35]。

　　民國94年2月【後天免疫缺乏症候群防治條例】增訂第9條之1及民國96年7月修正之【人類免疫缺乏病毒傳染防治及感染者權益保障條例】第10條，規定旅館業及浴室業其營業場所應提供保險套；其立意本為以法律要求易發生性行為的公共場所，藉由保險套的提供規範可達到減少愛滋病的傳染擴散。然而，衛生福利部卻又把保險套列為醫療器材，依規定須有醫療器材販賣許可證方可販賣，依通常情形，旅館業及浴室業極少同時具有醫療器材販賣許可資格，故本條規定的良法美意即難以達成。固然，輔導相關業者取得醫療器材販賣許可資格是一個辦法，但以其經營屬性來看並不太相符，再加上幾乎所有的便利商店等多有販賣保險套，可能也面臨不具販賣資格的問題，一勞永逸解決之道，可把保險套剔除在醫療器材之外，依保險套的屬性，歸類為醫療器材也顯怪異。

　　明知自己為感染者，隱瞞而與他人進行危險性行為或有共用針具、稀釋液或容器等之施打行為，致傳染於人者，處五年以上十二年以下有期徒刑。明知自己為感染者，而供血或以器官、組織、體液或細胞提供移植或他人使用，致傳染於人者，亦同。前二項之未遂犯罰之。本條處罰直接故意犯，不處罰過失犯，所以，如在罹患愛滋病的空窗期因不知已患病的情況下，與他人進行危險性行為或共用針器施打而傳染於他人者，不在本條處罰之列。所謂危險性行為係指，與非固定單一性伴侶進行之性行為，或未經隔絕性器官黏膜或體液而直接接觸的性行為，但有其他安全防護之措

35 請參閱【人類免疫缺乏病毒傳染防治及感染者權益保障條例】第26條規定。

施者，不在此限[36]。故意以供血或以器官、組織、體液或細胞提供移植或他人使用，致傳染於人者，課以同等的刑事責任，此與故意重傷的行為態樣相距不遠。因採集血液供他人輸用、製造血液製劑或施行器官、組織、體液或細胞移植，應先行做愛滋病的檢驗，未檢驗或檢驗呈陽性反應者，不得使用，如違反因而使人感染愛滋病者，處三年以下有期徒刑；由於輸入愛滋病感染者的血液或體液，其受感染的機會極高，為防治愛滋病的蔓延，有必要先行要求做相關篩檢，如違反檢驗義務而致傳染愛滋病於他人者，實有予以處罰的必要，這是過失重傷罪（同樣是三年以下有期徒刑）的特別罰例。

　　1976年夏季，澳洲雪梨一處海灘上，有人埋下針頭朝上的許多注射針筒，從而扎破眾多戲水遊客的腳板，受傷者到醫院施行手術拔出針頭事小，殊不知此等帶有愛滋病病毒的針頭，業將病毒傳染於遊客[37]。台北市西門町也曾出現過這種類似的行為，即以愛滋病患者使用過的針頭攻擊路人受傷的案例。類似的行為與【人類免疫缺乏病毒傳染防治及感染者權益保障條例】第21條所規定，隱瞞而與他人進行危險性行為或共用針器施打致傳染於人者的行為態樣，仍有所差距，此種攻擊也有可能是非愛滋病患者以愛滋病病毒針頭攻擊他人者，故適用上應以【刑法】上有認識也有意圖，欲以此手段使他人久病不起或甚至使人死亡，直接課以重傷罪或殺人未遂罪[38]。【人類免疫缺乏病毒傳染防治及感染者權益保障條例】第21條所規定的處罰行為，其實就是故意重傷罪的態樣，而且立法上疏漏了行為者可能致人於死的故意，所以，應以行為者究竟是否有故意致人重傷或死亡的意圖，論以該條的處罰，或直接回歸【刑法】的故意殺人未遂罪。

---

36 請參閱【後天免疫缺乏症候群防治條例施行細則】第11條規定。
37 劉清波，論愛滋病與法律及其立法和原理，政大法學評論第36期，1987年12月，頁102。
38 王皇玉，德國法上關於愛滋病傳染問題之刑法評價，月旦法學雜誌第73期，2001年6月，頁178。

第三節　職業衛生法律問題

壹、勞工健康檢查與事業衛生單位

　　職業衛生旨在促進和保持勞工身體、心理和社會安寧達到最高的程度，防止勞工因作業條件欠佳而致失去健康，保護勞工免因受僱而遭到有害健康的各種因素的危害，安置和保持勞工於一個為其生理和心理狀態所能適應的職業環境之中。因此，職業衛生人員於執業過程，應關注工作對進度的影響和健康對工作的影響，前者在於防止職業病及非職業性疾病會因職業影響而致加重的情況，後者在於協助雇主為勞工選配合於其健康的工作、評估其適合性和再安置。職業衛生的促進，一般採取從工安管理、環境偵測到健康監視的三級預防制，健康監視主要為健康篩檢即健康檢查；【職業安全衛生法】第20條規定，雇主於僱用勞工時，應施行體格檢查；對在職勞工應施行下列健康檢查：（一）一般健康檢查；（二）從事特別危害健康作業者之特殊健康檢查；（三）經中央主管機關指定為特定對象及特定項目之健康檢查。健康檢查應由中央主管機關會商中央衛生主管機關認可之醫療機構之醫師為之；檢查紀錄雇主應予保存，並負擔健康檢查費用；實施特殊健康檢查時，雇主應提供勞工作業內容及暴露情形等作業經歷資料予醫療機構；前二項檢查之對象及其作業經歷、項目、期間、健康管理分級、檢查紀錄與保存期限及其他應遵行事項之規則，由中央主管機關定之；醫療機構對於健康檢查之結果，應通報中央主管機關備查，以作為工作相關疾病預防之必要應用，但一般健康檢查結果之通報，以指定項目發現異常者為限；勞工對於健康檢查，有接受之義務。雇主違反者處新台幣3萬元以上15萬元以下罰鍰，勞工該檢查而不檢查者處3,000元以下罰鍰，【案例一】即勞工拒絕接受健康檢查被處罰不服請求救濟的案例。體格檢查發現勞工不適於從事某種工作時，不得僱其從事該項工作；健康檢查發現勞工因職業原因致不能適應原有工作時，除予醫療外，並應變更其作業場所，更換其工作，縮短其工作時間及為其他適當

措施[39]。

【案例一】：按「雇主於僱用勞工時，應施行體格檢查；對在職勞工應施行定期健康檢查；對於從事特別危害健康之作業者應定期施行特定項目之健康檢查；並建立健康檢查手冊，發給勞工。前項檢查應由醫療機構或本事業單位設置醫療衛生單位之醫師為之；檢查記錄應予保存；健康檢查費用由雇主負擔。前二項有關體格檢查、健康檢查項目、期限、紀錄保存及健康檢查手冊與醫療機構條件等，由中央主管機關定之。勞工對於第1項之檢查，有接受之義務。」「違反第12條第4項、第23條第3項或第25條第2項之規定者，處新台幣3,000元以下罰鍰。」「本法第12條所稱之定期健康檢查，係指勞工在職中，於一定期間，依其從事之作業內容實施必要之檢查。」「雇主僱用勞工時，應就左列各款規定項目實施一般體格檢查。……四、胸部X光攝影檢查。」「雇主僱用勞工時，應就下列各款規定，實施前條第1項規定之各款項目之一般健康檢查：一、年滿四十五歲以上之作業勞工每年定期檢查一次……」分別為原告受通知應施行胸部X光檢查當時勞工安全衛生法（職業安全衛生法的前身）第12條、第35條；勞工安全衛生法施行細則第20條第2項；勞工健康保護規則第10條第1項、第11條第1項所明定。本件原告任職於台灣電力公司深澳發電廠，自82年起至86年止均拒絕接受該廠勞工定期健康檢查之胸部X光攝影檢查（82年至84年部分曾經另案處分，原告訴經本院85年判字第2818號駁回其訴確定），86年期經通知補辦檢查亦置不理，被告乃以違反勞工安全衛生法規定科處罰鍰新台幣2,000元，原告不服，循序提起行政訴訟，主張：勞工健康保護規則違背中央法規標準法第5條、第2條且超越勞工安全衛生法第12條之規定應歸無效，台大公衛學院研究證實經常照射X光，易罹患腦瘤，原告患有慢性肝炎，如照X光，可能引起惡化，轉化為肝癌，是以放棄與作業內容無關之檢查，實無接受X光檢查之必要。又本案處罰引據之勞工健康保護規則為79年間修正發布者，其母法勞工安全衛生法及其施行

---

[39] 請參閱【職業安全衛生法】第20條、第45條規定。

細則均於80年間經修正公布施行，則該規則之母法即屬舊法，應已無效，該規則已無法律依據，引以處罰原告，有違憲法第8條關於人身保障之規定，且前案已處罰，經本院86年度判字第681號判決駁回再審之訴確定，再予處罰有違一事不再理原則云云。惟查原告前案受處罰之違法行為，乃82年至84年之行為，本案則為86年期之另一違法行為，係屬兩事，無關一事不再理原則之適用。又查勞工安全衛生法於80年5月17日修正公布前，已有有關勞工健康檢查之規定，勞工並有接受之義務（第10條），上引勞工健康保護規則即據以訂定其執行細節，80年5月17日修正勞工安全衛生法，仍保留勞工健康檢查之規定，且更加詳訂，以達保障勞工健康之宗旨，難認勞工健康保護規則之母法已失效，該規則亦無法律依據而不得適用。至於該規則所定以年齡為檢查次數之內容，乃在執行法律所定健康檢查之技術性規定，無違母法規定應施行勞工健康檢查以保障勞工健康之立法意旨，斯為法律的所定之勞工健康檢查，無違中央法規標準法第5條、第6條之情形。又（勞工安全衛生法）明定勞工有接受健康檢查之義務（第12條第4項），又設有違反該義務者之處罰規定（第35條），則適用之以處罰違法行為人，無違憲法第8條有關人身保障之規定。況憲法該條乃有關不受非法逮捕、拘禁、審問、處罰之身體自由之保障規定，與本案為違反行政上作為義務應處罰鍰者不同。原告指本案處罰依據有違憲情形，請求停止審判聲請大法官解釋，核非可採。又原告所引台大公衛學院研究報告證實經常照射X光會引起腦瘤後遺症，係指經常照射而言，本案並非要求經常照射X光，且原告患慢性肝炎，受檢時向醫師說明，如受檢而有危險，醫師自會為適當處置，原告逕自認為有危險，空言與作業無關而不接受檢查，違反受檢義務甚明，被告予以處罰，揆諸首揭規定，尚無違誤。訴願、再訴願決定遞予維持，均無不合。起訴意旨非有理由。（裁判字號：87年度判字第2499號）

　　事業單位之同一工作場所，勞工人數在300人以上者或從事特別危害健康作業之勞工人數在50人以上者，應視該場所之規模及性質，分別依人力配置及臨廠服務頻率，僱用或特約從事勞工健康服務之醫師及僱用從

事勞工健康服務之護理人員，辦理勞工健康服務。經醫護人員評估勞工有心理或肌肉骨骼疾病預防需求者，得僱用勞工健康服務相關人員提供服務；其僱用之人員，於勞工人數在3,000人以上者，得納入健康服務人員計算；但僱用從事勞工健康服務護理人員之比例，應達四分之三以上。雇主應使醫護人員及勞工健康服務相關人員臨場服務辦理下列事項：（一）勞工體格（健康）檢查結果之分析與評估、健康管理及資料保存；（二）協助雇主選配勞工從事適當之工作；（三）辦理健康檢查結果異常者之追蹤管理及健康指導；（四）辦理未滿十八歲勞工、有母性健康危害之虞之勞工、職業傷病勞工與職業健康相關高風險勞工之評估及個案管理；（五）職業衛生或職業健康之相關研究報告及傷害、疾病紀錄之保存；（六）勞工之健康教育、衛生指導、身心健康保護、健康促進等措施之策劃；（七）工作相關傷病之預防、健康諮詢與急救及緊急處置；（八）定期向雇主報告及勞工健康服務之建議；（九）其他經中央主管機關指定公告者[40]。

　　事業單位應參照工作場所大小、分布、危險狀況及勞工人數，依規定備置足夠急救藥品及器材，並置合格急救人員辦理急救事宜，但已具有急救功能之醫療保健服務業，不在此限；急救人員不得有失聰、兩眼裸視或矯正視力後均在0.6以下與失能等體能及健康不良，足以妨礙急救事宜者；備置之急救藥品及器材，應置於適當固定處所，至少每六個月定期檢查並保持清潔；對於被污染或失效之物品，應隨時予以更換及補充；急救人員，每一輪班次應至少置1人，勞工人數超過50人者，每增加50人，應再置1人；急救人員因故未能執行職務時，雇主應即指定合格之人員，代理其職務[41]。

貳、職業災害與職業病的預防

　　職業衛生工作最為重要的職掌為職業疾病的預防、追蹤及治療，

---

[40] 請參閱【勞工健康保護規則】第3條、第4條及第9條之規定。
[41] 請參閱【勞工健康保護規則】第15條規定。

為瞭解和掌握職業疾病的動向，我國衛生福利部早在民國84年即建立疑似職業病的通報系統，包括重金屬中毒、氣體或蒸氣中毒、異常氣體疾病、農業、皮膚疾病、外傷、塵肺症、聽力損傷、腕道症候群、針扎事故及其他與環境或職業相關的疾病。在勞保職業病傷病、殘廢、死亡給付中，以民國88年至90年的統計為例，以礦工塵肺症及其併發症為最大宗（93.2%），其他可歸因於職業因素者占第二位，職業下背痛及手臂頸肩疾病分居第三和第四，合併為肌肉骨骼傷害，可知有關人因工程方面的職業傷害比例很高，占了傷病給付的37%；至於各職業疾病的傷病、殘廢、死亡給付中，大部分為傷病給付，但塵肺症則幾乎為殘廢給付，其他可歸責於職業因素的死亡給付占職業疾病總給付的19%，也占所有死亡給付的83%[42]。惟107年全國職業傷病診治網絡職業疾病通報件數（含防治中心及網絡醫院）計2,158件，比率最高者為職業性肌肉骨骼疾病813件，占37.7%，其次為職業性聽力損失609件，占28.2%，第三為職業性皮膚疾病329件，占15.2%。根據統計，107年職業性肌肉骨骼疾病以「製造業」占29.2%最多，其次為「營造業」占19.4%、「住宿及餐飲業」占12.3%；職業性聽力損失以「製造業」占94.6%最多；職業性皮膚病則以「住宿及餐飲業」占27.7%最多[43]。依【勞工保險條例】的規定，被保險人因執行職務而致傷害或職業病不能工作，以致未能取得原有薪資，正在治療中者，自不能工作之第四日起，發給職業傷害補償費或職業病補償費；職業傷害補償費及職業病補償費，均按被保險人平均月投保薪資70%發給，每半個月給付一次；如經過一年尚未痊癒者，其職業傷害或職業病補償費減為平均月投保薪資之半數，但以一年為限[44]。

　　勞工因遭遇職業災害在醫療中不能工作時，雇主應按其原領工資數額予以補償，否則，即屬違反【勞動基準法】規定應受處罰，【案例二】就是雇主規避對職業災害工資照發的義務而被處罰的例子。為了預防職業災害，【職業安全衛生法】要求雇主應有相當的安全防護設施，否則，如引

---

42 陳秋容等，我國勞工安全衛生研究所現階段掌握之職業相關疾病監視資料分析，工業安全科技季刊第46期，2003年3月，頁34。
43 相關訊息可至勞動部職業安全衛生署網站查詢（https://www.osha.gov.tw/）。
44 請參閱【勞工保險條例】第34條、第36條規定。

起職業災害，公司及其負責人可處三年以下有期徒刑、拘役或科或併科新台幣18萬元以下罰金，【案例三】即為違法被處罰的個案。

【案例二】：按勞工因遭遇職業災害在醫療中不能工作時，雇主應按其原領工資數額予以補償，勞動基準法第59條第2款定有明文。違反者，依同法第79條第1款之規定，處2,000元以上2萬元以下罰鍰。本件原告僱用勞工李○芳於民國77年7月10日因右尺骨莖突開放性骨折，送往馬偕紀念醫院急診治療，同年10月11日至21日因骨折未癒合，右尺骨神經斷裂在同醫院住院治療手術，該李○芳既因工作期間受傷，屬職業災害無疑，有該醫院診斷證明書及考勤表可證，而原告於勞工李○芳受傷治療期間，未按應領工資數額予以補償，復為原告所承認，雖原告訴稱：李○芳已於74年9月9日出具同意書，改以臨時工名義任職等語。惟查該同意書係李○芳於74年4月16日另一次工作受傷時，因治療至同年9月9日仍未痊癒，尚需治療二個月期間，不得已同意以臨時工名義任職，但事實上至今仍繼續服務原告公司，則其工作性質顯非無法預期之非繼續性工作，尚難認係臨時性工作，其勞動契約應屬不定期契約。從而被告機關以原告違反勞動基準法第59條規定並依同法第79條第1款規定，處以罰鍰6,000元，核無不合。又原告於裁罰後與李○芳達成和議，經原告給付公傷慰問金，縱可認包含應予補償之工資，仍不阻卻原違規行為。訴願及再訴願決定遞予維持，亦無不合。（裁判字號：78年度判字第2142號）

【案例三】：查本件災害之發生係因被告公司提供與余○○從事酸洗儲槽工作時，作為照明之用的燈泡，並不具有防爆性，受壓迫時會適度變形，因塗布接著劑時，儲槽入孔出口處瀰漫甲苯蒸汽，余某作業後欲爬出儲槽時，身體不慎壓破置於入孔頸緣處之照明燈而產生氣電火花，進而引起入孔出口處之甲苯蒸汽氣爆及儲槽內之甲苯蒸汽燃燒所致，被告公司違反對於防止爆炸性、發火性等物質引起之危害應有符合標準之必要安全衛生設備規定，致發生死亡之職業災害之犯行，洵堪認定。被告台灣華○卡公司為事業主，違反勞工安全衛生法第5條第1項第1、2款之規定，致發生死亡之職業災害，核其所為，係違反勞工安全衛生法第

5條第1項第1、2款致發生第28條第2項第1款之死亡災害，應依同法第31條第2項規定科以第1項之罰金刑。（裁判字號：89年度易字第2321號）

　　被保險人遭遇職業傷害或罹患職業病，經治療後，症狀固定，再行治療仍不能期待其治療效果，經保險人自設或特約醫院診斷為永久失能，並符合失能給付標準規定發給一次金者，得按其平均月投保薪資，依規定之給付標準，增給50%，請領失能補償費；被保險人經評估為終身無工作能力，並請領失能年金給付者，除依規定發給年金外，另按其平均月投保薪資，一次發給二十個月職業傷病失能補償一次金。如【案例四】即依據【勞工保險條例】規定，殘廢等級認定應由指定醫院或醫師複檢，本案卻未依此程序即改按殘廢給付標準表不同等級核發殘廢給付，其所踐行之程序，自有可議。被保險人因職業傷害或罹患職業病而致死亡者，不論其保險年資，除按其平均月投保薪資，一次發給喪葬津貼五個月外，遺有配偶、子女及父母、祖父母或專受其扶養之孫子女及兄弟、姊妹者，並給與遺屬津貼[45]。至未經確定或鑑定為職業災害之傷病事故，為安定勞工生活，可以普通事故予以給付，俟確定為職業災害後，再補發職災保險給付差額[46]；普通事故傷病給付期間為一年，職災事故為二年[47]。此外，勞工保險的被保險人，在保險有效期間，於【職業災害勞工保護法】施行後（民國91年4月28日）遭遇職業災害，得向勞工保險局申請下列補助：（一）罹患職業疾病，喪失部分或全部工作能力，經請領勞工保險各項職業災害給付後，得請領生活津貼；（二）因職業災害致身體存障害，喪失部分或全部工作能力，適合勞工保險殘廢給付標準表第一等級至第七等級規定之項目，得請領殘廢生活津貼；（三）發生職業災害後，參加職業訓練期間，未請領訓練補助津貼或前二款之生活津貼，得請領生活津貼；

---

45 請參閱【勞工保險條例】第54條、第63條至第64條規定。
46 （87）台勞保三字第040373號函。
47 有關勞工保險傷病給付請求權時效一節，被保險人因普通傷病住院診療或職業傷病診療第四日起，以每滿十五日期末之翌日為得請領之日，未滿十五日者則以普通傷病出院或職業傷病治療終止之翌日為得請領之日。

（四）因職業災害致身體遺存障害，必需使用輔助器具，且未依其他法令規定領取器具補助，得請領器其補助；（五）因職業災害致喪失全部或部分生活自理能力，確需他人照顧，且未依其他法令規定領取有關補助，得請領看護補助；（六）因職業災害死亡，得給予其家屬必要的補助；（七）其他經中央主管機關核定有關職業災害勞工之補助；勞工保險效力終止後，勞工保險被保險人，經醫師診斷罹患職業疾病，且該職業疾病係於保險有效期間所致，且未請領勞工保險給付及不能繼續從事工作者，得請領生活津沾；請領（一）、（二）、（五）及勞保效力終止後的補助，合計以五年為限[48]。

【案例四】：本件被告機關以原告罹患肺矽症，於領滿二年傷病給付後，檢具勞工保險殘廢診斷書，申請殘廢給付，經派員實地訪查，除嚴重咳嗽、氣喘、呼吸困難外，並無其他顯著症狀，尚可自由行動，日常生活尚勿需仰賴他人，可自行處理，乃核定依殘廢給付標準表第46項按第三等級，以職業病按照同表所定給付標準，因工成殘增給50%，計發給一、二六〇日殘廢給付，嗣經原告配偶申請審議、複議，以原告症狀較第三殘嚴重，惟未達二等殘，為保障其生活，准予提高一等級改按殘廢給付標準表第45項第二等級標準核發殘廢給付，固非無見。惟查勞工保險條例第54條規定：「被保險人因職業傷害或罹患職業病經治療終止後，如身體遺存障害，適合殘廢給付樑準表規定之項目，並經保險人自設或特約醫院診斷為永久殘廢者，依同表規定之殘廢等級及給付標準，增給50%，一次請領殘廢補償費。被保險人領取職業傷病給付期滿，尚未痊癒，如身體遺存障害，適合殘廢給付標準表規定之項目，並經保險人自設或特約醫院診斷為永不能復原者，得比照前項規定辦理。」勞工保險條例第56條規定：「保險人於審核殘廢給付認為有複檢必要時，得另行指定醫院或醫師複檢。」同條例施行細則第90條第3項規定：「保險人審核殘廢給付，除得依本條例第56條規定指定醫院或醫師複檢外，並得通知出具殘廢診斷書之醫療院、所檢送必要之檢查紀錄或有關診療病歷。」本件原告申請殘廢給付，業經檢附被告機關特

---

48 請參閱【職業災害勞工保護法】第8條規定。

約之竹南醫院於74年10月21日出具之勞工保險殘廢診斷書以供審核，被告機關派員實地訪查，認原告除嚴重咳嗽、氣喘、呼吸困難外，並無其他顯著症狀，尚可自由走動，日常行動尚勿需仰賴他人可自行處理，因而核定依殘廢給付標準第46項按第三等級，以職業病按照同表所定給付標準發給殘廢給付，審議、複議程序，亦依據上開實地訪查資料，改按殘廢給付標準表第45項第二等級核發殘廢給付。並未依該條例第56條之規定指定醫院或醫師複檢，其所踐行之程序，按諸上開法令規定，已有可議。次查依竹南醫院出具之殘廢診斷書記載：「兩側肺臟分佈極多數粗大粒狀影、且有大陰影，心肥大，高度呼吸困難，心悸、咳嗽、胸痛、不眠、羸弱、體重減輕、胸臟遺存極度障礙、終身不能從事任何工作，經常需要醫療護理。」與殘廢給付標準表第44項第一殘廢等級之要件相符，監理會審查其診斷書及X光片，其心肺功能明顯變化，且X光顯示大陰影較為顯著，依勞工保險塵肺症審定準則，符合第四症度，為勞工保險職業病。依殘廢給付標準表附註四之說明，亦應依照「胸腹部臟器障害」等級審定之原則，審定其等級。被告機關未依同條例第56條之規定指定醫院或醫師複檢前，能否僅憑並無客觀標準之實地訪查，而否定特約醫院之診斷證明，亦饒有斟酌之餘地。被告機關就以上各點未予審究，率予處分。原告據以指摘原處分違誤，尚非全無理由。（裁判字號：76年度判字第1257號）

　　「預防勝於治療」這是醫學的一項基本原理，因此，我國【勞工保險條例】第39條之1規定：「為維護被保險人健康，保險人應訂定辦法，辦理職業病預防。」是故，依此訂定【勞工職業災害保險預防職業病健康檢查及健康追蹤檢查辦法】，合於規定之被保險人最近加保年資連續滿一年者，得由投保單位申請職業病健康檢查，投保單位未依規定申請者，被保險人得逕向保險人申請，經保險人審查後辦理；健康檢查一年以一次為限，但情形特殊者不在此限[49]。

---

49 請參閱【勞工職業災害保險預防職業病健康檢查及健康追蹤檢查辦法】第3條、第5條規定。

參、勞工健康管理與職業病通報

　　雇主使勞工從事特別危害健康作業，應每年或變更作業時，依規定實施各該特定項目之特殊體格檢查，對於在職勞工應依所定項目實施特殊健康檢查。雇主使勞工接受特殊健康檢查時，應提供醫師最近一次之監測紀錄及危害暴露情形等作業經歷資料；檢查紀錄應保存七年以上，但游離輻射、粉塵、三氯乙烯、四氯乙烯作業之勞工及聯苯胺及其鹽類、4-胺基聯苯及其鹽類、4-硝基聯苯及其鹽類、β-胺及其鹽類、二氯聯苯胺及其鹽類、α-胺及其鹽類、鈹及其化合物、氯乙烯、苯、鉻酸及其鹽類、砷及其化合物等之製造、處置或使用及石綿之處置或使用作業之勞工，其紀錄應保存三十年。雇主使勞工從事特別危害健康作業時，應建立其暴露評估及健康管理資料，並將其定期實施之特殊健康檢查，依規定分級實施健康管理：（一）第一級管理：特殊健康檢查或健康追蹤檢查結果，全部項目正常，或部分項目異常，而經醫師綜合判定為無異常者；（二）第二級管理：特殊健康檢查或健康追蹤檢查結果，部分或全部項目異常，經醫師綜合判定為異常，而與工作無關者；（三）第三級管理：特殊健康檢查或健康追蹤檢查結果，部分或全部項目異常，經醫師綜合判定為異常，而無法確定此異常與工作之相關性，應進一步請職業醫學科專科醫師評估者；（四）第四級管理：特殊健康檢查或健康追蹤檢查結果，部分或全部項目異常，經醫師綜合判定為異常，且與工作有關者。健康管理屬於第二級管理以上者，應由醫師註明其不適宜從事之作業與其他應處理及注意事項；屬於第三級管理或第四級管理者，並應由醫師註明臨床診斷。雇主對於屬於第二級管理者，應提供勞工個人健康指導；第三級管理以上者，應請職業醫學科專科醫師實施健康追蹤檢查，必要時應實施疑似工作相關疾病之現場評估，且應依評估結果重新分級，並將分級結果及採行措施依中央主管機關公告之方式通報；屬於第四級管理者，經醫師評估現場仍有工作危害因子之暴露者，應採取危害控制及相關管理措施[50]。

　　衛生福利部對於疑似職業疾病通報系統的相關性判定，可分為五級，

---

50 請參閱【勞工健康保護規則】第16條至第21條規定。

即非職業病、資料不完整、可能是、較為可能是、確定是，依民國88年至90年的通報資料顯示，依較為可能是及確定是的職業疾病分析，以塵肺症者最多（36.3%），其次為針扎事故（19.7%），氣體、蒸氣危害再次之；在行業別上，醫院占最多，稻作栽培業次之；塵肺症及針扎事故可確認與職業的關聯性最大[51]，可見，衛生福利部的通報與勞工職業疾病同時期的給付，約略相當。104年度全國職業傷病診治網絡職業疾病通報件數（含防治中心及網絡醫院）計2,242件，比率最高者為職業性聽力損失1,294件，占57.7%，其次為職業性肌肉骨骼疾病610件，占27.2%，第三為職業性皮膚疾病117件，占5.2%[52]。避免職業疾病的三大支柱包括完整的工作設備（工作環境）、適切的管理及勞工的知能，這些要項的達成最好的客觀指標，就是落實【職業安全衛生法】的規定，如合乎條件的安全衛生管理、自動檢查、危險性機械或設施操作的符合規定、童工或女工禁止從事危險性或有害性的工作、必要的安全衛生教育訓練、訂定安全衛生守則等等[53]；勞工也應切實遵守安全衛生工作守則，接受安全衛生訓練及定期接受健康檢查，以預防職業災害及職業疾病的發生。

　　勞工疑有職業疾病，應經醫師診斷；勞工或雇主對於職業疾病診斷有異議時，得檢附有關資料，向直轄市、縣（市）主管機關申請認定；地方主管機關為認定職業疾病，確保罹患職業疾病勞工的權益，得設置職業疾病認定委員會，職業疾病認定委員會的組織、認定程序及會議，準用中央職業疾病鑑定委員會的規定。直轄市、縣（市）主管機關對於職業疾病認定有困難及勞工或雇主對於主管機關認定職業疾病的結果有異議，或勞工保險機構於審定職業疾病認有必要時，得檢附有關資料，向中央主管機關申請鑑定。中央主管機關為鑑定職業疾病，確保罹患職業疾病勞工權益，應設職業疾病鑑定委員會；鑑定委員會置委員13人至17人，由中央主管機關遴聘下列人員組成之，並指定委員1人為主任委員：即中央主管機關代表2人、衛生福利部代表1人、職業疾病專門醫師8人至12人、職業安全衛生專家1人、法律專家1人；委員任期二年，期滿得續聘之，代表機關出任

---

51 陳秋蓉等，前揭文，頁35。
52 https://www.mol.gov.tw/1607/1632/1640/43843/。
53 請參閱【職業安全衛生法】第二章至第四章規定。

者，應隨其本職進退。鑑定委員會應有委員超過二分之一出席，且出席委員中職業疾病專門醫師應超過二分之一，始得開會，開會時，委員應親自出席；為提供職業疾病相關資料，鑑定委員會於必要時，得委請有關醫學會提供資料或於開會時派員列席；鑑定委員會開會時，得視案情需要，另邀請專家、有關人員或機關代表一併列席。中央主管機關受理職業疾病鑑定的申請案件時，應即將有關資料送請鑑定委員會委員作書面審查，並以各委員意見相同者四分之三以上，決定之；未能做成鑑定決定時，由中央主管機關送請鑑定委員會委員作第二次書面審查，並以各委員意見相同者三分之二以上，決定之；第二次書面審查未能做成鑑定決定時，由鑑定委員會主任委員召集全體委員開會審查，經出席委員投票，以委員意見相同者超過二分之一，決定之。職業疾病鑑定委員會認有必要時，得由中央主管機關安排職業疾病鑑定委員，依勞動檢查法會同勞動檢查員至勞工工作場所檢查[54]。

　　此外，為有效保護職業災害的勞工，法律並規定了相關措施：（一）主管機關應協助其就業：職業災害勞工經醫療終止後，主管機關得依其意願及工作能力，協助其就業；對於缺乏技能者，得輔導其參加職業訓練，協助其迅速重返就業場所[55]；（二）雇主應予妥適的安置：職業災害勞工經醫療終止後，雇主應按其健康狀況及能力，安置適當工作，並提供其從事工作必要的輔助設施。事業單位改組或轉讓後所留用的勞工，因職業災害致身心障礙、喪失部分或全部工作能力者，其依法令或勞動契約原有的權益，對新雇主繼續存在。職業災害未認定前，勞工得依勞工請假規則的規定，先請普通傷病假，普通傷病假期滿，雇主應予留職停薪，如認定結果為職業災害，再以公傷病假處理[56]；（三）職災勞工繼續加保的權利：參加勞工保險的職業災害勞工，於職業災害醫療期間終止勞動契約並退保者，得以勞工團體或勞工保險局委託的有關團體為投保責任，繼續參加勞工保險普通事故保險，至符合請領老年給付之日止，不受勞工保險條例以

---

54 請參閱【職業災害勞工保護法】第11條至第17條規定。
55 請參閱【職業災害勞工保護法】第18條規定。
56 請參閱【職業災害勞工保護法】第27條至第29條規定。

雇主為投保單位的限制[57]。

第四節　學校衛生法律問題

壹、【學校衛生法】解析

　　台灣學生人數早已超過總人口數的四分之一[58]，健康的學生是國家未來的希望；因此，學校衛生工作計畫的研擬、執行與考核工作，是各級學校教育計畫中極為重要的一環[59]。台灣學生健康問題層出不窮，學生健康的促進雖然家庭與社會關係密切，但學生在校時間長，學校對其在校學習、活動期間的健康與安全當然責無旁貸，且學校也應加強健康教學或舉辦保健活動來充實學生此方面的知能，期能適應現代生活，提升國人生活品質[60]。傳統上，學校衛生涵蓋保健工作、健康教學及環境衛生等三大領域，世界衛生組織將學校衛生工作擴大至八大領域：即保健工作（健康服務）、健康教學（健康教育課程）、健康環境（環境衛生）、統整性的學校與社區健康促進策略、健康體能、學校供膳、健康輔導和諮商及教師健康促進，因此，無論是傳統性學校衛生計畫或整體性學校衛生計畫，保健工作均涵蓋於學校衛生範疇內的工作項目，是故，「學校衛生」一詞的涵蓋面顯然比「學校保健」來得廣泛，這也是我國向來都採用「學校衛生」的理由[61]。

　　一般而言，學校衛生係指經由學校相關專業人員有系統地規劃、設計與推動的各項衛生保健工作，藉以維護和促進學生及教職員工的身心健康；學校在推展學校衛生工作時，除實施各項健康教學外，並應提供完善

---

57 請參閱【職業災害勞工保護法】第30條規定。
58 根據內政部89年12月底台閩人口調查統計，六至三十四歲在學人口數約為489萬人，占總人口的四分之一。
59 林武雄，誰來關心學生健康——為學校衛生法催生，學校衛生第26期，1995年6月，頁1。
60 黃松元等，早日預訂學校衛生法促進學生健康，學校衛生第23期，1993年12月，頁34。
61 黃松元，為學校衛生法正名以順應世界潮流，學校衛生第30期，1997年7月，頁1。

的健康服務與健康環境，同時更應以學校為中心，透過學生的參與，逐漸推廣至每個家庭及其居住社區，以促進全體國民的身心健康[62]。健康是人類生存的基本權利與需求，學生與國民的健康和國家整體競爭力息息相關，學校推動衛生工作的重要性可見一斑，經由學校有系統的推展衛生教育，是促進學生健康，奠定國民健康的最有效途徑；我國教育單位為促進各級學校學生身心健康，所辦理學校衛生有關的業務極為廣泛，包括學生視力保健、健康檢查、體重控制、學校午餐、口腔衛生、急救教育、飲用水衛生管理、食品及餐廳管理等，並頒布各種辦法、注意事項、實施計畫、方案等，以為各級學校執行的依據[63]。然而，各項法令多係基於當時業務需要而臨時頒布，非但缺乏法的依據力量，又為配合當時情況，一再補頒各項辦法、注意事項等，以致欠缺完整性，且規章頻繁，使學校衛生工作人員有推行不易之感；為使各級學校在推展學校衛生工作時，能有一致的方針及標準，以提升學校衛生工作品質，並確保學校衛生工作的持續發展，不因人廢事，立法院於民國91年1月通過【學校衛生法】，並經總統於同年2月6日頒布實施，以為各級學校辦理學生及教職員工衛生相關工作的依據，更為各級學校推展學校衛生工作開啟法制化和制度化的新里程碑。

　　【學校衛生法】的立法目的，依該法第1條規定：「為促進學生及教職員工健康，奠定國民健康基礎及提升生活品質，特制定本法。」可知，其立法目的主要有三：（一）促進學生及教職員工健康；（二）奠定國民健康基礎；（三）提升生活品質。其實，學校衛生如果能夠獲得落實，由於現在的學生未來都將要進入社會，故對於未來國民良好衛生習慣的建立，以及國人的公共衛生，均有正面的助益，國民健康的基礎也因而奠定；學生及教職員健康的促進，自然有助教育和學習效果的提升，國家教育的目標也就容易達成，這些都是環環相扣的。另行政院基於【教育基本法】第2條規定意旨[64]，及配合教育改革的理念與目標，落實全人教育，

---

62 陳加再，淺談教職員工生的健康維護——學校衛生法簡析，學生事務第41卷第3期，2002年9月，頁39。
63 同前註。
64 人民為教育權之主體。教育之目的以培養人民健全人格、民主素養、法治觀念、人文涵

培養身心發展健全的國民，所核定的「學校健康促進計畫」中指出，學生健康問題日趨嚴重，學生體適能的提升日益殷切，社區健康資源的融合亟待建立，因此，宜特別朝以下方向努力：（一）培養新世紀的健康國民；（二）提高自我健康照顧知能；（三）發展多面向的健康促進策略；（四）導入社區整體資源以為共享[65]，這些都是學校衛生工作的重中之重，【學校衛生法】的頒布實施，也就是要落實這些目標。

　　為達成【學校衛生法】所設立的目標，當然要有負責推動的組織，【學校衛生法】在這方面建構從中央到學校完整的運作系統，包括[66]：

一、主管機關：所稱主管機關在中央為教育部，在直轄市為直轄市政府，在縣（市）為縣（市）政府；所訂事項涉及衛生、環境保護、社政等相關業務時，應由主管機關會同各相關機關辦理，如禁菸應會同衛生單位共同辦理。各級主管機關應指定專責單位，並置專業人員[67]，辦理學校衛生業務，目前地方縣市主要由教育局第五科來推動學校衛生相關工作。

二、專責委員會的成立：各級主管機關應遴聘學者、專家、團體及相關機關代表組成學校衛生委員會，其任務如下：（一）提供學校衛生政策及法規興革的意見；（二）提供學校衛生的計畫、方案、措施及評鑑事項的意見；（三）提供學校衛生教育與活動的規劃及研發事項的意見；（四）提供學校健康保健服務的規劃及研發事項的意見；（五）提供學校環境衛生管理的規劃及研發事項的意見；（六）協調相關機關、團體推展學校衛生事項；（七）其他推展學校衛生的諮詢事項。

養、強健體魄及思考、判斷與創造能力，並促進其對基本人權之尊重、生態環境之保護及對不同國家、族群、性別、宗教、文化之瞭解與關懷，使其成為具有國家意識興國際視野之現代化國民。為實現前項教育目的，國家、教育機構、教師、父母應負協助之責任。

65 陳加再，前揭文，頁40。

66 請參閱【學校衛生法】第2條至第7條及【學校衛生法施行細則】第2條至第5條規定。

67 所稱專業人員，指具備公共衛生、學校衛生或醫事專業知能之人員。本法施行前已擔任各級主管機關之學校衛生工作而未具備前項專業知能之人員，各該主管機關自行或委託大專校院、相關機關（構）、法人、民間團體，對其施以學校衛生相關訓練。

三、**學校專責單位及護理人員的設置**：學校應指定單位或專責人員[68]，
　　負責規劃、設計、推動學校衛生工作；學校應有健康中心之設施[69]，
　　作為健康檢查與管理、緊急傷病處理、衛生諮詢及支援健康教學的
　　場所。高級中等以下學校班級數未達四十班者，應置護理人員1人；
　　四十班以上者，至少應置護理人員2人；專科以上學校得比照前項
　　規定置護理人員；學校醫事人員應就依法登記合格者進用之。所稱
　　護理人員，指經護理人員考試及格，領有護理人員證書，並實際負
　　責學校衛生及護理業務者；公立學校進用的醫事人員，除考試及格
　　分發任用者外，應就具有任用資格人員以公開競爭方式甄選之。目
　　前，校護的職級由以前的護士可提升至護理師，但較為嚴重者，即
　　各級學校為精簡人力，實際上多未依照規定四十班以上設置2人以上
　　的校護。

　　【學校衛生法】的推展固然需上級主管機關的嚴加督導考核，但更重
要的是，學校本身必須要有足夠的認知方能夠落實推動，為強化指導學校
應為的措施，【學校衛生法】明確規範了學校應推動的具體方案，茲引述
如下[70]：

一、**建立學生健康管理制度**：學校應建立學生健康管理制度，學生健
　　康管理制度應包括下列事項：（一）學生健康檢查；（二）特殊疾
　　病學生醫療轉介及個案管理；（三）輔導學生進入特殊班、特殊學
　　校就讀，或進入教養機構接受照護；（四）學生健康資料管理及
　　應用；（五）健康教育、指導及諮商；（六）協助家長運用社會資
　　源，輔導患有體格缺點或罹病學生接受矯治或醫療；（七）其他各
　　級主管機關規定的事項。並應定期辦理學生健康檢查，必要時，得
　　辦理學生及教職員工臨時健康檢查或特定疾病檢查。學校應依學生
　　健康檢查結果，施予健康指導，並辦理體格缺點矯治或轉介治療。
　　另，學校應將學生健康檢查及疾病檢查結果載入學生資料，併隨學
　　籍轉移；學生資料應予保密，不得無故洩漏，但應教學、輔導、醫

---

[68] 本法所定指定單位之人員或專責人員，應參加主管機關舉辦之學校衛生相關訓練。
[69] 本法所定學校健康中心設施，應符合中央主管機關訂定之設施基準。
[70] 請參閱【學校衛生法】第8條至第26條及【學校衛生法施行細則】第6條至第16條規定。

療的需要，經學生家長同意或依其他法律規定應予提供者，不在此
限；某國立學院為因應學生醫院實習需提供學生健康檢查資料，以
及學校輔導特殊學生個案或在校發生意外急救等情況，均有必要提
供學生健康檢查及疾病檢查結果給醫院或導師，故擬於入學時在學
生基本資料袋中將學生家長同意書予以納入，此做法既符實際又符
法制，或可為其他學校參考。

二、**學生生理的照顧與缺陷矯治**：學校對罹患視力不良、齲齒、寄生
蟲病、肝炎、脊椎彎曲、運動傷害、肥胖及營養不良等學生常見體
格缺點或疾病，應加強預防及矯治工作。對患有心臟病、氣喘、癲
癇、糖尿病、血友病、癌症、精神疾病、罕見疾病及其他重大傷病
的學生，應加強輔導與照顧，必要時得調整其課業及活動。學校為
適當處理學生及教職員工緊急傷病，應訂定緊急傷病處理規定，並
增進其急救知能；為增進學生及教職員工急救知能，中央主管機關
得輔導直轄市、縣（市）主管機關在特定學校成立任務性編組的急
救教育推廣中心。

三、**學校傳染病防治**：學校發現學生或教職員工罹患傳染病或有造成校
內傳染之虞時，應會同衛生、環境保護機關做好防疫及監控措施；
必要時，得禁止到校[71]；為遏止學校傳染病蔓延，各級主管機關得命
學校停課[72]。學校應配合衛生主管機關，辦理學生入學後的預防接種
工作；國民小學一年級新生，應完成入學前的預防接種，入學前未

---

71 本法所定傳染病防疫措施，包括下列事項：（一）配合各級衛生及環境保護主管機關、
醫療機構實施各種傳染病調查及防治工作；（二）加強環境衛生管理；（三）配合各
級衛生主管機關辦理預防接種調查及補種作業；（四）配合各級衛生及環境保護主管機
關辦理傳染病防治教育；（五）其他各級主管機關、衛生及環境保護主管機關規定之事
項。本法所定傳染病監控措施，包括下列事項：（一）傳染病發生或有發生之虞時，
學校應配合各級衛生主管機關或醫療機構，辦理傳染病通報、調查學生及教職員工出
（缺）席狀況、罹病及接受治療情形，並進行環境消毒、改進衛生設備或配合採取隔離
檢疫措施，以防止傳染病蔓延；（二）學校發現或由衛生主管機關或醫療機構獲知，學
生或教職員工罹患傳染病時，應立即報告當地教育及衛生主管機關；（三）辦理學生或
教職員工之臨時性健康檢查；（四）其他各級主管機關、衛生及環境保護主管機關規定
之事項。
72 命所屬學校停課時，得視傳染病發生及蔓延之情形，會商衛生主管機關後為一部或全部
停課。

完成預防接種者，學校應通知衛生機關補行接種[73]。

四、健康相關課程的開設：高級中等以下學校應開設健康相關課程，專
科以上學校得視需要開設健康相關的課程；健康相關課程、教材及
教法，應適合學生生長發育特性及需要，兼顧認知、情意與技能。
開設健康相關課程的學校應充實健康相關教學設備，必要時得設健
康相關專科教室。健康相關課程教師，應參與專業在職進修，即每
二學年至少參加學校衛生相關研習十八小時，以改進教學方法，提
升健康相關教學效果；主管機關或學校得視實際需要，薦送教師參
加衛生課程進修。健康相關課程應包括健康飲食教育，以建立正確
之飲食習慣、養成對生命及自然之尊重，並增進環境保護意識、加
深對食材來源之了解、理解國家及地區之飲食文化為目的。學校應
鼓勵學生參與學校餐飲準備過程。

五、辦理健康促進及建立健康生活行為等活動：學校應加強辦理健
康促進及建立健康生活行為等活動，包括下列事項：（一）有關健
康體適能、健康飲食、壓力調適、性教育、菸害防制及藥物濫用防
制等增進健康的活動；（二）有關事故傷害防制、視力保健、口腔
保健、體重控制及正確就醫用藥等提升自我健康照護行為的活動；
（三）其他各級主管機關規定的事項，學校應鼓勵學生、教職員工
及家長等參與前項活動。高級中等以下學校應結合家庭與社區的人
力及資源，共同辦理社區健康飲食教育及環境保護活動；專科以上
學校亦得辦理之。

六、建設符合健康要求的硬體設施：學校的籌設應考慮校址的地質、水
土保持、交通、空氣與水污染、噪音及其他環境影響因素；學校校
舍建築、飲用水、廁所、洗手台、垃圾、污水處理、噪音、通風、
採光、照明、粉板、課桌椅、消防及無障礙校園設施等，應符合相
關法令規定標準；如【案例一】即是學校硬體設施未符合標準，導
致學生使用受傷，自應負擔國家賠償責任。學校並應訂定計畫，每

---

73 本法所稱完成入學前之預防接種，指完成中央衛生主管機關規定之學齡前預防接種項目
及劑次。國民小學一年級新生入學前未完成預防接種者，學校應於開學後一個月內，依
規定通知當地衛生機關補行接種。

學期定期實施建築設備安全及環境衛生檢查，隨時維護教學與運動遊戲器材設備，開學前應徹底檢修。維護教學及運動遊戲器材設備時，應遵行下列事項：（一）訂定使用安全管理相關規定；（二）指定各項教學及運動遊戲器材設備維護人員；（三）定期檢查保養修繕教學及運動遊戲器材設備；（四）加強正確使用說明與示範，使學生及教職員工能安全正確使用；（五）其他各級主管機關規定之事項。為落實包括各項軟硬體建設和措施、規劃的符合規定，【學校衛生法】特別規定，各級主管機關和學校應按年度編列學校衛生保健經費，並應專款專用。

七、**學校用餐的衛生管理**：學校應加強餐廳、廚房、員生消費合作社的衛生管理；各級主管機關或學校應辦理前項設施相關人員的衛生訓練、進修及研習。學校供應膳食者，應提供衛生、安全及營養均衡的餐食，實施營養教育，並由營養師督導及執行；高級中等以下學校，班級數四十班以上者，應至少設置營養師1人，各縣市主管機關，應置營養師若干人；主管機關得因應山地、偏遠及離島地區的需要，補助國民中小學辦理午餐。

八、**高級中等以下學校應全面禁菸**：高級中等以下學校，應全面禁菸[74]；並不得供售菸、酒、檳榔及其他有害身心健康之物質。依【菸害防制法】第12條規定：「未滿十八歲者，不得吸菸。父母或監護人應禁止未滿十八歲者為前項之行為。」故對於學生在十八歲以下的高級中學規定禁菸，至為合理。學校尚應指定單位負責辦理戒菸教育及戒菸者的輔導，遇有醫學問題，得洽衛生機關協助，學校得將違法的行為人姓名通知其家長或監護人，其經實施戒菸教育無效者，並得洽請其家長或監護人送醫戒除；學校應訂定菸害防制教育計畫，定期實施反菸、拒菸的措施及宣導教育，並禁止菸品於校內或該機關進行促銷廣告。

---

[74] 高級中等以下學校依規定全面禁菸，應依菸害防制相關規定設置明顯警告標示，並加強菸害防制教育及輔導。

【案例一】：學校運動架具之設置或保管，應求其安全為第一要務，尤其國民中學學生活潑好動，學校設施如設置或保管有欠缺，即易肇事端。本件被上訴人有關人員將手球門架置於土質鬆軟之處所，未加固定，致有學生葉○○攀住橫桿玩耍，竟致傾倒，將其壓傷致死，原審謂手球門架之放置與損害之發生，無相當因果關係云云，與經驗法則殊有違背。（裁判字號：81年度台上字第7號）

　　綜合言之，整部【學校衛生法】並沒有如一般法律訂有處罰性的規定，勉強而言，僅有如未落實禁菸或傳染病防治等措施時，依適用【菸害防制法】或【傳染病防治法】等規定可加以處罰，其他多為訓示性規定，即使違反也沒有強制性的法律責任，故如何落實【學校衛生法】的良法美意，大概只有仰賴評鑑機制的發揮了。評鑑是主管機關督促學校是否落實【學校衛生法】的一項重要機制，透過評鑑制度以瞭解各級學校執行本法的實際狀況，並藉評鑑機制以獎善罰惡，學校衛生工作的推動才有理想效果的展現。因此，【學校衛生法】規定，各級主管機關應對所屬學校辦理學校衛生工作評鑑，成績優異者，應予獎勵；辦理不善者，應令其限期改善，屆期不改善或情節重大者，由主管機關議處。各級主管機關辦理學校衛生工作評鑑，應訂定評鑑內容、評鑑方法，以作為獎懲的依據；主管機關辦理學校衛生工作評鑑，得會同衛生、環境保護主管機關辦理，並得委託相關機關（構）或民間團體辦理[75]。

貳、校護與學校衛生工作

　　學校衛生護理是社區護理中以學校群體為服務對象的一種護理工作，透過矯正或移除影響學習的健康相關障礙，以及促進學生達到最高可能的健康水準，期能增進學生的教育效果。華特教授在1981年提出學校衛生護

---

[75] 請參閱【學校衛生法】第27條及【學校衛生法施行細則】第17條規定。

理工作的基本概念[76]，包含公共衛生、系統化過程、適應、助人關係及工具等五種概念，這五種概念可彼此獨立運作，也可交互作用融合應用，此概念可為校護工作的推展基礎。美國護士協會在1983年頒訂出學校衛生護理實作標準，包含理論、計畫管理、護理過程、科際合作、健康教育、專業發展、社區衛生系統及研究等八個標準[77]，可以作為評估工具協助校護鑑定出學校衛生護理工作的優缺點，以作為改進的指標。茲簡述學者研究的這八項標準做法[78]：（一）理論：校護可應用適當的理論如流行病學、公共衛生學的理論，以作為護理實作決策的基礎；（二）計畫管理：校護應訂定一整學年需要推展的策略和活動計畫，如健康檢查、預防接種、登革熱防治等；（三）護理過程：護理過程包括資料蒐集、護理診斷、護理計畫、護理措施及護理評價等，校護可藉以發展個別化健康計畫，如肥胖學生的減重計畫、學生視力保健計畫等；（四）科際合作：在學校主管策劃領導下，校護與校內外相關單位合作執行學校衛生活動；（五）健康教育：校護可經由衛生教育，協助全校教職員工生及其家庭，提供正確的健康知識，導正符合健康的態度和行為；（六）專業發展：校護應參與在職教育、研討會和學術研究，以利專業的增進；（七）社區衛生系統：校護應結合社區衛生資源系統，共同推展學校衛生工作；（八）研究：校護應經由研究，達成學校衛生工作的創新。

現階段台灣校護的實際工作內容，可謂極其繁多，依其工作項目加以區分可分為如下四大類[79]：

一、**護理業務的工作**：包括（一）獨立執行護理評估與診斷；（二）負責急救護理及傷病處理；（三）掌握學校教職員工及學生健康狀況、環境衛生、安全、生活、行為等實際問題，並致力於學生健康問題發現與管理。校護在處理學生傷病事故時，如有過失仍須與臨床護理人員一樣負法律責任，即有國中女生因經痛至保健室，由校

---

76 Wold, S. J. (1981), *School Nursing: Aframework for practice*, St. Louis: C. V. Mosby Company.
77 American Nurses' Association (1983), *Standards of School Nursing Practice*.
78 左如梅，學校衛生護理的概念構與實作標準，護理雜誌第43卷第2期，1996年6月，頁14-17。
79 鄭麗貞，我國學校衛生護理的現況，護理新象第7卷第1期，1997年3月，頁508。

護給與熱水袋熱敷其下腹部，但熱水袋未處理好破裂，使該女生遭受燙傷，此即有過失責任問題。

二、教育與訓練的工作：包括（一）擬定並執行全校師生急救訓練計畫；（二）各項學校衛生保健工作計畫的擬定與執行，如傳染病防治、人口教育、視力保健、口腔衛生、體重控制等；（三）提供健康教學、健康指導的資訊，並提出建議及指導。

三、協調的工作：包括（一）協助各處室工作計畫的執行，如春暉專案、營養午餐、校外教學活動等事宜；（二）協調聯絡衛生機構、家長及地方人士，促進學校衛生工作的推展；（三）轉介個案至學校輔導室或有關單位，如醫院及社工處；（四）配合政策協辦預防注射。

四、行政業務的工作：包括（一）衛生保健器材請購與管理；（二）負責管理健康紀錄，並作報表及衛生統計；（三）全民健保與學生團體保險業務。

五、研究工作：參與專職有關的研究，例如教育、學校、學術團體等單位的各項研究。

一般而言，校護是學校中唯一受過醫護專業訓練的人員，也是學校衛生工作推展的主力，為學校健康中心或衛生保健單位的業務執行者，在學校中扮演健康管理、健康服務、健康輔導、健康倡導、健康教育及健康諮詢者的角色，其重要性不言可諭。然而，校護在各級學校的衛生工作上卻因校制宜，各不相同，其所遭逢較大的困境諸如[80]：（一）學校衛生工作不受重視：因此，有些學校的校護被視同行政人員，分派如兼辦出納等的行政工作，甚至被派去福利社賣便當；（二）校護員額普遍不足：以美國校護與學生合理比例為750：1，台灣的平均比例為2200：1（全國校護聯誼會1994年統計），許多學校不管學生人數多少校護僅為一人、最多二人，校護員額普遍不足，除大專院校外設置校醫或營養師者更少，這些工作都落在校護身上，使校護連請假都難以有職務代理人，更遑論進修或申

---

80 周明慧，當前學校護士的困境─護士的心聲，學校衛生第26期，1995年6月，頁65-66；鄭麗貞，前揭文，頁511-512。

請育嬰假；（三）制度上不夠完整：如非護理人員占據校護職缺；（四）缺乏完整的養成教育及進修管道：致使衛生教育、輔導諮商理論等技術未能達到專業水準，醫護知能也常趕不上時代；（五）外行領導內行：造成觀念溝通困難，使校護孤掌難鳴，造成滿腹委屈，得過且過的心態；（六）學校衛生組織流於形式：學校健康中心校護編制幾乎只有1名校護，又無固定經費，需要各項設備時，校護得自己想辦法，使校護常感力不從心；（七）未有有效管道與衛生醫療單位溝通：尤其是生病學生資料取得更是困難，致使慢性病學生的延續照顧不易。

　　為有效解決這些繁雜的校護及學校衛生工作困境，落實【學校衛生法】規範確實是必要的做法。以校護人力嚴重不足的問題為例，【學校衛生法】第6條及第7條所規定：「學校應指定單位或專責人員，負責規劃、設計、推動學校衛生工作。」以及「高級中等以下學校班級數未達四十班者，應置護理人員一人；四十班以上者，至少應置護理人員二人。專科以上學校得比照前項規定置護理人員。學校醫事人員應就依法登記合格者進用之。」如果可以落實這些規定，校護員額不足、外行領導內行、校護缺乏進修機會、衛生組織流於形式、制度不夠完整等等問題，都將迎刃而解；何況，【學校衛生法】完整規範其他有關學校衛生的軟硬體設施、衛生措施、規劃等要求的規定，更有助於學校衛生工作的推展，因此，執行落實【學校衛生法】是確保學校衛生工作目標達成的重要方向。

第五節　精神衛生法律問題

壹、精神病人的強制住院與治療

　　根據流行病學的調查，嚴重的精神病患至少占全人口的千分之三，以台灣總人口來推斷約有近7萬人，其中約2萬多人需要接受住院治療[81]。民

---

81 許蓉雯、張珏，精神疾病相關人員對精神衛生法強制護送鑑定與住院治療規定之態度，中華心理衛生學刊第8卷第2期，1995年10月，頁45。

國79年12月7日，總統公布【精神衛生法】，賦予精神科專科醫師可使嚴重精神病人強制住院的權限；強制住院治療乃建立於社會危險防衛的思想和照顧理念之下，儘管是醫療上的照護行為，但因採取強制方式施行，涉及【憲法】對人身自由基本權利維護的重大限制，因此，陷入了維護病人人權與維護社會和諧安寧孰重的兩難。所謂「強制住院」，是指當病人本身沒有病識感，即不認為自己有病，也不會有自行求醫行為，然而，有些精神疾病患者，或因情緒的不穩，容易有衝動的行為，或因不合邏輯的思考，怪異的思想，或異常的知覺，導致有自傷或傷人的行為狀況發生時，為求保護病人或他人的安全，及避免生命、身體或財物遭受損害，必須採取必要的緊急措施，將不願住院的病患送往醫療單位接受治療，且治療必須以住院為之，即為「強制住院」治療[82]。

　　強制鑑定與住院治療的觀念是從警察權的觀念發展而來，這裡的警察權是指對精神疾病患者實施強制性治療的權力，因而病患有義務接受治療以減輕其對社會安全的威脅。而後，精神病患接受強制鑑定與治療的理論逐步興起，依其觀點約可分為三大類[83]：（一）社會學者的廢止論：此派論者主要由社會學的社會控制、社會偏差等觀點出發，強調公民權而反對精神醫學，認為精神疾病不過是變相反映當前瘋狂、不理性社會的行為，這種異於常態的區別是基於社會的、倫理的判斷，而不是生物學上的客觀事實，不應該妄自將其標籤化，倘若本人不願意或者治療無效，也不用其他方式來強迫；（二）律師的人身自由論：此派論者主要源自於法律的觀點，也倡導公民權，為了保護個人，避免受到不公平的強制監禁以及失去自由，只有出現明顯的破壞行為時，才可以強制拘留；主張以危險性作為判斷強制住院與否的標準，至於危險性通常是指有明顯可能傷害自己或他人的舉止發生，因此，有些嚴重病人的症狀如妄想、極度退縮等，只要不具危險性，就不符合強制鑑定與住院治療的要件；（三）精神科醫師的醫學模式論：此派論者乃基於醫學的觀點，認為精神疾病是一種病，不過不同於一般身體疾病，除了生理的失調，還包括社會負面評價的表現，只要

---

82 王富強，強制醫療法律觀，醫事法學第7卷第8期及第8卷第1期合訂本，2000年3月，頁74-83。
83 許蓉雰、張玨，前揭文，頁46。

符合罹患精神疾病、功能障礙、需要照顧或治療等條件，就可以強制其接受治療。

依我國【精神衛生法】第1條規定：「為促進人民心理健康，預防及治療精神疾病，保障病人權益，支持並協助病人於社區生活，特制定本法。」可知，其立法精神首要在保障精神病人的權益，其次才是維護社會和諧；病人的強制鑑定或住院治療固然帶有警察權的意味，但依【精神衛生法】的強制住院規定的構成要件來看，似兼採律師的人身自由論與精神科醫師的醫學模式論。精神病患的強制住院屬於強制治療的一種，傳染病患者、危急病人及精神病患的治療均為強制治療，對醫院或醫師來說均不得拒絕，傳染病及精神病人也有配合醫療的義務。依【精神衛生法】的規定，精神病患的強制住院治療構成要件包括：

一、具有法定的嚴重精神疾病病人

所稱精神疾病，係指思考、情緒、知覺、認知等精神狀態異常，致其適應生活之功能發生障礙，需給予醫療及照顧的疾病，其範圍包括精神病（如器質性精神病、精神分裂病、情感性精神病、妄想病、其他非器質性精神病及源於兒童期之精神病性疾病）、精神官能症（如歇斯底里症、焦慮症、憂鬱症、畏懼症及強迫症等）、酒癮、藥癮及其他經中央衛生主管機關認定之精神疾病，但不包括反社會人格違常者。惟民國111年修法更改定義為：精神疾病，指思考、情緒、知覺、認知、行為及其他精神狀態表現異常，致其適應生活之功能發生障礙，需給予醫療及照顧之疾病。但反社會人格違常者，不包括在內。嚴重病人，係指病人呈現出與現實脫節的怪異思想及奇特行為，致不能處理自己事務，或有明顯傷害他人或自己之虞，或有傷害行為，經專科醫師診斷認定者[84]。惟民國111年修法更改定義為：嚴重病人，指病人呈現出與現實脫節之精神狀態，致不能處理自己事務，經專科醫師診斷認定者。

---

[84] 請參閱【精神衛生法】第3條及【精神衛生法施行細則】第2條規定。

二、嚴重病人有明顯傷害他人或自己之虞

　　2007年7月修正之【精神衛生法】第41條、第32條及第33條規定，嚴重病人傷害他人或自己或有傷害之虞，經專科醫師診斷有全日住院治療之必要者，其保護人應協助嚴重病人，前往精神醫療機構辦理住院；嚴重病人拒絕接受全日住院治療者，直轄市、縣（市）主管機關得指定精神醫療機構予以緊急安置，並交由2位以上直轄市、縣（市）主管機關指定之專科醫師進行強制鑑定。但於離島地區，強制鑑定得僅由1位專科醫師實施；強制鑑定結果，仍有全日住院治療必要，經詢問嚴重病人意見，仍拒絕接受或無法表達時，應即填具強制住院基本資料表及通報表，並檢附嚴重病人及其保護人之意見及相關診斷證明文件，向審查會申請許可強制住院；強制住院可否之決定，應送達嚴重病人及其保護人。緊急安置及申請強制住院許可，由直轄市、縣（市）主管機關委託指定精神醫療機構辦理之；緊急安置、申請強制住院之程序、應備文件及其他應遵行事項之辦法，由中央主管機關定之。警察機關或消防機關於執行職務時，發現病人或有符合精神疾病所定狀態之人有傷害他人或自己或有傷害之虞者，應通知當地主管機關，並視需要要求協助處理或共同處理；除法律另有規定外，應即護送前往就近適當醫療機構就醫。民眾發現前項之人時，應即通知當地警察機關或消防機關。醫療機構將病人適當處置後，應轉送至直轄市、縣（市）主管機關指定之精神醫療機構繼續接受治療；依規定送醫者，其身分經查明為病人時，當地主管機關應立即通知其家屬，並應協助其就醫。為利提供緊急處置，以維護民眾生命、財產安全，主管機關、警察機關、消防機關設置特定之對外服務專線，得要求各電信事業配合提供來電自動顯示號碼及其所在地。前項機關對來電者知有傷害他人或自己或有傷害之虞，得洽請電信事業提供該人所在地地址及其他救護所需相關資訊，電信事業不得拒絕；經辦前二項作業之人員，對於作業之過程及所知悉資料之內容等，應予保密，不得洩漏。依法律條文觀之，不必要有實際明顯傷害他人或自己的行為發生，只要有發生之虞即足構成；當此情況構成時，保護人應優先協助病人就醫，如嚴重病人不接受時，才生強制住院效果。惟民國111年修正之【精神衛生法】第32條及第33條規定：醫療機

構因病人醫療需要或為防範緊急暴力、自殺或自傷之事件，於告知病人後，得於特定之保護設施內，拘束其身體或限制其行動自由，並應定時評估，不得逾必要之時間；前項醫療機構以外之精神照護機構及緊急醫療救護人員，為防範緊急暴力、自殺或自傷之事件，於告知病人後，得拘束其身體，並立即護送其就醫；前二項拘束身體或限制行動自由，不得以戒具或其他不正當方式為之；其具體程序、約束設備之種類、約束時間及應遵行事項之辦法由中央主管機關定之；第1項及第2項所定告知病人，於緊急或特殊情形未能為之時，應於事後告知。精神醫療機構於住院病人病情穩定或康復，無繼續住院治療之必要時，應協助病人辦理出院，並通知其家屬或保護人，不得無故留置病人。精神醫療機構於病人出院前，應協助病人共同擬訂出院準備計畫及提供相關協助；屬嚴重病人者，應通知地方衛生主管機關派員參與，並應徵詢保護人意見。精神醫療機構對有精神病診斷之病人，應於其出院前通知戶籍所在地或住（居）所之地方主管機關，提供個案管理服務；並於出院日起三日內，將前項計畫內容，通知該地方主管機關，以提供社區治療、社區支持及轉介或轉衛各項服務；精神醫療機構對於非屬前項規定之病人，而有服務需求者，經其同意後，準用前項規定。第59條另修正規定：嚴重病人傷害他人或自己或有傷害之虞，經專科醫師診斷有全日住院治療之必要者，保護人應協助其前往精神醫療機構辦理住院；前項嚴重病人拒絕接受全日住院治療者，地方主管機關得指定精神醫療機構予以緊急安置，並交由二位以上地方主管機關指定之專科醫師實施強制鑑定。但於離島或偏遠地區，得僅由一位專科醫師實施；前項強制鑑定，符合中央主管機關公告之緊急或特殊情形時，得以聲音及影像相互傳送之設備為之；第2項強制鑑定結果，仍有全日住院治療必要，經詢問嚴重病人意見，其拒絕接受或無法表達時，指定精神醫療機構應即填具強制住院基本資料表及通報表，並檢附嚴重病人與其保護人之意見及相關診斷證明文件，向法院聲請裁定強制住院。

三、強制住院的限期性

緊急安置期間，不得逾五日，並應注意嚴重病人權益之保護及進行必要之治療；強制鑑定，應自緊急安置之日起二日內完成。經鑑定無強

制住院必要或未於前開五日期間內取得強制住院許可時，應即停止緊急安置。強制住院期間，不得逾六十日。但經2位以上直轄市、縣（市）主管機關指定之專科醫師鑑定有延長之必要，並報經審查會許可者，得延長之；其延長期間，每次以六十日為限；強制住院期間，嚴重病人病情改善而無繼續強制住院必要者，指定精神醫療機構應即為其辦理出院，並即通報直轄市、縣（市）主管機關；強制住院期滿或審查會認無繼續強制住院之必要者，亦同。經緊急安置或強制住院之嚴重病人或其保護人，得向法院聲請裁定停止緊急安置或強制住院；嚴重病人或保護人對於法院裁定有不服者，得於裁定送達後十日內提起抗告，對於抗告法院之裁定不得再抗告。聲請及抗告期間，對嚴重病人得繼續緊急安置或強制住院；聲請及抗告期間，法院認有保障嚴重病人利益之必要時，得依聲請以裁定先為一定之緊急處置；對於緊急處置之裁定不得聲明不服。經中央主管機關認可之病人權益促進相關公益團體，得就強制治療、緊急安置進行個案監督及查核；其發現不妥情事時，應即通知各該主管機關採取改善措施，並得基於嚴重病人最佳利益之考量，向法院聲請裁定停止緊急安置或強制住院；申請得以電訊傳真或其他科技設備為之（第42條）。惟於民國111年修正之【精神衛生法】第53條至第55條規定：精神疾病強制社區治療有關事項，由中央主管機關精神疾病強制社區治療審查會（以下簡稱審查會）審查。前項審查會成員，包括專科醫師、護理師、職能治療師、心理師、社會工作師、病人權益促進團體代表、法律專家及其他相關專業人士；審查會召開審查會議，得通知審查案件之當事人或利害關係人到場說明，或主動派員訪查當事人或利害關係人；審查會應協助指定精神醫療機構向法院提出嚴重病人之強制住院或延長強制住院聲請，並協助法院安排審理之行政事項。保護人、社區心理衛生中心人員或專科醫師發現嚴重病人不遵醫囑致其病情不穩或生活功能有退化之虞，經專科醫師診斷有接受社區治療之必要者，病人住居所在地主管機關、社區心理衛生中心應與其保護人合作，共同協助其接受社區治療；前項嚴重病人拒絕接受社區治療時，經地方主管機關指定之專科醫師診斷仍有社區治療之必要，嚴重病人拒絕接受或無法表達時，指定精神醫療機構應即填具強制社區治療基本資料表、通報表，並檢附嚴重病人與其保護人之意見及相關診斷證明文件，向審查會申

請許可強制社區治療；強制社區治療可否之決定，應送達嚴重病人及其保護人；強制社區治療期間，不得逾六個月；第2項之申請，得以電訊傳真或其他科技設備為之。地方主管機關指定之專科醫師診斷有延長前條第3項期間之必要者，指定精神醫療機構應於期間屆滿三十日前，向審查會申請延長強制社區治療；前項申請延長強制社區治療期間，不得逾一年。

　　強制住院涉及自由的限制，故應審慎為之。強制住院與否的決定權，依【精神衛生法】的規定是授與精神專科醫師而非法官，此是否允當？有持不同意見者認為，應由法官參考專科醫師的意見，並賦予病人陳述的機會，而後才加以裁定是否強制住院[85]。96年修正的【精神衛生法】第42條規定，雖授權精神科醫師以鑑定認定為之，但也賦予嚴重病人或其保護人，得向法院聲請裁定停止緊急安置或強制住院，修正新法顯然採取折衷做法。精神醫療機構於住院病人病情穩定或康復，無繼續住院治療的必要時，應通知其本人及其保護人或本人及其家屬辦理出院，不得無故留置病人[86]；但法院判決的監護強制處分未到期前，即使病情已穩定或康復，仍不得令其提前辦理出院。許可強制住院治療措施，乃涉及人身自由剝奪或限制，依司法院釋字第588號解釋之意旨，宜由法院決定之。

　　原強制住院治療處置最令人爭議之處，莫過於強制住院治療係由行政權透過審查會機制，而限制或剝奪病人之人身自由。依司法院釋字第588號意旨，人身自由乃人民行使其憲法上各項自由權利所不可或缺之前提，【憲法】第8條第1項規定所稱「法定程序」，係指凡限制人民身體自由之處置，不問其是否屬於刑事被告之身分，除須有法律之依據外，尚須分別踐行必要之司法程序或其他正當法律程序，始得為之。【行政執行法】規定之管收係於一定期間內拘束人民身體自由於一定之處所，亦屬【憲法】第8條第1項所規定之「拘禁」，其於決定管收之前，自應踐行必要之程序，即由中立、公正第三者之法院審問及調查，期以實現憲法對人身自由之保障。就此，強制住院治療處置，實係於一定期間內拘束人民身體自由於一定之處所，亦可謂屬【憲法】第8條第1項所規定之「拘禁」。從而，

---

85 李俊穎、周煌智，從精神病患住院實例探討精神衛生法中強制住院就醫權疑義，醫事法學第10卷第3期及第11卷第1期合訂本，2003年3月，頁44。
86 請參閱【精神衛生法】第34條、第55條規定。

關於此涉及人身自由限制或剝奪之強制住院治療措施，依上開解釋意旨，應由法院決定之為妥。【精神衛生法】規定對於嚴重精神病人強制住院治療，係在病人拒絕接受之前提下，透過緊急安置、鑑定、申請審查會許可等程序後，予以強制住院治療。於此同時，也賦予病人及其保護人向法院聲請停止緊急安置或強制住院之權利。理論上，如果要限制人身自由，最好是由法院來裁定，但嚴重精神病人的鑑定是屬於專業的領域，如改由法院來決定應否強制住院治療時，則建議考慮以下幾點：（一）時效性，這種案例如具緊急性，則法院應配合即時辦理；（二）專業性，法院如在處理此類案件時，如仍須請醫療機構提供專業意見供參才有辦法決定時，這過程等於又回到衛福部審查會的階段，如此一來是否又影響到時效性，故如有修法時，在程序上如何達到較完美的階段，仍有待做合理的整合。因此，行政院於111年1月通過【精神衛生法修正草案】，強化病人通報、精進前端預防及建立危機處理機制，強制住院改採法官保留原則，加強病人權益保障，另成立全國精神照護指揮中心，建立跨系統風險預警平台與地方的二十四小時緊急處置機制對接，共同鞏固社會安全網。強制住院於本次修法改採法官保留原則，嚴重病人若需要強制住院，草案第54條第4項規定，應由中央主管機關精神疾病強制社區治療審查會協助指定精神醫療機構向法院提出聲請，由法官與中央主管機關推薦的精神科指定專科醫師及病人權益促進團體代表等兩名參審員組成合議庭裁定，且聲請裁定延長強制住院的次數改以一次為限。此外，針對病人權益保障，本次修法明定未依法設立的機構不得提供病人安置、治療服務，嚴重病人的診斷效期為一至三年，在緊急安置期間應提供必要法律扶助。民國111年修正之【精神衛生法】第59條已經改為如嚴重精神病人拒絕接受或無法表達時，可向法院聲請強制住院。另第61條規定：嚴重病人經指定精神醫療機構向法院聲請裁定強制住院，於聲請期間轉為同意住院治療後要求出院者，指定精神醫療機構評估其仍有傷害他人或自己或有傷害之虞情形，有繼續接受住院治療之必要，經其拒絕者，指定精神醫療機構應重新啟動強制住院程序，不再接受其轉為同意住院。法院每次裁定強制住院期間，不得逾六十日；經二位以上地方主管機關指定之專科醫師鑑定嚴重病人有延長強制住院期間之必要者，指定精神醫療機構應於強制住院期間屆滿十四日前，向

法院聲請裁定延長強制住院；前項聲請裁定次數，以一次為限，其延長強制住院期間，不得逾六十日（第63條）。此修正皆體現大法官解釋之司法介入裁決之合法性及合憲性。

　　從法律之修正走向來看，強制住院治療已經從人身自由論兼精神科醫師的醫學模式論，逐漸走向純粹之律師人身自由論，如果基於醫學的觀點，認為精神疾病是一種病，不過不同於一般身體疾病，除了生理的失調，還包括社會負面評價的表現，只要符合罹患精神疾病、功能障礙、需要照顧或治療等條件，就可以強制其接受治療。以站在精神病人之最佳利益來看，過度法律介入程序是否是最符合精神病人利益乃至他人人身安全之公共利益，值得再思考。

　　精神病人在住院期間，治療機構依法負有某些法定的義務，包括：

一、住院病人擅自離院通報的義務

　　精神醫療機構應善盡保護病人的職責，於全日住院病人擅自離院時，應即通知其保護人，病人行蹤不明時，應即報告當地警察機關，違反者處新台幣3萬元以上15萬元以下罰鍰[87]；警察機關發現擅自離院的病人時，應通知原住院的精神醫療機構，並協助送回，以免發生任何可能的意外。惟於民國111年修正之【精神衛生法】第52條規定改為：精神照護機構於病人擅自離開該機構時，應即通知其家屬或保護人；病人行蹤不明時，應即通知地方主管機關及警察機關積極協尋；警察機關發現前項擅自離開機構之病人時，應通知原機構帶回，必要時協助送回。

二、對病人的保護及符合比例原則限制

　　對病人不得有下列行為：遺棄、身心虐待、留置無生活自理能力之病人於易發生危險或傷害之環境、強迫或誘騙病人結婚或其他對病人或利用病人為犯罪或不正當之行為，民國111年修正之【精神衛生法】第29條維

---

87 請參閱【精神衛生法】第34條、第55條規定。

持此內容規範。因醫療、復健、教育訓練或就業輔導之目的,限制病人之
居住場所或行動者,應遵守相關法律規定,於必要範圍內為之。精神照護
機構為保護病人安全,經告知病人後,得限制其活動之區域範圍;精神醫
療機構為醫療之目的或為防範緊急暴力意外、自殺或自傷之事件,得拘束
病人身體或限制其行動自由於特定之保護設施內,並應定時評估,不得逾
必要之時間。精神醫療機構以外之精神照護機構,為防範緊急暴力意外、
自殺或自傷之事件,得拘束病人身體,並立即護送其就醫;拘束身體或限
制行動自由,不得以戒具或其他不正當方式為之[88]。惟於民國111年修正
之【精神衛生法】第31條規定改為:精神照護機構因醫療、復健或安全
之需要,經病人同意而限制病人之居住場所或行動者,應遵守相關法律規
定,於最小限制之必要範圍內為之。

三、特殊治療的限制

為提高國內精神醫療技術或為治療精神疾病之需要,教學醫院經擬
訂計畫,提經有關醫療科技人員、法律專家及社會工作人員會同審查通過
後,得施行特殊治療方式,例如精神外科手術、外科長效賀爾蒙植入手術
或其他經中央衛生主管機關公告的特殊治療方式,但非教學醫院不得施行
特殊治療方式。在特殊治療方式期間,應依中央衛生主管機關的通知,提
出治療情形報告,中央衛生主管機關認有安全之虞者,教學醫院應即停止
該項治療方式。教學醫院實施特殊治療方式,於立法當初曾有爭議是否要
將「對性變態而無法治癒者之性能力消除」,即「去勢手術」是否列入?
多位女性立委認為可以保障女性權利,應該列入,惟多數立委認為精神外
科手術或外科長效賀爾蒙植入手術即可處理此問題,實無增列「去勢手
術」的必要,因此,不予列入[89]。教學醫院施行特殊治療方式,應善盡醫
療上必要之注意,並應先取得病人的書面同意;病人為無行為能力或限制
行為能力人,應得其法定代理人的書面同意。精神醫療機構施行電痙攣治
療、非屬人體試驗的臨床研究或其他經中央衛生主管機關公告的特殊治療

---

88 請參閱【精神衛生法】第18條、第21條、第37條規定。
89 楊漢湶,精神衛生法之立法過程,健康教育第71期,1993年6月,頁8。

方式，應由專科醫師認有必要，並取得病人書面同意後，始得為之，病人為無行為能力或限制行為能力人，得於取得其法定代理人或保護人的書面同意[90]及另一位專科醫師書面認有必要後為之。醫療機構違反以上規定者，處新台幣6萬元以上30萬元以下罰鍰；情節重大者，並處一個月以上一年以下停業處分[91]。

四、說明告知的義務

　　精神醫療機構診治病人或於病人住院時，應向其本人及其保護人，說明病情、治療方針、預後情形、住院理由及其應享有的權利等有關事項[92]。惟於民國111年修改之第30條改為：精神醫療機構診治病人或於病人住院時，應向其本人及其家屬或保護人說明病情、治療方針、預後情形、住院理由、應享有之權利及其他相關事項；前項病人非屬嚴重病人者，應經其同意，始得告知其家屬。

　　民國111年大幅修正【精神衛生法】，111年12月14日修正之第91條規定施行日期，除第五章強制社區治療及強制住院治療、第81條第3款、第4款即精神醫療機構未依法定程序而執行緊急安置或強制住院，或未依第64條規定停止強制住院；以及精神醫療機構未依法定程序所定診斷或程序，而執行強制社區治療，或辦理強制社區治療之機構、團體未依第56條規定停止強制社區治療；由行政院會同司法院另定實施日期之外，自公布後二年施行。本次修正是為呼應聯合國身心障礙者權利公約（Convention on the Rights of Persons with Disabilities, CRPD）及兒童權利公約（Convention on the Rights of the Child, CRC）精神，保障人權，也是回應近來社會各界對鞏固社會安全網的期盼。經通盤檢討後，此次修法更加強調跨部門推動心理健康促進，包括精進精神疾病患者的個案管理服務、強化醫療及社區為基礎的支持與復建體系，布建地方心理衛生中心，透過修法從機構到社

---

90 書面同意，應載明下列事項：（一）治療目的及方式；（二）預期治療效果；（三）可能產生之副作用及危險；（四）其他可能之治療方式及說明；（五）接受治療者或同意人得隨時撤回同意。

91 請參閱【精神衛生法】第43條、第44條、第47條規定。

92 請參閱【精神衛生法】第36條規定。

區、從衛生單位到跨部門轉銜都要確保不漏接；同時也就前端預防與危機處理等面向，進行全面改善，並規劃配套措施。因應本次修法，中央將成立全國精神照護指揮中心，運用新建立的跨系統風險預警平台，與地方的二十四小時緊急處置機制對接，形成更有效的防護。透過本次修正，希望精進精神病人個案管理服務，建置完善精神照護網絡與管理，結合醫療及社區為基礎的支持體系，強化跨機關合作，以保障精神病人生命權、健康權與就醫權，促進社會更加安定，導正社會大眾對精神病人的歧視與汙名，建立精神病友善支持環境。本次修正五大重點包含：（一）強調推動心理健康促進；（二）積極布建社區心理衛生中心及多元社區支持；（三）精進病人協助及前端預防、強化病人通報及建立危機處理機制；（四）強制住院改採法官保留；（五）病人權益保障、殺人傷人案件刑事優先原則及防止汙名化[93]。

貳、精神病人的權利保護

　　精神病人屬於弱勢團體者，為需要制度保護的一群人，既針對此一特殊疾病患者另行立法，自然需要正視其應該賦予的權利或福利。政府每次於【殘障福利法】修法時，即會討論到究竟是否要將「精神疾病」納入，但社政單位考量預算經費的有限，以及另有【精神衛生法】的專法，故均未予列入；然於民國84年6月16日總統公布的【殘障福利法】第3條條文即增列第11項：慢性精神病患者，並由內政部、行政院衛生福利部會銜修正「殘障等級」增列慢性精神病患者的等級規定，並訂定慢性精神病患定義及殘障等級；慢性精神病患係指由於罹患精神病，經必要適當醫療，未能痊癒，且病情已經慢性化，導致職業功能、社交功能與日常生活適應上發生障礙，需要家庭社會支持及照顧者[94]。惟其後【身心障礙者權益保障法】第5條將神經系統構造及精神、心智功能有損傷或不全導致顯著偏

93 https://www.ey.gov.tw/Page/9277F759E41CCD91/d7012a01-cea9-4624-bce7-6d4938e00f99，
　2023年12月18日瀏覽。
94 北市都二字第8504281號函。

離或喪失，影響其活動與參與社會生活，經醫事、社會工作、特殊教育與職業輔導評量等相關專業人員組成之專業團隊鑑定及評估，領有身心障礙證明者予以列入；惟依一般醫院提供之身心障礙者鑑定包含第一類神經系統構造及精神、心智功能（包含原舊制智能障礙、自閉症、植物人、失智症、慢性精神疾病、頑性癲癇等）以及第七類神經、肌肉、骨骼之移動相關構造及其功能（包含原舊制肢體障礙）[95]。但其他精神疾病仍未列入，為合理保障精神病患應有的權利及福利，【精神衛生法】及訂定相關的權利保護規定，茲敘述如下。

一、保護人的設置

經專科醫師診斷或鑑定屬嚴重病人者，應置保護人1人，專科醫師並應開具診斷證明書交付保護人；保護人應考量嚴重病人利益，由監護人、法定代理人、配偶、父母、家屬等互推1人為之。嚴重病人無保護人者，應由其戶籍所在地之直轄市或縣（市）主管機關另行選定適當人員、機構或團體為保護人；戶籍所在地不明者，由其住（居）所或所在地之直轄市或縣（市）主管機關為之。保護人之通報流程、名冊建置等事項之辦法，由中央主管機關定之[96]。惟於民國111年【精神衛生法】第34條改為：經專科醫師診斷屬嚴重病人者，應置保護人一人，專科醫師並應開具診斷證明書交付保護人。保護人應維護嚴重病人之權益，並考量其意願及最佳利益；前項保護人，應徵詢嚴重病人之意見後，由其法定代理人、監護人或輔助人擔任；未能由該等人員擔任者，應由配偶、父母、家屬或與病人有特別密切關係之人互推一人為之；嚴重病人無保護人者，應由其戶籍所在地之地方主管機關另行選定適當人員、機構、法人或團體為保護人；戶籍所在地不明者，由其住（居）所或所在地之地方主管機關為之。

---

95 https://tpech.gov.taipei/mp109201/cp.aspx?n=7A1D022DF15C2A4F。
96 請參閱【精神衛生法】第19條規定。

二、政府對精神病人的醫療補助

　　嚴重病人依本法相關規定接受強制住院治療之費用，由中央主管機關負擔；嚴重病人依本法相關規定接受強制社區治療之費用，其不屬全民健康保險給付範圍者，由中央主管機關負擔[97]。

三、病人的人格與合法權益應受尊重及保障

　　病人之人格與合法權益應受尊重及保障，不得予以歧視。對病情穩定者，不得以曾罹患精神疾病為由，拒絕就學、應考、僱用或予其他不公平之待遇。違反者處新台幣3萬元以上15萬元以下罰鍰[98]。

四、病人隱私權的保護

　　未經病人同意者，不得對病人錄音、錄影或攝影，並不得報導其姓名或住（居）所；於嚴重病人，應經其保護人同意。精神照護機構，於保障病人安全之必要範圍內，設置監看設備，不受前項規定之限制，但應告知病人；於嚴重病人，應告知其保護人。住院病人應享有個人隱私、自由通訊及會客之權利；精神醫療機構非因病人病情或醫療需要，不得予以限制。傳播媒體之報導，不得使用與精神疾病有關之歧視性稱呼或描述，並不得有與事實不符或誤導閱聽者對病人產生歧視之報導[99]。

五、申訴的權利

　　病人或其保護人或家屬，認為精神醫療機構、精神復健機構、心理衛生輔導機構及其工作人員，有侵害病人權益時，得以書面檢具事實，向各級衛生主管機關申訴。對於申訴案件，各級衛生主管機關應就其申訴內容加以調查、處理，並應將辦理情形通知申訴人；申訴人如有異議，得再檢

---

97 請參閱【精神衛生法】第41條規定。
98 請參閱【精神衛生法】第37條、第82條規定。
99 請參閱【精神衛生法】第37條至第39條規定。

具書面理由，向上級衛生主管機關提出申訴[100]。惟於民國111年【精神衛生法】第42條改為：病人或其保護人或特別密切關係人、相關照護人員、立案之病人權益促進團體，有客觀事實足認精神照護機構、其他執行社區治療、社區支持之機構或團體及其工作人員，有侵害病人權益或有侵害之虞者，得以書面向上述機構或團體所在地之地方主管機關申訴；前項申訴事件，地方主管機關應就其內容加以調查、處理，並將辦理結果通知申訴人。

六、減免稅的優惠

病人或其扶養者應繳納的稅捐，政府應按病人嚴重程度及家庭經濟情況，依法給予適當的減免[101]。惟於民國111年【精神衛生法】第11條改為：財政主管機關得依精神照護機構之性質，依法給予其適當之稅捐減免；前項機關得按病人病情嚴重程度及家庭經濟情況，依法給予病人或其扶養者應繳納之稅捐適當之減免。

參、精神疾病與刑事責任能力

刑事犯罪的成立包括構成要件相當性、違法性及有責性三條件，缺一不可。構成要件相當性是指犯罪行為與某項罪名的構成要件相當，如殺人罪的構成要件包括：（一）有殺人的行為；（二）有致人於死的故意；（三）被害人的死亡與加害人的行為有因果關係；如此，犯罪的行為即具有構成要件相當性。其次，犯罪行為還必須具有違法性，如不具備違法性如有正當防衛、緊急避難或業務上的正當行為等阻卻違法的事由，亦無犯罪成立之可言。最後，當事人還必須具有刑事責任能力即有責性才可能構成犯罪，責任能力可以年齡及精神狀態加以區分，依我國【刑法】第18條規定：「未滿十四歲人之行為，不罰。十四歲以上未滿十八歲人之行為，

---

100 請參閱【精神衛生法】第28條規定。
101 請參閱【精神衛生法】第27條規定。

得減輕其刑。滿八十歲人之行為，得減輕其刑。」即以年齡作為責任能力的判定基準；另【刑法】第19條規定：「行為時因精神障礙或其他心智缺陷，致不能辨識其行為違法或欠缺依其辨識而行為之能力者，不罰（第1項）。行為時因前項之原因，致其辨識行為違法或依其辨識而行為之能力，顯著減低者，得減輕其刑（第2項）。前二項規定，於因故意或過失自行招致者，不適用之。」第1項所指者即修法前之「心神喪失」、第2項即「精神耗弱」（如【案例一】精神耗弱得減得不減，由法院斟酌為之）第1項規定即所謂的「心神喪失」、第2項即「精神耗弱」，此即以精神狀態作為責任能力判定的基準。所以，未滿十四歲的人與心神喪失者在法律上不具刑事責任能力，即使為犯罪行為亦不構成犯罪；十四歲以上未滿十八歲的人、滿八十歲以上的人以及精神耗弱者的行為，在法律上均得減輕其刑。

【案例一】：精神耗弱，僅得減輕其刑，而非必減，此觀刑法第19條第2項規定自明。原判決對於上訴人案發前飲酒，因受高濃度酒精影響，而失控持其配帶之警槍射殺被害人，雖經鑑定其案發時已達精神耗弱狀態，但仍不予減輕其刑，已說明其理由甚詳。上訴意旨，猶以原審未依精神耗弱之規定減輕其刑，指摘原判決不當，難認有理由。（裁判字號：88年台上字第5861號）

以年齡區分責任能力認定上較為清楚，以精神狀態區分責任能力，因涉及精神疾病產生的精神狀態問題，法官固可依據實際證據加以判定，惟通常仍應交由醫師鑑定為妥。因此，實務上認為：犯罪行為人精神是否耗弱，固屬醫學上精神病科之專門學問，非有專門精神病醫學研究之人予以診察鑑定，不易判斷；但如果審理事實之法院，依據其他證據，已足認定被告於行為時係理智喪失，意識狀態模糊達於精神耗弱之程度者，並非不可據為裁判，而必須有待於精神病科的醫生鑑定[102]。心神喪失或精神耗弱係法律用語非醫學用語，是故，如何判定心神喪失或精神耗弱？應由法

---

102 47年台上字第1253號判例；69年度台上字第3833號判決。

官依事實狀況或醫師鑑定予以認定，認定的基準為何？最高法院認為：刑法上之心神喪失或精神耗弱，應依行為時精神障礙之程度而定，如行為時之精神，對於外界事務全然缺乏知覺理會及判斷作用，而無自由決定意思之能力者，為心神喪失，如此項能力並非完全喪失，僅較普通人之平均程度顯然減退者，則為精神耗弱，是刑法上之心神喪失或精神耗弱與醫學上的精神分裂症並不盡然相同，是否已達刑法上之心神喪失或精神耗弱之程度，仍應以行為時之精神狀態判斷之[103]。

精神疾病有輕重不同，精神醫學常將精神分裂症、躁鬱症及癲癇認為重大精神疾病，而人格違常、精神官能症及歇斯底里認為非重大精神疾病。由於不採生物學方式，是以即使罹患重大精神疾病，如並非「行為時」發作，仍不認為無責任能力；非重大精神疾病也必須「行為時」發作，始可認為其限制責任能力，如病人處於完全緩解中而實施其犯罪行為，則無論其為重大或非重大精神疾病，皆不認為其無責任能力或限制責任能力。因【刑法】係採行為時的心理學方式，不問行為人是否罹患重大精神疾病，而注重行為時的心理或精神狀態的變化[104]；因此，即使未罹患精神疾病，但行為時確因某種原因而引起心理或精神狀態的異常變化，難以知覺、思考或判斷其行為的是非或正邪時，仍可認為無責任能力或限制責任能力[105]。

就法官或檢察官所指定的鑑定事項觀察，在精神鑑定方面最常見者有四項，即：（一）被告有無罹患精神疾病？（二）如有罹患時，其病名及症狀如何？（三）犯行時的精神狀態如何？（四）是否屬於心神喪失或精神耗弱？前三項需要精神醫師判斷，但最後一項卻非屬於精神醫學判斷，而係屬於法學判斷[106]，故法官或檢察官應依精神醫師鑑定結果，加以判定究竟為心神喪失或精神耗弱，而不能就此部分仍交由精神醫師判定；【案例二】即上訴法院認為一審法院逕以醫院鑑定為判決基礎，未實質綜

---

103 91年度台上字第725號判決。
104 刑法上所謂心神喪失人，非以其心神喪失狀態毫無間斷為必要，如果行為時確在心神喪失之中，即令其在事前事後偶回常態，仍不得謂非心神喪失人（76年度台上字第5151號判決）。
105 蔡墩銘，司法精神鑑定與刑事判決，刑事法雜誌第42卷第3期，1998年6月，頁13-14。
106 同前註，頁16。

觀各種證據確認上訴人的精神狀態，所為的判決自有未當。

> 【案例二】：上訴人之精神狀態是否有缺陷，經原法院送高雄市立凱○醫院鑑定結果，雖認為上訴人有被害妄想症，其行為已完全受被害妄想所支配，行為當時之精神狀態已達「心神喪失」之程度，固有該醫院88年6月23日88高市凱醫字第2530號鑑定書可稽。但上訴人對如何先後持水果刀殺人及因所持折疊刀掉落地上，所以持水果刀刺殺王○第，王○第欲逃跑時，伊又持刀猛刺其腹部，直到見其倒地才離開等細節，送於警訊、偵查及第一審審理時，供述甚詳，所陳情節均相一致，且宋○○行為後尚能自行乘計程車前往派出所，顯見其行為時僅係處於因被害妄想症之「精神耗弱」狀態，並非處於「心神喪失」狀態，前述鑑定及辯護人認上訴人係處於「心神喪失」狀態，自非可採。（裁判字號：88年度台上字第4685號）

　　心神喪失人之行為，不罰；又其行為不罰者，應諭知無罪之判決，【刑法】第19條第1項及【刑事訴訟法】第301條第1項定有明文；對於心神喪失主要的判斷標準，應在於行為人是否具有社會判斷力（如【案例三】），而所謂對於外界事務缺乏知覺理會，並非指缺乏生理的知覺意識能力，而係指心理的溝通感受能力；犯案時因受被害妄想的影響，缺乏現實感及安全感，經常有被害妄想、虛無妄想症狀，不知其行為違法，其自由意思能力顯有欠缺，精神狀態已屬心神喪失之人，而無刑事責任能力，對其行為施以刑罰，已難達成社會防衛目的。惟妄想型精神分裂症患者，有明顯被害妄想，衝動控制不良，若任令其在外遊蕩恣意妄為，亦非所宜，理應令其接受精神科的長期治療[107]。所以，因精神疾病引起的心神喪失或精神耗弱，依法固然不予處罰或減輕處罰，但可依【精神衛生法】的規定，由精神科專科醫師鑑定後予以強制入院治療；法官也可依【刑法】第87條規定：「因第十九條第一項之原因（心神喪失）而不罰者，其情狀足認有再犯或有危害公共安全之虞時，令入相當處所，施以監護。

---

107 86年度訴字第1號判決。

有第十九條第二項（精神耗弱）及第二十條（瘖啞）之原因，其情狀足認有再犯或有危害公共安全之虞時，於刑之執行完畢或赦免後，令入相當處所，施以監護。但必要時，得於刑之執行前為之。前二項之期間為五年以下。其執行期間屆滿前，檢察官認為有延長之必要者，得聲請法院許可延長之，第一次延長期間為三年以下，第二次以後每次延長期間為一年以下。但執行中認無繼續執行之必要者，法院得免其處分之執行。前項執行或延長期間內，應每年評估有無繼續執行之必要。」而判定入相當處所監護。如犯妨害性自主罪或妨害風化相關罪責時，而有下列情形之一者，得令入相當處所，施以強制治療：（一）徒刑執行期滿前，於接受輔導或治療後，經鑑定、評估，認有再犯之危險者；（二）依其他法律規定，於接受身心治療或輔導教育後，經鑑定、評估，認有再犯之危險者；前項處分期間為五年以下；其執行期間屆滿前，檢察官認為有延長之必要者，得聲請法院許可延長之，第一次延長期間為三年以下，第二次以後每次延長期間為一年以下；但執行中認無繼續執行之必要者，法院得停止治療之執行；停止治療之執行後有再犯危險者，法院得令入相當處所，繼續施以強制治療；前項強制治療之期間，應與停止治療前已執行之期間合併計算；前三項執行或延長期間內，應每年鑑定、評估有無繼續治療之必要（刑法第91條之1）。

【案例三】：心神喪失之情狀，有一時性之心神喪失、繼續性之心神喪失及循環性（即週期性）之心神喪失，三種情形均屬之。而刑法上所謂心神喪失人，非以其心神喪失狀態毫無間斷為必要，如果行為時確在心神喪失之中，即令在事前或事後偶回常態，仍不得謂非心神喪失人。（裁判字號：90年度台上字第3619號）

第六節　優生保健與墮胎法律問題

壹、優生保健法律問題

　　所謂「優生保健」，就是根據遺傳學與優生學的原理，研究改善或增強後代人種身心健康的學識與技能；換言之，優生保健的意義在於謀求人種素質的改善，其目的非僅限於個體的強壯，而更在於種族的優良，其效果不止於本身一代，而及於子孫的將來[108]。人口素質與人口數量又息息相關，台灣地區人口從民國34年光復當初的600萬人，到民國71年增加到1,850萬人，三十七年間增加三倍，平均每年的人口增加率為千分之三十一，人口密度僅次於孟加拉居世界第二（每平方公里513人）；這種高速增加的人口負荷，對父母、子女健康與遺傳、醫療需求等，均造成很大的影響與衝擊[109]。在此背景下，於民國73年6月制定【優生保健法】，民國74年1月1日開始實施，不可諱言的，人口量的控制與質的提升都是藉由本法所欲達到的目標。惟依內政部2022年公布5月戶口統計資料分析，我國截至5月底總人口數為2,319萬6,178人，年減1.29%，平均每天減少829.8人；5月新生兒僅9,442人，創歷年單月新低。2022年1月至5月累計出生數為56,206人，較上年同期減少5.51%，死亡數為1萬7,409人，年增15.23%。另外，5月淨遷出人口數為10,870人，顯示人口減少的國安問題持續加劇[110]。故現階段優生宜列為本法首要目標；人口數量反而應鼓勵多生育為原則。

　　【優生保健法】的立法宗旨在於實施優生保健，提高人口素質，保護

108 劉丹桂，優生保健法與實務，醫事法學第1卷第5至7期合訂本，1986年6月，頁72。
109 陳昭德，優生保健法實施一年之回顧與展望，醫事法學第1卷第5至7期合訂本，1986年6月，頁77。
110 https://tw.news.yahoo.com/%E4%BA%BA%E5%8F%A3%E6%8B%89%E8%AD%A6%E5%A0%B1-5%E6%9C%88%E6%96%B0%E7%94%9F%E5%85%92%E6%8E%A2%E6%AD%B7%E5%8F%B2%E6%96%B0%E4%BD%8E-%E6%B7%A8%E9%81%B7%E5%87%BA%E5%A2%9E%E5%8A%A0%E9%80%BE%E8%90%AC%E4%BA%BA-054158439.html。

母子健康及增進家庭幸福[111]；本法除明訂主管機關須積極推展維護民眾健康的優生保健服務，更規定施行人工流產或結紮手術的條件與施行手術的醫師資格。故【優生保健法】的立法，大幅解除不得墮胎的法律限制，使婦女掌握本身的生育權，為一影響人民生活極為重要的劃時代立法。此外，其具有的時代意義尚包括[112]：（一）對於患有有礙優生疾病者人口的綿延，可加以積極防止或杜絕，藉此提高人口的素質；（二）婦女得以有條件的合法施行人工流產，並且可以選擇合格的指定醫師施行之，婦女的健康與權益因而獲得保障；（三）政府推行婦幼衛生保健、家庭計畫工作，以及提供優生保健的醫療服務與措施，均可以有明確的法律依據；（四）使家庭計畫工作推行更臻完善，不但可協助避孕失敗的婦女，保護母子的健康，並且得以貫徹人口政策的實施。事實上，【優生保健法】實施至今，不僅人口獲得有效控制，甚至出現人口的負成長，家庭計畫階段性功能圓滿達成，現今政府反而開始鼓勵多生產；人口素質的提升也極為明顯，配合各種產前檢查、遺傳疾病的控制，加上國民營養的豐富，以及教育的發達，台灣的人力素質成為國際競爭的一大優勢。

為達到【優生保健法】的立法目標，本法的設計採取事前預防與事後補救雙管齊下的方式。事前預防的設計規範包括：

一、婚前健康檢查

主管機關於必要時，得施行人民健康或婚前檢查；檢查除一般健康檢查外，並包括下列檢查：有關遺傳性疾病檢查、有關傳染性疾病檢查、有關精神疾病檢查。本法所稱必要時，係指有下列情事之一者：（一）疑似罹患有礙優生之遺傳性、傳染性疾病或精神疾病者；（二）本人之四親等以內血親罹患有礙優生之遺傳性疾病者；（三）疑有應施行健康檢查之疾病者；各級公立醫療保健機構及私立醫院診所遇有前項情事之一時，應即報告當地主管機關。健康或婚前檢查項目包括：（一）個人基本資料：

---

111 請參閱【優生保健法】第1條規定。
112 關定遠，優生保健法之立法意旨及實施資訊，醫事法學第1卷第5至7期合訂本，1986年6月，頁68。

本人職業史、配偶職業史、長期使用特殊藥物之經過、吸菸史、飲酒史、家族遺傳疾病史等；（二）一般健康檢查：身高、體重之測量、視力、色盲之鑑定、內外科一般健診、胸部X光檢查、驗血、驗尿、過去病史、已往之懷孕、分娩史及小孩出生時情況；（三）遺傳性疾病檢查：家族疾病史問診，染色體、基因、生化檢驗；（四）傳染性疾病檢查：一般檢查包括結核病、梅毒、淋病、肝炎、皰疹及其他濾過性病毒等，懷孕者檢查除一般檢查外並應檢查德國麻疹；（五）精神疾病檢查：臨床精神科檢查、心理測驗、腦波檢查、遺傳性精神疾病檢查，照遺傳性疾病檢查的檢查項目[113]。本項事前預防的優生規範極為明確與詳細，但殊為可惜的是不具有強制性，故如相關當事人不進行健康檢查或婚前檢查，或檢查結果確為有礙遺傳、優生的疾病，應如何進一步管制均無強制規範，使法律的立法目標難以達成。

二、生育調節服務及指導

主管機關應實施下列事項：（一）生育調節服務及指導；（二）孕前、產前、產期、產後衛生保健服務及指導[114]；（三）嬰、幼兒健康服務及親職教育[115]：各級公立醫療保健機構及私立醫院診所，應辦理相關業務之門診，並製作個案紀錄，對需要施行健康或婚前檢查者，勸導其接受檢查，發現有疾病者，勸導其接受治療並給予生育調節指導。生育調節服務及指導，係指對生育年齡男女提供各種避孕方法、器材、藥品、結紮手術及不孕症的診治；避孕器材及藥品之使用，由中央主管機關定之[116]。其目的藉生育調節服務及指導等措施，以有效節制生育，降低人口的成長。

---

113 請參閱【優生保健法】第6條及【優生保健法施行細則】第2條、第3條規定。
114 孕前、產前、產期、產後衛生保健服務及指導，係指對懷孕前、懷孕、分娩及產後之婦女，提供檢查、接生、營養及孕期衛生指導。
115 嬰、幼兒健康服務，係指對未滿一歲之嬰兒及滿一歲至就學前之幼兒，提供健康檢查、預防接種、必要之診斷治療、營養及各項衛生指導。
116 請參閱【優生保健法】第7條、第8條及【優生保健法施行細則】第4條至第8條規定。

三、結紮手術

　　已婚男女經配偶同意者（其配偶生死不明或無意識或精神錯亂者，不在此限），得依其自願，施行結紮手術，但經診斷或證明有下列情事之一者，得逕依其自願行之：（一）本人或其配偶患有礙優生的遺傳性、傳染性疾病或精神疾病者；（二）本人或其配偶之四親等以內之血親患有礙優生之遺傳性疾病者；（三）本人或其配偶懷孕或分娩，有危及母體健康之虞者；未婚男女有前項但書所定情事之一者，施行結紮手術，得依其自願行之；未婚的未成年人或受監護或輔助宣告之人，施行結紮手術，應得法定代理人或輔助人的同意。醫師發現患有礙優生之遺傳性、傳染性疾病或精神疾病者，應將實情告知患者或其法定代理人，並勸其接受治療，但對無法治癒者，認為有施行結紮手術的必要時，應勸其施行結紮手術[117]。依中國大陸原【婚姻法】的規定，其採取登記婚的形式，於婚姻登記時須檢具健康檢查證明，如患有麻瘋病未經治癒或其他醫學上認為不應當結婚的疾病如精神疾病等，則禁止結婚（中國大陸原婚姻法第6條規定），此種立法方式對於管制特殊疾病具有很高的強制性，惟似有侵犯人民結婚基本權利之虞；如果以優生的目的，要求強制結紮應較具有可行性，又不影響人民結婚的權利。依此而論，【優生保健法】中有關確實得有有礙遺傳、優生等疾病，如可能生育顯有違優生目的者，應訂定強制結紮的規定，方能有效落實本法的立法目標。

　　【優生保健法】所設計的事後補救措施，主要係指人工流產的合法化規定，即事前預防有所疏漏，不小心懷孕而生產確實有違優生目的者，可依法進行人工流產。依【優生保健法】第9條規定：「懷孕婦女經診斷或證明有下列情事之一者，得依其自願，施行人工流產：一、本人或其配偶患有礙優生之遺傳性、傳染性疾病或精神疾病者。二、本人或其配偶之四親等以內之血親患有礙優生之遺傳性疾病者。三、有醫學上理由，足以認定懷孕或分娩有招致生命危險或危害身體或精神健康者。四、有醫學上

---

117 請參閱【優生保健法】第10條、第11條規定。

理由，足以認定胎兒有畸型發育之虞者。五、因被強制性交[118]、誘姦[119]或與依法不得結婚者相姦而受孕者[120]。六、因懷孕或生產將影響其心理健康或家庭生活者。未婚之未成年人或受監護或輔助宣告之人，依前項規定施行人工流產，應得法定代理人或輔助人之同意。有配偶者，依前項第六款規定施行人工流產，應得配偶之同意。但配偶生死不明或無意識或精神錯亂者，不在此限。第一項所定人工流產情事之認定，中央主管機關於必要時，得提經優生保健諮詢委員會研擬後，訂定標準公告之。」懷孕婦女施行產前檢查，醫師如發現有胎兒不正常者，應將實情告知本人或其配偶，認為有施行人工流產之必要時，應勸其施行人工流產[121]。第1項第1、2款所稱「有礙優生之遺傳性、傳染性疾病或精神疾病者」，其範圍為：足以影響胎兒正常發育者如患苯酮尿症或德國麻疹之孕婦等，無能力照顧嬰兒者如患重度智能不足或精神分裂症的男女等，可將異常染色體或基因傳至後代者，如患唐氏症之婦女或亨汀頓氏舞蹈症的男女等[122]。後來修訂之【優生保健法施行細則】第13條之1規定，因懷孕或生產，將影響其心理健康或家庭生活者，不得以胎兒性別差異作為認定理由。

　　【優生保健法】第9條合法施行人工流產條件中，第1項第3款所稱「有醫學上理由，足以認定懷孕或分娩有招致生命危險或危害身體或精神健康者」，其範圍包括[123]：（一）產科方面：如子宮破裂、子宮穿孔、

---

118 請參閱【刑法】第221條規定：「對於男女以強暴、脅迫、恐嚇、催眠術或其他違反其意願之方法而為性交者，處三年以上十年以下有期徒刑。前項之未遂犯罰之。」【刑法】第10條第5項規定：「稱性交者，謂非基於正當目的所為之下列性侵入行為：一、以性器進入他人之性器、肛門或口腔，或使之接合之行為。二、以性器以外之其他身體部位或器物進入他人之性器、肛門，或使之接合之行為。」

119 請參閱【刑法】第228條規定：「對於因親屬、監護、教養、教育、訓練、救濟、醫療、公務、業務或其他相類關係受自己監督、扶助、照護之人，利用權勢或機會為性交者，處六個月以上五年以下有期徒刑。因前項情形而為猥褻之行為者，處三年以下有期徒刑。第一項之未遂犯罰之。」

120 請參閱【民法】第983條規定：「與下列親屬，不得結婚：一、直系血親及直系姻親。二、旁系血親在六親等以內者。但因收養而成立之四親等及六親等旁系血親，輩分相同者，不在此限。三、旁系姻親在五親等以內，輩分不相同者。前項直系姻親結婚之限制，於姻親關係消滅後，亦適用之。第一項直系血親及直系姻親結婚之限制，於因收養而成立之直系親屬間，在收養關係終止後，亦適用之。」

121 請參閱【優生保健法】第11條第2項規定。

122 請參閱【優生保健法施行細則】第10條規定。

123 請參閱【優生保健法施行細則】第11條規定。

子宮出血、子宮肌瘤切除或前胎剖腹產、妊娠高血壓症、高齡（三十五歲以上）、多產等；（二）外科、婦科方面：如膀胱與陰道管縫合、腎臟移植、尿道轉向等；（三）骨科方面：如嚴重脊柱後側凸（彎）、軟骨病等；（四）血液科方面：如血栓性異常、血紅素病變、丙球蛋白病變、凝血異常等；（五）心臟血管科方面：如心臟衰竭或心肌炎、風濕性心臟病、曾有中風病史、高血壓或腦性高血壓、動脈瘤等；（六）胸腔科方面：如肺結核（使用抗結核藥物）、嚴重氣喘、支氣管擴張、肺氣種、復發自發性氣胸、纖維性囊腫等；（七）泌尿科方面：如急性及慢性腎絲球炎、腎性高血壓、多發性腎囊腫、腎盂炎、任何引發腎功能不全之腎臟病變、單腎等；（八）內分泌科方面：如嚴重糖尿病、嗜鉻細胞瘤、腎上腺、甲狀腺或副甲狀腺之功能過高或不全等；（九）腸胃科方面：如懷孕引發之黃疸、肝功能異常、腸系膜血栓、潰瘍性結腸炎、膈（肌）疝氣等；（十）免疫科方面：如免疫缺乏疾病、Rh同族免疫、類風濕關節炎、紅斑性狼瘡、結節性多發性動脈炎等；（十一）神經科方面：如嚴重中樞神經病變、多發性硬化症、肌肉萎縮症、大發作型癲癇；（十二）先天性疾病方面：如唐氏症、基因病變；（十三）腫瘤學方面：如白血病、何杰金氏症、乳癌及其他癌症等；（十四）慢性病方面：如全身性黴菌感染、第三期梅毒、布氏桿菌病等；（十五）精神科方面：經醫生鑑定達心神喪失或精神耗弱之功能性、器質性精神疾病或智能不足者，引起重度智能不足之遺傳性疾病；（十六）耳鼻喉科方面：如耳骨硬化症等。

　　【優生保健法】第9條合法施行人工流產條件中，第1項第4款所稱「有醫學上理由，足以認定胎兒有畸型發育之虞者」，其範圍包括[124]：（一）關於母體者：1.化學因素：如孕婦服用沙利竇邁度或誤食多氯聯苯等；2.物理因素：如因診療需要接受過量的放射線照射等；3.生物因素：如德國麻疹病毒、小兒麻痺病毒之感染等；（二）關於胎兒者：由下列產前診斷方法，可確知胎兒為畸形者：1.羊膜腔穿刺術：羊水生化檢查，發現開放性神經管缺損、先天代謝異常疾病等；羊水細胞培養後，經鑑定，發現有染色體或基因異常者，如唐氏症、黏多醣貯積症等；2.超音波診斷

---

124 請參閱【優生保健法施行細則】第12條規定。

術如水腦症、無腦症、脊柱裂、尾骨腫瘤、裂腹畸形等；3.胎兒內視鏡術發現胎兒外貌畸形，難以矯治者；4.子宮內胎兒血液取樣檢查術如血紅素病變、血友病、子宮內胎兒感染等；5.絨毛取樣取術取樣細胞經鑑定有染色體或基因異常者，如唐氏症、重型海洋性貧血、黏多醣貯積症等。

　　【優生保健法】第9條合法施行人工流產條件中，第1項第6款事由「因懷孕或生產將影響其心理健康或家庭生活者」，可稱為人工流產的「帝王條款」，也就是說，任何情況均可適用本款規定進行合法的人工流產，因只要主觀上不願意生下懷孕的胎兒，自然影響孕婦的「心理健康」，而任何嬰兒的生產後照顧免不了影響家庭生活；所以，即使無法適用前五款較為嚴謹的條款規定，直接適用第6款規定幾乎均無不可，過去的實務運作也幾乎如此。但台灣高等法院在民國91年7月，判決某婦產科醫師以第6款事由為人墮胎成立「加工墮胎罪」，處有期徒刑二個月，本判決（【案例一】）與過去的實務運作有異，值得注意；惟衛生福利部認為：「人工流產是否符合【優生保健法】第9條第1項各款的規定，係由醫師依病患的陳述或檢查結果所為的專業判斷。[125]」人工流產的專業判斷既由醫師為之，法界似宜尊重醫師的專業判斷，何況，第6款規定的字義解釋確屬寬鬆，如有未妥，應修改第6款的規定，限縮進行合法人工流產的條件。本條第2項所規定的「有配偶者，依前項第6款規定施行人工流產，應得配偶之同意」，意思是說，依「因懷孕或生產將影響其心理健康或家庭生活者」而進行人工流產，於有配偶的人須得配偶同意才可以，多了一道門檻；也因此，有婦女團體認為第2項規定妨害女性的生育決定權，應予以刪除，折衷的做法是修改為「應通知配偶」，即依此款進行人工流產時不須取得配偶的同意，但必須通知配偶，使其知曉。如以前五款事由而進行人工流產者，則不須取得配偶的同意。

【案例一】：（一）告發人雖係出於自由意志決定，自行上手術台任醫生實施人工流產，要非他人施加非法強制力，惟告發人本無墮胎之意，係因被告陳○志之要求始決意為之，要屬無疑。又被告陳○志要求告發

---

125 衛生福利部89年10月18日衛署保字第089002125號函。

人施行人工流產之原因，非因其或告發人本身或彼等四親等以內之血親有罹患有礙優生之遺傳性、傳染性或精神疾病，或有醫學上理由足認告發人不適合懷孕、分娩或胎兒有畸型發育之虞，抑或告發人係因受強姦、誘姦或近親相姦而受孕，或因懷孕或生產將影響告發人心理健康或家庭生活等合法情事，始要求告發人墮胎一節，亦堪認定。被告陳○志所辯未教唆墮胎云云，係事後卸責之詞，自無可採。（二）優生保健法第9條第1項第6款規定，因懷孕、生產，將影響婦女心理健康或家庭生活者，得依其自願，施行人工流產。其立法意旨在於使婦女懷孕後，有配偶死亡、殘廢、離婚、分居、遺棄或避孕失敗或其他因懷孕分娩而導至婦女心理障礙、家庭負擔等情事，得依其志願，施行人工流產，以免影響其心理健康及家庭生活，依被告林○傑上開供稱可知其並未就告發人之個人家庭背景等問題，進行瞭解，而係因告發人年逾三十，係大學畢業生，及其男友即被告陳○志因個人生涯規劃，不欲結婚，即為告發人施行墮胎手術，是被告林○傑於行墮胎手術時確未考量告發人是否將因懷孕而影響其心理健康或家庭生活。（三）原審法院雖函請中華民國婦產科醫學會查詢我國現今之婦產科醫師如何判斷婦女具有「因懷孕或生產將影響其心理健康或家庭生活者。」之情形，該會覆函表示：「目前國內婦產科醫師多秉持尊重病人夫婦之意願，若在詳細告知該夫婦病人懷孕狀況後，該對夫婦經過慎重思考認為懷孕或生產會造成影響，則婦產科醫師會予以尊重再加以進一步處理。」而前開函覆所指「該對夫婦經過慎重思考認為懷孕或生產會造成影響」，應係指懷胎婦女及其配偶或男友經慎重思考認為懷孕或生產會造成心理健康或家庭生活，婦產科醫師依病患陳述之意見、檢查結果，綜合個案之各種狀況而為是否符合優生保健法相關規定之專業判斷，非指懷胎婦女及其配偶或男友一經表達墮胎意願，即當然符合優生保健法第9條第1項第6款之規定，是上開函覆之內容，尚無法為被告林○傑有利之認定。（裁判字號：91年度上易字第407號）

　　有關因有礙優生之遺傳性、傳染性疾病或精神疾病者，懷孕或分娩有招致生命危險或危害身體或精神健康，以及足以認定胎兒有畸型發育之

虞者而可施行人工流產的事由，依法由指定得施行人工流產或結紮手術的醫師依規定認定之。人工流產應於妊娠二十四週內施行，但屬於醫療行為者，不在此限；妊娠十二週以內者，應於有施行人工流產醫師的醫院診所施行；逾十二週者，應於有施行人工流產醫師的醫院住院施行[126]。施行人工流產手術的醫師資格，應領有婦產科專科醫師證書或依法登記執業科別為婦產科者；施行結紮手術的醫師，應領有婦產科、外科或泌尿科專科醫師證書或依法登記執業科別為婦產科、外科或泌尿科者。非指定的醫師施行人工流產或結紮手術者，處新台幣1萬元以上3萬元以下罰鍰；未取得合法醫師資格，擅自施行人工流產或結紮手術者，依醫師法第28條密醫罪懲處[127]。

　　【優生保健法】未來將進行修法，名稱要改為【生育保健法】外，也將取消已婚婦女進行人工流產須取得配偶同意規定，更增修未成年少女懷孕是否進行人工流產，若與法定代理人意見有衝突時須經諮商。鑑於現行本法之名稱，外界迭有易生歧視身心障礙者意味之批評，且不符【身心障礙者權利公約】第5條規定，禁止所有基於身心障礙之歧視，爰配合修正名稱為【生育保健法】、刪除「有礙優生」之用詞。依【憲法增修條文】第10條第6項規定，國家負有消除性別歧視，以促進兩性地位實質平等之義務，及為符合【消除對婦女一切形式歧視公約】第12條與第16條規定，並回應司法改革國是會議有關未成年人與有配偶婦女之人工流產決定權之決議，爰刪除實施人工流產或結紮手術需經配偶同意之規定，並增訂未成年人與法定代理人於人工流產決定意見不一時，由司法機關介入，協助依其最佳利益行使同意權。此外，亦賦予中央主管機關應推動生育保健相關諮詢（商）服務之職責，以健全生育保健服務，爰擬具本法修正草案，共計14條，其修正要點如下：（一）配合行政院組織改造，修正中央主管機關名稱（修正條文第2條）；（二）增訂生育保健諮詢會代表之性別比例（修正條文第3條）；（三）修正人工流產之定義（修正條文第4條）；（四）實施人工流產或結紮手術之醫師資格規定（修正條文第5條）；

---

126 請參閱【優生保健法施行細則】第14條、第15條規定。
127 請參閱【優生保健法】第12條、第13條規定。

（五）增訂主管機關應提供生育保健相關諮詢、諮商服務（修正條文第7條）；（六）配合人工流產及醫療技術發展趨勢，修正得實施人工流產之事由，並增訂授權中央主管機關，訂定實施人工流產之週數限制及相關遵行事項。刪除因懷孕或生產將影響其心理健康或家庭生活而自願實施人工流產之懷孕婦女，需經配偶同意之規定，及增訂法定代理人、監護人或輔助人不同意未成年人、受監護或輔助宣告之人實施人工流產，得聲請由法院儘速裁定之規定（修正條文第8條）；（七）醫療機構實施結紮手術，應確認本人意願（修正條文第9條）；（八）將醫師應勸說患有有礙生育健康之疾病者治療或施行結紮手術之義務，修正為告知義務（修正條文第10條）；（九）對於不符法定資格之醫師實施人工流產或結紮手術，修正提高罰鍰額度（修正條文第11條）[128]。

貳、墮胎法律問題

　　所謂墮胎即為人工流產，係指於妊娠自然分娩以前，以人為的方法終止懷孕的過程。在歐美各國，反對墮胎最有力的論點是保護生命，認為婦女一懷孕胎兒即有生命，享有憲法上所賦予的基本人權，任何人皆不得剝奪，墮胎是殺害生命的行為，不管有任何理由，生命的法益應該高於一切，甚至高於婦女的自我決定權。我國【刑法】於民國24年1月1日制定公布，當時規定墮胎罪的立法理由，在「維持社會風俗，保全公益」[129]，

---

[128] 衛生福利部111年1月14日衛授國字第1100461697號公告。

[129] 發文字號：法務部（75）法檢（二）字第1013號，台高檢74年度轄區法律問題座談會（提案二六）；資料來源：刑事法律問題彙編第3輯，頁253、577。法律問題：懷胎婦女自行墮胎，其配偶對該婦女有無告訴權？討論意見：甲說（肯定說）：其配偶為胎兒之父，墮胎後使其無子嗣，應屬係犯罪之直接被害人，自得為告訴權人。乙說（否定說）：對胎兒權利能力之保護，以將來非死產者為限，而胎兒將來是否能順利出生，屬未知數（否則，法律對其保護，自不必以將來非死產者為限），故自行墮胎婦女之配偶，將來是否為該胎兒之父，亦尚未確定，難謂為因犯罪之直接被害人。本件所侵害者，純屬社會法益，他人無告訴權（參酌19年院字第350號解釋）。結論：多數採甲說。法務部檢察司研究意見：按墮胎之為必罰，乃係為維持風俗，保全公益而設（參見刑法第288條立法理由）；另司法院院字第350號解釋亦認為：「墮胎罪以公共法益為重，自不發生自訴問題」，故墮胎婦女自行墮胎，其配偶對該婦女無告訴權。以乙說為當。

故禁止任何形式的墮胎，除非婦女因疾病或基於生命危險的必要而墮胎，此種「醫學上的墮胎」得以免除其刑[130]。【優生保健法】制定後，大幅擴大墮胎罪阻卻違法的事由，除了醫學上的事由（優生保健法第9條第1項第3、6款）可以墮胎外，基於優生學上的事由（優生保健法第9條第1項第1、2、4、5款）、倫理上的事由（優生保健法第9條第1項第5款）及基於社會、經濟上的事由（優生保健法第9條第1項第5、6款）均可以進行合法化的墮胎，符合這些條件的墮胎稱為不可罰墮胎或合法墮胎，所謂墮胎合法化即指此而言，並非泛指一切的墮胎行為均屬自由化[131]。

　　未婚之未成年婦女懷孕而有【優生保健法】第9條第1項所定之六款情事之一者，醫師為其施行人工流產時，如未經得其法定代理人同意，是否仍應負加工墮胎罪責？依實務的意見採取二種不同看法：（一）甲說：按【優生保健法】之特別法，依該法第1條規定：「為實施優生保健，提高人口素質，保護母子健康及增進家庭幸福，特別制定本法」，並於同法第9條第1項列舉六款得施行人工流產之事由，是只要有該六款情事之一，即不負刑法墮胎罪，至同條第2項規定應得法定代理人同意云云，應僅係對於監護權之注意規定，其法益之保護，顯較優生保健為低，衡諸本法制定宗旨，仍應認醫師無庸負墮胎刑責；（二）乙說：依【優生保健法】第2項規定，未婚之未成年或禁治產人，依前項規定施行人工流產，應得法定代理人之同意，如未得法定代理人之同意，該法並無另作處罰規定，是縱合乎第1項六款情事，仍應取得法定代理人之同意，否則仍應負墮胎刑責。多數見解採甲說[132]。

　　基於病人自己決定所為的同意而實施的醫療行為，固可阻卻違法，惟此係對於一般的醫療行為而言，如所實施者為墮胎，則懷胎婦女所為的同意不能阻卻違法，為其實施墮胎的醫護人員可能構成加工墮胎罪外，表示同意的懷胎婦女本人也不免因實施自行墮胎而成立犯罪[133]；差別的

130 張懿云，優生保健法與婦女身體健康的保障，社區發展季刊第71期，1995年9月，頁92。
131 蔡朝容，墮胎是耶？非耶？，醫事法第1卷第5期至第7期合訂本，1986年6月，頁85。
132 法務部公報第161期，頁123。
133 蔡墩銘，醫事刑法要論，景泰文化事業，1995年9月，頁484。

是，得到懷孕婦女同意的加工墮胎行為構成較輕的「加工墮胎罪」（刑法第289條），而未得同意的墮胎行為構成較重的「未得孕婦同意使之墮胎罪」（刑法第291條）。依我國現行【刑法】有關墮胎罪的規定，包括：

一、自行或聽從墮胎罪

懷胎婦女服藥或以他法墮胎者，處六月以下有期徒刑、拘役或3,000元以下罰金。懷胎婦女聽從他人墮胎者，亦同。因疾病或其他防止生命上危險之必要，而犯前二項之罪者，免除其刑（刑法第288條）。如懷孕婦女懷孕逾六個月非因醫療需要自行服藥墮胎即構成本罪。再舉一案例說明：按懷孕婦女是否符合優生保健法第9條第1項各款所規定之情形，須經醫師之診斷或證明，該法第9條第1項定有明文。被告蕭○○於本院審理中被問及胎兒是否經檢查後發現不正常時，供稱其並無實際去醫院檢查，則其僅憑一己之揣測懷疑，認為胎兒有畸形之可能，即行墮胎，顯與前揭優生保健法之規定不符（裁判字號：83年度易字第3154號）。

二、加工墮胎罪

受懷胎婦女之囑託或得其承諾，而使之墮胎者，處二年以下有期徒刑。因而致婦女於死者，處六月以上五年以下有期徒刑。致重傷者，處三年以下有期徒刑（刑法第289條）。如協助未得配偶同意者（依優生保健法第9條第1項第6款）的墮胎行為即構成本罪；又如【案例一】所述判決亦為加工墮胎罪。

三、意圖營利加工墮胎罪

意圖營利，而犯加工墮胎罪者，處六月以上五年以下有期徒刑，得併科1萬5,000元以下罰金。因而致婦女於死者，處三年以上十年以下有期徒刑，得併科1萬5,000元以下罰金，致重傷者，處一年以上七年以下有期徒刑，得併科1萬5,000元以下罰金（刑法第290條）。茲舉一案例以為說明：上訴人楊○信僅中○醫藥學院藥劑系畢業，並未取得合法醫師資格，

私自開設婦產科醫院，又僱用未取得合法醫師資格之廖○雀執行醫療業務且為人墮胎，二人顯有意圖營利之犯意聯絡在先，且一人執行醫療業務，一人負責醫院行政業務，互有行為之分擔，應為共同正犯，均犯醫師法第28條第1項及刑法第290條第1項之罪，二罪之間具有方法結果之牽連關係，應從一重處斷（裁判字號：71年度台上字第1492號）。

四、未得孕婦同意使之墮胎罪

未受懷胎婦女之囑託或未得其承諾，而使之墮胎者，處一年以上七年以下有期徒刑。因而致婦女於死者，處無期徒刑或七年以上有期徒刑。致重傷者，處三年以上十年以下有期徒刑。第1項之未遂犯罰之（刑法第291條）。本條以加害人有使懷胎婦女墮胎的故意為必要；如無此故意，僅因毆傷懷胎婦女的結果，致其胎兒墮落，該婦女且因之而死亡者，即與該罪應具的要件不符（判例字號：30年上字第1930號）。如某懷孕婦女之夫與其婦產科醫師的朋友共謀，在未得懷孕婦女同意的情況下，以RU486墮胎藥騙說這是安胎藥使其服用，導致其妻即懷孕婦女墮胎，此時懷孕婦女之夫與該婦產科醫師均構成本罪。

五、介紹墮胎罪

以文字、圖畫或他法，公然介紹墮胎之方法或物品，或公然介紹自己或他人為墮胎之行為者，處一年以下有期徒刑、拘役或科或併科3萬元以下罰金（刑法第292條）。如以廣告介紹墮胎方法或行為即構成本罪，又如網路業者於網路上介紹行銷RU486墮胎藥應也足以構成本罪。

墮胎罪的成立與否，端視是否符合【優生保健法】第9條第1項所列舉的六款阻卻違法事由，如果符合則無墮胎罪的適用，如果不符合則可能構成刑法上的墮胎罪，而專業判斷權似委由婦產科醫師為之。婦產科醫師在進行是否構成【優生保健法】第9條第1項的事由時，前五款規定較為嚴謹故容易判定，第6款規定「因懷孕或生產將影響其心理健康或家庭生活者」，以文字視之，顯極為寬鬆，過去的實務也都以婦女已成年並本人、胎兒之父同意（是否已結婚不影響）即可，但台灣高等法院91年度易字第

407號判決的出現，大大改變這種慣例，固然本判決非判例，尚無實質拘束力，惟可顯示法界的實務見解走向似有所調整，還是值得注意。未來婦產科醫師在以第6款判斷是否可以墮胎時，可能要更為小心謹慎，做好必要的查證，以免增加可能的法律風險。

第六章 醫學科技與法律倫理

第一節 醫學倫理與法律

　　倫理的英文ethics，源自於希臘字ethike和ethos，原意為道德、習慣、習性和行為；倫理所要探討的是有關人類行為善與惡的性質，是一種統御個人行為的價值體系，是屬於個人為自己所訂立的理想生活型態，表現出具有良知或道德感之人所定義的自我價值。醫學倫理是一門有關醫學人性的學問，是以道德原理和最新的科學資訊作為判斷和決策的基礎，來確保善良、公益和善益的德行，以造福病人和社會的一種道德思考、判斷及決策過程；它幫助醫學從事合乎真、善、美的診療，真就是心智，善就是靈性，美就是身體的健康，使醫學不僅能解除病痛，維護病人的尊嚴，也讓生命活得更真實、更美好[1]。

　　簡而言之，醫學倫理是探討在醫學的知識或醫療行為裡，有哪些是應該的？哪些是不應該的？哪些是合適、適當的？哪些是不合適、不適當的？古時候最有名的醫學倫理就是希波格拉底（Oath Hippocrates）的醫師誓詞，該誓詞內容為：「准許我進人醫業之時，很慎重保證自己要奉獻一切為人類服務，使我的老師得著應該有的尊敬與感謝。我要憑我的良心與尊嚴從事醫業。病人的健康應該是我第一優先的考慮，我尊重所有寄託給我的秘密，我要盡我的力量維護醫業的榮譽與高尚的傳統。我的同業應該被我視為我的兄弟或同胞，我不容許有任何宗教、國籍、種族、政治，或是地位的考慮介入於我的職責與病人之間。我對人類的生命從此給予最高的尊重，在任何威脅之下我不以我的醫學知識去違反人道。我很慎重、自主地以我的人格做這樣的誓詞。[2]」這是醫師對自我倫理的要求，是醫師對自我道德性的約束，是醫學倫理的方向，是人類醫學上最早醫學倫理的萌芽。據此，我國醫師公會也制定了【醫師倫理規範】，其前言即開宗

---

1 盧美秀等，人體實驗倫理議題之探討——比較醫護人員、宗教界、法界人士之看法，醫護科技學刊第4卷第1期，2002年1月，頁76。
2 陳永興，從人文方面探討古今醫學倫理，馬偕院訊1991年5月刊，1991年5月。頁29。

明義的要求：「醫師以照顧病患的生命與健康為使命，除維持專業自主外，當以良知和尊重生命尊嚴之方式執行醫療專業[3]，以維繫良好的醫療執業與照顧病患的水準，除了考量對病人的責任外，同時也應確認自己對社會、其他醫事人員和自己的責任，並應基於倫理自覺，實踐醫師自律、自治，維護醫師職業尊嚴與專業形象，爰訂定醫師倫理規範，引導醫師遵守正當行為的基本倫理準則，切盼全國醫師一體遵行。[4]」與醫師誓詞可謂前後呼應。

護理界有名的南丁格爾誓詞，同樣也是表彰類似的精神，該誓詞內容為：「余謹以至誠，於上帝及會眾前宣誓：終身純潔，忠貞職守，盡力提高護理職業標準，勿為有損之事，勿取服或故用有害之藥，慎守病人家務及秘密，竭誠協助醫師之診治，務謀病者之福利。謹誓。[5]」視病猶親的精神，是醫師誓詞與南丁格爾誓詞的共同精神，為病人的健康著想，解決病人的痛苦，謀取病人的福利，是醫事人員共奉的倫理守則，所有醫事法律的精神自也不應背離此一基準。

壹、醫學倫理與法律的關係

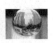

醫學倫理與法律各有不同的內涵與發展，從外觀看，這似乎是兩種不同的領域，例如合乎法律規定的不一定合乎醫學倫理，合乎醫學倫理要求的又不一定規範在法律條文之中。但也不能否認的，兩者的確有很高的交集性，如前述希波格拉底（Oath Hippocrates）的醫師誓詞中的「我尊重所有寄託給我的秘密」，以及南丁格爾誓詞中的「慎守病人家務及秘密」，我國【醫師倫理規範】第11條規定：「醫師應尊重病人隱私權，除法律另有規定外，醫師不得無故洩漏因業務而知悉之病人秘密。」在現行我國【醫療法】第72條中即規定：「醫療機構及其人員因業務而知悉或持有病

---

3 【醫師倫理規範】第3條、第4條規定，醫師應謹言慎行，態度誠懇並注意禮節以共同維護醫師職業尊嚴與專業形象。醫師執業應考慮病人利益，並尊重病人的自主權，以良知與尊嚴的態度執行救人聖職。

4 民國91年6月23日第6屆第2次全國醫師公會會員代表大會修正通過。

5 吳正吉，醫療與法律，吉仁新醫股份有限公司，1988年4月，頁18。

人病情或健康資訊，不得無故洩漏。」【醫師法】第23條也規定：「醫師對於因業務知悉或持有他人病情或健康資訊，不得無故洩露。」【護理人員法】第28條同樣規定：「護理人員或護理機構及其人員對於因業務而知悉或持有他人秘密，非依法、或經當事人或其法定代理人之書面同意者，不得無故洩漏。」其他醫事人員專業法規中也幾乎都有這樣的規定，這是醫學倫理落實為法律條文的最典型代表，可見法律與醫學倫理還是有其共通性。此外，【醫師倫理規範】所規定的內容，例如醫師應向病人或其家屬說明其病情、治療方針及預後情形，醫師不容留未具醫師資格人員為病人診療或處方，醫師不將醫師證書、會員章證或標誌以任何方式提供他人使用，醫師不以誇大不實之廣告或不正當之方法招攬病人[6]等等，在【醫師法】或【醫療法】中也都有明文禁止，這是法律與醫學倫理的交集。

　　討論醫學倫理與法律的關聯性，便不能不引述大法官會議釋字第545號解釋，該號解釋文充分表述醫學倫理應該可以內涵於法律概念之中，實為闡釋這二者關係最經典之作，該解釋文（民國91年5月解釋）內容如下：「中華民國75年12月26日公布之醫師法第25條規定：『醫師於業務上如有違法或不正當行為，得處一個月以上一年以下停業處分或撤銷其執業執照。』所謂『業務上之違法行為』係指醫師於醫療業務，依專業知識，客觀上得理解不為法令許可之行為，此既限於執行醫療業務相關的行為而違背法令之規定，並非泛指醫師的一切違法行為，其範圍應屬可得確定；所謂『業務上之不正當行為』則指醫療業務行為雖未達違法之程度，但有悖於醫學學理及醫學倫理上之要求而不具正當性應予避免之行為。法律就前揭違法或不正當行為無從鉅細靡遺悉加規定，因以不確定法律概念予以規範，惟其涵義於個案中並非不能經由適當組成之機構依其專業知識及社會通念加以認定及判斷，並可由司法審查予以確認，則與法律明確性原則尚無不合，於憲法保障人民權利之意旨亦無牴觸。首揭規定就醫師違背職業上應遵守之行為規範，授權主管機關得於前開法定行政罰範圍內，斟酌醫師醫療業務上違法或不正當行為之於醫療安全、國民健康及全民健康保險對象暨財務制度的危害程度，而為如何懲處之決定，係為維護醫師之職

6　請參閱【醫師倫理規範】第8條、第21條至第23條規定。

業倫理，維持社會秩序，增進公共利益所必要，與憲法第23條規定之意旨無違。」這從【醫師法】第25條第1項第4款規定更是得到印證，即醫師執行業務違背醫學倫理者，由醫師公會或主管機關移付懲戒。

　　法律是經由立法程序，提供所有人共同遵循的規範，而醫學倫理則是醫事人員較為個別的價值判斷抉擇，其遵循的程度較不具全面性。而最大的差別在於法律具有強制性，醫學倫理或道德一般而言，是不具備法律的強制性；醫學倫理的違反當然會受到一定的譴責或被看不起，但也僅止於此，所以，醫界就產生了一些明明違反醫學倫理的行為，可是醫事人員還是照做不誤，法律就不是只有容忍而已。以醫界尚存的收紅包為例，台灣醫界收紅包是存在久遠的一種「惡例」，它絕對是違反醫學倫理的，醫師誓詞裡的「我要憑我的良心與尊嚴從事醫業。病人的健康應該是我第一優先的考慮，我尊重所有寄託給我的秘密，我要盡我的力量維護醫業的榮譽與高尚的傳統。」收紅包既有違良心又踐踏醫師的尊嚴，因為收紅包病人的健康就因此有所區別，有送的是第一優先，沒有送或送少的絕對不是第一優先，有沒有送紅包變成是不是盡力的一項標準，這怎麼符合「我要盡我的力量維護醫業的榮譽與高尚的傳統」要求呢？與【醫師倫理規範】第7條：「醫師應關懷病人，以維護病人的健康利益為第一優先考量，不允許任何對病人不利的事情干預醫師之專業判斷。」收紅包精神又豈相符？可是儘管如此，知之為知之，仍然還是有人照收不誤。

　　法律就不一樣了，收紅包一旦事實明確，當然就依法判決，所以，實務上不乏因收紅包而判刑的案例。茲任舉一例說明：某公立醫院林姓醫師自民國69年7月至83年2月止，連續接受徐姓等6名病人饋贈8,000至7萬餘元不等的紅包，遭人檢舉，經地方法院以「不違背職務行為的賄賂罪」判處有期徒刑四年，所得賄款205,000餘元追繳沒收。法律實務上也對此做出法律見解：公立醫院醫師在診治前收取紅包，如屬於診治行為的對價，應成立【貪污治罪條例】第5條第1項第3款的對於職務上行為收受賄賂罪，如於診治後收取紅包，因法律上無事後受賄的規定，應視其有無要求期約情事，分別論以同款的要求、期約罪；至水果禮盒究係賄賂或屬應酬

式餽贈，係事實問題[7]。可見法律規定不允許者，如貿然為之，恐怕不是只有被人批判而已，而是要受到法律強制的制裁，醫師收紅包在醫學倫理上不被許可，在法律上也構成違法，醫學倫理上無法強制制裁，法律即可判刑重罰，這是法律與醫學倫理最大的不同。

　　然而，我國醫師公會所制定的【醫師倫理規範】，其實已經注意到醫學倫理的落實執行問題。除了在其條文中一再提醒倫理的踐行必須注意法律的規範，如其第2條所述：「醫師執業，應遵守法令、醫師公會章程及本規範。」第5條規定：「醫師應充實醫學新知、加強醫療技術，接受繼續教育，以跟隨醫學之進步並提升醫療服務品質。醫師必須隨時注意與執業相關的法律和執業法規，以免誤觸法令而聲譽受損。」第26條也規定：「醫師聘僱其他醫事人員，應遴選品行端正者擔任之。醫師應負責督導所聘僱之人員不得有違法或不當之行為。」點醒醫師執業應注意相關法規的要求[8]，具體的把醫學倫理與法律交會一起。最主要的是，【醫師倫理規範】第1條明訂規範的意旨：「為增進病人權益，發揚醫師倫理與敬業精神，維持醫療秩序與風紀，特制定本規範。」維持醫療秩序與風紀是此規範制定的目標，為達成此目標，第27條明定：「醫師違反法令、醫師公約、醫師公會章程、或本規範者，除法令另有處罰規定者外，由所屬之醫師公會審議、處置。」即【醫師倫理規範】雖然不能如同國家法律，可由國家司法機關強制執行，但可經由醫師公會此一醫師自律組織處置，對於違反醫學倫理者，公會的懲處包括警告、停權及除名三種，如果醫師被所在地公會處以除名處分，依【醫師法】第9條規定：「醫師執業，應加入所在地醫師公會。」那麼，其執業資格即產生問題，間接對於醫師仍有一定的嚇阻力，這是首見較具執行力的醫學倫理規範。

　　相較於醫學倫理，法律可以說是最低的職業道德標準，也就是說，遵守法律是醫事人員最低的行事要求，如果連法律都無法遵守，那就是違法亂紀，是屬最糟的情況；但一切都遵守法律的規定是否就可滿足？當然不

7　刑事法律專題研究（十三），頁82-83，1997年12月：公立醫院的醫師於上班時間，為患者診病，而收取病患或家屬致送之紅包，是否構成刑責？請研討之。

8　另【醫師倫理規範】第6條規定：「醫師在有關公共衛生、健康教育、環境保護、訂立影響社區居民健康或福祉的法規和出庭作證等事務上，應分擔對社會的專業責任。」

是，醫學倫理許多要求在法律上並沒有規範，亦即沒有做到也不違法，可是確是有違醫學倫理的，顯見，醫學倫理的要求是遠在法律之上的，醫事人員自然應自我期許做到醫學倫理要求的標準。茲列舉【醫師倫理規範】中標準高於法律規定的部分如[9]：

一、醫師與醫療機構及醫事人員間：醫師應保有專業自主權，對病人的處方、治療或為其轉診的方式，不應受到所屬醫療機構、藥廠、生物科技公司或全民健康保險制度的影響。在醫療團隊合作中，醫師所應提供的照護及承擔的責任應同樣盡責；在團隊合作中，應遵守下列規範：（一）應認同其他醫事人員的技術與貢獻；（二）在團隊內、外，都能與其他醫事人員有效地溝通並不吝於指導；（三）確保病患及其他醫事人員都瞭解自己的專業身分與專長、在團隊中的角色與責任，以及各成員在病人照護上之責任分配；（四）在必要時，照會及善用其他醫療專業的特長。

二、醫師相互間：醫師相互間應彼此尊重、互敬互信。醫師應不詆毀、中傷其他醫師，亦不得影響或放任病人為之；同仁間應不避忌共同會診，對於同業的詢問應予答覆或告以不能答覆的理由。醫師對於本人雇用或受監督、輔導的同仁願意努力協助發展專業能力與進步。醫師不以不正當方法，妨礙病人對其他醫師的信賴。醫師應避免因個人動機質疑其他醫師的聲譽。

三、醫師與病人間：醫師不以宗教、國籍、種族、政黨或社會地位等理由來影響自己對病人的服務。醫師應以病人福祉為中心，瞭解並承認自己的極限及其他醫師的能力，不做不能勝任的醫療行為，對於無法確定病因或提供完整治療時，應協助病人轉診；如有充分理由相信自己或同仁不適合醫療工作時，應採取立即措施以保護病人。醫師對於診治的病人應提供相關醫療資訊。

9　請參閱【醫師倫理規範】第8條至第18條規定。

貳、醫學倫理的基本原則

　　醫學倫理是一種道德思考、判斷和決策的過程，是將倫理理論、倫理原則實際應用到臨床病患上，以幫助醫護人員於處理臨床醫療情境所發生的倫理問題時，能做出對病人最有利益、最能符合道德倫理規範的醫療決策。國內外許多學者專家最有共識的四項基本倫理原則，分別為行善原則、不傷害原則、自主原則與公平原則[10]；這四種原則是所有倫理行為的基礎，同時也是受高層的倫理理論所支持或論證的倫理原則，這些倫理原則是必須遵守的基本行為規範。茲簡述如下：

一、行善原則

　　醫療行為在於救治病人生命，對於生命的神聖及尊嚴必須予以充分的敬重，抱持善心、善念，一切以病人為重，應關懷病人，以維護病人的健康利益為第一優先考量，這是所有醫事人員的基本倫理理念。

二、不傷害原則

　　南丁格爾誓詞中「勿為有損之事，勿取服或故用有害之藥，慎守病人家務及秘密，竭誠協助醫師之診治，務謀病者之福利」，是不傷害原則的最佳說明。不傷害原則消極的做法，是務必做到醫療行為除非無法抗拒的因素，絕不有意傷害任何病人的利益，積極的做法則是處處能以病患的福祉著想，以病患的需要為優先考量。

三、自主原則

　　病患對自己的身體有自主權，反應在醫療行為上，應尊重病患對自我醫療的選擇權，醫事人員應對病患充分說明，使其瞭解病情及各種治療方針，在其充分參與下選擇病患最能接受的療法。這種病患自主原則，現已

---

10 盧美秀等，前揭文，頁76。

逐漸轉化成法律的規範，醫師如果在醫療上沒有盡到充分說明的義務，並
獲得病患的同意，採取的侵襲性醫療措施，在法律上將不發生阻卻違法的
作用，而須負擔一定的法律責任。

四、公平原則

　　希波格拉底（Oath Hippocrates）的醫師誓詞中「我不容許有任何宗
教、國籍、種族、政治，或是地位的考慮介入於我的職責與病人之間」，
以及我國【醫師倫理規範】第9條規定的：「醫師不以宗教、國籍、種
族、政黨或社會地位等理由來影響自己對病人的服務。」都是公平原則的
最好說明。也就是說，生命與健康的價值應受到公平對待，不應以其貴
賤、貧富、種族、國籍、男女、黨派等不同而有所區分高低，在醫療上都
應受到相同的照顧與關懷。

　　這些醫學倫理如果可以獲得確實的落實，許多的醫療糾紛必然也可
以避免。特別是不傷害原則及自主原則的推動更是重要，許多醫療糾紛的
成因都涉及重大的侵襲性治療行為，侵襲性治療行為可能造成的傷害風險
較大，必須對病患及其家屬充分說明，並獲得其同意與配合，否則，一旦
發生傷害性的後遺症，難免引發病患或其家屬的不諒解，糾紛自然容易產
生。為落實醫學倫理基本原則，維護良好的醫病關係，避免醫療糾紛的發
生，英國醫學會提出五種基本要素[11]：（一）信任與信心：醫師必須以他
精深的知識與技術去行醫，以促進病患的最大利益；（二）注入希望減少
驚懼及疑惑：醫師應向病患提供最佳的醫療資源，並盡力減少病患的疼
痛，不過醫師卻不是給予幻想式的希望而是據實相告；（三）將心比心：
醫師應以感受病患的心境去瞭解病人，把自己放在病患的情境上去醫治病
人；（四）敬重病人的關懷：病患是有血有肉的個體，不是一個無生命無
感覺的機械，但因為身有疾病而有所欠失，因而應予敬重關懷，如同親
友；（五）溝通：這是醫病關係上很重要的要素，醫師應讓病患敘述其心
境及感覺，並做良好的溝通，說明病情與治療方法。這些都不是法律的要

---

11 戴正德，由生命醫學倫理看醫療疏忽，台灣醫界第42卷第1期，1999年1月，頁63。

求，卻是醫學倫理上的基本原則，如果能確實落實，絕對可以大幅降低醫療糾紛，此亦為法律與醫學倫理兩者微妙的關聯性。

參、護理倫理與法律

護理是因人類疾病照護的需求而產生，其本質是透過關懷、護理的專業知能，敏銳的察覺服務對象的健康需求，及時提供適切的護理照護，使病人恢復健康與和諧，或達到最高可能的健康狀態；由於護理具有高度的專業性及業務的排他性，與一般勞務的提供性質不同，當護理專業變得更獨立，承受更多責任時，必須做倫理決定的需要也更多，並對所作決定負起應有的責任。護理專業是以人的福祉為目標，自應制定倫理的標準為其指引，專業群聚所形成的團體也應擁有自己的倫理規範和自主權，以此指引專業人員負起專業上的義務和責任，以獲得社會對此專業的信賴和尊敬[12]。基於此，由於護理專業與醫學專業在內涵上仍有不同，其面對的倫理需求與決定並不全然一樣，全國護理人員公會聯合會於是制定了【護理倫理規範】，以為全國護理人員的遵行依據，並於民國83年以全聯護會棣字第83050號函內政部報請核備，內政部同年以台（83）內社字第8385576號函准予備查，為我國護理專業倫理的規範化跨出重要的一步。

【護理倫理規範】其三十八條文，有些與現行法制對護理人員的要求一致，有些如醫學倫理其道德標準遠在法律之上。與法律規定一致的部分，構成護理人員一定要遵守的強制力，也就是說，法律與護理倫理交集的部分，是倫理法律化的結果，不得以護理倫理可遵守可不遵守的態度視之，否則，違反的話將受到法律一定的懲處；護理倫理法律化的部分包括[13]：（一）護理人員與個案：應保守個案的醫療秘密，在運用其資料時，需審慎判斷，除非個案同意或應法官要求或醫療所需；提供醫療照護活動時，應事先給予充分說明，經個案同意後執行，但緊急情況除外；在

---

12 盧美秀，護理與法律，華杏出版股份有限公司，1996年2月，頁41。
13 請參閱【護理倫理規範】第6條至第9條、第12條、第15條、第17條、第18條、第23條、第28條、第31條、第34條、第37條規定。

執行醫療照護時，應保護個案避免受傷害；應尊重個案參與研究或實驗性醫療的意願，並提供保護，避免受到傷害並確保個案應得的權益；在個案入院時，應對個案及家屬說明醫院有關之規定，以避免個案權益遭受損害；當個案對其應繳之醫療費用存疑時，應給予充分說明或會請相關單位澄清；當個案有繼續性醫療照護需要時，應給予轉介並追蹤；對瀕臨死亡的個案，仍應予以尊重，讓其安祥而且尊嚴的死亡；（二）護理人員與執業：應委婉拒絕個案或家屬的饋贈，以維護專業形象；（三）護理人員與社會：應確保執業身分不被商品促銷所利用；（四）護理人員與共同工作者：對任何危及事業、服務品質或對個案身、心、社會方面有影響的活動，都需立即採取行動，同時報告有關人員或主管；應協助其他健康小組成員，安全地執行其合宜的角色功能；（五）護理人員與專業：應加入護理專業團體，並積極參與對護理發展有貢獻的活動。

　　中華民國護理師護士公會全國聯合會於112年6月另修訂護理倫理規範為【台灣護理倫理規範】，於其前言中敘明護理人員以照護個人、家庭、社區及族群健康為使命，並致力將促進健康、預防疾病、重建健康和減輕痛苦視為基本責任。落實專業自主、實證為基礎之專業素養和倫理思維的護理照護，以維護執業的健康標準和行為水準；提升以實證為基礎的專業知識與技能，關注社會公共議題，善盡社會責任，實踐自律、自主、專精及獨特風格，維護護理專業尊嚴與專業形象，爰訂定護理倫理規範，期盼全國護理人員共同遵行。於其概念架構上則強調本倫理規範的概念架構包括：護理的核心價值、倫理原則、倫理規則、專業關係、團隊合作、職場安全與福祉以及關注社會議題，並且分別對「護理人員與照護對象」、「護理人員與執業」、「護理人員與專業」及「護理人員與社會」明訂相關規範條文，以作為護理人員執業的倫理指引，使護理照護符合專業標準及社會大眾期待。【台灣護理倫理規範】由原來【護理倫理規範】37條文擴大為47條文，分為四大面向包括：（一）護理人員與照護對象：1.應為照護對象的身心靈健康、福祉和生活品質，提供以人為中心、符合安全及以實證為基礎的護理照護；2.應具文化敏感度，以尊重和接納的方式，對待照護對象並與其建立開放、真誠和具同理心之專業關係；3.應尊重照護對象的個別性，在提供照護過程中應確實維護其尊嚴，並確保所

提供的護理照護符合需求，對其有益並具時效性；4.應運用專業知識和專業團體的影響力，協助改善照護對象有關健康資源不平等的問題，促進其健康與福祉；5.應傾聽並回應照護對象的需求和關切之事項，以確保其身心靈和社會需求，獲得適切的照護；6.應與醫療團隊成員共同討論，提供照護對象醫療相關資訊，以幫助並尊重其在完全知情下進行醫療自主決策；7.應盡力維護照護對象的最大利益，確保其所接受的資訊是正確、完整和可理解，並在符合法規及考量社會大眾之權益下，尊重其接受或拒絕治療的權利；8.應支持具實證健康照護依據的多元輔助療法，尊重照護對象自主選擇，以使其受益；9.應維護照護對象的隱私，並善盡保密義務；10.應倡議病人安全文化，當醫療照護發生跡近錯誤或異常時，應立即通報並採取相關措施；11.應在使用科技化設備輔助照護的情況下，仍能秉持個別化的照護，尊重照護對象之選擇，並確保其舒適性；12.當照護對象同意參與研究或臨床試驗時，應維護其安全、隱私和權益；13.應提供照護對象健康與照護諮詢，協助其提升自我照護能力，共同解決健康照護問題；14.應致力於整合運用醫療與社會資源，進行跨領域團隊溝通協調與合作，提供照護對象整體性、持續性照護；（二）護理人員與執業：1.應持續參與專業發展並終身學習，精進專業能力，以實踐護理執業的專業責任；2.應力行執業賦能，與同事和其他跨專業同仁合作，指導及支持鼓勵護理學生、新進護理師，促進專業發展；3.應維持個人身心靈健康，以提供照護對象優質和安全的護理照護；4.應維持個人的執業品質並注意執業行為合法性，以維護專業形象，並取得社會大眾的信賴；5.應在法令和個人能力範圍內執業，在接受和授予責任時，應運用專業判斷執行任務，必要時應參考相關實證知識、臨床指引或尋求協助；6.應對不具實證、不安全、無同理心、不倫理、不稱職的執業狀況提出改善建議，必要時應介入處理或報告主管，以使照護對象獲得合乎倫理的安全照護；7.在災難或傳染病爆發期間提供護理照護，應根據政府主管機關、雇主和專業團體提供的法規、指引，採用安全的防護措施；8.應支持和參與符合倫理的研究，並遵循符合實證依據、具專業認可的研究倫理指引；9.應推動智慧化執業環境，提升一致性照護品質，減輕護理師工作負荷，增進工作效能；10.應提供友善的正向執業環境，避免職業傷害以及職場霸凌；11.應

遵守團隊合作倫理，團隊成員間應互相尊重、信賴、扶持、友愛及合作；12.應就照護對象的合理需求，擔任其代言人，建立具倫理行為和有效溝通的執業文化，以維護及增進其健康和福祉；13.當自身或同事的健康及安全面臨威脅，甚至影響執業表現和照護品質時，應立即採取行動並報告主管；（三）護理人員與專業：1.應積極發展並實踐專業核心價值觀，包括同理、自主、利他、當責、賦能和專業；2.應支持以實證為依歸的臨床實務，並積極參與以研究為基礎之實務發展；3.應積極參與專業團體，讓從事臨床實務、教育、研究和行政管理者，都能在安全及社會經濟公平的環境下執業；4.應透過學術研究，研擬專業標準及制定護理和健康政策，以提升專業水準；5.應對於有關改善照護或創新的研究結果，加以推廣運用、傳播與驗證；6.應致力於護理學生和護理師的教學、督導和照護評核，以確保護理專業傳承，並維護照護品質；7.應於各執業場域中確認護理專業角色定位，以發揮專業角色與功能；8.應致力促進護理專業化，維護護理專業的信譽，展現對護理倫理規範的承諾，成為他人學習的典範；9.應加入護理專業團體，並積極參與推動促進護理發展之活動；10.不應以執業身分替營利商品代言促銷；（四）護理人員與社會：1.應秉持社會正義理念，承擔護理人的社會責任，保護民眾的生命和健康，關注影響永續發展之議題；2.應以全球視野和社會正義理念，發揮專業社會責任，促進民眾認識全球健康照護問題，並採取適當預防措施，防止問題惡化；3.應適時承擔、發起和支持符合大眾健康和社會需求的行動，確保健康照護的可近性、普及性、可接受性和整體性；4.應對資源分配、醫療照護的可近性和其他社會經濟服務的公平與社會正義提出倡議；5.應推動醫療照護安全文化，能識別並分析對醫療照護和環境場域，以及對民眾安全和健康的潛在風險，且提出防範建言；6.應根據各種特殊情況，例如：天然災害、大規模傷亡事件、疾病大流行及緊急狀況等，與跨領域團隊成員定期演練，以提升有效的緊急救護處置能力，並確保自身安全；7.應與其他醫療人員和社會大眾共同維護健康人權；8.應展現護理專業優勢，促進國際醫護外交，減少國際間因醫療照護資源落差而產生的健康不平等狀況；9.應認識社會中易受傷害和弱勢族群，瞭解其醫療照護不平等狀況，提出倡議及採取行動，以降低醫療照護障礙，提升照護公平性；10.護理專業團體

應關切影響健康之社會、經濟、環境及政治等因素，透過集體發聲或政治行動立法，改善大眾健康、安全和福祉，以增加社會認同。[14]

倫理與法律最大的區別之一，就是倫理的奉行標準遠在法律之上，法律是最低的水平線要求，因此，醫學倫理中有許多超越法律要求的道德標準，在【護理倫理規範】中一樣存在超越法律要求的專業標準。茲羅列如下[15]：（一）護理人員的基本責任：應擔負促進健康、預防疾病、重建健康和減輕疼痛的基本責任；（二）護理人員與個案：應尊重個案的生命、人性尊嚴及價值觀；應尊重個案的宗教信仰及風俗習慣；應接受及尊重個案的獨特性、自主性、個別性；當個案接受面談、檢查、治療和護理時，應尊重並維護其隱私及給予心理支持；應提供符合個案能力與需要的護理指導與諮詢；應增廣個案於健康照護上的知識與能力；對個案及家屬應採取開放、協調、尊重的態度，並鼓勵他們參與計畫及照顧活動；當發現其他醫護同仁有不道德或不合法的醫護行為時，應積極維護個案的權益並採取保護行動；（三）護理人員與執業：應提供合乎專業標準的照顧，並儘可能維持最高的護理水準；當接受和授予責任時，應以個人的能力和專業資格為依據；應繼續進修，以維持個人專業行為的標準及執業能力，以提升護理專業的社會地位；應對自己的照護行為負責、隨時檢討，並致力改進；應提供個別化，公平及人性的照護；（四）護理人員與社會：對於促進大眾健康的活動，應積極倡導與支持；應教育社會大眾，以增廣大眾的保健知識與能力；對於影響健康的社會、經濟及政治等因素，應表示關切，並積極參與有關政策的建言；（五）護理人員與共同工作者：應和健康小組成員維持良好合作關係，並相互尊重；當感到護理專業知識及能力不足以提供個案的照護時，應該請求他人協助或報告主管；當同事的健康或安全面臨危險，且將影響專業活動水準和照護品質時，必須採取行動，同時報告有關人員或主管；應在個人的專業知識、經驗領域中，協助護理

---

14 https://www.nurse.org.tw/publicUI/H/H10101.aspx?arg=8D533489ED45AB6058，2023年12月21日瀏覽。

15 請參閱【護理倫理規範】第1條、第2條至第5條、第10條至第11條、第14條、第16條、第19條至第22條、第24條、第25條至第27條、第29條至第30條、第32條至第33條、第35條至第36條、第38條規定。

同仁發展其專業能力；（六）護理人員與專業：應積極致力於護理標準的
訂定；應積極發展護理專業知識與技能，以提升專業水準與形象；應作為
護生的角色模範，並具教學精神，以培養優良護理人才，並適時給予指導
及心理支持。

　　觀察我國【醫師倫理規範】與【護理倫理規範】兩種倫理標準模式，
除了依醫師與護理人員執業特性的不同，在倫理要求上有不一樣的原則
外；如【醫師倫理規範】中要求醫師「不做不能勝任之醫療行為」，【護
理倫理規範】中要求「應提供合乎專業標準的照顧，並儘可能維持最高的
護理水準」，這是二種業務屬性不同的當然差異。而其他部分則有諸多共
通的精神，如病患隱私權的保護、病患照護的第一優先、不傷害原則、自
主原則、行善原則、公平原則及自我專業的提升等等，倒是有一致性的規
範，畢竟醫護還是一家，護理倫理仍然是醫學倫理重要的一環。惟這其中
較大的不同是，【醫師倫理規範】中有許多把倫理與法律遵守搭在一起的
架構（如前述），如第5條的「醫師必須隨時注意與執業相關的法律和執
業法規，以免誤觸法令而聲譽受損。」在【護理倫理規範】中則未見類似
的條文；更大的不同是，在【醫師倫理規範】第25條規定：「醫師違反法
令、醫師公約、醫師公會章程、或本規範者，除法令另有處罰規定者外，
由所屬之醫師公會審議、處置。」【護理倫理規範】則沒有同樣的條文，
從文義上來看，似乎【醫師倫理規範】較強調其規範的強制性，而【護理
倫理規範】則有點「放牛吃草」聊備一格的味道，事實上，【護理倫理規
範】雖然沒有這類懲處性的條文，似也可依公會的自律原則，透過公會決
議「違反護理倫理規範者視同違紀」，而處以警告、停權或除名的處分，
以昭公信。然而，倫理的特性本就不比法律具有強制力，是否有此必要，
也許所有的醫事人員公會可以好好的討論一番！

肆、研究倫理與法律

　　《赫爾辛基宣言》是於1964年提出的一個醫學倫理學宣言，其內容
是圍繞醫學研究運用於人體時歸立了六項基本原則：（一）接受測試者需

要在清醒下同意；（二）接受測試者需要對實驗有概括瞭解；（三）實驗目的是為將來尋求方法；（四）測試前須先有實驗室或以動物作試驗；（五）由於是為將來尋求方法，若實驗對人體身心受損，需立即停止實驗；（六）要先擬好測試失敗的補償措施，才可在合法機關的監督下，再由具備資格者進行實驗；除此亦提出「告知後同意」法則（informed consent），即接受測試者外，還包括所有病患及身體因測試的反應，有說「不」或選擇的權利（維基百科）。

《赫爾辛基宣言》其精神大約可分成三個原則：（一）自主（autonomy）原則：受試者在被充分告知該項試驗的相關資訊後，自行作出是否參加試驗的決定；（二）受益（beneficence）原則：試驗的目的需是有益於受試者的，參與實驗的受試者應受到研究者最大可能的保護，當一項生醫產品進入人體試驗以前，必須所有的實驗室研究結果，都顯示它的效用遠超過副作用；（三）公義（justice）原則：受試者必須被公平地對待，風險與利益的評估必須達到一個平衡的狀態，如果風險被發現遠超過潛在利益，應立即停止研究。這些有關醫學研究的重要倫理原則，後來也被廣泛的納入我國相關法規如【醫療法】、【藥事法】、【人體研究法】、【人體生物資料庫管理條例】等法規中；如重要的研究風險與利益平衡原則，在《赫爾辛基宣言》第21條規定：「唯有在研究目的之重要性超過受試者可能遭受的風險時，人體研究才可進行。」我國【人體研究法】第2條也規定：「人體研究應尊重研究對象之自主權，確保研究進行之風險與利益相平衡，對研究對象侵害最小，並兼顧研究負擔與成果之公平分配，以保障研究對象之權益。」

其中最重要的研究倫理指導原則之一的知情同意原則，在《赫爾辛基宣言》第24條中規定：「在一般人的人體研究中，每一個可能的受試者，必須被告知該研究的目的、方法、經費來源、任何可能的利益衝突、研究人員所屬機構、該研究可預見的益處，及可能伴隨的危險與不適。受試者也應被告知其擁有的權利，包括可拒絕參與研究，或可隨時撤回同意而不受報復。需特別注意需滿足受試者對特定資訊的需求，及告知的方法。在確知受試者已充分瞭解以上資訊後，醫師或適當合格之人員應取得受試者於自由意志下簽署之受試者同意書，此受試同意書以書面行之為佳。若受

試者同意書無法以書面方式行之，則非書面之同意必須經過正式地紀錄與見證。」依【人體研究法】第12條規定：「研究對象除胎兒或屍體外，以有意思能力之成年人為限。但研究顯有益於特定人口群或無法以其他研究對象取代者，不在此限。研究計畫應依審查會審查通過之同意方式及內容，取得前項研究對象之同意。但屬主管機關公告得免取得同意之研究案件範圍者，不在此限。研究對象為胎兒時，第一項同意應由其母親為之；為限制行為能力人或受輔助宣告之人時，應得其本人及法定代理人或輔助人之同意；為無行為能力人或受監護宣告之人時，應得其法定代理人或監護人之同意；為第一項但書之成年人時，應依下列順序取得其關係人之同意：一、配偶。二、成年子女。三、父母。四、兄弟姊妹。五、祖父母。依前項關係人所為之書面同意，其書面同意，得以一人行之；依前項關係人意思表示不一致時，依前項各款先後定其順序。前項同一順序之人，以親等近者為先，親等同者，以同居親屬為先，無同居親屬者，以年長者為先。」所以，參加人體研究的研究對象，研究計畫主持人應先取得研究對象的同意才能進行相關資料或檢體的收集，且依規定原則上研究對象應以成年人為主，如欲特別納入未成年人，如研究兒童行為等的課題，必須經過本人、法定代理人同意以及研究倫理委員會審查通過，才可以執行。少數精神障礙者參與人體研究時，如各地庇護工場精神障礙者為研究對象，研究對象雖然已是成年人，但是，因是精神障礙者需依第12條規定依配偶、成年子女……等順序取得同意，才可以進行相關研究，此為對特殊易受傷害族群保護的特別考量。

　　人體試驗的新藥、新醫療技術或新醫療器材的研究，為有效保護受試者利益，於進行人體試驗時應使受試者達到充分的知情同意，此種人體試驗的「受試者知情同意原則」仍於紐倫堡法案予以確立。我國在【醫療法】中也明文規定，醫療機構施行人體試驗時，應善盡醫療上必要之注意，並應先取得接受試驗者之書面同意，其應同意的內容包括試驗目的及方法、可預期風險及副作用、預期試驗效果、其他可能之治療方式及說明、接受試驗者得隨時撤回同意之權利、試驗有關之損害補償或保險機制、受試者個人資料之保密、受試者生物檢體、個人資料或其衍生物之保存與再利用，這些告知及書面同意應以接受試驗者或其法定代理人可理解

之方式為之，醫療機構應給予充分時間考慮，並不得以脅迫或其他不正當方式為之，於人體試驗期間應依接受試驗者或其法定代理人之需要，隨時說明人體試驗相關問題[16]。此種告知說明在【藥品優良臨床試驗準則】[17]的規定上更為繁複，其受試者同意書或提供受試者之其他書面資料應說明以下內容：（一）臨床試驗為一種研究；（二）試驗之目的；（三）試驗治療及每個治療之隨機分配機率；（四）治療程序，包含所有侵入性行為；（五）受試者之責任；（六）臨床試驗中尚在試驗之部分；（七）對受試者或對胚胎、嬰兒或哺乳中幼兒之可預期危險或不便處；（八）可合理預期之臨床利益；（九）其他治療方式或療程，及其可能之重要好處及風險；（十）試驗相關損害發生時，受試者可得到之補償或治療；（十一）如有可獲得之補助，應告知參與臨床試驗之受試者；（十二）如有應支付之費用，應告知參與臨床試驗之受試者；（十三）受試者為自願性參與試驗，可不同意參與試驗或隨時退出試驗，而不受到處罰或損及其應得之利益；（十四）經由簽署受試者同意書，受試者即同意其原始醫療紀錄可直接受監測者、稽核者、人體試驗委員會及主管機關檢閱，以確保臨床試驗過程與數據符合相關法律及法規要求，並承諾絕不違反受試者身分之機密性；（十五）辨認受試者身分之紀錄應保密，且在相關法律及法規要求下將不公開。如果發表試驗結果，受試者之身分仍將保密；（十六）若新資訊可能影響受試者繼續參與臨床試驗之意願，受試者、法定代理人或有同意權之人會被立即告知；（十七）進一步獲知有關試驗之資訊和受試者權利之聯絡人，及與試驗相關之傷害發生時之聯絡人；（十八）受試者終止參與試驗之可預期情況及理由；（十九）受試者預計參與臨床試驗之時間；（二十）大約受試者人數。依英美法inform consent理論，如因未充分告知說明導致侵犯病患自我決定權，即可能構成法益的侵害[18]。

　　在衛生福利部有關人體研究倫理審查委員會查核基準上，也將受試者保護的嚴謹性列為本來的基準，包括：（一）審查會應遵循作業程序，

---

16 請參閱【醫療法】第79條、【醫療法施行細則】第56條規定。
17 請參閱【藥品優良臨床試驗準則】（GCP）第22條規定。
18 曾育裕，醫護法規，五南圖書出版股份有限公司，2007年10月，頁76。

在審查研究計畫時確實審查知情同意之程序，包括受試者同意書取得程序
（SOP且紀錄完整；特別是保護能力有欠缺之受試者）；（二）應遵循作
業程序，要求適當保護決定能力有欠缺之受試者（SOP且紀錄完整；評估
法定代理人之審查作業程序）；（三）審查會應遵循作業程序，評估及核
准研究計畫可免除知情同意之程序（依衛生主管機關公布之免知情同意範
圍辦理）；（四）審查會應訂有作業程序，必要時於計畫進行中監測知情
同意取得過程（SOP且紀錄完整）；（五）審查會應遵循作業程序，評估
受試者參與研究計畫所獲得之補助是否恰當（SOP且紀錄完整）；（六）
審查會應有受理投訴及申訴案件之機制，並有適當之調查、處理及協調之
作業程序；必要時應積極介入，以協助受試者爭取應有權益（SOP且紀錄
完整；有專線電話）[19]。可知，知情同意的審核是研究倫理的重要要點，
也是研究主持人必須要落實的研究流程。涉及生物醫學研究的【人體生物
資料庫管理條例】同樣要求，生物檢體之採集，應遵行醫學及研究倫理，
並應將相關事項以可理解之方式告知參與者，載明於同意書，取得其書面
同意後，始得為之；參與者須為成年人，並為有行為能力之人；但特定群
體生物資料庫之參與者，不受此限；前項但書之參與者，於未滿七歲者或
受監護宣告之人，設置者應取得其法定代理人之同意；於滿七歲以上之未
成年人，或受輔助宣告之人，應取得本人及其法定代理人之同意；同意書
之內容，應經設置者之倫理委員會審查通過後，報主管機關備查[20]。該法
第7條並詳列應告知的內容[21]。

---

19 醫策會IRB查核基準表。
20 請參閱【人體生物資料庫管理條例】第6條規定。
21 【人體生物資料庫管理條例】第7條規定：「前條應告知之事項如下：一、生物資料庫
　設置之法令依據及其內容。二、生物資料庫之設置者。三、實施採集者之身分及其所服
　務單位。四、被選為參與者之原因。五、參與者依本條例所享有之權利及其得享有之直
　接利益。六、採集目的及其使用之範圍、使用之期間、採集之方法、種類、數量及採集
　部位。七、採集可能發生之併發症及危險。八、自生物檢體所得之基因資料，對參與者
　及其親屬或族群可能造成之影響。九、對參與者可預期產生之合理風險或不便。十、本
　條例排除之權利。十一、保障參與者個人隱私及其他權益之機制。十二、設置者之組織
　及運作原則。十三、將來預期連結之參與者特定種類之健康資料。十四、生物資料庫運
　用有關之規定。十五、預期衍生之商業運用。十六、參與者得選擇於其死亡或喪失行為
　能力時，其生物檢體及相關資料、資訊是否繼續儲存及使用。十七、其他與生物資料庫
　相關之重要事項。」

　　一般人體研究的研究計畫主持人取得研究對象的同意前，應以研究對象或其關係人、法定代理人、監護人、輔助人可理解之方式告知下列事項：（一）研究機構名稱及經費來源；（二）研究目的及方法；（三）研究主持人之姓名、職稱及職責；（四）研究計畫聯絡人姓名及聯絡方式；（五）研究對象之權益及個人資料保護機制；（六）研究對象得隨時撤回同意之權利及撤回之方式；（七）可預見之風險及造成損害時之救濟措施；（八）研究材料之保存期限及運用規劃；（九）研究可能衍生之商業利益及其應用之約定；研究主持人取得同意，不得以強制、利誘或其他不正當方式為之[22]。如果研究對象是原住民的話，除取得該對象之個別同意外，還要諮詢、取得各該原住民族之同意，其研究結果之發表，亦同[23]。惟依【人體研究法】第12條的規定，但屬主管機關公告得免取得同意之研究案件範圍者，不在此限。中央衛生主管機關已於101年7月5日公告免取得受試者知情同意的範圍包括：研究案件符合下列情形之一者，得免取得研究對象之同意：（一）公務機關執行法定職務，自行或委託專業機構進行之公共政策成效評估研究；（二）自合法之生物資料庫取得之去連結或無法辨識特定個人之資料、檔案、文件、資訊或檢體進行研究。但不包括涉及族群或群體利益者；（三）研究屬最低風險，對研究對象之可能風險不超過未參與研究者，且免除事先取得同意並不影響研究對象之權益；（四）研究屬最低風險，對研究對象之可能風險不超過未參與研究者，不免除事先取得研究對象同意則無法進行，且不影響研究對象之權益[24]。故如對研究對象類似如不記名問卷調查等研究，因其對受試者風險極小，只要經研究倫理審查委員會審查通過，是可以依公告範圍不取得受試者的同意書。

　　依現行人體研究倫理審查委員會的運作實務流程，都會要求受試者簽署書面的受試者同意書，並發展出相關受試者同意書的參考範本包括人體試驗同意書、人體檢體採集同意書、基因研究同意書、問卷調查同意書、訪談研究同意書、兒童贊同書等，以為研究主持人的參考，在受試者同意

---

22 請參閱【人體研究法】第14條規定。
23 請參閱【人體研究法】第15條規定。
24 行政院衛生福利部民國101年7月5日衛署醫字第101265083號函釋。

書的內容上，大致均符合人體研究法等要求受試者至少應知情的內容。惟於實務或法律上較有疑義的是，簽署同意書是否即真正達到告知說明？或是受試者是否即為確實的知情同意？這其間可能存有落差，客觀上現行受試者同意書內容相當冗長，其間也常常有一般研究對象依其知識程度不易理解之處，或者講解說明詢答的不夠落實等等，都可能造成減損知情同意的法令要求，甚而影響到受試者的權益。在法院的審判實務上，曾經出現醫院主張病人入院時曾簽署「生產同意書」，足證醫師已善盡告知義務，然而法院卻認為「醫院提供醫療服務所應盡之說明義務，並非僅以形式上簽署同意書為已足，更應有充分的告知說明，使病患瞭解所有對其作成決定有重大影響的資訊，有權決定是否接受特定的醫療行為，違反者即構成醫院說明義務的違反。上訴人以病人○○○入院簽有生產同意書為其已盡告知義務之依據，亦不足為取」[25]。顯見已有法院的實務見解，認為只是形式上簽署同意書，未必就是真正的告知說明，本案雖非針對人體研究的案例，但於知情同意的落實上，確實可以作為人體研究時對受試者告知說明的借鑒，也就是說，對於受試者的知情同意不僅只是要求受試者簽署受試者同意書而已，尚且應該對人體研究的內容等加以口頭充分告知說明，並應使研究對象有機會可以對不明白之處得以詢問，且對於詢問給予必要的回覆釋疑，並請研究對象於其上簽署，那麼，即可符合以上判決的真正要求。

　　告知同意的基本原則，在於縮短資訊落差以保障個人自主權，參與者有權自由地作出決定，不受心理威脅及不當之資訊操控，參與者有權利獲知為此決定所需的一切相關訊息，因此，應告知所有會讓參與者感到意外及可能事件的相關訊息，以及參與者知道後，有可能會阻礙參與意願的內容均需要告知。目前，於研究倫理審查實務偶會發生同意書簽署的問題列舉如下：

一、使用與研究倫理審查會通過的不同版本給研究對象簽署，此會因不同版本的內容不同而形成偏差事件。

二、簽署的時間問題，通常是由說明者如研究助理先行簽署，再交給研究

---

25 台灣高等法院87年上字第151號判決。

對象簽署，最後再回到主持人處簽署，如果同一天簽署自然是最理想的。

三、實務上出現過用統一造冊的方式簽署或來來領錢的時候再簽署，這樣是有違研究倫理的作法，可能會遭到研究倫理委員會處罰。

四、正楷姓名與簽署欄位漏簽，通常此被認為較小的瑕疵，一般是被允許補簽署。

五、如果滿七歲以上的未成年人參與研究，依法需要本人和法定代理人都簽署，此時如本人或法定代理人漏簽，同意書即出現瑕疵。

六、研究對象本人未簽由家屬代簽，除非是精神障礙者，否則，應屬無效。

七、結案報告繳交時需要一併繳交同意書簽署的影本，如同意書全部銷毀或遺失了，此屬於研究偏差事件，可能被審查委員會議處。

八、同意書格式內容不符合人體研究法第14條規定應有九項的內容，這是較為重大的缺失，可能導致簽署的同意書無效。

九、未送修正案，自行變更同意書內容，這如同使用未通過倫理審查委員會審查的版本一般，應不得使用。

十、同意書與計畫書、申請書內容不一致（如人數、補助方式或金額、抽血量等），這在新案送審時較常發生，審查委員如發現會列為改善缺失。

十一、計畫主持人欄位簽署者不是主持人，亦非協同或共同主持人，這也構成簽署同意書的缺失。

十二、研究對象與簽字者名字不符，此當然是無效的簽署。

十三、簽署不完整，如主持人或說明者漏簽、日期漏簽等，一般可能被列為較微小的缺失，可以補簽方式補正。又如簽錯欄位，如受試者與法定代理人彼此錯簽欄位，此亦為較小的錯誤，可以補正方式為之。

十四、見證人或研究對象簽英文，可能是外勞或外籍新娘等，一般外籍人士簽署同意書，解釋上視同看不懂中文版本的同意書內容，可以類似文盲的作法，以本國見證人簽署作為效力補充方式。

十五、不簽名使用圖章？蓋指紋？電子簽章？如果非屬文盲，GCP規定與

　　　　一般研究倫理審查的慣例均以親自簽署方式為之，圖章或電子簽章都符合法律規定的要件，但倫理審查本就可以比法律更高的要求，故通常都會要求以親自簽署為主。

十六、簽署的日期為生日，這是明顯的日期錯簽，有些審查委員會可以接受重簽。

十七、誤植其他計畫的受試者簽名頁影本，這是同意書版本的錯誤，應為無效。

十八、重複簽署，如數名相同姓名之受試者於不同日期重複簽署同一版本的同意書，這也是版本簽署的錯誤，亦為無效。

　　同意書的內容在於使受試者達到真正的知情同意，故應輔以必要的口頭說明，同意書的有效簽署如前所述，許多是法令的要求，在法律上形成一種「要式行為」，除非符合免簽署的規定或免簽署的審查要件，並經過研究倫理審查委員會的通過，否則，收案執行上是應經過同意書簽署的流程，這在法律上對於計畫主持人亦可達到一定程度的保護作用。告知同意的功能在於保障並促進個人之自主權與選擇權，也避研究對象受到欺騙與強迫，另一方面同樣鼓勵研究者自我檢視與監督，鼓勵研究對象為理性之決定，並提供社會知悉檢視該研究行為的合適性。知情同意的原則乃至同意書的簽署，已經成為研究倫理的必要條件，其重要性經過法律的規定後，變成具有一定法律效果的強制規範，違反不僅有行政處罰，研究對象甚至可以請求民事賠償。故落實知情同意原則為已成為研究條件，在此框架上進行研究流程，一來確保研究對象權益的保障，二來也可使研究符合倫理的基本架構，此種研究要式行為經過研究倫理審查委員會的審查通過後加以執行，可確保研究行為的適法性，就此角度而言，研究倫理審查委員會和研究團隊、主持人應屬夥伴關係。

第二節　基因科技與法律倫理

壹、基因科技與倫理

　　從第一個試管嬰兒Louise Joy Brown到第一隻複製羊Dolly，百餘年來，生命科學不但在醫療、農業、環境、生態等各方面的知識累積與應用上有長足的進步，生物科技更因對身體、健康以及對生命創造過程的直接干預能力，而形成對人類文明價值、社會秩序、倫理觀念、法律體制等各領域的重大挑戰。而其中最重要的一個領域，當然就是分子生物學或一般所稱的基因研究領域[26]；一般所稱的基因科技，指的是分離、解析、重組、改造該等蘊藏著生物遺傳訊息的基因物質的科學程序與活動，是廣義生物技術的一環，更精確的說，基因科技是生物技術中涉及遺傳物質改造的一道程序，基因科技的對象可及於一切生物體，包含人類、動物、微生物與植物等，均可能成為基因科技活動的媒介體[27]；而人類基因科技包括基因圖譜的建立、遺傳基因檢測、基因治療，人造組織與器官等。基因科技的重要特性是人為的操控，修改或重組DNA或其他細胞核或細胞分子，以達到改變單獨生物體或一群生物體的目的；基因科技最引人關注的一面，在於它具有操控遺傳或繁衍程序的技術，較為常見的方式是生物醫學的干預，如人工授精、試管嬰兒、精子庫及其他基因操控技術[28]，更進一步的是，它可藉由重組DNA或基因複製而複製為另一個人即複製人。

　　基因科技不同於其他改變基因物質的傳統方法之處，在於基因科技的有計畫、有目的性、可預見性及高度人為操控的可能性；由於其非屬於隨機性的自然發展，因此，運用基因科技的結果，無疑地將使人類有能力大幅度，甚至改變造物主對環境生態以及人類生命的安排，一定程度上可說是提升人類生存條件與品質的一大利器；從這一角度而言，基因科技代表

26 顏厥安，財產、人格，還是資訊？論人類基因的法律地位，台大法學論叢第31卷第1期，2001年4月，頁2。

27 蔡宗珍，基因科技法的規範架構初論，生物科技與法律研究通訊第9期，2001年1月，頁15。

28 許漢，基因工程的倫理思考，科學月刊第31卷第6期，2000年6月，頁487。

了促進經濟發展、提升人類生活品質的一種手段。但另一方面，隨著基因科技運用範圍日益廣泛，基因科技發展對於人類生命、身體、健康、財產以及生態環境所可能引發或潛藏的危險，也日益擴大[29]。為使基因科技可以興利除弊，或至少將基因科技可能的危險納入管控之內，相關倫理與法制的建構，已成為不可避免的重要機制。

　　人類基因科技衍生的倫理問題，如不能妥善建構，基因科技的發展只會對人類帶來更不安定的變素，利害相權，未必絕對是利，其可能引發的倫理衝擊包括：

一、基因組與人類的平等尊嚴

　　不論什麼種族人的人，在基因序列上，99.9%是完全相同的，因此，地球上所有的人，可以說是具有基因的統一性和遺傳的平等性；不同種族間的基因差異只有千分之一，正是這千分之一的分別，形成了具有不同膚色、頭髮、體型等特徵的種族多樣性，而個體之間5%位點的等位基因差異，0.1%的序位差異則造成了芸芸眾生上智下愚之間的差別。人類基因序列的多樣性，是漫長進化的結果，是每一個人作為人的尊嚴和獨特性的遺傳基礎；每個人都有自己的獨立身分，有自己區別於他人的獨立存在價值和人格尊嚴，是獨特而可貴的。基因科學對人類基因統一性和多樣性的揭示，在生命本質的意義上，證實和詮釋了人類的平等和尊嚴。【世界人類基因組與人權宣言】第一章第1條便開宗明義規定：「人類基因組意味著人類家庭所有成員在根本上的統一以及對尊嚴和多樣性的承認。象徵性地說，它是人類的遺產。[30]」因此，基因科學和人類基因組計畫的完成，並沒有剝削反而加強一種普遍的倫理共識，即必須尊重每個人的人格尊嚴和基本權利，將每個人看作是目的而不是達到目的的工具[31]。

---

29 蔡宗珍，前揭文，頁16。
30 Article 1, Unesco, Universal Declaration on the Human Genome and Human Right, September 1997.
31 范冬萍，生命天書的挑戰──人類基因組計畫的倫理思考，二十一世紀雙月刊第63期，2001年2月，頁83。

二、基因歧視的倫理問題

　　【世界人類基因組與人權宣言】提到：「任何人都不應因其遺傳特徵而受到歧視，因此類歧視的目的或作用均是危及其權利和基本自由以及對其尊嚴的承認」[32]，一個人的遺傳差異或基因素質不應成為影響其社會地位或劃分階層的依據。隨著基因檢測的日益普及，也許會出現一個基因下層階級，他們因帶有某種特殊疾病的基因而被視為異類，因而找不到工作？買不到保險？申請不到房屋貸款？基因科技的應用可能加劇社會的貧富分化和不公平，甚至使種族歧視、教育歧視、職業歧視、保健歧視等以新型式出現。透過法律、倫理規範禁止基因歧視，保護人的平等權利，確是人類基因組計畫帶給人類的一個緊迫課題[33]。

三、基因研究的道義責任

　　尊重人權是基因研究的首要原則；【世界人類基因組與人權宣言】第10條規定：「任何有關人類基因組及其應用方面的研究，尤其是生物學、遺傳學和醫學方面的研究，都不應超越對每個人，或是對每個群體的人權、基本自由和人的尊嚴的尊重。」第12條規定：「有關人類基因組研究的應用，均應以減輕每個人及全人類的痛苦和改善其健康狀況為目的。[34]」根據【赫爾辛基宣言】規定，在基因研究中，若存在對人體尚無法確定的巨大危險時，研究必須中止，即使這項研究結果可能對大多數人帶來很大利益，即對研究對象的利益關注必須始終高於科學和社會的利益。而且，對於研究的成果——人類基因組數據庫將無償和公開供全世界研究者使用，即應平等、免費分享研究成果，所有數據都應在二十四小時內公布。更重要的是，根據【世界人類基因組與人權宣言】規定：「只有在對於有關的潛在危險和好處進行嚴格的事先評價後，並根據國家法律的

---

32 Article 2, Unesco, Universal Declaration on the Human Genome and Human Right, September 1997.

33 范冬萍，前揭文，頁84。

34 Article 10, 12, Unesco, Universal Declaration on the Human Genome and Human Right, September 1997.

各項其他規定，才能進行針對某個人的基因組研究、治療或診斷。」「一項無法預計對有關人員的健康直接有益的研究只有在特殊情況下才能十分謹慎地進行，而且要注意使有關人員冒最小的風險、受最少的限制。[35]」面對基因研究此一大自然的神奇造化，在科學的自由追求中，保持謙虛、謹慎的態度，永遠是科學家的美德[36]。

四、備用組織（器官）與生命價值的倫理爭論

帶有基因疾病的人需要進行諸如骨髓移植手術才能治癒，但骨髓移植需要來自組織相同或相容的人，父母是否可以為救治罹病子女而再次懷孕，以便產下與罹病子女組織相同的新生兒，作為備用組織或器官，以便提供其骨髓給罹病子女？這種把人當成目的的行為，是否剝奪嬰兒自身的價值？生養子女是為了捐贈器官是否符合道德倫理？基因工程應用於醫學上，在在涉及人的價值問題及生育後代目的的問題[37]？以利他角度或許容許，以人生命價值角度顯又不公平。

五、某些基因科技違背自然是一種人為操控

一般皆認為自然繁衍是道德的，而人為操控的繁衍則是不道德的。以複製人而言，它是不自然的生產方式，使生殖成為人對人的控制，更為可能形成商品化或成為一般製品；而人類複製技術可能產生的各種畸形風險，對本人、家庭及社會的傷害，難以評估。加以複製人沒有自我的獨待性，容易在心理上產生不良反應的自我認同問題：複製人與本人如年齡相近或年齡相距過遠，均有不同的倫理關係的問題，法律與倫理上均有定位的困難[38]。

---

35 Article 5, Unesco, Universal Declaration on the Human Genome and Right, September 1997.
36 范冬萍，前揭文，頁86-87。
37 盧美秀、黃仲毅，人類基因科技之倫理與法律爭議，護理雜誌第49卷第6期，2002年12月，頁6。
38 同前註，頁7。

貳、基因科技與法律

　　生命權的保障及於人及胎兒應無爭議，因此，不論該人是否只有部分自主性（未成年人或精神障礙者）或無自主性（胎兒或植物人）皆應受到保護；至於生命權的保障是否及於有生命現象或生命潛能的對象例如胚胎、人類細胞等？若從是否可以成為人的理性立場而言，最被關注的將是胚胎保護問題。何謂「胚胎」？一般來說，生命現象始於精子與卵子的融合，受精卵分裂時即有生命現象，人體的存在自受精後十四天起，受精後八週內主要器官即已形成，一般即以八週為界限，前階段稱為胚胎期，後階段即為胎兒。至於生命權的保護是否及於胚胎，通說認為生命權的保障是從生命之始就開始，甚至包括體外製造的胚胎，並不採以有生命意識或以人作為生命權保障的準據，以免將任何未出生的生命或已出生而無意識的生命如植物人等，作為「物」去處置、實驗或濫用[39]。

　　為有效保護胚胎或禁止將胚胎基因工程適用於人類，以免造成不可逆之傷害，各國紛紛制定相關法規包括[40]：（一）法國於1994年制定【生命倫理法】，明文禁止將未受精卵之核取出，再取出其體細胞移植到人類胚胎內，將該胚胎植入母體內誕生人類的行為，違反者處二十年以下有期徒刑；（二）英國於1990年也制定有【人類受精、胚胎研究法】，禁止類似行為，違反者處十年以下有期徒刑或科罰金；（三）德國於1990年制定【胚胎保護法】，也明文全面禁止對人類個體、胚胎為基因改良、混合技術，並對體外受精、人類胚胎的干擾予以限制，違反者處五年以下有期徒刑或科罰金；（四）美國於1997年係以總統的命令，禁止以聯邦政府的資金對人類胚胎為基因改良技術，至於可否為相關的研究則無明確規範；（五）日本於2002年通過【規範基因技術法】，對於生產人類基因個體、人與動物基因改良或混合個體的行為加以禁止，違者處十年以下有期徒刑或科或併科日幣1,000萬元以下罰金；（六）1997年世界衛生組織於聯合國「教育科學文化委員會」中，基於胚胎基因工程可能違反人類尊嚴，因

39 李震山，胚胎基因工程之法律意涵，台大法學論叢第31卷第3期，2002年5月，頁1-4。
40 曾淑瑜，從日本之生命倫理法──「規範基因技術法」之訂定為相關問題之初探，法令
　　月刊第52卷第8期，2001年8月，頁3。

此發布【世界人類基因組與人權宣言】，決議禁止基因個體的產生，同年臨時會八國首腦也發布宣言：「我們一致認為，為了禁止以創造胎兒為目的所為體細胞核移植，有必要採取適當的國內措施及緊密性的國際協助。」

　　生命始於有生命現象的個體，對人格權的保障是否也應始於此？基因科技帶來人格權爭議，只是對生命定義的相關爭議之一，生命權、人性尊嚴、自決權、隱私權、平等權、研究自由等等問題與爭議，逐步受到重視。因為基因科技的發展，使得人類必須面對一個全新的機會或選擇的組合，面對一個需要重新進行道德信念調整與道德思考的新世界，原本屬於機會的，可能變成了選擇，選擇的負擔也會大幅加重。國內學者對於基因法律認為擁有的權利圖像包括[41]：

一、**基因隱私權或基因資訊自主權**：每個人對於他自己的基因組成特色的資訊，應該擁有資訊的隱私權和自主權，此一權利的性質為資訊保障，在我國法制之下，至少已經在【憲法】層次與【民法】侵權行為層次有某種的保障，但為了更清楚界定其保障範圍，或有必要制定【基因資訊保護法】之類的法律。

二、**基因人格權**：每個人對於其基因在研究上與商業上的運用，擁有被告知與自主決定是否同意的權利；因此，醫療研究單位若欲使用由病患身上取得培養的細胞系，即使此項研究與原本的醫療目的無關，也應該充分告知病患其狀況，並只有在獲得告知後同意的情況下，才可以使用這些細胞，對於此一權利的保障，除了透過【民法】以及可能的【基因資訊保護法】之外，也可考慮在【醫療法】內加以規定。

三、**基因財產權**：任何人擁有對於從其身上分離獨立物質（如器官、組織、體液、毛髮等）的所有權，除非有明示、默示或可得而知的意思表示，表達所有權人有拋棄之意，否則該基因物質的所有權仍屬於基因源，此乃源於【民法】的法理。至於基因研究的分析，由於

---

41 顏厥安，財產、人格，還是資訊？論人類基因的法律地位，台大法學論叢第31卷第1期，2001年4月，頁27。

其屬於人類共同財產，故不應成為申請專利或財產權的標的。

四、**基因保育責任**：任何人都負有良善管理保育人類基因（作為共同財富）的責任，其中尤其擁有決策權與研究資源的個人與機構，更負有積極注意保育人類基因的道德與法律責任。因此，對於置於研究者實力支配下的基因物質、基因、細胞、細胞系等，不能單純視為一種研究樣本或物質而任意操弄、改變、拋棄或釋放，必須負起更嚴謹的注意義務，學術自由不能作為免除此等義務的理由，為合理、嚴謹、清晰地規範這些義務及法律效果，有必要制定相關法規。

　　現行我國有關基因科技或胚胎基因研究的規範，尚乏主要的專法。現行法制上從宏觀而言，較有關係者如【科學技術基本法】，其相關條文如第7條：「為推動科學技術發展，政府應考量總體科學技術政策與個別科學技術計畫對環境生態之影響。政府推動科學技術發展計畫，必要時應提供適當經費，研究該科學技術之政策或計畫對社會倫理之影響與法律因應等相關問題。」以及第8條規定：「科學技術研究機構與人員，於推動或進行科學技術研究時，應善盡對環境生態、生命尊嚴及人性倫理之維護義務。」清楚地點出包括基因科學研究，應考量對社會倫理、環境生態、生命尊嚴及人性倫理的維護與影響。其他有關的行政規則如【基因轉移植物田間試驗管理規範】、【基因轉移植物審議小組設置要點】、【遺傳工程環境用藥微生物製劑開發試驗研究管理辦法】等，多為農業方面的法令。

　　基因科技與人體較有關係的法律，現行【醫療法】、【藥事法】及【人體器官移植條例】、【食品衛生管理法】等，則有相關或可適用於基因工程的某些規定。依【醫療法】第78條至第80條規定，為提高國內醫療技術水準，或預防疾病上需要，教學醫院經擬定計畫，報請中央衛生主管機關核准，或經中央衛生主管機關委託者，得施行人體試驗[42]；醫療機構施行人體試驗時，應善盡醫療上必要的注意，並應先取得接受試驗者的書面同意；醫療機構施行人體試驗期間，應依中央衛生主管機關的通知提出

---

42 請參閱【醫療法】第8條規定，本法所稱人體試驗，係指醫療機構依醫學理論於人體施行新醫療技術、藥品或醫療器材之試驗研究。

試驗情形報告，衛生主管機關認有安全之虞者，醫療機構應即停止試驗；違反者處10萬元以上50萬元以下罰鍰，其情節重大者並得處一個月以上一年以下停業處分；這或可作為基因工程在治療上進行人體試驗的法律依據。依【藥事法】第31條規定：「從事人用生物藥品製造業者，應聘用國內外大學院校以上醫藥或生物學等系畢業，具有微生物學、免疫學藥品製造專門知識，並有五年以上製造經驗之技術人員，駐廠負責製造。」第44條規定：「試驗用藥物，應經中央衛生主管機關核准始得供經核可之教學醫院臨床試驗，以確認其安全與醫療效能。」第74條規定：「依據微生物學、免疫學學理製造之血清、抗毒素、疫苗、類毒素及菌液等，非經中央衛生主管機關於每批產品輸入或製造後，派員抽取樣品，經檢驗合格，並加貼查訖封緘，不得銷售。」違反者均處新台幣3萬元以上200萬元以下罰鍰；此或可為基因科技用於製藥上可加以管制的法律規定。再如【人體器官移植條例】第14條規定：「經摘取之器官及其衍生物得保存供移植使用者，應保存於人體器官保存庫。」所稱人體器官保存，包括人體器官、組織、細胞之處理與保存，及以組織工程、基因工程技術對組織、細胞所為處理及其衍生物之保存；提到人體器官保存庫的器官保存包括基因工程技術對象的保存。基因科技食品間接與人體健康有關，於【食品衛生管理法】中第3條規定，基因改造：指使用基因工程或分子生物技術，將遺傳物質轉移或轉殖入活細胞或生物體，產生基因重組現象，使表現具外源基因特性或使自身特定基因無法表現之相關技術。但不包括傳統育種、同科物種之細胞及原生質體融合、雜交、誘變、體外受精、體細胞變異及染色體倍增等技術。主管機關採行之食品安全衛生管理措施應以風險評估為基礎，符合滿足國民享有之健康、安全食品以及知的權利、科學證據原則、事先預防原則、資訊透明原則，建構風險評估以及諮議體系。諮議體系應就食品衛生安全與營養、基因改造食品、食品廣告標示、食品檢驗方法等成立諮議會，召集食品安全、營養學、醫學、毒理、風險管理、農業、法律、人文社會領域相關具有專精學者組成之。其成員單一性別不得少於三分之一（第4條）。此即基因改造食品宜符合風險評估等原則，確保食用者之安全。

　　現行規範中與基因科技應用於人體最有關聯的規範首推【基因治療

人體試驗申請與操作規範】，本規範所稱「基因治療」（gene therapy）係指利用基因或含該基因的細胞，輸入人體內的治療方法，其目的在治療疾病或恢復健康；基因治療屬於應施行人體試驗的新醫療技術[43]。基因治療的適用原則：（一）限於威脅生命或明顯影響生活品質的疾病；（二）有充分的科學根據，可預測基因治療對該疾病為有效且安全的治療方法；（三）預測其治療效果將比現行治療方法更為優異；（四）預測對受試者是利多於弊的治療方式；（五）僅限於對體細胞為基因治療，禁止施行於人類生殖細胞或可能造成人類生殖細胞遺傳性改變的基因治療。安全性的確認：（一）施行基因治療應確實遵守「保護受試者」的相關規範（參閱本規範第二章相關法規）；（二）基因治療所使用的製品，應依其試驗的階段及製品的性質，符合相關優良操作或製造規範（GLP、GMP或GTP）或類似的規範；（三）基因治療所使用的實驗室，應符合相關實驗室標準規範；（四）施行基因治療，應注意生態環境保護及生物安全性（Bio-safety），實驗室操作應遵守基因重組實驗守則。基因治療人體試驗（基因治療）應依本規範行之，本規範未規定者，適用【醫療法】、【醫療法施行細則】、【新醫療技術人體試驗申請與審查作業程序】等相關法令規定[44]。

為確保研究用檢體之正當採集及使用，保障檢體提供者之權益，並促進科學之正當發展，衛生福利部特訂定【研究用人體檢體採集與使用注意事項】。所稱檢體係指與人體分離之細胞、組織、器官、體液或其衍生物質（含遺傳物質），包括剩餘檢體、採集自胎兒或屍體之檢體；採集與使用檢體應先提具研究計畫書，並經人體試驗委員會或其他類似之倫理委員會審核同意，始得為之；以剩餘檢體進行研究，應於使用前提具研究計畫送倫理委員會審核。檢體之採集與使用不得違背醫學倫理，並應注意防制對人類、特定族群及生態環境之危害。採集檢體供研究使用，除法律有規定者外，應告知檢體提供者下列事項，並取得其同意：（一）檢體採集之目的及其可能使用範圍與使用期間；（二）檢體採集之方法、種類、數

---

43 行政院衛生福利部民國86年8月28日衛署醫字第86054675號函。
44 請參閱【基因治療人體試驗申請與操作規範】第一章規定。

量及採集部位；（三）檢體採集可能發生之併發症與危險；（四）檢體提供者之權益與檢體使用者、保管者之義務；（五）研究之重要性；（六）被選為參與者的原因；（七）預期之研究成果；（八）合理範圍內可預見之風險或不便；（九）保障檢體提供者個人隱私的機制；（十）檢體提供者得拒絕參與研究，並得隨時退出研究，及其退出之程序；檢體提供者之拒絕或退出，不影響其應有之醫療照顧；（十一）研究檢體所得資訊對檢體提供者及其親屬或族群可能造成的影響；（十二）檢體保管者與檢體使用者；（十三）檢體是否有提供、讓與或授權國內或國外之他人使用檢體之情形；（十四）剩餘檢體之處理情形；（十五）研究經費來源及所有參與研究之機構；（十六）其他依各研究計畫之需要，與檢體採集、病歷檢閱、追蹤檢查檢驗或病情資訊相關之重要事項。以剩餘檢體供研究使用，除前項第2款及第3款外，其餘告知事項仍應告知檢體提供者，取得同意；告知與同意應以書面為之，並輔以口頭告知，務使檢體提供者明瞭其內容。採集胎兒之檢體，需經其母親同意。檢體提供者為未滿七歲之未成年人，由其法定代理人代為同意；滿七歲以上之未成年人，應由法定代理人與檢體提供者共同同意；檢體提供者為無意思能力者，由法定代理人代為同意，無法定代理人時，由最近親屬代為同意；屍體檢體之提供應得其最近親屬或本人生前之書面同意；最近親屬範圍如下：（一）配偶；（二）成年之直系血親卑親屬；（三）父母；（四）兄弟姊妹；（五）祖父母；（六）曾祖父母或三親等旁系血親；（七）一親等直系姻親；最近親屬書面同意得以一人行之，最近親屬意見不一致時，依前項先後定其順序；同一順序之人，以親等近者為先，親等同者，以同居親屬為先，無同居親屬者，以年長者為先。採集與使用檢體可能衍生其他如商業利益等權益時，檢體使用者應告知檢體提供者並為必要之書面約定。檢體採集自胎兒、屍體、未成年人或無意思能力者時，檢體使用者應告知前點規定得為同意之人，並為必要之書面約定。當研究成果可合理預期對可辨識之檢體提供者個人健康有重大影響時，檢體使用者經倫理委員會審核，且檢體提供者選擇知悉時，檢體使用者應告知並協助提供必要之相關諮詢；倫理委員會審查，應考量檢體提供者健康危害的程度，與預防及治療成本效益等因素。檢體使用者應在檢體提供者所同意或依法得使用之範圍內使用檢體，使用

檢體如逾越範圍，應依規定辦理審查及告知程序。除法律有規定者外，檢體提供者得拒絕接受採集、終止檢體使用之同意或變更所同意之使用範圍，但檢體與個人資料已去連結者不在此限；檢體提供者拒絕檢體之採集或使用，應不影響其醫療或個人之權益。檢體保管者或檢體使用者應妥善保存及管理檢體；檢體使用完畢或檢體提供者終止檢體使用之同意時，應確實銷毀檢體，非經檢體提供者事前之書面同意，不得繼續保存。但檢體已去連結者不在此限。檢體保管者與檢體使用者應尊重並保護檢體提供者之人格權，對於因檢體採集、保存、使用所知悉之檢體提供者秘密、隱私或個人資料，不得無故洩漏；檢體保存及處理過程應以編碼、去連結或其他匿名方式為之；檢體使用者將檢體所得資訊提供予第三人或公開其資料時，應以無從識別檢體提供者個人資料之方式處理。非經倫理委員會之審查，確保檢體提供者及我國民眾之權益及安全，檢體不應讓與或授權國外使用。具下列情形之一者，得不受告知後同意規定的限制，但應經倫理委員會審查通過後，始得為之：（一）難以辨認檢體提供者身分；（二）因無法追蹤或聯絡等原因，難以重新取得檢體提供者同意；（三）本注意事項修正頒行前，已可公開取得之檢體。採集之檢體使用於教學時，同樣應注意人格權及隱私保密等之規定。另依【胚胎幹細胞研究的倫理規範】規定，研究使用的胚胎幹細胞來源限於：（一）自然流產的胚胎組織；（二）符合優生保健法規定之人工流產的胚胎組織；（三）施行人工生殖後，所剩餘得銷毀的胚胎，但以受精後未逾十四天的胚胎為限；不得以捐贈之精卵，透過人工受精方式製造胚胎供研究使用。以「細胞核轉植術」製造胚胎供研究使用，因牽涉層面較廣，需再作進一步之審慎研議。供研究使用的胚胎幹細胞及其來源，應為無償提供，不得有商業營利行為，且應經當事人同意，並遵守「研究用人體檢體採集與使用注意事項」。胚胎幹細胞之研究，不得以複製人為研究目的。胚胎幹細胞若使用於人體試驗之研究，應以治療疾病和改善病情為目的，但應遵守醫療法規定，由教學醫院提出人體試驗計畫經核准後方可施行。

對於提供檢體供未來生物醫學之研究，為維護參與者之權益，促進醫學發展，增進人民健康福祉，於2010年公告實施【人體生物資料庫管理條例】，要求有關涉及儲存供未來生物醫學研究之檢體應申請設置生物資

料庫，其立法重點包括：（一）設置者應設倫理委員會，就生物資料庫之
管理等有關事項進行審查及監督，生物資料庫有關資料、資訊之運用，應
擬定計畫，經其倫理委員會審查通過後，再報經主管機關邀集法律專家、
社會工作人員及其他社會公正人士等人員審查通過後，始得為之；（二）
生物檢體之採集，應遵行醫學及研究倫理，並應將相關事項以可理解之方
式告知參與者，載明於同意書，取得其書面同意後，始得為之；（三）參
與者得要求停止提供生物檢體、退出參與或變更同意使用範圍，設置者不
得拒絕；（四）參與者死亡或喪失行為能力時，除另有約定者外，生物資
料庫仍得依原同意範圍繼續儲存，並使用其生物檢體及相關資料、資訊；
（五）依本條例所為之生物檢體或資料、資訊之蒐集、處理，參與者不得
請求資料、資訊之閱覽、複製、補充或更正；但屬可辨識參與者個人之資
料者，不在此限；（六）採集、處理、儲存或使用生物檢體之人員，不得
洩漏因業務而知悉或持有參與者之秘密或其他個人資料、資訊；（七）設
置者不得將生物資料庫之一部或全部移轉與他人，但經主管機關審查核准
者不在此限；（八）生物資料庫中之生物檢體除其衍生物外，不得輸出至
境外；生物資料庫中資料之國際傳輸及前項衍生物之輸出，應報經主管機
關核准；（九）生物醫學研究以人口群或特定群體為基礎者，其材料不得
取自未經許可設置之生物資料庫；設置者自行或提供第三人使用生物檢體
及相關資料、資訊，應於參與者同意之範圍、期間、方法內為之；（十）
設置者就其所有之生物檢體及相關資料、資訊為儲存、運用、揭露時，應
以編碼、加密、去連結或其他無法辨識參與者身分之方式為之；設置者就
參與者姓名、國民身分證統一編號及出生年月日等可辨識個人之資料，應
予加密並單獨管理；於與其生物檢體及相關資料、資訊相互比對運用時，
應建立審核與控管程序，並應於為必要之運用後立即回復原狀；（十一）
生物資料庫之生物檢體、衍生物及相關資料、資訊，不得作為生物醫學
研究以外之用途；但經依倫理委員會審查通過之醫學研究，不在此限；
（十二）設置者及生物資料庫之商業運用產生之利益，應回饋參與者所屬
之人口群或特定群體[45]。

---

45 請參閱【人體生物資料庫管理條例】第5條至第22條規定。

　　為保障人體研究對象權益，確保研究進行之風險與利益相平衡，對研究對象侵害最小，並兼顧研究負擔與成果之公平分配，也為了符合【個人資料保護法】第6條將醫療、基因、性生活、健康檢查資料等列為特種資料，原則上不得蒐集、處理與利用，除非法律另有規定者除外；因此，於2011年12月通過制訂【人體研究法】，一方面成為【個人資料保護法】的特別法於人體研究上優先適用，一方面也成為包括臨床試驗、人體試驗或生醫人體研究的基本法，除非如【醫療法】【藥事法】、【人體生物資料庫管理條例】另有規定優先適用外，涉及人體研究事項均有本法之適用，惟尚不適用於行為科學、社會科學及人文科學等涉及人之研究。有關【人體研究法】的立法重點包括：（一）研究主持人實施研究前，應擬定計畫，經倫理審查委員會審查通過，始得為之；但研究計畫屬主管機關公告得免審查之研究案件範圍者，不在此限[46]。前項審查，應以研究機構設立之審查會為之。但其未設審查會者，得委託其他審查會為之；研究計畫內容變更時，應經原審查通過之審查會同意後，始得實施。研究人員未隸屬研究機構或未與研究機構合作所為之研究計畫，應經任一研究機構之審查會或非屬研究機構之獨立審查會審查通過，始得實施；（二）研究計畫之審查，依其風險程度，分為一般程序及簡易程序。前項得以簡易程序審查之研究案件範圍，以主管機關公告者為限[47]；（三）研究於二個以上

---

[46] 研究案件非以未成年人、收容人、原住民、孕婦、身心障礙、精神病患及其他經審查會訂定或判斷受不當脅迫或無法以自由意願做決定者為研究對象，且符合下列情形之一，得免送倫理審查委員會審查或由倫理審查委員會核發免審證明：一、於公開場合進行之非記名、非互動且非介入性之研究，且無從自蒐集之資訊辨識特定之個人；二、使用已合法公開通知之資訊，且資訊之使用符合其公開週知之目的；三、公務機關執行法定職務，自行或委託專業機構進行之公共政策成效評估研究；四、於一般教學環境中進行之教育評量或測試、教學技巧或成效評估之研究；五、研究計畫屬最低風險，且其研究對象所遭受之風險不高於未參加該研究者，經倫理審查委員會評估得免審查並核發免審證明。前項最低風險，係指研究對象所遭受之危害或不適的機率或強度，不高於日常生活中遭受的危害或不適。

[47] 研究計畫之實施，對於研究對象所可能引發之生理、心理、社會之危險或不適之或然率，不高於日常生活之遭遇或例行性醫療處置之風險，並符合下列情形之一者，倫理審查委員會得以簡易程序審查：一、自體重50公斤以上之成年人，採集手指、腳跟、耳朵或靜脈血液，且採血總量八週內不超過320毫升，每週採血不超過二次，且每次採血不超過20毫升；二、以下列非侵入性方法採集研究用人體檢體：（一）以不損傷外形的方式收集頭髮、指甲或體表自然脫落之皮屑；（二）收集因例行照護需要而拔除之恆齒；（三）收集排泄物和體外分泌物，如汗液等；（四）非以套管取得唾液，但使用非刺激

研究機構實施時，得由各研究機構共同約定之審查會，負審查、監督及查
核之責。審查會應獨立審查；研究機構應確保審查會之審查不受所屬研究
機構、研究主持人、委託人之不當影響；（四）研究對象除胎兒或屍體
外，以有意思能力之成年人為限。但研究顯有益於特定人口群或無法以其
他研究對象取代者，不在此限。研究計畫應依審查會審查通過之同意方式
及內容，取得前項研究對象之同意。但屬主管機關公告得免取得同意之
研究案件範圍者，不在此限[48]。研究對象為胎兒時，其同意應由其母親為
之；為限制行為能力人或受輔助宣告之人時，應得其本人及法定代理人或
輔助人之同意；為無行為能力人或受監護宣告之人時，應得其法定代理人
或監護人之同意；無意識之成年人時，應依下列順序取得其關係人之同
意：配偶、成年子女、父母、兄弟姊妹、祖父母；依前項關係人所為之書

方式、咀嚼口香糖、蠟或施用檸檬酸刺激舌頭取得唾液；（五）以一般洗牙程序或低於
其侵犯性範圍之程序採集牙齦上或牙齦內之牙菌斑及牙結石；（六）以刮取或漱口方
式、自口腔或皮膚採集黏膜或皮膚細胞；（七）以蒸氣吸入後收集之痰液；（八）其他
非以穿刺、皮膚切開或使用器械置入人體方式採集檢體；三、使用下列非侵入性方法收
集資料。使用之醫療器材，須經中央主管機關核准上市，且不包括使用游離輻射、微
波、全身麻醉或鎮靜劑等方式。（一）使用於研究對象體表或一段距離之感應器，不涉
及相當能量的輸入或侵犯研究對象隱私；（二）測量體重或感覺測試；（三）核磁共振
造影；（四）心電圖、腦波圖、體溫、自然背景輻射偵測、視網膜電圖、超音波、診斷
性紅外線造影、杜卜勒血流檢查及心臟超音波）；（五）依研究對象年齡、體重和健康情
形所為之適度運動、肌力測試、身體組織成分評估與柔軟度測試；（六）其他符合本款
規定之非侵入性方法；四、使用臨床常規治療或診斷之病歷，含個案報告之研究。但
不含人類後天性免疫不全病毒（HIV）陽性患者之病歷；五、以研究為目的所蒐集之錄
音、錄影或影像資料。但不含可辨識或可能影響研究對象工作、保險、財務及社會關係
之資料；六、研究個人或群體特質或行為，但不含造成個人或族群歧視之潛在可能者；
七、已審查通過之計畫，符合下列情形之一者：（一）該研究已不再收錄新個案，且所
收錄之研究對象均已完成所有相關的研究試驗，惟仍須長期追蹤（二）未能於原訂計
畫期間達成收案數，僅展延計畫期間，未再增加個案數，且無新增之危險性；（三）僅
限於接續前階段研究之後續資料分析；八、自合法生物資料庫取得之去連結或無法辨識
特定個人之資料、檔案、文件、資訊或檢體進行研究。但不包括涉及族群或群體利益
者；九、審查會承接其他合法審查會通過之研究計畫，得以簡易審查程序追認之。

48 研究案件符合下列情形之一者，得免取得研究對象之同意：一、公務機關執行法定職
務，自行或委託專業機構進行之公共政策成效評估研究；二、自合法之生物資料庫取得
之去連結或無法辨識特定個人之資料、檔案、文件、資訊或檢體進行研究。但不包括涉
及族群或群體利益者；三、研究屬最低風險，對研究對象之可能風險不超過未參與研究
者，且免除事先取得同意並不影響研究對象之權益；四、研究屬最低風險，對研究對象
之可能風險不超過未參與研究者，不免除事先取得研究對象同意則無法進行，且不影響
研究對象之權益。

面同意，其書面同意，得以一人行之；關係人意思表示不一致時，依前項各款先後定其順序。前項同一順序之人，以親等近者為先，親等同者，以同居親屬為先，無同居親屬者，以年長者為先；（五）以研究原住民族為目的者，除應取得受試者之同意外，並應諮詢、取得各該原住民族之同意；其研究結果之發表，亦同；（六）研究機構對審查通過之研究計畫施行期間，應為必要之監督；於發現重大違失時，應令其中止或終止研究；（七）審查會對其審查通過之研究計畫，於計畫執行期間，每年至少應查核一次。審查會發現研究計畫有下列情事之一者，得令其中止並限期改善，或終止其研究，並應通報研究機構及中央目的事業主管機關：1.未依規定經審查會通過，自行變更研究計畫內容；2.顯有影響研究對象權益或安全之事實；3.不良事件之發生頻率或嚴重程度顯有異常；4.有事實足認研究計畫已無必要；5.發生其他影響研究風險與利益評估之情事。研究計畫完成後，有下列情形之一者，審查會應進行調查，並通報研究機構及中央目的事業主管機關：嚴重晚發性不良事件、有違反法規或計畫內容之情事、嚴重影響研究對象權益之情事；（八）中央目的事業主管機關應定期查核審查會，並公布其結果；前項之查核，中央目的事業主管機關得委託民間專業機構、團體辦理（如衛生福利部委託醫策會進行查核）。審查會未經查核通過者，不得審查研究計畫；（九）研究材料於研究結束或所定之保存期限屆至後，應即銷毀；但經當事人同意，或已去連結者，不在此限。使用未去連結之研究材料，逾越原應以書面同意使用範圍時，應再依規定，辦理審查及完成告知、取得同意之程序。未去連結之研究材料提供國外特定研究使用時，除應告知研究對象及取得其書面同意外，並應由國外研究執行機構檢具可確保遵行我國相關規定及研究材料使用範圍之擔保書，報請審查會審查通過後，經主管機關核准，始得為之；（十）中央目的事業主管機關對研究計畫之實施，認有侵害研究對象權益之虞，得隨時查核或調閱資料；研究機構與相關人員不得妨礙、拒絕或規避。研究主持人及研究有關人員，不得洩露因業務知悉之秘密或與研究對象有關之資訊[49]。

---

49 請參閱【人體研究法】第5條至第21條規定。

　　法務部曾於民國87年4月21日邀集學者專家與相關單位，舉行「複製人相關問題研討」會議，討論複製人可能引發的倫理與法律問題，會議討論有二項重點：（一）是否應當禁止複製人類？（二）有無必要制定專法禁止？與會人士的意見及會議結論則略為：（一）無性生殖的複製人應予禁止，醫療性的基因治療則不在禁止之列；（二）目前衛生福利部制定的【基因治療人體試驗申請與操作規範】、【人工協助生殖技術管理辦法】已禁止無性生殖，現階段無需另行制定禁止複製人的法律，日後再視外國立法趨勢而定[50]。此係針對複製人有關的探討，以目前台灣複製人技術尚屬發展階段，此結論應有其立論依據；但長久之計，仍應思考訂定如【生命倫理法】之類的法律，一來可完整的規範基因或胚胎在人體治療、生育等運用上的限制，二來可完整概括人體基因運用上各種如隱私權、基因權、生命權或財產權等的問題，三來可訂定強制性的處罰規定以落實其規範。惟有關基因科技特別是人體適用以外的廣泛領域（如其他動物、植物的基因科技），似尚乏完整性的統一立法；因此，仍有學者建議訂定類似【基因科技法】的法律，並比照環境法的立法模式，設立若干防護性原則如預防性原則、合作原則、導致危險者付費原則等，類似德國【基因科技法】或可為參考[51]。

第三節　人工生殖與法律倫理

　　1799年，英國醫生創始了人類第一個人工授精成功的例子；1978年，世界上第一個試管嬰兒在英國Oldham誕生，是一名女嬰名字叫Louise Brown[52]，此一創舉帶給全世界莫大的震撼，也將人類生殖科技推進一個新紀元，更為生育機能有障礙的夫妻帶來傳宗接代的希望。隨著不孕症的比例增加[53]，造成人工生殖需求的提升，惟人工生殖隨著生殖醫學的發

---

50 何建志，法務部「複製人相關問題之研討」會議評論，生物科技與法律研究通訊第1
　期，1999年1月，頁5。
51 李彥甫，基因科技全面顛覆法律，遠見雜誌，2001年5月，頁270。
52 李聖隆，醫護法規概論，華杏出版股份有限公司，1996年9月，頁413。
53 自1965年至1982年美國不孕症的增加比率高達177%，平均每六對夫妻就有一對是不
　孕，台灣大約是10：1。

展，以及人工生殖的多樣化組合，如夫精非妻卵、妻卵非夫精或代理孕母等的各種可能情況，以致人工生殖的副作用，除了生理層面外，更牽涉到倫理、道德、婚姻、血統等層面，亦即生殖科技所帶來各種倫理的問題，已超越傳統醫學倫理的範圍；故如何有效規範人工生殖技術的運用，及處理其可能衍生的各種法律問題，已是不可避免的趨勢。

對於不孕症的傳統治療，不是手術就是藥物治療，遇到嚴重性的輸卵管阻塞或無精症即束手無策。然人工生殖技術的發展，可以將精子或卵子從體內取出，經過處理或培養成胚胎後，再植入人體內，克服傳統治療的障礙，而最為大家熟悉者就是試管嬰兒；實際上簡單的精蟲洗滌合併子宮的人工授精術，也是人工生殖技術的一種，對於輕度的不孕症如精蟲活動力差、夫妻體內抗精蟲抗體的自體免疫疾病、子宮頸疾病、性交與射精障礙者等，施以人工授精治療每次有20%的懷孕率，治療三次有50%的懷孕率。試管嬰兒的手續就比較複雜，專門治療輸卵管阻塞或嚴重性的子宮膜異位症，治療的過程必須將精卵取出體外，在試管或培養皿中授精後培養成胚胎，再將胚胎植入子宮內，一次治療的懷孕率有40%；假如病患有健康的輸卵管，例如輕度的子宮內膜異位症者，可以考慮經由腹腔鏡將胚胎植入輸卵管，則治療的懷孕率高達五成以上[54]。無子宮的女性包含先天性和後天性因病切除子宮者，如果病人的卵子健康，先生的精子也正常，國外治療這種不孕症的方法是將精子和卵子取出體外，以試管嬰兒的方法培養成胚胎以後，再將胚胎植入另一位年輕健康女性的子宮內懷孕並生產，稱為「代理孕母」。

壹、人工協助生殖技術的法令規定

衛生主管機關為確保生殖技術的正確使用，避免可能產生的負面影響，自民國75年起，先後頒布【人工生殖技術管理諮詢小組設置要點】、【人工生殖技術倫理指導綱領】及【人工協助生殖技術管理辦法】等行政

---

54 李國光，協助性生殖技術的現況與展望，馬偕院訊第19卷第5期，1999年5月，頁180。

命令，以示對生殖技術運用管理的積極態度，然而由於規範範圍有限，加上行政命令較不具強制性，故衛生主管機關早已進行【人工協助生殖法】草案的研擬，於2007年終於三讀通過【人工生殖法】，其立法目的為健全人工生殖之發展，保障不孕夫妻、人工生殖子女與捐贈人之權益，維護國民之倫理及健康，故制定本法。而所謂「人工生殖」係指利用生殖醫學之協助，以非性交之人工方法達到受孕生育目的之技術；「胚胎」是指受精卵分裂未逾八週者；而「無性生殖」則指非經由精子及卵子之結合，而利用單一體細胞培養產生後代之技術。[55]以取出夫之精子植入妻體內實施之配偶間人工生殖，不適用本法之規定。

一、人工協助生殖技術實施的報備與評估

醫療機構應申請主管機關許可後，始得實施人工生殖、接受生殖細胞之捐贈、儲存或提供之行為；公益法人應申請主管機關許可後，始得接受精子之捐贈、儲存或提供之行為；前二項許可之有效期限為三年。人工生殖機構於實施人工生殖或接受捐贈生殖細胞前，應就受術夫妻或捐贈人為下列之檢查及評估：（一）一般心理及生理狀況；（二）家族疾病史，包括本人、四親等以內血親之遺傳性疾病紀錄；（三）有礙生育健康之遺傳性疾病或傳染性疾病；（四）其他經主管機關公告之事項；前項之檢查及評估，應製作紀錄。人工生殖機構應向主管機關通報下列資料，並由主管機關建立人工生殖資料庫管理之：（一）人工生殖施行之檢查及評估；（二）捐贈人之捐贈；（三）告知同意的踐行；（四）依規定所為之銷毀；（五）每年度應主動通報受術人次、成功率、不孕原因，以及所採行之人工生殖技術等相關事項；主管機關應定期公布上述資料。[56]這是主管機關為了有效監督人工生殖技術的運用，避免其可能發生的各種狀況，所設計的機制。

---

55 請參閱【人工生殖法】第1條、第2條規定。
56 請參閱【人工生殖法】第6條、第7條、第27條、第28條規定。

二、人工協助生殖技術實施條件

符合下列條件的夫妻，醫療機構始得為其實施人工生殖：（一）經依規定實施檢查及評估結果，適合接受人工生殖者；（二）夫妻一方經診斷罹患不孕症，或罹患主管機關公告之重大遺傳性疾病，經由自然生育顯有生育異常子女之虞；（三）夫妻至少一方具有健康之生殖細胞，無須接受他人捐贈精子或卵子；夫妻無前項第二類情形，而有醫學正當理由者，得報經主管機關核准後，實施人工生殖。依此而言，精卵均由第三人提供是不符合人工生殖條件的。因此，進一步規定有下列情形之一者，醫療機構不得為其實施人工生殖技術：（一）不得應受術夫妻要求，使用特定人捐贈之生殖細胞；接受捐贈生殖細胞，不得應捐贈人要求，用於特定之受術夫妻；（二）精卵捐贈之人工生殖，不得為下列親屬間精子與卵子之結合：直系血親、直系姻親、四親等內之旁系血親；（三）實施人工生殖不得以下列之情形或方式為之：使用專供研究用途之生殖細胞或胚胎、以無性生殖方式為之、選擇胚胎性別（但因遺傳疾病之原因不在此限）、精卵互贈、使用培育超過七日之胚胎、每次植入五個以上胚胎、使用混合精液、使用境外輸入之捐贈生殖細胞[57]。人工生殖技術的進行必須是不得已的選擇，不應被隨意濫用，特別是可能延生嚴重後遺症的無性生殖（複製人）的運用，更須嚴予控管。

三、人工生殖技術實施的同意

醫療機構實施人工生殖時，應向受術夫妻說明人工生殖之必要性、施行方式、成功率、可能發生之併發症、危險及其他可能替代治療方式，取得其瞭解及受術夫妻雙方書面同意，始得為之。對於受術夫妻以接受他人捐贈之精子方式實施者，並應取得受術夫之書面同意；以接受他人捐贈之卵子方式實施者，並應取得受術妻之書面同意，始得為之；前項之書面同意，應並經公證人公證。人工生殖機構接受生殖細胞捐贈時，應向捐贈人說明相關權利義務，取得其瞭解及書面同意，始得為之；人工生殖機構接

---

57 請參閱【人工生殖法】第11條、第13條、第15條、第16條規定。

受生殖細胞捐贈，應製作紀錄，並載明下列事項：（一）捐贈人之姓名、住（居）所、國民身分證統一編號或護照號碼、出生年月日、身高、體重、血型、膚色、髮色及種族；（二）捐贈項目、數量及日期[58]。任何醫療行為的實施，均應充分告知當事人並獲得同意，這已是醫療法律的必要要件。

四、精卵提供與使用的要件

　　捐贈人符合下列情形者，人工生殖機構始得接受其捐贈生殖細胞：（一）男性二十歲以上，未滿五十歲；女性二十歲以上，未滿四十歲；（二）經依規定實施檢查及評估結果，適合捐贈；（三）以無償方式捐贈；（四）未曾捐贈或曾捐贈而未活產且未儲存（人工生殖機構應向主管機關查核，於核復前，不得使用）。受術夫妻在主管機關所定金額或價額內，得委請人工生殖機構提供營養費或營養品予捐贈人，或負擔其必要之檢查、醫療、工時損失及交通費用。人工生殖機構對同一捐贈人捐贈之生殖細胞，不得同時提供二對以上受術夫妻使用，並於提供一對受術夫妻成功懷孕後，應即停止提供使用；俟該受術夫妻完成活產，應即銷毀。生殖細胞經捐贈後，捐贈人不得請求返還；但捐贈人捐贈後，經醫師診斷或證明有生育功能障礙者，得請求返還未經銷毀之生殖細胞。人工生殖機構接受捐贈之生殖細胞，經捐贈人事前書面同意得轉贈其他人工生殖機構，實施人工生殖。捐贈之生殖細胞有下列情形之一者，人工生殖機構應予銷毀：提供受術夫妻完成活產一次、保存逾十年、捐贈後發現不適於人工生殖之使用。受術夫妻之生殖細胞有下列情形之一者，人工生殖機構應予銷毀：生殖細胞提供者要求銷毀、生殖細胞提供者死亡、保存逾十年；但經生殖細胞提供者之書面同意，得依其同意延長期限保存。受術夫妻為實施人工生殖形成之胚胎，有下列情形之一者，人工生殖機構應予銷毀：（一）受術夫妻婚姻無效、撤銷、離婚或一方死亡；（二）保存逾十年；（三）受術夫妻放棄施行人工生殖。人工生殖機構歇業時，其所保存之生

---

[58] 請參閱【人工生殖法】第9條、第12條規定。

殖細胞或胚胎應予銷毀；但經捐贈人書面同意，其所捐贈之生殖細胞，得轉贈其他人工生殖機構；受術夫妻之生殖細胞或胚胎，經受術夫妻書面同意，得轉其他人工生殖機構繼續保存；應予銷毀之生殖細胞及胚胎，經捐贈人或受術夫妻書面同意，並報經主管機關核准者，得提供研究使用。依法捐贈之生殖細胞、受術夫妻之生殖細胞及受術夫妻為實施人工生殖形成之胚胎，人工生殖機構不得為人工生殖以外之用途，但提供研究使用之情形，不在此限[59]。以上這些管制規定，都是基於倫理上的考量，避免可能發生的亂倫風險，可以藉由這些管制措施防止與其近親發生可能的倫理悲劇。而台灣發生過的國軍戰車連連長因公殉職後，其未婚妻欲留其精子為其傳後，縱然精神感人，然依法人工生殖的前提須為夫妻，且死後取精亦屬不法，自不具可行性。

五、人工生殖技術病歷的製作

醫療機構實施人工生殖，應製作紀錄，並載明下列事項：（一）受術夫妻之姓名、住（居）所、國民身分證統一編號或護照號碼、出生年月日、身高、體重、血型、膚色及髮色；（二）捐贈人之國民身分證統一編號或護照號碼及在醫療機構之病歷號碼；（三）人工生殖施術情形；醫療機構依受術夫妻要求提供病歷複製本時，不得包含前項第二類資料。人工生殖依法所做的紀錄，應依醫療法有關病歷之規定製作及保存。人工生殖子女，或其法定代理人，遇有下列情形之一者，得向主管機關申請查詢：（一）結婚對象有違反民法不得結婚規定之虞時；（二）被收養人有違反民法不得收養為養子女規定之虞時；（三）違反其他法規關於限制一定親屬範圍規定之虞時[60]。在原草案中有規定完成活產的人工生殖病歷至少應保存二十五年，然通過的【人工生殖法】卻只規定病歷的保存依【醫療法】七年的保存期限，看來重要資料的保存責任應是移轉到主管機關通報建立的資料庫上。醫療機構或醫事人員持有或知悉病人有關人工生殖資料時應予保守秘密，此依【醫療法】或其他醫事人員法的規定，均可得到相

---

59 請參閱【人工生殖法】第8條、第9條、第19條至第22條規定。
60 請參閱【人工生殖法】第14條、第29條規定。

同的結論，這已是醫學倫理與法律共通的信條。

六、其他醫療法規的適用

　　醫療機構實施人工生殖屬人體試驗者，應依醫療法有關規定辦理。醫療機構或行為醫師違反【人工生殖法】規定者，除依本法規定論處，如【人工生殖法】第31條規定：「意圖營利，從事生殖細胞、胚胎之買賣或居間介紹者，處二年以下有期徒刑、拘役或科或併科新台幣20萬元以上100萬元以下罰金。」，並依【醫師法】規定移付懲戒；同樣地，醫療機構除依本法直接規定處罰外（如從事不得為之的行為而被廢止進行人工生殖的許可），如符合【醫療法】規定處罰的行為，亦可回到【醫療法】的處罰適用上。

　　【人工協助生殖法草案】是建構在現行的【人工協助生殖技術管理辦法】之上的，秉持著對全民健康的維護，以及遵循當前世界生物暨醫學倫理原則而制定。草案初稿的立法原則包括：（一）人工生殖技術係以治療不孕為目的，非作為創造生命的方法；（二）對於生殖細胞如精子、卵子及胚胎應予尊重，不得任意作為人類品種改良的實驗；（三）禁止為商業目的而實施的各種人工生殖技術及其相關的行為，以維護生命來源與起源的倫理性；（四）以子女最高利益為指導原則；（五）修正傳統婚生子女地位的認定方式，以解決人工生殖子女的婚生子女地位；（六）規範的層面包括醫事法律層面的管理、當事人間權利義務關係及可能產生的法律責任，屬於綜合性的立法模式[61]。而其較大的爭論為是否開放代理孕母之爭。2007年通過的【人工生殖法】，大體依照此草案的精神規範。

貳、代理孕母是否應予合法化

　　國外對代理孕母的定義依胎兒與孕母有無血緣，將之區分為有血緣的代理孕母及妊娠代理孕母。前者與孕母有程度上的血緣關係，又可細分

---

61 http://www.doh.gov.tw/focus/express/88./88030301.html

為兩種形式，其一是精子是委託夫婦之夫的，卵子則是孕母的卵經由人工授精或少數由自然受孕，而後在孕母子宮內代孕至生產，稱為部分代理孕母；其二是委託夫婦中之夫方不孕，或精子有遺傳基因缺陷而由他人捐精或孕母配偶的精子與孕母的卵子受精後使孕母受孕至生產者，稱為全代理孕母。而妊娠的代孕則指由委託夫婦的精卵經由試管內受精或由不具名者的捐贈，再將胚胎植入孕母子宮內代孕稱之，即胎兒與代理孕母間完全無血緣關係[62]。我國原【人工協助生殖法】草案，對代理孕母的規定則類似妊娠的代孕，但規定發動的夫妻均必須以自身精卵受孕，且妻子必須是無子宮、子宮畸形或發育不全者才能實施，屬於限制性的代理孕母，但其可能衍生的法律倫理問題，則與有血緣的代理孕母殊無太大區別。

　　任何議題難免會有贊成與反對者，在代理孕母是否開放這個議題上，在台灣社會確是引起不小的爭論，官方的立場也因此有幾番不同的轉折，可見問題之不單純。贊成者認為「不孝有三，無後為大」，尤其婚姻本來以愛情為基礎外，誰不欲以生育擁有自己血緣的子女，傳宗接代、養兒待老、含飴弄孫的天倫情趣，乃人生至大的幸福，也是結婚的主要目的，否則，只因子宮缺陷而不能生育，導致結婚最重要本質難以達成，甚至造成婆媳排斥，夫妻不和[63]，真是「情何以堪」？婦產科醫界也有認為代理孕母的運用，基於醫學及天賦親情的立場而予以贊同者[64]。雖然如此，反對開放代理孕母立場的理由更是鏗鏘有力，歸納後引述如下[65]：

一、代理孕母合法化之後，由於尋找孕母費用昂貴，可能成為有錢人才能做的事，勞工階級是難以負擔的，如此一來，可能再度對人造成階級的分類；可以預見的，如原住民、外籍女傭、窮人和許多社會中的弱勢女性，可能變成台灣社會的「生殖機器」。

---

62 蔡秀美、陳彰惠，從母育護理談代理孕母合法化，護理雜誌第45卷第3期，1998年6月，頁22。

63 王以禮，代理孕母之法律關係研究，http://www.ym.edu.tw/chchen/surrogate/20law.htm，頁1。

64 台灣生殖醫學會即曾公開表示代理孕母的禁止，將使台灣約1000至2000名子宮缺陷的婦女至海外尋求代理孕母。

65 http://mb.wingnet.com.tw/3.htm。吳嘉苓，代理孕母合法化之爭議，健康政策季刊2000年冬季號，2000年，頁34-36。蔡秀美、陳彰惠，前揭文，頁22-23。王以禮，前揭文，頁1。

二、在台灣已經有世界第一的剖腹產、子宮切除、性別鑑定等聲名，再加上先進的代理孕母公開立法後，人體生殖醫療如此廣泛的擴張，實在令人感到憂心與不安。

三、以兒童人權的角度考量代理孕母對台灣社會的衝擊，在兒童人權還尤待努力的背景下，尚有許多兒童未受到適當的照顧，而代理孕母制則更將兒童視為可交易、處理的對象，以滿足成人的傳宗接代等的需求，此並非以小孩為中心的一種做法，將對兒童造成不利影響。

四、代理孕母制度只是把女性的生育經驗分裂成受精、懷孕和孕育等不同的階段，把女性徹底的非人性化，加強了女性在傳統「傳宗接代」的工具性角色，對男女平等的推動確屬不利。

五、即使代理孕母的立意本良好，但在執行上確實有可能變成一種商業行為，代理孕母立法推動更傳說涉及醫療掌控及強大利潤，市面更已喊出100萬元的代價[66]。

六、根據代理孕母合法化的草案規定，代理孕母的條件是二十歲至四十歲曾結婚或已婚並育有子女者，然如此，是否想過從事代理孕母的兒女其感受如何？他們能坦然面對人群，告訴其他人說我的媽媽是代理孕母？這對代理孕母本身親子關係及子女心理所造成的衝擊，恐怕是值得好好考量的。

七、目前醫學上仍無法確定婦女懷孕所生的下一代是否真的完全正常，如果萬一代理孕母所懷的孩子是有缺陷的，手術夫妻會接受一個有缺陷的孩子嗎？是無怨無悔的接受，還是形成另一種棄嬰？懷孕過程風險很大，如果出現狀況，是要以代理孕母為主？還是胎兒為重？懷孕中如反悔可否墮胎？

八、基於母育護理的角度，向來強調在懷孕護理過程中，即應發展早期的親子關係，藉由與胎兒的互動情感，培養親子關係及胎兒的安全感，可是面對出生即與懷孕者分離的情況，這種早期母育護理的實施，反而形成對胎兒與懷胎者不利的影響。

綜上而論，法律制度應該是在處理解決問題或爭議的，固然，開放代

66 http:/mb.wingnet.com.tw/3.htm

理孕母是解決了子宮缺陷者無法懷孕生子的問題，但卻產生了更多、更麻煩的各種倫理社會問題，台灣省婦幼協會在蕃薯藤網路上作的票選活動，顯示約有62%的人反對代理孕母[67]，這樣的發展，在法理及立法政策、立法經濟效益的考量上，是否立法開放確有可議之處。另觀察各國相關立法例，代理孕母在法國是禁止的；英國則禁止商業性仲介且嚴格控制個案管理，1985年並訂定【代產安排法】以刑責禁止代理孕母的商業性行為；至於其他歐洲國家及澳洲則大多禁止代理孕母；在美國則非所有州都通過代理孕母，各州各有其不同做法[68]。惟整體來看，反對開放代理孕母的國家仍屬多數，台灣相較於如歐洲各國、澳洲等國，民風更形保守，故在此議題上是否願為先趨，或可再行考量。

代理孕母因血統上的父母與分娩之母不一樣，或縱使分娩者也提供卵子，然孕母不想成為所生子女之母，如採傳統【民法】以「分娩者為母」的原則，此與人工生殖的目的不一致；因此，其法律關係較為複雜，如孕母為已婚者，父母的認定又牽涉到其夫，學說上對此試圖作幾種妥適的法律解釋。學說上有採血統說、子宮分娩說、人工生殖目的說（契約說）及子女最佳利益說，從實際血統來看，血統說較有理；從現行【民法】規定來看，子宮分娩說符合現制但不符實際血緣關係；子女最佳利益說固然較能顧及子女利益，惟每案都申請機關審查過於繁瑣浮動。原衛生福利部草擬的【人工協助生殖法】草案，承認提供精卵發動人工生殖的夫妻為父母，否定代理孕母為法律上的母親，確實較為可行，且代理孕母如有配偶依法也被要求共同簽訂契約並公證，以杜爭議。然而，目前我國【人工生殖法】禁止此類人工生殖技術，因人工生殖孕母行為牽涉道德倫理觀念，必須釐清後再行研究是否可行，故我國法律學者也都認為不宜使其合法化[69]。

【人工生殖法】修正案於2020年5月一讀通過「代理孕母」法制化，

---

67 此活動於1999年5月進行，共2,485人投票，男性投票者841人有62%（532人）反對、38%（318人）贊成，女性投票者1,644人有63%（1,029人）反對、37%（615人）贊成，請參見該網站。
68 蔡秀美、陳彰惠，前揭文，頁22。
69 林菊枝，親屬法新論，五南圖書出版公司，1996年9月，頁240。

讓爭議二十多年的代理孕母合法化。根據一讀通過的【人工生殖法修正草案】，要實施代孕生殖，必須符合以下其中一項條件，包括：（一）妻無子宮；（二）妻因子宮、免疫疾病或其他事實，難以孕育子女；（三）妻因懷孕或分娩有嚴重危及生命之虞。對於代理孕母的保障部分，草案明定，代孕者保有健康資訊及生活隱私不被干擾的權利、生產後對待孕子女是否有探視權得由雙方事先約定、懷孕失敗有終止契約或拒絕續約的權利。值得關注的是，過去社會討論代孕問題時，常常會認為代理孕母不該藉此取得報酬，但基於現實狀況，該草案也明定，代孕主要以「互助」為原則，但委託者在主管機關所定金額或價額內，可對代孕者提供酬金；並應提供營養費或營養品，負擔必要的檢查、諮詢、醫療、照護、交通、工時損失及其他相關費用[70]。

參、人工生殖與法律

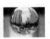

　　人工生殖技術法律問題，其首要前提為行政法制規範，即在於是否開放人工生殖技術的運用以及開放至何種地步？再來就是最實在的民事法律問題，即人工生殖技術下出生的子女，其法律地位究竟如何？依我國【民法】規定將子女分為婚生子女及非婚生子女（民法第1061條至第1063條），這是對父親來說，對於母親則無此區別。依【民法】第1065條第2項規定：「非婚生子女與其生母之關係，視為婚生子女，無須認領。」如非婚生子女尚須經由生父認領（擬制或請求）、收養或生父與生母結婚（準正），始能成為生父的婚生子女。由於人工生殖子女非以自然方式受精、懷孕、分娩，生殖的精卵又可能由第三人所提供，甚至藉由他人子宮孕育而生，故傳統婚生子女認定標準是否適用人工生殖子女的認定，確有疑義。試依我國現行【民法】規定，引述如下[71]：

---

70 https://rms.tmu.edu.tw/%E3%80%90%E4%B8%AD%E5%BF%83%E6%99%A8%E6%9C%83%E3%80%91%E4%BB%A3%E7%90%86%E5%AD%95%E6%AF%8D%E5%90%88%E6%B3%95%E5%8C%96/。

71 林菊枝，前揭書，頁237-240。

一、同質人工體內受精

　　將夫的精子注入妻體內，使妻卵受精懷孕而分娩，此與自然生育過程差別不大，子女應認定為婚生子女。如因醫術的過失而誤以他人的精子為夫的精子，注入妻體內受精者，夫或妻可依【民法】第1063條第2項規定：「前項推定，如夫妻之一方能證明妻非自夫受胎者，得提起否認之訴。但應於知悉子女出生之日起，一年內為之。」提起婚生子女否認之訴。

二、異質人工體內受精

　　將第三人的精子注入妻體內，受孕而分娩。妻如事前得夫的同意，依誠信原則及保護子女利益觀點，則子女為婚生子女，夫不得提起否認之訴；如未得夫同意者，則夫自可提起否認之訴，但勝訴後是否可對捐精者提起請求認領，則學者意見不一，惟捐精者多為匿名且不欲成為子女的生父，故仍以不宜為妥。

三、妻卵的人工體外受精（試管嬰兒）

　　夫的精子與妻的卵子在體外受精（同質人工體外受精）後，將受精卵的胚胎植入妻子子宮著床、發育至分娩，如同同質的體內受精，子女應推定為婚生子女。另一種情況是，使用別人的精子，與妻的卵子體外受精，植入妻的子宮著床、發育至分娩，妻如事前得夫的同意，依「禁反言原則」，夫不得提起否認之訴，子女為婚生子女；如妻未得夫的同意，夫自得提起否認之訴。

四、捐卵的人工體外受精（試管嬰兒）

　　此因精子的來源而分為同質與異質的體外受精。前者指將夫的精子與第三人的卵子受精，分裂成胚胎後植入妻的子宮內發育至分娩，此時人工生殖子女推定為婚生子女。異質的體外受精，乃指第三人的精子與第三人的卵子在體外受精，分裂成胚胎後植入妻的子宮內發育至分娩，此情形

較為複雜，有認為認定為夫妻的婚生子女者，有反對者，有認為可借用收養法制建立親子關係；以誠信原則及保護子女利益原則以及「禁反言原則」，應以發動人工生殖行為的夫妻為試管嬰兒子女的父母為妥。

五、捐卵的同質人工受精（胚胎移植）

即夫的精子注入第三人的體內，使之受精後，將胚胎取出移植入妻的子宮內發育至分娩；此時，與捐卵的人工體外受精同，以分娩的妻為母，其夫即精子提供者被推定為父，夫妻均不得提起否認之訴。

六、捐卵的異質人工受精（胚胎移植）

指第三人的精子注入第三人女性的體內受精後，將胚胎取出植入妻的子宮內發育至分娩；此與捐卵的異質人工體外受精情形同，於保護子女的立場，宜以分娩的妻為母，以夫為父。

綜上而論，不管任何形式的人工生殖技術運用，除非未得夫同意由妻逕行為之者外，依【民法】誠信原則、子女保護原則及英美法「禁反言原則」，都應推定發動生殖技術運用的夫妻為人工生殖子女的父母，這才能保護子女的應有利益。依我國現行的【人工協助生殖技術管理辦法】第8條規定：「醫療機構施行人工生殖技術時，應事前取得受術夫妻親自簽名之書面同意書，並告悉該項人工生殖技術之成功率、危險性、及可能發生之併發症。前項同意書之格式，由中央衛生主管機關定之。」也就是說，人工生殖技術的實施必須要得到夫妻共同同意方能為之，因此，依我國法制來看，應不致出現未得夫同意的人工生殖子女情況。且【人工協助生殖技術管理辦法】第6條第1項第2、3款也規定，夫妻至少一方應有生殖細胞，並僅需接受他人捐贈精子或卵子，妻方並能以其子宮孕育生產胎兒，所以，第三人的精子與第三人的卵子在體外受精，分裂成胚胎後植入妻的子宮內發育至分娩，以及第三人的精子注入第三人女性的體內受精後，將胚胎取出植入妻的子宮內發育至分娩，以及代理孕母等人工生殖行為，在我國目前都是不可進行的。

　　2007年通過的【人工生殖法】規定，[72]妻於婚姻關係存續中，經夫同意後，與他人捐贈之精子受胎所生子女，視為婚生子女；除非夫能證明其同意係受詐欺或脅迫者，得於發見被詐欺或被脅迫終止後六個月內提起否認之訴；但受詐欺者，自子女出生之日起滿三年，不得為之；民法第1067條有關對生父認領請求權之規定，於本情形不適用之。妻於婚姻關係存續中，同意以夫之精子與他人捐贈之卵子受胎所生子女，視為婚生子女；除非妻能證明其同意係受詐欺或脅迫者，得於發見被詐欺或被脅迫終止後六個月內提起否認之訴；但受詐欺者，自子女出生之日起滿三年，不得為之。妻受胎後，如發見有婚姻撤銷、無效之情形，其分娩所生子女，視為受術夫妻之婚生子女。此立法用意，明顯以子女最佳利益為考量，並以人工生殖發動者夫妻視為婚生子女父母作為認定基礎，此符合情理。

　　至於刑事法律的問題，最主要是以第三人的精子植入妻的子宮，無論是人工受精或體外受精，此種第三人精子與妻卵子結合並著床於妻子宮，在法律上是否構成通姦罪？依我國修正前【刑法】第239條規定：「有配偶而與人通姦者，處一年以下有期徒刑。其相姦者亦同。」其構成要件必須要有通姦的行為，以精子或胚胎植入為人工生殖技術的運用，精卵所有者雙方並未有實際的性交行為，實際上可能均未謀面，何來「通姦」之有？即使未得夫同意的人工生殖行為，在形式上，妻子與第三人既無身體的實際接觸，依「罪刑法定主義」，在法律上應無是否通姦的問題；依法夫只能對於所生子女提起民事否認之訴，並以【民法】第1052條第2項規定：「有前項以外之重大事由，難以維持婚姻者，夫妻之一方得請求離婚。但其事由應由夫妻之一方負責者，僅他方得請求離婚。」以法定離婚列舉要件外的重大事由難以維持婚姻請求離婚。惟於2020年司法院大法官釋字第791號解釋，刑法第239條規定：「有配偶而與人通姦者，處一年以下有期徒刑。其相姦者亦同。」對【憲法】第22條所保障性自主權之限制，與【憲法】第23條比例原則不符，應自本解釋公布之日起失其效力。故於2021年刪除刑法通姦罪之條文，即無第三人精子與妻卵子結合並著床於妻子宮是否構成通姦罪之問題了。

---

72 請參閱【人工生殖法】第23條至第25條規定。

　　至於死後受精是否許可？即生前保存的精子、卵子經過冷凍，而死後予以解凍以進行人工受精者，即屬於死後受精的情形，如果移植用的精子、卵子來自精子銀行，則捐贈者是否死亡，並不成為問題；但如精子捐贈者來自特定者，如捐贈者死前要求將其精子、卵子，捐贈於特定的受贈者，如受贈者願意為死者孕育後代，是否可行？依我國【人工協助生殖技術管理辦法】第8條規定，醫療機構施行人工生殖技術時，應事前取得受術夫妻親自簽名之書面同意書，故該受贈者之配偶如同意，似無不可之理。但【人工協助生殖技術管理辦法】第10條第1項第4款規定，願以無償方式捐贈且不指定受贈對象者，醫療機構始得接受其捐贈精子或卵子，而人工生殖技術的運用必須仰賴醫療機構的進行方能為之，故依法而論，指定受贈對象的捐精或卵是於法不合的，從社會倫理來說，死者的精卵再利用亦覺怪異，故即使精子銀行中的精卵提供者如已死亡，應不得再行利用；【人工協助生殖技術管理辦法】第15條即規定，捐贈人或受術夫妻一方死亡者，其精子、卵子或胚胎應不得再行使用，並於情形發生後兩個月內銷毀之。2007年通過的【人工生殖法】亦規定，生殖細胞提供者死亡或受術夫妻一方死亡，人工生殖機構應予銷毀生殖細胞，可知現行規定是禁止死亡者的精卵或胚胎的使用。

【案例一】：1998年4月，法薩諾太太於紐約一間不孕症診所，進行植入她與丈夫存於此診所的受精卵（夫妻均為白人），卻被該診所誤植至少三枚另一對黑人羅傑斯夫婦的受精卵，使得紐約州的法薩諾太太於1998年12月29日生下一黑一白兩名男嬰，白人男嬰是她的親生兒子，黑嬰則為黑人羅傑斯夫婦的兒子，這兩對夫婦都向診所及醫師提出控告。經由遺傳基因檢驗證實黑嬰的生父母是黑人羅傑斯夫婦後，紐約法院於1999年7月18日裁定這名黑嬰的永久撫育權歸於他的黑人基因父母，另白人法薩諾夫妻每隔一週可以到黑人夫婦家中拜訪四小時，俾使兩名男嬰可以見面，兩對夫婦均聘請專家，將向法官報告男孩分隔生活會造成何種影響[73]。

---

[73] 中國時報，國際版，1999年7月18日，根據紐約同年7月16日路透社新聞報導。

【案例二】：英國代理孕母海倫‧比斯利同一對美國夫婦查爾斯‧惠勒和馬莎‧伯曼於2001年2月簽訂代理孕母契約，惠勒夫婦透過試管受精技術使惠勒的精子與1名捐贈者的卵子結合，海倫‧比斯利同意植入此受精卵做代理孕母，代價是2萬美元，雙方並口頭約定，當懷孕胎兒超過一胎時，惠勒夫婦將在懷孕十二週內作出決定讓她打掉其他胎兒。海倫‧比斯利懷孕八週後得知自己身懷雙胞胎，立即把這一消息告訴惠勒夫婦，可是惠勒夫婦遲遲沒有作出決定，直到懷孕第十三週，才通知同意她打掉雙胞胎中的一個。海倫‧比斯利以通知時間太晚，對身體健康有威脅為由拒絕墮胎，隨後惠勒夫婦便停止了與海倫‧比斯利的連繫。無奈之下，海倫‧比斯利於2001年8月1日向聖地亞哥高等法院提出訴訟，要求法院剝奪惠勒夫婦對這對雙胞胎的「雙親權」，使她有權為胎中嬰兒重新選擇父母，她並表示，她不是想要這兩個孩子，因她自己已有孩子要撫養[74]。

　　【案例一】確實屬於人工生殖技術下的一大烏龍事件，如依我國【民法】的規定，該黑嬰非由白人夫妻實際受胎，其受精卵也非白人夫妻有意以生殖技術取得，實際上是由診所與醫師的錯誤植入造成，依法白人夫妻應可提起否認之訴，美國法院以血緣關係為由判定此黑嬰撫育權歸屬黑人夫婦，尚非無據；至於法薩諾太太無意間成為代理孕母的損害賠償，應由診所與醫師負連帶賠償責任。【案例二】為代理孕母的墮胎問題，代理孕母以決定過晚為由拒絕墮胎，應有一定的理由，此時對於多懷孕一胎所導致的各種支出或代價，依法應可請求惠勒夫婦支出；至於惠勒夫婦延遲通知准否墮胎，與是否勝任教養義務的「親權」行使，兩者有否關係恐有疑義。【案例二】如發生在台灣，代理孕母應可依【優生保健法】第9條規定直接行使墮胎權，惟依法台灣尚未開放代理孕母，應無類似問題發生的可能，此案例方可作為政府是否思考開放代理孕母的參考。

---

74 http://news.lchinastar.com/11/fanti/108840.shtml：根據法新社2001年8月10日報導。

第四節　醫療大數據資料庫與AI人工智慧之法律倫理探討

壹、大數據醫療資料庫相關法律問題探討——以全民健康保險資料庫判決為例

一、緒論

　　所謂大數據（英語：Big data），或稱巨量資料、海量資料、大資料，指的是所涉及的資料量規模巨大到無法透過人工或者計算機，在合理的時間內達到擷取、管理、處理、並整理成為人類所能解讀的形式的資訊。在總資料量相同的情況下，與個別分析獨立的小型資料集（Data set）相比，將各個小型資料集合併後進行分析可得出許多額外的資訊和資料關聯性，可用來察覺商業趨勢、判定研究品質、避免疾病擴散、打擊犯罪或測定即時交通路況等；這樣的用途正是大型資料集盛行的原因[75]。截至2012年，技術上可在合理時間內分析處理的資料集大小單位為艾位元組（exabytes）。在許多領域，由於資料集過度龐大，科學家經常在分析處理上遭遇限制和阻礙；這些領域包括氣象學、基因組學、神經網路體學、複雜的物理模擬，以及生物和環境研究。這樣的限制也對網路搜尋、金融與經濟資訊學造成影響。資料集大小增長的部分原因來自於資訊持續從各種來源被廣泛蒐集，這些來源包括搭載感測裝置的行動裝置、高空感測科技（遙感）、軟體紀錄、相機、麥克風、無線射頻辨識（RFID）和無線感測網路。自1980年代起，現代科技可儲存資料的容量每40個月即增加一倍；截至2012年，全世界每天產生2.5艾位元組（2.5×10^{18}位元組）的資料[76]。

---

75 維基百科全書，2016年8月25日，ttps://zh.wikipedia.org/wiki/%E5%A4%A7%E6%95%B8%E6%93%9A。

76 同前註。

　　大數據資料庫與醫療相關者即為醫療資料庫如全民健康保險資料庫，依健康保險署的說明[77]：辦理全民健保業務，而蒐集有全國民眾的納保與就醫之保險資料。為規範個人資料蒐集、處理及利用，以避免人民權益受到侵害，並促進個人資料合理使用，政府訂有【個人資料保護法】。依據該法第15條規定，公務機關對個人資料之蒐集處理，應於法令必要職掌範圍內為之，其中第16條規定，基於公共利益為統計或學術研究而有必要且資料經過處理後或經蒐集者依其揭露方式無從識別特定之當事人，公務機關得為特定目的外之利用；健保署為促進國內全民健康保險相關研究，以提升醫療衛生發展，並依前開法律規定，將健保資料經過匿名等去個人化處理後，對外提供學術研究利用。另健保署自2000年起，為應學術研究團體與日俱增之需求，辦理公開招標委外建置管理「全民健康保險研究資料庫」，提供健保資料加值服務供學術研究使用；自委外辦理以來，均委由國衛院負責，國衛院於提供健保資料加值服務時，向服務使用者收取服務工本費，例如資料量600MB收費500元，而收取之加值服務費僅係為提供本項服務之人事、軟硬體設備建置與維護等必要成本之費用，並無販賣健保資料之情事。「全民健康保險研究資料庫」之健保資料加值服務，均在確保民眾隱私權益及資料安全前提下，提供學術研究使用，並有嚴格之資料管理措施，以保障加值研究資料被合理使用；目前醫藥衛生研究人員也多運用該加值資料，發表相當多學術研究成果並刊載於國內外期刊，有助於國內醫療衛生及全民健保之發展[78]。

　　台灣擁有全世界最好的就醫資料庫，總共有2,300萬人強制投保健保，且累計達二十多年的大數據資料庫。台灣的醫療體系健全、就醫方便性且效率高、服務品質高而費用合理、醫療資訊技術發達等四項特色，此亦為發展醫療服務產業絕佳之條件；在資訊安全得以確保的前提下，若能創造出新的商業模式，提供雲端化的醫療服務，將是最有機會領先全球的雲端應用——醫療雲。此外，健保資料庫大數據的運用確實在生物醫學及公共衛生學等領域發揮極大的學術研究功能，但也產生一些爭議例如隱私

---

77 台灣健保署新聞發布內容說明，2016年8月25日，http://www.nhi.gov.tw/information/NewsDetail.aspx?No=986&menu=9&menu_id=544。
78 同前註。

權及自主權的問題，人權促進會等民間團體即對於個人隱私保護提出多方意見[79]。此即有認為透過大數據資料庫正在販賣我們的隱私，有些資料，表面上看起來可能不是個人資訊，但在大數據資料處理過程中，很容易就可能追溯到個人。甚至有公民向行政法院提起訴訟[80]，針對全民健保資料庫的醫療大數據法院判決引發的思考，探討其可能發生的法律問題及爭點。

二、隱私權的爭議

全民健保資料庫於健保目的性利用外，提供非純粹醫療目的以外的學術研究使用，引起公民團體的異見，於提起訴願被駁回後，依法向台北高等行政法院提起訴訟[81]。台北高等行政法院於2014年2月做出健保署勝訴的判決，本案原告的主張如下：原告8位為被告（健保署）之被保險人，其等至醫療院所就診時，醫療院所即將原告之就診醫療資料，向被告申請給付健康保險應給付之金額，被告因而取得原告之就醫與健康保險資料，然其自1998年起，在欠缺法律授權依據或原告之授權同意下，逕將蒐集之個人就醫與健康保險資料，委託輔助參加人國家衛生研究院建置「全民健康保險研究資料庫」，分為非學術研究類及學術研究類；且自2000年起，提供或販售個人就醫與健康保險資料庫加值服務予學界與生物技術產業使

---

79 邱伊翎主任，我們健保資料 你的龐大商機？中國時報，2012年1月30日。台灣人權促進會，誰允許國家販賣全民健保資料？聯合報，2012年2月20日，http://www.tahr.org.tw。

80 民間監督健保聯盟（滕西華委員）、消基會（蘇錦華董事長）、勞工代表在健保監理委員會例行會議中，抗議政府濫用健保資料庫，不排除提起集體訴訟，控告政府侵害個人隱私，2012年2月24日記者會。

81 原告分別於2012年5月9日（3件）、2012年5月22日（1件）、2012年6月26日（4件），以存證信函向被告表示，拒絕被告將其所蒐集之原告個人健保資料釋出給第三者，用於健保相關業務以外之目的等語。經被告分別以2012年6月14日健保企字第1010028005C號函、2012年6月14日健保企字第0010028005D號函、2012年6月14日健保企字第0000000000 G號函、2012年6月14日健保企字第1010028005M號函、101年7月9日健保企字第1010030867號函（同文號4件，以上合稱系爭函文，即本件原處分）回復原告等略以，被告因辦理全民健康保險業務，而擁有全國民眾之納保與就醫資料，為促進國內全民健康保險相關研究，以提升醫療衛生發展，對外提供利用時，均依行為時電腦處理個人資料保護法（下稱舊個資法）之規定辦理，並有嚴格之資料管理措施，以保障研究資料被合法合理使用等語。原告等不服，提起訴願，均遭駁回，遂向本院提起本件行政訴訟。

用。被告於每年6、7月間，自前一年的個人就醫與健康保險資料中，選取可供研究使用的檔案匯出，將身分欄位加密後，交由國家衛生研究院製作成「全民健康保險研究資料庫」及各加值資料檔案，分為下列「基本資料檔」與「原始資料檔」兩大類，每個檔案資料欄位名稱和資料描述，在參加人製作之「譯碼簿」中均有詳細說明。……被告自2009年3月起，在欠缺法律授權依據或原告之授權同意下，另將包含原告個人就醫與健康保險資料在內之個人就醫與健康保險資料，定期提供予輔助參加人建置之「健康資料加值應用協作中心」（稱協作中心），對外提供由被告所蒐集的國人各類個人就醫與健康保險資料檔；嗣自2011年起，提供之對象擴大至私立中國醫藥學院、國立臺灣大學、臺北醫學大學、國立成功大學等，使其得以成立研究分中心，對外提供個人就醫與健康保險資料檔。[82]被告於蒐集之特定目的外，處理及利用原告健保資料之方式，實際上有害於「當事人之重大利益」：被告雖主張依據舊個資法第8條第7款及修正後之個人資料保護法（下稱新個資法）第16條第5款之規定而為目的外利用，然查其所提供利用之健保個資雖經「加密」，仍存在識別個人之高度危險，而依【國家衛生研究院全民健康保險研究資料庫申請使用作業要點】第8點第1項及【全民健康保險研究資料庫加值服務申請原則】第9點第1項之規定，顯見被告僅係透過法律責任之轉嫁（要求使用者不得進行個人辨識），而非在事實上已可確認「無害於當事人之重大利益」。況依被告所稱之去個人化處理，係指將全民健康保險資料加密處理，目前為個人身分證字號欄位加密。然按舊個資法第3條第1款規定，身分證統一編號僅其中一項，並非將此欄位加密後即無從由其他資料識別個人。且依協作中心健康資料庫建置及使用作業規範第5項、第6項之規定，顯示此等個人就醫與健康保險資料雖經「匿名」，但事實上並未完全去除與個人之連結，仍可直接或間接識別特定當事人，因此才會在相關作業規範中特別納入禁止釋出、禁止自行產製的規定。被告釋出的資料雖皆以代碼編譯，但透過代碼簿的解碼，仍可得知諸多個人基本資料、就醫紀錄及相關健康醫療資料之內容。此外，個人之身分證欄雖已加密，但透過出生年月日、性別、承保類別、

---

82 台北高等行政法院102年度訴字第36號判決文（2014年5月14日判決）。

承保單位區碼等較易查得之資料，再輔以其他管道獲知之資訊。是以，被告所稱「匿名」、「加密」之處理不過名詞堆砌，既未提出任何實質證據以實其說，證明所述「去人化」確屬存在，則內含各種敏感性資訊的個人就醫與健康保險資料在被告的此等利用型態下，既可能直接或間接遭到識別，實難謂「無害於當事人之重大利益」。2.依新個資法第11條第4項規定，不限於違法變更目的發生於特定目的消失後始得主張；縱令原始蒐集之特定目的尚未消失，一旦被告違法變更目的而處理與利用個資，原告即可行使個人資料保護法第3條第4款賦予之當事人停止請求權。[83]

　　對此，台北高等行政法院的判決則認為：依前述被告組織法第2條第5款及8款規定，可知全民健康保險醫療服務審查業務與醫療品質提升業務之研擬、規劃及執行，與其他有關全民健康保險業務事項，亦屬被告之掌理事項，是全民健保相關研究之促進、醫療衛生發展之提升等自屬被告之職掌，故被告將原告之個人健保資料提供予國家衛生研究院建置「全民健康保險研究資料庫」及「協作中心」，尚在被告法令職掌必要範圍內為之。……係為學術研究之目的，且具公共利益，至為明確。再者，前述單位為促進全民健保制度之健全、提升醫療衛生發展目的所進行之學術研究，需要全民健康保險之實際統計資料，以便解讀該等統計數字所呈現之科學上意義，因此被告之利用行為具有必要性。[84]就隱私權的侵犯上台北高等行政法院則認為：由國家衛生研究院建置之「全民健康保險研究資料庫」網頁資料，可知被告於每年將前一年之健保資料選取可供研究使用的檔案匯出，將身分欄位加密後，交由該院製作成各加值資料檔案；又被告自96年間起實施二代加密作業，即國家衛生研究院在提供加值資料前，須依每一申請案別或每一申請人別再加密，才能提供給申請人使用；因此，資料中之ID欄位會因申請人不同、或申請案不同而有不同的加密值，換言之，在不同申請人、或不同申請案之間，二代加密加值資料中加密欄位數值會不同，有助於資料外洩時鑑別資料來源，更進一步限制資料的散布。又依協作中心作業須知，可知有關個人隱私保護方面，該中心之健康

---

83 同前註。
84 同前註。

資料檔，具個人身分辨識碼檔案均經加密，無法識別個人資訊；又各類加密健康資料檔，均分別存放，未對檔案間提供任何串聯或比對服務；經審查可攜出之資料，以電子郵件方式提供給申請者，並留存一份備查；僅可攜出超過二單位之統計結果，含有個資訊息之資料均不得攜出；依申請案內容，僅提供部分欄位資料檔，非全欄位資料檔；申請者提供特定分析對象名單欲進行資料比者，需人體試驗委員會認證單位之IRB證明。另就資訊安全方面，該中心人員、案件申請者及使用者均需簽署保密切結書；且在實質隔離之獨立作業區內使用，該獨立作業區有門禁管制、設有監視設備，為單一出入口且有實質隔離之空間；獨立作業區內使用之電腦無法上網、無法使用USB功能、光碟機僅能讀取無法寫入；又不同案件配賦不同之電腦帳號及開機密碼、給予專屬資料夾；另進出需填寫使用登記表，並禁止攜入手機、攝錄影機、筆記型電腦、個人數位處理器PDA、隨身碟及各類可攜式儲存設備，且不得攜入紙本文件，由該中心提供專用紙筆並需於離開時繳回。可知被告原始蒐集之個人健保資料，經被告及輔助參加人進行層層加密措施，且建構防止資料外流之處理程序，已無從識別特定當事人。從而，被告前揭利用行為，衡情並無害於原告等人之重大利益，應可認定。……綜上，本件被告將原告之個人健保資料提供予國家衛生研究院建置「全民健康保險研究資料庫」及建置「協作中心」，尚在被告法令職掌必要範圍內為之，雖與被告原蒐集之目的未合，然其係基於學術研究，以提升醫療衛生發展所為，且經層層加密處理，而無從以直接或間接方式識別之，對於個人資料已有相當之保護，應已符合前開舊資法第8條第7款所訂「為學術研究而有必要且無害於當事人之重大利益者」之要件，亦與新個資法第16條第5款、第6條第1項第4款之規範意旨無違，而得為特目的外之利用，是本件原處分，核無違誤[85]。

　　本案經原告上訴至最高行政法院，最高行政法院於2014年11月判決「原判決廢棄，發回臺北高等行政法院」，其理由為：「原審認新個資法就公務機關對個人資料之蒐集、處理及利用，區別第6條第1項之敏感特種資料及其他一般個人資料兩類，分別加以規範；而新個資法第15條、第16

---

[85] 同前註。

條係新法對於一般個人資料所為規定，因此本件被上訴人所利用之個人健
保資料，原屬敏感特種資料，不適用新個資法第6條規定，自不應適用新
個資法第15條、第16條規定，仍應適用未區分敏感特種及一般資料之舊個
資法第7條、第8條之相關規定等情，即有判決適用法規不當之違法。……
綜上，原判決既有上開違誤，並其違法影響判決結論，故上訴意旨指摘原
判決違法，求予廢棄，即有理由；又本件事證尚有未明，有由原審法院再
為調查審認之必要，本院並無從自為判決；故將原判決廢棄，發回原審法
院再為調查後，另為適法之裁判。[86]」

　　本案發回更審後，再經台北行政法院於2016年5月做出更一審判決，
一樣判決健保署勝訴，其判決理由認為：被告就所掌「健保資料」為利用
前均已經層層加密程序而使該資料無從識別特定之當事人，對於當事人之
隱私已有相當保障，故被告業已依侵害最小之手段達成行政目的，就此應
有該當於所謂「必要性原則」，所欲追求之公益遠大於個資之保護私益而
有必要，就此應有該當於比例原則。……個人資料經去識別化處理後，是
否無從辨識該特定個人，應以資料接收者之角度判別揭露之資料是否具有
直接或間接識別之可能。即資料經過編碼方式加密處理後，處理後之編碼
資料已無從直接或間接識別特定之個人，雖然資料保有者仍保有代碼、原
始識別資料對照表或解密工具而得還原為識別資料，但只要原資料保有者
並未將對照表或解密方法等連結工具提供給資料使用者，其釋出之資料無
法透過該資料與其他公眾可得之資料對照、組合、連結而識別出特定個人
時，該釋出之資料即屬無法直接或間接識別之資料而達法律規定去識別化
之程度。……健保資料已進行相當嚴格之去識別化之加密處理，無從識別
特定個人之資訊，並於資料提供之審查及作業過程設有相當嚴謹之管控及
作業規範，以確保個人資料不致外洩，足證資料提供利用之處理程序，已
無從識別特定當事人，自合於新個資法第6條第1項但書第4款及第16條但
書第5款之去識別化要件。原告主張參加人衛福部所為之加密處理，並未
達到「去識別化」程度云云，尚非可採[87]。

---

86 最高行政法院2014年11月13日判決文（103年度判字第600號）。
87 台北高等行政法院2016年5月19日判決文（103年度訴更一字第120號）。

　　最高行政法院再以106年度判字第54號判決上訴駁回，本案終於確定判決，惟公民團體仍不服另提起大法官釋憲。106年度判字第54號判決摘要如下：個人健保資料提供予輔助參加人國衛院建置「全民健康保險研究資料庫」及輔助參加人衛福部建置「衛生福利資料科學中心」及分中心，尚在主管機關人執行法定職務必要範圍內為之；其建置目標係將個別健康資料予以加值，產生具應用價值之集體資訊，以促進公共衛生決策品質、相關學術研究及醫療保健服務業等相關產業研發創新之參據，用以增進全民福祉等情，有相關網頁資料附卷可稽。可知被上訴人將上訴人之個人健保資料提供予輔助參加人國衛院建置「全民健康保險研究資料庫」及輔助參加人衛福部建置「衛生福利資料科學中心」，係為學術研究之目的，且具公共利益，至為明確。主管機關就所掌「健保資料」為利用前均已經層層加密程序而使該資料無從識別特定之當事人，對於當事人之隱私已有相當保障，業已依侵害最小之手段達成行政目的，就此應有該當於所謂「必要性原則」，所欲追求之公益遠大於個資之保護私益而有必要，就此應有該當於比例原則。主要目的係為將所蒐集之健康資料，於去識別化後，提供一平台予政府機關及學術單位予以加值利用以產生具應用價值之集體資訊，用以促進公共衛生決策品質、相關學術研究及醫療保健服務業等相關產業研發創新之參據，用以增進公共利益與全民福祉。足見，輔助參加人衛福部基於學術、醫療研究之目的，本需有全民健保之實際統計資料，以便解讀該等統計數字所呈現之科學上意義，凡此均足見利用行為具有必要性亦符合比例原則，自符合新個資法第6條第1項但書第4款及第16條但書第5款之要件。且經過處理後其揭露方式已符合新個資法施行細則第17條之規定而無從識別特定之當事人。個資法之立法目的有二，其一為個人隱私權之保護，避免人格權受侵害，另一是促進個人資料之合理利用。其中保護個人隱私權之立法目的，為一般人較易認知之概念，後者有關個人資料合理利用之立法目的，則易受到忽略。然各類個人資料經蒐集處理成檔案後，如能妥善利用，不論在政府行政、經濟發展、學術研究等各方面，均能發揮莫大功能，有效達成公益目的。因此，基於個人資訊隱私權並非絕對權利，立法者自得在保障個人資料之隱私，以及合理利用個人資料之平衡考量下，限制個人資訊隱私權。因此，上訴人雖主張資訊自主權有事

前與事後控制權，然就權利本質而言，兩者應屬一體之兩面，法律既已限制事前同意權，亦應同時限制事後排除權，否則被上訴人得不經個人同意利用其資料，個人卻能任意行使排除權，則法律所欲達到合理利用個人資料、增進公共利益之目的顯無以達成，如此一來，個人資訊自決權反成絕對權利，當非立法本旨，是上訴人主張其有不受限制之「事後退出權」乙節，尚無依據。至於對資料之收受者而言，首應探究，其收受之資料是否還屬「個人資料」。而其判準則為資料內容之「去識別化」作業是否已經完成。如果該資料內容已完成「去識別化」作業，「個人」屬性即已消失，不能再視之為新個資法所規範之「個人資料」，而該資料收受者對資料之後續處理及利用，亦不受新個資法之規範。實則「去識別化」之功能及作用，只在確保社會大眾，在看到資料內容時，不會從資料內容輕易推知該資料所屬之主體。但刻意鎖定特定主體，主動搜尋與該主體身分有關之各式資訊，再與「個人資料」作連結之方式，此等該特定主體即使有隱私權受到侵犯，其受侵犯之原因也不是來自公務機關掌握之「個人資料」，而是一開始連續不當之私人資訊探究行為。因此此等結果之防止，已不在「去識別化效用強度」之法定標準範圍內。個人資料涉及個人資訊隱私權，因此與建立資料庫所形成之公共利益有相衝突之現象，協調化解此等「公、私益衝突」現象最有效率之手段，即是個人資料之「去識別化」。至於基於「個人資訊隱私權」之考量，而徹底排除特定主體之個人資料，其手段太過，有礙於公益之實踐。因為資料取得是一種「採樣」行為，採樣過程中必須確保採樣所得之樣本，能夠精準代表母體，維持樣本數據在統計學上所要求之「不偏」、「有效」與「一致」標準。如果容許樣本之採集受到選擇，其採樣結果之「樣本」品質，即會受到重大影響。又上訴意旨主張：「刪除上訴人等八人資料之資料樣本資料，影響輕微」云云，但如果容許少數人退去，基於執法平等性之要求，多數人也可比照辦理，如此可能引發退出風潮，形成「破窗效應」，造成資料蒐集投入成本之虛耗。故最終判決駁回公民團體之訴訟，本案就四次行政法院之判決除最高行政法院曾發回更審外，另三次判決均判定主管機關於健保資料庫之蒐集處理利用均屬合法有據。

其實，個資法主管機關法務部即曾有函釋指出「資料經過提供者處理

後或經蒐集者依其揭露方式無從識別特定之當事人，即無個人資料保護法之適用。[88]」此與行政法院所認定的資料提供利用之處理程序，已無從識別特定當事人，即無隱私權侵犯的見解相似。規範個人資料蒐集、處理、利用之個資法，於2010年從原來的【電腦處理個人資料保護法】修改為【個人資料保護法】，【個人資料保護法】適用範圍由電腦處理利用的個資擴大到所有包括紙本、文件等所有紀錄相關個人資料的途徑均適用，名稱一併修改。故本案從適用【電腦處理個人資料保護法】（舊個資法）到行政法院訴訟時，已於2012年公布實施的【個人資料保護法】（新個資法），期間之訴訟，包括適用新舊個資法亦成為爭點。惟法院判斷基準時點，非僅以作成處分時之事實及法律狀態為準，事實審法院言詞辯論程序終結前之事實狀態的變更，法律審法院裁判前之法律狀態的變更，均應加以考量[89]，因此，判決時點原則以新個資法之規範為主。

　　所謂「個資」係指指自然人之姓名、出生年月日、國民身分證統一編號、護照號碼、特徵、指紋、婚姻、家庭、教育、職業、病歷、醫療、基因、性生活、健康檢查、犯罪前科、聯絡方式、財務情況、社會活動及其他得以直接或間接方式識別該個人之資料[90]。有關病歷、醫療、基因、性生活、健康檢查及犯罪前科之個人資料，於【個人資料保護法】第6條中規定，列為敏感性特種個資，原則不得蒐集、處理或利用。按個人資料中有部分資料性質較為特殊或具敏感性，如任意蒐集、處理或利用，恐會造成社會不安或對當事人造成難以彌補之傷害，是以，各國都有類似特種（敏感）資料不得任意蒐集、處理或利用之規定[91]。在2015年12月【個人資料保護法】又做了修正，其第6條新增病歷為敏感性特種個資，其實依原來條文中的「醫療」應可包括病歷在內；健保資料，至少屬於原告之病歷與醫療個人資料，其蒐集、處理或利用應適用本條規定。【個人資料保護法】第6條第1項規定：「有關病歷、醫療、基因、性生活、健康檢查

---

88 法務部2012年7月30日法律字第10103106010號函。

89 最高行政法院100年度判字第1924號、98年度判字第1211號、92年度判字第1331號、89年度判字第1659號等判決參照。

90 請參閱【個人資料保護法】第2條規定。

91 1995年歐盟資料保護指令（95/46/EC）、德國聯邦個人資料保護法第13條及奧地利聯邦個人資料保護法等外國立法例。

及犯罪前科之個人資料，不得蒐集、處理或利用。但有下列情形之一者，不在此限：一、法律明文規定。二、公務機關執行法定職務或非公務機關履行法定義務必要範圍內，且事前或事後有適當安全維護措施。三、當事人自行公開或其他已合法公開之個人資料。四、公務機關或學術研究機構基於醫療、衛生或犯罪預防之目的，為統計或學術研究而有必要，且資料經過提供者處理後或經蒐集者依其揭露方式無從識別特定之當事人。五、為協助公務機關執行法定職務或非公務機關履行法定義務必要範圍內，且事前或事後有適當安全維護措施。六、經當事人書面同意。但逾越特定目的之必要範圍或其他法律另有限制不得僅依當事人書面同意蒐集、處理或利用，或其同意違反其意願者，不在此限。」而健保資料庫之研究使用應該屬於第6條第1項第4款所規定的「公務機關或學術研究機構基於醫療、衛生或犯罪預防之目的，為統計或學術研究而有必要，且資料經過提供者處理後或經蒐集者依其揭露方式無從識別特定之當事人。」情況，依現行【個人資料保護法】第6條規定敏感性特種資料的使用規範，應為合法。即使於舊個資法第8條第4款、第7款亦有規定「為增進公共利益者」及「為學術研究而有必要者」之要件下，得就所蒐集之個人資料為目的外利用，故新、舊法就此目的外利用之要件並無差異。

　　隱私權為重要之人民基本權利，雖然未直接規範在憲法條文中，但依大法官會議解釋認為：「維護人性尊嚴與尊重人格自由發展，乃自由民主憲政秩序之核心價值。隱私權雖非憲法明文列舉之權利，惟基於人性尊嚴與個人主體性之維護及人格發展之完整，並為保障個人生活私密領域免於他人侵擾及個人資料之自主控制，隱私權乃為不可或缺之基本權利，而受憲法第22條所保障。[92]」隱私權為「生活的權利」和「不受干擾的權利」，內容為個人對其自身事務公開揭露的決定權利，其所保障的是個人的「思想、情緒和感受」，也就是「隱私」，所謂私人領域，是個人生活中與公眾無關的部分，是個人追求自我發展的實踐自我理想的領域，包括對其自我的認知、自我形象的建立、生活的形成、生命目標的尋求等，是個人生活中實質的、終極的目的性的部分，由個人的價值、情感和自我認

---

[92] 司法院大法官會議釋字第585號解釋參照。

知支配。台灣在隱私權保護規定上，除偏重資訊隱私權的【個人資料保護法】外，其他如【刑法】妨害秘密罪、【民法】第195條人格權包含隱私權的規定[93]、通訊保障及監察法（不得違法監聽）等規定，亦均為保障隱私權的法律。惟隱私權的保障亦非絕對，隱私權雖係基於維護人性尊嚴與尊重人格自由發展而形成，惟其限制並非當然侵犯人性尊嚴；憲法對個人資訊隱私權之保護亦非絕對，基於公益之必要，自得於不違反【憲法】第23條之範圍內，以法律明確規定強制取得所必要之個人資訊；至該法律是否符合【憲法】第23條之規定，則應就蒐集、利用、揭露個人資訊所能獲得之公益與對資訊隱私之主體所構成之侵害，通盤衡酌考量；並就所蒐集個人資訊之性質是否涉及私密敏感事項、或雖非私密敏感但易與其他資料結合為詳細之個人檔案，於具體個案中，採取不同密度之審查。而為確保個人主體性及人格發展之完整，保障人民之資訊隱私權，就其正當取得之個人資料，亦應確保其合於目的之正當使用及維護資訊安全，故蒐集資訊之目的，尤須明確以法律制定之。蓋惟有如此，方能使人民事先知悉其個人資料所以被蒐集之目的，及將如何使用所得資訊，並進而確認主管機關係以合乎法定蒐集目的之方式，正當使用人民之個人資訊[94]。也因此，原戶籍法第8條擬強制人民按捺指紋並予錄存，否則不予發給國民身分證之規定，即被認定違憲而無效。

　　除了健保資料庫的大數據外，台灣目前亦有其他之大數據如教育部的學生健診資料庫、法務部受刑人資料庫、農委會農漁調查資料庫……等，包括民間的工商、新聞等大數據亦所在多有。在生物醫學方面，隨著生物科技與藥物開發技術的進步，醫療數據方面也快速的成長，這些數據資訊包含基因體與蛋白質體序列、基因表達數據、轉錄體序列、蛋白質譜、蛋白質三維結構、醫學訊號與影像等；而在生物科技方面，許多生物研究相關儀器，例如：生物晶片、DNA & RNA定序儀及蛋白質譜儀等皆可在低成本和短時間的條件下，快速大量的產生數據；以大數據高端運算建立

---

93 請參閱【民法】第18條第1項規定：「人格權受侵害時，得請求法院除去其侵害；有受侵害之虞時，得請求防止之。」同法第184條規定：「因故意或過失，不法侵害他們之權利者，負損害賠償責任。」
94 司法院大法官會議釋字第603號解釋參照。

大規模基因表達資料庫，大數據中心之高端運算加上高容量的儲存設備，即可建立大規模基因表達資料庫，再透過個人化基因晶片之檢測數據來進行藥物篩選，可針對不同的疾病，如肝癌、肺癌、胃癌、大腸癌等，進行基因表達數據之分析並與資料庫進行比對，提供醫生進行更精準之藥物治療[95]。此類基因大數據亦為個資法敏感性特種個資的範圍，如何在利用上也能確保隱私權，是各種大數據在發展運用上，必須面對的重要課題。

三、自主權的爭議

　　在大數據醫療全民健保資料庫的訴訟中，除了隱私權的法律爭議外，另一個重要爭議點即自主權的問題，此為原告所主張被告自2009年3月起，在欠缺法律授權依據或原告之授權同意下，另將包含原告個人就醫與健康保險資料在內之個人就醫與健康保險資料，定期提供予「健康資料加值應用協作中心」等，對外提供由被告所蒐集的國人各類個人就醫與健康保險資料檔[96]。被告舉法務部2012年7月30日法律字第10103106010號函示，主張若原始個資「非經當事人書面同意而蒐集」，則其目的外利用之範圍亦非當事人所得限制；然該函示之適用原應以目的外利用並未違法為前提，否則無異於承認只要原始蒐集「未經當事人書面同意」，即可架空當事人對違法變更目的之停止處理與利用請求權；且該函示以「經當事人書面同意而蒐集」作為當事人得依新個資法第11條第4項，主張停止利用請求權之要件，增加法律所無之限制，違反憲法第23條之「法律保留原則」。縱認被告之再利用合法，原告亦得基於資訊自主權，依新個資法第3條第4款之規定，「事後」請求停止原蒐集目的外之再利用：1.按司法院釋字第603號所揭明之「個人自主控制個人資料之資訊隱私權」應包含事前與事後控制權，後者不僅具有補充前者之功能，於前者無法實現時，亦具有獨立保障資訊自主權之功能。因此，新個資法第3條第4款之停止處

---

95 謝邦昌，大數據開啟個人化醫療新頁，中時電子報，2016年1月6日，https://tw.news.
　yahoo.com/%E5%A4%A7%E6%95%B8%E6%93%9A-%E9%96%8B%E5%95%9F%E5%80
　%8B%E4%BA%BA%E5%8C%96%E9%86%AB%E7%99%82%E6%96%B0%E9%A0%81-
　215008966--finance.html。
96 台北高等行政法院102年度訴字第36號判決文（2014年5月14日判決）。

理、蒐集及利用請求權,即為憲法保障資訊自主之事後控制權,不僅不得預先拋棄或以特約限制,其法律限制亦應符合憲法23條之比例原則;2.舊個資法第8條及新個資法第16條列舉可不經當事人書面同意而為目的外利用之各款事由,但事前無需經當事人書面同意,並不當然等同其享有事後控制權之事由。蓋「事前同意」與「事後退出」本係不同之制度設計,舊個資法第8條第7款所定之「為學術研究而有必要且無害於當事人之重大利益」,僅限制當事人對「變更目的」的事前同意權,並非當然限制新個資法第3條第4款之事後停止利用請求權;3.新個資法第11條第3項前段之「特定目的消失」,當事人得請求停止利用,此制度設計目的是確保個資保護的「目的特定原則」與「利用限定原則」。換言之,「特定目的消失」不僅包括因特定目的已達成或已不存在而「絕對消失」,也應包括原特定目的雖仍存在,但因同時將個資用於與原始目的不相符之其他目的時,原始特定目的在此一新利用目的中即屬「相對消失」的情形;4.新個資法第11條第3項但書規定「因執行職務或業務所必須或經當事人書面同意者」,與舊個資法第13條第3項但書「因執行職務所必需或經依本法規定變更目的或經當事人書面同意者」相比,新法刪除了「經依本法規定變更目的」作為限制當事人事後停止請求權的事由。因此,依照新個資法第11條第3項規定,當事人得於事後主張停止利用請求權;5.未按允許當事人於「事後」請求停止學術研究之目的外利用,符合研究倫理與憲法學術研究依現行國內與國際上相關之研究倫理規範,承認被研究者除了事前同意之權利外,亦有不可被剝奪的事後退出權利,為平衡個人資訊自主權利與學術研究的合理手段[97]。這就是健保資料庫涉及自主權的爭議部分,也是原告主張在資料庫中其應有的自主權權利。

依照司法院大法官會議的解釋認為隱私權乃為不可或缺之基本權利,而受憲法第22條所保障(司法院釋字第585號解釋參照),有關隱私自主權部分進一步闡釋「其中包含個人自主控制其個人資訊之資訊隱私權,保障人民決定是否揭露其個人資料、及在何種範圍內、於何時、以何種方式、向何人揭露之決定權,並保障人民對其個人資料之使用有知悉與控制

---

97 此為原告的主張;同前註。

權及資料記載錯誤之更正權。隱私權雖係基於維護人性尊嚴與尊重人格自由發展而形成，惟其限制並非當然侵犯人性尊嚴。憲法對個人資訊隱私權之保護亦非絕對，基於公益之必要，自得於不違反憲法第23條之範圍內，以法律明確規定強制取得所必要之個人資訊。至該法律是否符合憲法第23條之規定，則應就蒐集、利用、揭露個人資訊所能獲得之公益與對資訊隱私之主體所構成之侵害，通盤衡酌考量。並就所蒐集個人資訊之性質是否涉及私密敏感事項、或雖非私密敏感但易與其他資料結合為詳細之個人檔案，於具體個案中，採取不同密度之審查。而為確保個人主體性及人格發展之完整，保障人民之資訊隱私權，就其正當取得之個人資料，亦應確保其合於目的之正當使用及維護資訊安全，故蒐集資訊之目的，尤須明確以法律制定之。蓋惟有如此，方能使人民事先知悉其個人資料所以被蒐集之目的，及將如何使用所得資訊，並進而確認主管機關係以合乎法定蒐集目的之方式，正當使用人民之個人資訊。[98]」也因此，如前述的戶籍法規定請領身分證需要揭指紋之作為，大法官會議認為指紋乃重要之個人資訊，個人對其指紋資訊之自主控制（自主權），受資訊隱私權之保障；而國民身分證發給與否，則直接影響人民基本權利之行使；戶籍法第8條第2項規定：依前項請領國民身分證，應捺指紋並錄存，對於未依規定捺指紋者，拒絕發給國民身分證，形同強制按捺並錄存指紋，以作為核發國民身分證之要件，其目的為何，戶籍法未設明文規定，於憲法保障人民資訊隱私權之意旨已有未合；縱用以達到國民身分證之防偽、防止冒領、冒用、辨識路倒病人、迷途失智者、無名屍體等目的而言，亦屬損益失衡、手段過當，不符比例原則之要求而被宣告違憲不再適用[99]。法解釋認為除隱私權之外，控制涉及隱私權的自主利用權亦為法律重要的精神，法律不得以是否按捺指紋的自主權決定予以強制，作為限制換發身分證的公民基本權利行使。

　　台灣個資法亦重視涉及自主權的規範，按新個資法第3條規定：「當事人就其個人資料依本法規定行使之下列權利，不得預先拋棄或以特約限

---

98 司法院大法官會議釋字第603號解釋參照。
99 同前註。

制之：一、查詢或請求閱覽。二、請求製給複製本。三、請求補充或更正。四、請求停止蒐集、處理或利用。五、請求刪除。」可知為保障並強化當事人就其個人資料擁有自決權，新個資法賦予當事人重要之「武器」，除法律另有特別規定外，原則上當事人對於蒐集或持有個人資料者，無論是公務或非公務機關，皆有該條所規定之權利，且該等規定不得預先拋棄或以特約限制之。又同法第11條第4項規定：「違反本法規定蒐集、處理或利用個人資料者，應主動或依當事人之請求，刪除、停止蒐集、處理或利用該個人資料。」第13條第2項規定：「公務機關或非公務機關受理當事人依第十一條規定之請求，應於三十日內，為准駁之決定；必要時，得予延長，延長之期間不得逾三十日，並應將其原因以書面通知請求人。」另參酌新個資法第13條之立法理由：「……當事人向公務機關或非公務機關請求查詢、閱覽、製給複製本，或請求更正、補充、刪除、停止蒐集、處理或利用其個人資料，遭駁回拒絕或未於規定期間內決定時，得依相關法律提起訴願或訴訟，自不待言。」可知新個資法在於規範資料蒐集者對其所蒐集之個人資料，有維護其正確性之義務；且其蒐集須基於特定目的，當事人如發現資料蒐集者違反該法所定蒐集、處理或利用個人資料之相關規定，均有請求資料蒐集者更正補充，或刪除、停止蒐集、處理或利用該個人資料之權利[100]。此均為自主權規範的具體條文依據。

　　就全民健保資料庫原告主張自主權的爭議上，高等行政法院有不同的見解認為：「原告雖主張縱令被告之利用行為合法，然其基於資訊自主權，仍可事後請求停止原蒐集目的外之利用云云。惟按，個人資訊隱私權為憲法保障之基本權利，人民固有自由決定是否揭露其個人資料、及在何種範圍內、於何時、以何種方式、向何人揭露之決定權，並有對其個人資料之使用有知悉與控制權及資料記載錯誤之更正權；惟憲法對資訊隱私權之保障並非絕對，國家得於符合憲法第23條規定意旨之範圍內，以法律明確規定對之予以適當之限制，為司法院釋字第603號解釋闡述明確。再參酌新個資法第1條之規定，可知個人資料保護法之立法目的有二，其一

---

100 台北高等行政法院102年度訴字第36號判決文（2014年5月14日判決）。

為個人隱私權之保護，避免人格權受侵害，另一是促進個人資料之合理利用。其中保護個人隱私權之立法目的，為一般人較易認知之概念，後者有關個人資料合理利用之立法目的，則易受到忽略，然各類個人資料經蒐集處理成檔案後，如能妥善利用，不論在政府行政、經濟發展、學術研究等各方面，均能發揮莫大功能，有效達成目的。因此，基於個人資訊隱私權並非絕對權利，立法者自得在保障個人資料之隱私，以及合理利用個人資料之平衡考量下，限制個人資訊隱私權。因此，原告雖主張資訊自主權有事前與事後控制權，然就權利本質而言，兩者應屬一體之兩面，法律既已限制事前同意權，亦應同時限制事後排除權，否則被告得不經個人同意利用其資料，個人卻能任意行使排除權，則法律所欲達到合理利用個人資料、增進公共利益之目的顯無以達成，如此一來，個人資訊自決權反成絕對權利，當非立法本質，是原告主張其有「事後退出權」乙節，尚無依據。又原告另主張其等8人行使事後排除權，就相對於被告所提供全國民眾健保資料之數量比例而言，微不足道，不影響學術研究，故應允許其等行使事後排除權云云。然個人得否行使事後排除權，其理由已如上述，應非以數量比例或影響力強弱等事由，作為判斷依據，其主張自無足採。此外，原告復主張被告提供利用之健保資料雖經加密，仍存在識別個人之高度危險云云。然個人之健保資料經加密處理，已無個人姓名、身分證字號等年籍資料，亦無具體明確之醫療訊息，無從依個人身分連結至特定健保資料，且其相關資料均以代碼呈現，縱依保障個人隱私權較為周延之新個資法，亦已符合該法第16條第5款有關「資料經過提供者處理後或蒐集者依其揭露方式無從識別特定之當事人」之情形。至於原告主張其輸入特定個人資料加以查詢，最終僅有一人符合其要件，亦可推測出此人之身分云云。姑不論原告主張之調查方式與「全民健康保險研究資料庫」或「協作中心」之實際作業方式是否相符，原告主張上情係測試者事先已知悉特定個人之身分，經輸入業已得知之資料以進行確認之程序，與一般社會大眾在未事先知悉特定人身分之情況下，經由其揭露方式可識別出特定個人身分之隱私暴露情形有異，從而原告上開主張，亦無足採。[101]清楚的給予

---

101 同前註。

駁回其自主權的主張，公共利益與合理利用成為自主權保護必須考量的基準，自主權並非絕對權，當其行使可能牴觸憲法第23條規定：「上各條列舉之自由權利，除為防止妨礙他人自由、避免緊急危難、維持社會秩序或增進公共利益所必要者外，不得以法律限制之。」反之，自主權的行使如可能防止妨礙他人自由、避免緊急危難、維持社會秩序或增進公共利益所必要者，自得以適當的限制，這是台北高等行政法院對資訊自主權行使限制的判決見解。最高行政法院106年度判字第54號確定判決亦認同此一見解。

　　本案上訴到最高行政法院，最高行政法院係以適用新舊個資法等尚有疑慮予以發回更審。台北高等行政法院於2016年5月做出更一審判決，在自主權方面同樣認為：個人對自身醫療或健康資料之自主權，非不得因醫（疫）學研究之公益目的需要而受合理之限制，據此本件被告之利用行為是否適法，非單一法益之考量，而須進行前述利益衡量，當公共利益顯大於個人資料之保護而有必要時，公務機關即得蒐集、處理或利用個人資料。……被告將所掌之全民健保資料，委託參加人國衛院建置「全民健康保險研究資料庫」對外提供學術研究利用，其目的既係基於提升國內醫療品質、促進國內醫療研究等公益目的，而國內醫藥衛生研究人員亦確實多運用該資料庫資料，發表大量學術研究成果並刊載於國內外期刊，學界申請研究踴躍，激盪研究能量，被告所為利用行為確實已促成諸多學術研究成果並刊載於國內外期刊。……被告就所掌「健保資料」為利用前均已經層層加密程序而使該資料無從識別特定之當事人，對於當事人之隱私已有相當保障，故被告業已依侵害最小之手段達成行政目的，就此應有該當於所謂「必要性原則」，所欲追求之公益遠大於個資之保護私益而有必要，就此應有該當於比例原則。……再參酌新個資法第1條之規定，可知新個資法之立法目的有二，其一為個人隱私權之保護，避免人格權受侵害，另一是促進個人資料之合理利用。其中保護個人隱私權之立法目的，為一般人較易認知之概念，後者有關個人資料合理利用之立法目的，則易受到忽略，然各類個人資料經蒐集處理成檔案後，如能妥善利用，不論在政府行政、經濟發展、學術研究等各方面，均能發揮莫大功能，有效達成公益目的。因此，基於個人資訊隱私權並非絕對權利，立法者自得在保障個人資

料之隱私，以及合理利用個人資料之平衡考量下，限制個人資訊隱私權。因此，原告雖主張資訊自主權有事前與事後控制權，然就權利本質而言，兩者應屬一體之兩面，法律既已限制事前同意權，亦應同時限制事後排除權，否則被告得不經個人同意利用其資料，個人卻能任意行使排除權，則法律所欲達到合理利用個人資料、增進公共利益之目的顯無以達成，如此一來，個人資訊自決權反成絕對權利，當非立法本旨，是原告主張其有不受限制之「事後退出權」乙節，尚無依據。又原告另主張其等8人行使事後排除權，就相對於被告所提供全國民眾健保資料之數量比例而言，微不足道，不影響學術研究，故應允許其等行使事後排除權云云。然個人得否行使事後排除權，其理由已如上述，應非以數量比例或影響力強弱等事由，作為判斷依據，其主張自無足採[102]。基本上，更一審判決見解與原來第一次審判的原台北高等行政法院判決的見解應屬一致，同樣認為健保資料自主權的行使必須考量必要性原則與比例原則，追求之公益遠大於個資之保護私益或自主權而有必要，隱私權與自主權均應有所退讓。此判決所揭示者對於推動開放資料加值應用之法律界線與作業規範，影響重大並有待繼續觀察。最高行政法院106年度判字第54號確定判決亦認同此一見解。

　　除了個資法有關自主權規定的條文及大法官會議所宣告的資訊自主權外，具有代表性的法律則為2016年1月公布之【病人自主權利法】，該法的立法目的在於為尊重病人醫療自主、保障其善終權益，促進醫病關係和諧，特制定本法[103]；該法特別強調病人對於病情、醫療選項及各選項之可能成效與風險預後，有知情之權利；對於醫師提供之醫療選項有選擇與決定之權利；病人之法定代理人、配偶、親屬、醫療委任代理人或與病人有特別密切關係之人，不得妨礙醫療機構或醫師依病人就醫療選項決定之作為[104]，此即為病人自主權之行使。甚至病人可預立醫療決定，醫療機構或醫師得依其預立醫療決定終止、撤除或不施行維持生命治療或人工

---

102 台北高等行政法院2016年5月19日判決文（103年度訴更一字第120號）。
103 請參閱【病人自主權利法】第1條規定。
104 請參閱【病人自主權利法】第4條規定。

營養及流體餵養之全部或一部[105]。大數據資料庫的應用，可能涉及的法律屬性主要還是資訊自主權的範圍，由於是巨量資訊的蒐集分析使用，除非其資訊的蒐集係依照法律規定或者當事人自主同意者外，實務上，如果去辨識化做得好，隱私權的侵犯倒是較容易避免，許多大數據主要分析其一致性的趨勢，較少直接涉及具體個人隱私部分，故隱私權侵犯在大數據中反而較少爭議；惟巨量資料使用中的個人資訊應用是否有取得當事人同意，或者當事人主張抽離退出大數據資料庫中的個人資訊部分，這種自主權的可能爭議或較明顯。

四、必要性原則、去識別性原則與風險利益評估原則之適用

在台灣醫療大數據即全民健保資料庫運用的訴訟爭議中，法院見解認為個人對自身醫療或健康資料之自主權，非不得因醫（疫）學研究之公益目的需要而受合理之限制，個人的隱私權乃至自主權非單一法益之考量，而須進行利益衡量，當公共利益顯大於個人資料之保護而有必要時，即得蒐集、處理或利用個人資料，這就是必要性原則。這種必要性原則基本建構在隱私權與資訊自主權均非法律上的絕對權利，有需要進行法益考量；在個資法規範中，不管是敏感性特種資料的例外得蒐集、處理及利用的規定，包括執行或協助公務機關執行法定職務或非公務機關履行法定義務必要範圍內且事前或事後有適當安全維護措施，及公務機關或學術研究機構基於醫療、衛生或犯罪預防之目的，為統計或學術研究而有必要且資料經過提供者處理後或經蒐集者依其揭露方式無從識別特定之當事人者，均可

---

105 請參閱【病人自主權利法】第14條規定：「病人符合下列臨床條件之一，且有預立醫療決定者，醫療機構或醫師得依其預立醫療決定終止、撤除或不施行維持生命治療或人工營養及流體餵養之全部或一部：一、末期病人。二、處於不可逆轉之昏迷狀況。三、永久植物人狀態。四、極重度失智。五、其他經中央主管機關公告之病人疾病狀況或痛苦難以忍受、疾病無法治癒且依當時醫療水準無其他合適解決方法之情形。前項各款應由二位具相關專科醫師資格之醫師確診，並經緩和醫療團隊至少二次照會確認。醫療機構或醫師依其專業或意願，無法執行病人預立醫療決定時，得不施行之。前項情形，醫療機構或醫師應告知病人或關係人。 醫療機構或醫師依本條規定終止、撤除或不施行維持生命治療或人工營養及流體餵養之全部或一部，不負刑事與行政責任；因此所生之損害，除有故意或重大過失，且違反病人預立醫療決定外，不負賠償責任。」

合法的蒐集、處理及利用敏感性特種資料[106]，此即帶有必要性原則的規定；此外，公務機關或非公務機關對個人資料之利用，除第6條所規定之特種資料外，應於執行法定職務必要範圍內為之，並與蒐集之特定目的相符，亦規定例外於法律明文規定、為維護國家安全或增進公共利益所必要、為免除當事人之生命身體自由或財產上之危險、為防止他人權益之重大危害、公務機關或學術研究機構基於公共利益為統計或學術研究而有必要且資料經過提供者處理後或經蒐集者依其揭露方式無從識別特定之當事人及有利於當事人權益者，得為特定目的外之利用[107]，同樣揭示資訊隱私權和自主權於必要性原則下可適當的例外。依此推演，大數據資料庫的運用如能考量公共利益、免除他人或當事人權益之重大危害等合理利用條件下，應可適當主張合理的個資運用。

　　在大數據資料庫的運用技術上，如果可以做到完全的去辨識性或去名化，自無隱私權侵犯疑慮，這也是法務部函釋去辨識性個資基本上即無個資法之適用理由。但如果某些大數據的運用需要進行串連其他資料庫，此時，可辨識性資料便會突顯出來，如非法律授權或個人知情同意，就此部分宜避免做類似的運用。惟大數據的運用，能做到完全的去識別化，限於技術或使用資料的客觀需要，有時無法絕對做到，那麼，要求完全全面的去識別化，在某些大數據如醫療健保資料庫即有其客觀困難。依新個資法第2條第1款有關個人資料之定義反面解釋可知，所謂「去識別化」，即指透過一定程序的加工處理，使個人資料不再具有直接或間接識別性即足；在行政法院判決中特別提到「機關控管去識別化程度，應進行整體風險影響評估，綜合考量個人資料類型、敏感性程度、對外提供資料之方式、引發他人重新識別之意圖等因素，判斷去識別化之技術類型或程度，若係供公務機關或學術研究機構個別申請使用之資料，因資料提供對象有所限縮，除能對資料接收者之身分、使用目的、其他可能取得資料之管道、安全管理措施等先為必要之審查外，並得與資料使用者約定禁止重新識別資料之義務及其他資料利用之限制等，較有利於風險之控管，風險閾值相對

---

106 請參閱【個人資料保護法】第6條規定。
107 請參閱【個人資料保護法】第16條、第20條規定。

較低，其資料去識別化之程度可相對放寬，可提供含有個體性、敏感性之擬匿名化資料，亦即可採取「可匿之擬匿名化資料」方式進行去識別化〔即以專屬代碼、雙向加密或其他技術處理，使處理後之編碼資料無從識別特定個人，惟原資料保有者保留代碼與原始識別資料對照表或解密工具（鑰匙）之方式〕，是就資料揭露者於資料釋出過程所採取之各項安全維護及風險控管之措施，均係判別資料於揭露過程是否已達去識別化程度之依據。個人資料經去識別化處理後，是否無從辨識該特定個人，應以資料接收者之角度判別揭露之資料是否具有直接或間接識別之可能。即資料經過編碼方式加密處理後，處理後之編碼資料已無從直接或間接識別特定之個人，雖然資料保有者仍保有代碼、原始識別資料對照表或解密工具而得還原為識別資料，但只要原資料保有者並未將對照表或解密方法等連結工具提供給資料使用者，其釋出之資料無法透過該資料與其他公眾可得之資料對照、組合、連結而識別出特定個人時，該釋出之資料即屬無法直接或間接識別之資料而達法律規定去識別化之程度。[108]」這就是重要的合理去識別性原則。如果一般大數據的資料運用，其去識別化程度可以達到使個人資料不再具有直接或間接識別性，應足以保護到隱私權。科技部在發布有關「人類研究」[109]相關資料庫審查上，亦提出個人資料包括各種得以直接或間接方法識別個人之資料，如使用原本屬於個人資料素材，仍必須在合法或不違背當事人自主權的前提下，去除其識別連結後，始非人類研究；既存資料或次級資料庫所儲存的資料仍具有直接或間接識別個人之可能，則當然屬人類研究，使用該資料時仍應考量所屬個人之資訊自主權與隱私保障；既存資料或次級資料庫雖已去識別連結，但原始資料係非法蒐集取得，或留存與利用目的之轉換違背當事人授權亦未為法律所許，或去識別連結未經當事人同意者，仍屬個人資料之人類研究，必須審查確保當事人自主權保障[110]。除自主權外，其中是否去識別化是決定其風險

---

108 台北高等行政法院2016年5月19日判決文（103年度訴更一字第120號）。
109 「人類研究」定義是：【凡是以人類為對象（不論是單一個人或群體），並使用觀察、介入、互動方法或使用未經個人同意去除其識別連結之個人資料，並進行系統性或學術性的知識探索活動者，皆屬人類研究之範圍】。主要以定義人文社會科學類的研究為主。
110 科技部2013年台會文字第1020080702號函釋。

的主要考量，如已去識別連結，則隱私權保護應無問題，在研究倫理審查上，甚至是可以免審。

　　風險利益評估原則原係研究倫理審查機制對研究對象保護的重要基準，國際有名的醫學研究倫理赫爾辛基宣言即規定：「所有人體醫學研究，事前須審慎評估對受試者個人及群體之可預期風險、負擔與益處，並與其他具有與研究主題相關情況的個人或群體比較。研究者須採行措施降低風險，並針對風險進行持續監測、評估與紀錄。[111]」【人體研究法】第2條也規定：「人體研究應尊重研究對象之自主權，確保研究進行之風險與利益相平衡，對研究對象侵害最小，並兼顧研究負擔與成果之公平分配，以保障研究對象之權益。」這就是風險利益評估原則。其實，在全民健保資料庫訴訟中也提到，健保資料庫資料申請出來進行研究時，均需要通過研究倫理審查委員會的風險利益評估，如屬可行，發給同意函後才可以進行分析研究，研究結論報告也才能夠發表。這套風險利益評估原則，在大數據的運用中，或可作為評估大數據運用的可能風險與運用的利益間衡量的基準，適用基準不僅在研究，也可能包括大數據的其他加值使用；大數據作為各種決策的重要參考已是趨勢，惟如作為其他商業、機構加值利用或學術研究等方面，其利益面是明顯的，但卻也可能帶來如隱私權和自主權等侵犯，在司法審查或法制規範上，如能以適當的風險利益評估原則，以大數據運用的可能風險和可能帶來的種種利益進行評估，在風險微小，但利益明顯或利益大於風險的情況下，自應開放大數據進行某些項目的常態運用。否則，資訊科技的方便與利益，受限於個別權利的保護限制，基本亦有違法律比例原則。

五、小結

　　大數據是資訊科技發展在各種資料運用上的新利器，在大數據潮流之下，未來各家企業勢必將面臨「數據應用」與「隱私權」之間的拉扯。大數據正夯，帶來的影響卻可能利弊兼存，到了2018年，企業違反商業倫理

---

111 請參閱【赫爾辛基宣言】第17條規定。

的案件中，近半都來自於不當的利用大數據資料分析；以美國第二大零售百貨集團Target便曾運用大數據研發懷孕預測模型，藉由蒐集顧客的購物資訊，來推敲婦女的懷孕現象，並對其投放育兒用品等行銷廣告，Target雖然達成了精準行銷的目的，但也侵犯了顧客的隱私權，「它沒有違法，卻侵犯了隱私！」若要避免類似的案件發生，企業的資訊長應該要針對大數據的應用，訂定一套商業倫理行為的把關[112]。惟倫理的把關，總不如法令規範來得有強制力與一致遵循性，建構合適的大數據法令規範，使大數據的合理運用與私權維護之間取得平衡，是政府在資訊科技化年代應有的作為。

　　《大數據》作者維多麥爾荀伯格訪台時提出，使用任何資料都必須保持批判眼光，不能盡信，以避免「資料獨裁」的狀況發生；此外應制定法律規範，以免電影《關鍵報告》中因「被預測犯罪」而蒙受冤屈的狀況發生[113]。台灣雖然沒有大數據運用的專法，但透過敏感性特種個資即醫療健康資訊的大數據資料庫運用爭議案例，導向隱私權與自主權是大數據包括一般個資和敏感性特種個資可能會碰觸到的法律爭點；而【個人資料保護法】是可以解決適用的法律規範。推而演之，如有其他類似大數據資料庫運用引起的法律爭議，基本上，亦可透過【個人資料保護法】的適用而得以處理。個資法的適用除了強調個人隱私權之保護，避免人格權受侵害外，也重視促進個人資料之合理利用（第1條）；也就是，政府擁有的大數據資料庫如對外提供學術研究利用等，雖然係醫療目的外之運用，但其目的既係基於提升醫療品質、促進醫療研究等『公益目的』，即符合「必要性原則」，再輔以適當的去辨識化，隱私權得到合理的保障，開放此醫療大數據的運用，要無違法性之問題。就從風險利益評估角度來看，資料庫對外提供學術研究利用，使醫藥衛生研究人員能夠運用該資料庫資料，發表大量學術研究成果並刊載於國內外期刊，學界申請研究踴躍，激盪研

112　〔專訪〕Gartner副總裁：企業將面臨「數據應用」與「隱私權」的拉扯，數位時代，2016年9月5日，http://www.bnext.com.tw/article/view/id/35293。

113　李昀澔，大數據優缺點，台灣醒報，2014年6月11日，http://www.msn.com/zh-tw/news/other/%e6%95%99%e9%95%b7%e3%80%81%e5%b8%82%e9%95%b7%e6%8c%91%e6%88%b0-%e5%a4%a7%e6%95%b8%e6%93%9a%e5%84%aa%e7%bc%ba%e9%bb%9e/ar-AA1DdVP。

究能量，所為利用行為確實已促成諸多學術研究成果，並直接間接有利於醫療和學術之發展，加以符合比例原則之個資保護條件，即無限制此等龐大醫療大數據資料庫之合理利用，此等合理利用其利益可說遠高於風險，自屬合乎風險利益評估原則。民間如有類似大數據資料庫，其運用規範自然不脫此類法則。

這些大型計算機幫助我們發展和創新，同時也將我們帶入了計算機時代。今天，有很多專家預計，下一個時代的到來很有可能會被大數據所推動，即就是包含網頁、瀏覽習慣、傳感器信號、智能手機位置跟蹤、基因信息等資料量規模巨大的數據。大數據和智能軟體相結合後將會產生巨大的能量；該種科技能夠使我們以前所未有的方式審視檢測事物，就像是顯微鏡能夠使科學界看到生命的細胞一樣。大數據將會使各個領域能夠做出更為明智的決定，不論是商界、生物，還是醫療和環保；但是近期在數據收集上所獲得的巨大進步卻再一次引起了人們對於隱私問題的擔憂，這一問題至關重要，它很有可能使「大數據」無法實現重大突破[114]。大數據的運用固然可能對隱私權造成某種程度的侵犯，惟大數據主要運用應該是分析歸納其趨勢，個別化反而不是大數據運用的重點，在分析歸納趨勢的運用程序上，適當的去辨識化，隱私權應可獲得一定程度的保障。反而值得重視的是，許多大數據原來形成或資料蒐集有其特定之目的，然而，大數據的運用可能溢出其原來蒐集目的之外，對個人資訊而言，便成為當初設想目的外之使用，如無適當節制，個人資訊自主權是明顯可能受到抑制。惟此種自主權的可能抑制，如果可以考量「必要性原則」，並合乎一定的風險利益評估，並非要死守個人自主權的保障；如同大法官會議603號解釋所述，應就蒐集、利用、揭露個人資訊所能獲得之公益與對資訊隱私之主體所構成之侵害，通盤衡酌考量。也就是說，在隱私權與自主權保護原則中，運用大數據資料庫也需要合理的考量其可能獲得的社會利益或公益，這種基本比例原則的套用，其實是植基於重要的法律比例原則的精神而來。

---

114 紐約時報，大數據時代的隱私問題，大陸新華網引述，2013年3月25日，http://big5.xinhuanet.com/gate/big5/news.xinhuanet.com/info/2013-03/25/c_132260461.htm。

政府擁有許多的資訊，這些資訊會形成不同的大數據，妥當運用能帶來極大的科技好處，加上政府有一定資訊公開的義務，【政府資訊公開法】即規範政府資訊公開的法律規定；亦即在政府資訊公開義務和資訊隱私權、自主權之間，能有符合一定比例原則的適用基準，為政府資訊大數據運用的重要法則。民間大數據規模性可能不如政府擁有的龐大資訊，但其數據運用的適用法則，宜等同為之。如果大數據的應用越來越普及，訂立大數據運用的專法，或許也是可以思考的方向。

健保資料庫爭議於2013年1月，由台灣人權促進會等團體提起行政訴訟，並於2017年1月敗訴定讞如前述分析。台灣人權促進會等當事人，已經委託律師在2017年底，正式向司法院大法官提出「釋憲」聲請。公民團體質疑健保資料庫未經過當事人同意，逕自把個人的健康報告提供給學術界使用，且未完全去識別化，有違憲之虞，聲請大法官解釋【個人資料保護法】第6條及違反【憲法】第22條資訊隱私權、第23條法律保留原則的規定。學者范建得之見解或者可以引參[115]：此時若吾等要對照上述釋憲案所爭議的資料蒐集、處理與利用問題來看，則【嚴重特殊傳染性肺炎防治及紓困振興特別條例】第7條之概括條款，是否足以超越個資法有關去識別化要求之限制，以及是否容許個人要求退出健保資料庫之主張，可能也會是一個值得憲法法庭重視的例示發展。蓋若是釋憲結果將樹立的是法律原則，則此種因疾病而觸發的除外，是否可以是一種例外？又設若有例外可能，那麼是否還會有其他除外應用類型亦應一併加以考慮？例如戰爭。此外，各種例外之容許標準及程度，即其判斷方式之授權，會不會透過立法來處理會更適當呢？換言之，這種權衡個資保護與政府公益職權分際之爭議，是否已經成熟到可交由司法院大法官會議來決議？抑或台灣應該先慎重思考如何導入歐美先進國家之經驗，善用生命倫理之思辯，先行論述政策之倫理基礎，藉以深化社會之共識，並適度放寬依法行政所需判斷餘地，而將司法的介入建立在生命倫理所呈現之多元價值論辯基礎上，期能以更包容的態度來累積社會對於相關議題的觀點，進而作為後續修法

---

115 范建得，范建得觀點：自生命倫理的視角，看健保資料的釋憲及抗疫利用，風傳媒，2022年4月15日。https://www.storm.mg/article/4284416?mode=whole。

之依據。或許大法官會議應採取更謹慎的停看聽態度來看待此次的釋憲案，以留給社會多元意見在不同角落發聲的空間，最後回歸立法解決，而這也是最高行政法院所強調「不應以退出作為調和法益衝突之平衡點，而是去識別化方屬合理」，而讓司法審查退讓至持續監督立法與行政作為之合憲性，而非直接介入而影響未來立法與行政判斷的空間。

　　司法院憲法法庭於2022年8月12日做出111年憲判字第13號【健保資料庫案】解釋案，其主要意見為：「一、個人資料保護法第6條第1項但書第4款規定：『有關病歷、醫療、基因⋯⋯健康檢查⋯⋯之個人資料，不得蒐集、處理或利用。但有下列情形之一者，不在此限：⋯⋯四、公務機關或學術研究機構基於醫療、衛生⋯⋯之目的，為統計或學術研究而有必要，且資料經過提供者處理後或經蒐集者依其揭露方式無從識別特定之當事人。』與法律明確性原則、比例原則尚屬無違，不牴觸憲法第22條保障人民資訊隱私權之意旨。二、由個人資料保護法或其他相關法律規定整體觀察，欠缺個人資料保護之獨立監督機制，對個人資訊隱私權之保障不足，而有違憲之虞，相關機關應自本判決宣示之日起三年內，制定或修正相關法律，建立相關法制，以完足憲法第22條對人民資訊隱私權之保障。三、就個人健康保險資料得由衛生福利部中央健康保險署以資料庫儲存、處理、對外傳輸及對外提供利用之主體、目的、要件、範圍及方式暨相關組織上及程序上之監督防護機制等重要事項，於全民健康保險法第79條、第80條及其他相關法律中，均欠缺明確規定，於此範圍內，不符憲法第23條法律保留原則之要求，違反憲法第22條保障人民資訊隱私權之意旨。相關機關應自本判決宣示之日起三年內，修正全民健康保險法或其他相關法律，或制定專法明定之。四、衛生福利部中央健康保險署就個人健康保險資料之提供公務機關或學術研究機構於原始蒐集目的外利用，由相關法制整體觀察，欠缺當事人得請求停止利用之相關規定；於此範圍內，違反憲法第22條保障人民資訊隱私權之意旨。相關機關應自本判決宣示之日起三年內制定或修正相關法律，明定請求停止及例外不許停止之主體、事由、程序、效果等事項。逾期未制定或修正相關法律者，當事人得請求停止上開目的外利用。五、其餘聲請部分，不受理。」

　　基本上，除採認高等及最高行政法院的主要見解外，亦提出立法解

決之法律保留原則精神，將欠缺個人資料保護之獨立監督機制，對個人資訊隱私權之保障不足部分，與資料庫儲存、處理、對外傳輸及對外提供利用之主體、目的、要件、範圍及方式暨相關組織上及程序上之監督防護機制等重要事項，於【全民健康保險法】第79條、第80條及其他相關法律中均欠缺明確規定，應制定或修正相關法律，建立相關法制加以補足。惟如前述行政法院判決中所指述：「可知個人資料保護法之立法目的有二，其一為個人隱私權之保護，避免人格權受侵害，另一是促進個人資料之合理利用。其中保護個人隱私權之立法目的，為一般人較易認知之概念，後者有關個人資料合理利用之立法目的，則易受到忽略，然各類個人資料經蒐集處理成檔案後，如能妥善利用，不論在政府行政、經濟發展、學術研究等各方面，均能發揮莫大功能，有效達成目的。因此，基於個人資訊隱私權並非絕對權利，立法者自得在保障個人資料之隱私，以及合理利用個人資料之平衡考量下，限制個人資訊隱私權。因此，原告雖主張資訊自主權有事前與事後控制權，然就權利本質而言，兩者應屬一體之兩面，法律既已限制事前同意權，亦應同時限制事後排除權，否則被告得不經個人同意利用其資料，個人卻能任意行使排除權，則法律所欲達到合理利用個人資料、增進公共利益之目的顯無以達成，如此一來，個人資訊自決權反成絕對權利，當非立法本質，是原告主張其有『事後退出權』乙節，尚無依據。」就資訊退出權利此見解似較為合理。否則，一部分人進行資料之退出權利，將產生最高行政法院所指之「如果容許少數人退去，基於執法平等性之要求，多數人也可比照辦理，如此可能引發退出風潮，形成『破窗效應』，造成資料蒐集投入成本之虛耗。」且基於權利義務之對等性原則，如因健保資料之應用產生之醫療產出或公共衛生或醫學研究利益，退出者理應不得參與分享，如此機制勢必過於複雜且不利於退出者之健康權，這就是行政法院一再強調之公共利益，顯然，憲法法庭將某些個人資料權利高於整體醫療公共利益之上，此有再斟酌之空間。

貳、AI人工智慧醫療器材人體研究涉及之法律與倫理問題探討

　　人工智慧（英語：Artificial Intelligence, AI）亦稱機器智慧，是指由人製造出來的機器所表現出來的智慧。通常人工智慧是指通過普通電腦實現的智慧；該詞同時也指研究這樣的智慧系統是否能夠實現，以及如何實現的科學領域。人工智慧的定義可以分為兩部分，即「人工」和「智慧」，「人工」比較好理解，爭議性也不大；關於什麼是「智慧」，就問題多多了；這涉及到其它諸如意識、自我、心靈，包括無意識的精神等等問題[116]；惟醫療用途的人工智慧系統主要還是以電腦智慧運算系統輔助醫療行為之實施，較不涉及意識、自我、心靈等層次。人工智慧（AI）在各個產業的應用方興未艾，包括運用在醫療；而醫療仰賴人工智慧分析的大數據建立，則是醫療應用趨勢的當務之急。AI人工智慧醫療器材係指運用人工智慧的運算使用於醫療器材上包括醫用軟體等，能更有效率提昇醫療器材的功能及處理醫療方面的問題。觀察常規醫療活動，病患的病歷、檢驗數據與醫療影像，以及在不同臨床場域、醫療照護模式中，所產生的這些大量臨床數據資訊，未來皆有機會藉由AI技術協助下，在短時間內處理與分析大量繁複、重複且精密的訊息資料，並進一步協助醫師進行判斷、分類與處理，以增加臨床反應的時間與協助病患照護的精確度。穿戴式裝置配合App或是網站所提供的自我健康紀錄系統，皆非涉及醫療行為，都可藉由使用者主動授權資料的約定，進而提供與大數據比對後反饋的即時服務。反觀數位醫療與精準醫療領域，由於牽涉醫療行為、數據與個人基因數據，屬於醫療行為及高敏感度個人資料保護，存在著高度的專業技術門檻與法規驗證限制，故要將各個應用整合將是相當大的挑戰[117]。

　　所稱醫療器材，係用於診斷、治療、減輕、直接預防人類疾病、調

---

116 維基百科定義，https://zh.wikipedia.org/wiki/%E4%BA%BA%E5%B7%A5%E6%99%BA%E8%83%BD。

117 TECHNEWS，醫療AI發展加速，http://technews.tw/2017/07/19/medical-treatment-ai/。

節生育，或足以影響人類身體結構及機能，且非以藥理、免疫或代謝方法
作用於人體，以達成其主要功能之儀器、器械、用具、物質、軟體、體外
試劑及其相關物品[118]。診斷疾病如血糖機、X光機、心電圖機等，治療疾
病如手術器械、內視鏡器械、冠狀動脈支架等，減輕疾病如紅外線燈、冷
熱敷包等，直接預防疾病如保險套、手術用手套、口罩等，影響身體結構
機能如心臟節律器、牙科植體、隱形眼鏡等。醫療器材通常以物理性達成
其效用，非透過人體代謝途徑，人為設計強調預期用途，常與醫療技術結
合受人為因素影響；此與新藥通常以化學特性達成其效用，以人體代謝作
用途徑，生化機轉強調生理作用，以輸注或口服務等使用即可產生效用，
兩者有明顯差異。醫療器材其制程多以希望達成的用途，應用何種原理，
設計雛形，再進行測試驗證，加以改良，最後達成預期用途，其特性較
為變化多端、種類複雜。醫療器材依據風險程度，分成下列等級：第一
等級：低風險性（如ok繃、壓舌板、處方鏡片占44%），第二等級：中風
險性（如電子血壓計、紅外線耳溫槍、血管氣球導管等占49%），第三等
級：高風險性（如生命維持、失能　將危及生命或重要生理機能如心臟節
律器、冠狀動脈支架等占7%）。醫療器材依據功能、用途、使用方法及
工作原理，可分類如下：臨床化學及臨床毒理學、血液學及病理學、免疫
學及微生物學、麻醉學、心臟血管醫學、牙科學、耳鼻喉科學、胃腸病科
學及泌尿科學、一般及整形外科手術、一般醫院及個人使用裝置、神經科
學、婦產科學、眼科學、骨科學、物理醫學科學、放射學科及其他經中央
衛生主管機關認定者[119]。醫用軟體在新的【醫療器材管理法】中亦列為
醫療器材的一類，該法所定義之醫療器材為——本法所稱醫療器材，指儀
器、器械、用具、物質、軟體、體外診斷試劑及其相關物品，其設計及使
用係以藥理、免疫、代謝或化學以外之方法作用於人體，而達成下列主要
功能之一者：一、診斷、治療、緩解或直接預防人類疾病；二、調節或改
善人體結構及機能；三、調節生育[120]。現行衛生福利部即以指引公告界
定，所稱「醫用軟體」，泛指蒐集、儲存、分析、顯示、轉換人體健康狀

---

118 請參閱【藥事法】第13條規定。
119 請參閱【醫療器材管理辦法】第2條、第3條規定。
120 請參閱【醫療器材管理法】第3條規定。

態、生理參數、醫療相關紀錄等處理軟體，使用場所涵蓋醫用軟體分類分級參考指引醫療院所、個人居家使用及遠距醫療照護，而「醫用軟體」判定屬醫療器材管理者，在此則稱為「醫療器材軟體」[121]。故AI人工醫療器材幾乎都會使用相關軟體運算、分類、儲存及分析等，與硬體設備結合或醫療雲端使用於醫療面向具有人工智慧能力者，均屬於AI人工醫療器材的範疇。

依醫療法規定的人體試驗係指醫療機構依醫學理論於人體施行新醫療技術、新藥品、新醫療器材及學名藥生體可用率、生體相等性之試驗研究[122]；所以，新醫療器材應進行必要的人體試驗，特別是申請核准上市的查驗登記，主要考量新醫療器材若未經人體試驗之驗證，冒然應用於病患身上，其帶來的風險具有不可預測性，站在消費者安全保護的立場，亦當如是要求。新醫療器材的定義係指以新原理、新結構、新材料或新材料組合所製造，其醫療之安全性或效能尚未經醫學證實之醫療器材[123]。新醫療器材固然需要人體試驗，但如果非屬法規規定的如無已核准類似品（第23等級如特殊材質皮下植入物）之第二、第三等級之醫療器材，通常即可不需要進行人體試驗，因其使用風險不高。實務上在進行新醫療器材的查驗登記時，有幾個重要的考量基礎包括是否有已核准類似品？是否有公定規範？是否有完整的臨床前測試驗證？測試方法是否參考國際公定標準？（如是否為體外使用的狀態、能源來源、材質毒性、無菌、無熱源、軟體、輻射等）？當然也需要考量是否需要臨床實驗驗證[124]？人體試驗所稱之醫療器材自然也包括人工智慧的醫療器材，惟人工智慧的醫療器材如果非屬風險較高的第二、第三等級，或者屬於法規查驗登記不需要進行人體試驗的範圍，依法定可不進行人體試驗；但為驗證人工智慧的醫療器材（包括醫用軟體）是否具有一定的準確性、可操作性及安全性等，通常在申請上市許可前都會進行人體上的評估，此符合人體研究法第4條定義

---

121 衛生福利部食品藥物管理署2015年4月14日公告—醫用軟體分類分級參考指引。
122 請參閱【醫療法】第8條規定。
123 請參閱【醫療法施行細則】第2條規定。
124 曾育裕，台灣新醫療器材人體試驗審查問題探討，第六屆海峽兩岸醫事法學術研討會論文集，2015年10月，頁131。

的人體研究範圍[125]，依法也需要經過人體研究倫理審查委員會（IRB）之審查通過才可以執行[126]，故本文即以人工智慧醫療器材人體研究涉及的法律和倫理問題探討為主題。至於臨床試驗依藥品優良臨床試驗準則GCP定義，係指以發現或證明藥品在臨床、藥理或其他藥學上之作用為目的，而於人體執行之研究[127]：故臨床試驗一般係指新藥試驗，與此介紹之人工智慧醫療器材屬性不同。

　　人工智慧系統有其利但也有其可能的隱憂和對人類發展及倫理上的衝擊。特斯拉電動車馬斯克（Elon Musk）在麻省理工學院（MIT）航空航天部門百年紀念研討會上稱人工智慧是「召喚惡魔」行為，英國發明家Clive Sinclair認為一旦開始製造抵抗人類和超越人類的智能機器，人類可能很難生存，蓋茨同意馬斯克和其他人所言，且不知道為何有些人不擔憂這個問題。DeepMind的人工智慧（AI）系統在2016年「AlphaGo」對戰韓國棋王李世 獲勝，開發商表示在內部設立倫理委員會，針對人工智慧的應用制定政策，防範人工智慧淪為犯罪開發者。科技進步，人工智慧科技產生「自主武器」軍備競賽已悄悄展開，英國、以色列與挪威，都已部署自主飛彈與無人操控的無人機，具「射後不理」（fire-and-forget）能力的飛彈，多枚飛彈還可互相溝通，分享找到攻擊目標。霍金等人在英國獨立報發表文章警告未來人工智慧可能會比人類金融市場、科學家、人類領袖更能操縱人心，甚至研發出人們無法理解的武器。專家恐發展到無法控制的局面，援引聯合國禁止研發某些特定武器的「特定常規武器公約」加以限制。新南威爾斯大學（New South Wales）人工智慧的沃爾什（Toby Walsh）教授認為這是一種欺騙，因為機器無區別戰敵和平民的技術[128]。日本野村總合研究所也與英國牛津大學的研究學者共同調查指出，十至二十年後，日本有49%的職業（235種職業）可能會被機械和人工智慧取代而消失，直接影響約達2,500萬人，例如：超市店員、一般事務員、計

---

125 請參閱【人體研究法】第4條：「人體研究：指從事取得、調查、分析、運用人體檢體或個人之生物行為、生理、心理、遺傳、醫學等有關資訊之研究。」
126 請參閱【人體研究法】第5條規定。
127 藥品優良臨床試驗準則GCP第3條規定。
128 https://kknews.cc/zh-tw/tech/3bp88o.html。

程車司機、收費站運營商和收銀員、市場營銷人員、客服人員、製造業工人、金融中間人和分析師、新聞記者、麻醉師、士兵和保安、律師、醫生、軟體開發者和操盤手、股票交易員等等高薪酬的腦力職業將最先受到衝擊[129]。媒體報導，臉書研發中的人工智慧機器人，突然自創語言互相溝通，嚇得工程師們緊急關掉機器人[130]。科技網站網站稱：「臉書工程師嚇壞了，發現人工智慧機器人竟自創語言，連忙拔掉插頭。」另有科技網站質疑：「人類是不是創造了科學怪人？」整起事件令人聯想到好萊塢電影《魔鬼終結者》裡，試圖消滅人類的美國政府研發的人工智慧國防電腦系統「天網」（Skynet）。英國學者警告，臉書事件凸顯出人工智慧的危險性，若進一步將人工智慧應用在國防機器人上，恐鬧出人命。從行業監管角度，涉及相當專業之營業可以為都需要一定的證照才能執業，如醫師執照、駕照、財務規劃師、飛機機師等，但人工智慧醫療診斷、人工智慧汽車上路、人工智慧理財顧問、人工智慧無人飛機等：在其他的人工智能應用行業，例如醫療設備、聯網的可穿戴設備等，牌照的監管問題也不容忽視，另一個需要考量的倫理議題，即未來行業監管是否需要延伸至人工智慧領域[131]？

　　達文西手術裝置是人工智慧醫療應用的代表，不過如今卻成了醫療手術氾濫的濫觴；隨著醫療產業發展的趨勢，在醫學上，已經可利用預測模型，來預測患者未來發生心臟衰竭的機率與時機，提高治療效率；這是時下醫療產業最夯的題材——精準醫療。全球精準醫療市場規模約389億美元，預估至2020年將可達695億美元，15～20年年複合成長率為12.3%；因應這樣的趨勢，不少科技大廠也開始投入此領域，包括IBM Watson和醫療機構合作，針對癌症與腫瘤病患做診斷建議；以及百度運用海量醫療數據建立的「百度醫療大腦」；其他還有戴爾、蘋果、日立研究院、等等[132]。許多醫療儀器開始從類比走向數位，可提升人類在疾病的預防、

129 中國時報，日本近半職業將被人工智慧取代，2015年12月3日，http://www.chinatimes.com/newspapers/20151203000491-260108。
130 https://m.ctee.com.tw/focus/kjmd/157139。
131 王新銳，人工智能發展面臨的法律挑戰，2017年4月18日，http://www.ftchinese.com/story/001072216?full=y&archive。
132 ETTODAY新聞網，先探AI應用在醫療，2017年5月26日，https://www.ettoday.net/

診斷、矯正、舒緩、治療等精確性與實用性，大幅提升整體醫療品質。因此不少科技大廠與醫療儀器大廠，開始推出各式各樣的醫療電子產品，為醫療電子產業帶來新的曙光。奈米科技的研發與電子產品微型化的設計，加上當今資通訊科技的進步神速，消費性電子產品可以非常輕巧美觀呈現在世人面前。搭配近年來雲端的應用、物聯網與大數據的發展趨勢之下，消費者已經可透過穿戴式裝置達到自主健康管理。而在醫療產業中，不少廠商也開始推廣各種可穿戴裝置，以協助病人達到居家照護、自主治療，從而降低醫院的人力負荷，提升醫療品質。醫療電子產品不同於一般消費性電子產品，必須通過各國的特定電性安全規範，且非常重視安全性、有效性與可靠性，並經常需要搭配臨床試驗與多次校正，最後還要經過衛生機關的多次查驗或登記報備，核准之後才能上市，可以說醫療電子產品需要投注非常多的研發時程、人力與財力[133]。美國食品藥品管理局（FDA）就注意到這波人工智慧醫療浪潮，宣布將招集電腦科學和人工智慧的專家，成立一個小組協助監管人工智慧醫療產品。讓民眾接受新興的科技醫療時，可以將風險降到最低[134]。

　　茲舉例AI人工智慧醫療器材人體研究IRB審查實例加以論述[135]：

案例一：阻塞型睡眠呼吸中止症患者為受試者。本研究即在利用穿戴式裝置居家檢查、輕便與低干擾的特性，比對其與傳統PSG對於OSA病患嚴重度的鑑別能力，以臨床症狀、主觀問卷與血液檢驗等生理訊號作為評估OSA嚴重度的真正標準，同時藉由連續性陽壓呼吸器治療前後的改善程度，驗證穿戴式裝置作為追蹤OSA病情改善與否的工具，預期透過此研究將可開展未來居家遠距智慧醫療的新面貌。

案例二：本研究案旨結合臨床研究重點、大數據與醫資專才，以及大學

　　　news/20170526/931820.htm。
133 物聯網，穿戴式裝置走入照護、醫療專用市場商機無限，2015年10月26日，https://www.digitimes.com.tw/iot/article.asp?cat=130&cat1=&cat2=&id=0000447896_jxo7z59clcftq85vfigpl。
134 https://www.bnext.com.tw/article/45501/fda-assembles-a-team-to-oversee-ai-revolution-in-health。
135 作者參與之醫療機構IRB審查案例。

人工智慧團隊，著眼於持續發展之大資料庫與影像研究特點，協助國網中心完成醫療影像資料庫建置、關鍵醫療應用的人工智慧平台開發，以及資料共享與促進相關醫療產業應用發展。

案例三：本案為(1)使用全民健康保險資料庫檔案，分別利用機率分析（probabilistic model）建立模型，比較其敏感性（sensitivity）、特異性（specificity）及準確性（accuracy），並透過專家意見（human curation）的方式進行評估，進一步修正及加入年齡、性別及藥物劑量等變項擴充模型；(2)進行前導與臨床試驗，實際導入模型於合作醫院之醫令系統，以調校系統模型之準確性，並觀察院內醫師在開立處方時行為之差異。

案例四：本案招募巴金森氏病患者為受試者。將使用市售之穿戴式運動手環與智慧型手機來進行平衡與步態分析，撰寫APP軟體並搭配醫院常用的平衡與步態分析力板進行相關性分析，檢測是否可使用簡易穿戴式裝置應用於評估巴金森氏症患者之平衡與步態功能。

案例五：本案以健康成人為受試者，將以智能錶原型機與目前醫療院所使用之標準多功能生理監視儀（VM6）在願意參與試驗之受試者身上進行各項功能比對。比對內容包括心率、血氧及呼吸數值與心電圖影像之可讀性、使用穩定性、數據之相似性。

案例六：本案擬招募健康受試者，進行模擬居家環境的睡眠測試。使用智能感測基座原型機與目前醫療院所使用之夜間多頻道睡眠記錄儀（PSG）在願意參與試驗之受試者身上進行各項功能比對，比對內容包括呼吸頻率吻合度、基座連續使用穩定性、數據之相似性及使用者滿意度。

案例七：擬招募健康受試者，本試驗將以市售的無線傳輸血壓計、有線傳輸總膽固醇量測儀與自行開發且通過安規認證的無線傳輸單一導程心電圖儀，由願意參與試驗之受試者進行量測後傳送到雲端。主要驗證是否可以有效將量測數值透過手機傳送到雲端。

案例八：招募血液透析治療之受試者，徵詢當事人同意並填寫同意書後納入，透析醫療過程所產生之巨量資料透由資訊化作業及物聯網收集至中央處理系統，並分類整理儲存。由醫師決定此人工智慧系統所

要開發之重要題目對象，決定所有主要、次要或現有相關參數，對該選定議題導入定量之病人群建立神經網路（neural network）、並做人工智慧初步建模（modeling），待模組化確立，即帶入更多病人群做模擬化（simulation），隨著病人數之增加與資料參數之增加，讓人工智慧系統反覆機器學習（machine learning），再進一步深度學習（deep learning），以達所要醫療目標最佳化（optimization），做出最有利與正確之預測（prediction），輔助醫師做醫療決策。

　　上述AI人工智慧醫療器材或醫用軟體或醫療大數據之人體研究，幾乎涉及醫療資訊之收集與傳送，有些透過醫療雲端之運算達到AI人工智慧比對的結果運用；基本上，均涉及個人資料保護法之個資蒐集處理及利用問題，依台灣個人資料保護法規定，不管是病歷資料或健康檢查或醫療等資料均列為敏感性之特種個資[136]，依法不得蒐集處理與利用，除非符合法定例外規定如其他法律有特別規定或當事人書面同意者等。所以，這類AI人工智慧醫療器材或醫用軟體或醫療大數據之人體研究，其所建立之個人醫療資料等個資，如非受試者知情同意且簽署同意書得以收集利用外；另一方式，則必須進行個人資料之去名化即去辨識性，個資法主管機關法務部即曾有函釋指出「資料經過提供者處理後或經蒐集者依其揭露方式無從識別特定之當事人，即無個人資料保護法之適用。[137]」隱私權為重要之人民基本權利，雖然未直接規範在憲法條文中，但依大法官會議解釋認為：「維護人性尊嚴與尊重人格自由發展，乃自由民主憲政秩序之核心價值。隱私權雖非憲法明文列舉之權利，惟基於人性尊嚴與個人主體性之維護及人格發展之完整，並為保障個人生活私密領域免於他人侵擾及個人資料之自主控制，隱私權乃為不可或缺之基本權利，而受憲法第22條所保障。[138]」台灣在隱私權保護規定上，除偏重資訊隱私權的【個人資料保護法】外，其他如【刑法】妨害秘密罪、【民法】第195條人格權包

136 請參閱【個人資料保護法】第6條規定。
137 法務部2012年7月30日法律字第10103106010號函。
138 司法院大法官會議釋字第585號解釋參照。

含隱私權的規定[139]、【通訊保障及監察法】（不得違法監聽）等規定，亦均為保障隱私權的法律。惟隱私權的保障亦非絕對，隱私權雖係基於維護人性尊嚴與尊重人格自由發展而形成，惟其限制並非當然侵犯人性尊嚴；【憲法】對個人資訊隱私權之保護亦非絕對，基於公益之必要，自得於不違反【憲法】第23條之範圍內，以法律明確規定強制取得所必要之個人資訊；至該法律是否符合【憲法】第23條之規定，則應就蒐集、利用、揭露個人資訊所能獲得之公益與對資訊隱私之主體所構成之侵害，通盤衡酌考量；並就所蒐集個人資訊之性質是否涉及私密敏感事項、或雖非私密敏感但易與其他資料結合為詳細之個人檔案，於具體個案中，採取不同密度之審查。而為確保個人主體性及人格發展之完整，保障人民之資訊隱私權，就其正當取得之個人資料，亦應確保其合於目的之正當使用及維護資訊安全，故蒐集資訊之目的，尤須明確以法律制定之。蓋惟有如此，方能使人民事先知悉其個人資料所以被蒐集之目的，及將如何使用所得資訊，並進而確認主管機關係以合乎法定蒐集目的之方式，正當使用人民之個人資訊[140]。

　　早在2011年，Facebook就曾因其人臉識別和標記功能未按伊利諾伊州《生物信息隱私法案》（BIPA）要求告知用戶蒐集面部識別信息的期限和方式被訴，隨後又因採集面部特徵前未能明確提醒用戶並徵得用戶同意而遭到愛爾蘭和德國有關部門的調查[141]。在台灣醫療大數據即全民健保資料庫運用的訴訟爭議中，法院見解認為個人對自身醫療或健康資料之自主權，非不得因醫（疫）學研究之公益目的需要而受合理之限制，個人的隱私權乃至自主權非單一法益之考量，而須進行利益衡量，當公共利益顯大於個人資料之保護而有必要時，即得蒐集、處理或利用個人資料，這就是必要性原則。這種必要性原則基本建構在隱私權與資訊自主權均非法律上的絕對權利，有需要進行法益考量；在台灣個資法規範中，不管是敏感

---

139 請參閱【民法】第18條第1項規定：「人格權受侵害時，得請求法院除去其侵害；有受侵害之虞時，得請求防止之。」同法第184條規定：「因故意或過失，不法侵害他們之權利者，負損害賠償責任。」
140 司法院大法官會議釋字第603號解釋參照。
141 王新銳，前揭文，頁1。

性特種資料的例外得蒐集、處理及利用的規定，包括執行或協助公務機關執行法定職務或非公務機關履行法定義務必要範圍內且事前或事後有適當安全維護措施，及公務機關或學術研究機構基於醫療、衛生或犯罪預防之目的，為統計或學術研究而有必要且資料經過提供者處理後或經蒐集者依其揭露方式無從識別特定之當事人者，均可合法的蒐集、處理及利用敏感性特種資料[142]，此即帶有必要性原則的規定；此外，公務機關或非公務機關對個人資料之利用，除第6條所規定之特種資料外，應於執行法定職務必要範圍內為之，並與蒐集之特定目的相符，亦規定例外於法律明文規定、為維護國家安全或增進公共利益所必要、為免除當事人之生命身體自由或財產上之危險、為防止他人權益之重大危害、公務機關或學術研究機構基於公共利益為統計或學術研究而有必要且資料經過提供者處理後或經蒐集者依其揭露方式無從識別特定之當事人及有利於當事人權益者，得為特定目的外之利用[143]，同樣揭示資訊隱私權和自主權於必要性原則下可適當的例外。依此推演，大數據資料庫的運用如能考量公共利益、免除他人或當事人權益之重大危害等合理利用條件下，應可適當主張合理的個資運用[144]。能做到完全的去識別化，限於技術或使用資料的客觀需要，有時無法絕對做到，那麼，要求完全全面的去識別化，在某些大數據如醫療健保資料庫即有其客觀困難。依新個資法第2條第1款有關個人資料之定義反面解釋可知，所謂「去識別化」，即指透過一定程序的加工處理，使個人資料不再具有直接或間接識別性即足；在行政法院判決中特別提到「機關控管去識別化程度，應進行整體風險影響評估，綜合考量個人資料類型、敏感性程度、對外提供資料之方式、引發他人重新識別之意圖等因素，判斷去識別化之技術類型或程度，若係供公務機關或學術研究機構個別申請使用之資料，因資料提供對象有所限縮，除能對資料接收者之身分、使用目的、其他可能取得資料之管道、安全管理措施等先為必要之審查外，並得與資料使用者約定禁止重新識別資料之義務及其他資料利用之

---

142 請參閱【個人資料保護法】第6條規定。
143 請參閱【個人資料保護法】第16條、第20條規定。
144 曾育裕，大數據醫療資料庫相關法律問題探討——以台灣全民健康保險資料庫判決為例，第七屆海峽兩岸醫藥法學術研討會論文集，2016年10月（中國南京），頁42。

限制等，較有利於風險之控管，風險檻值相對較低，其資料去識別化之程
度可相對放寬，可提供含有個體性、敏感性之擬匿名化資料，亦即可採取
「可匿之擬匿名化資料」方式進行去識別化〔即以專屬代碼、雙向加密或
其他技術處理，使處理後之編碼資料無從識別特定個人，惟原資料保有者
保留代碼與原始識別資料對照表或解密工具（鑰匙）之方式〕，是就資料
揭露者於資料釋出過程所採取之各項安全維護及風險控管之措施，均係判
別資料於揭露過程是否已達去識別化程度之依據。個人資料經去識別化處
理後，是否無從辨識該特定個人，應以資料接收者之角度判別揭露之資料
是否具有直接或間接識別之可能。即資料經過編碼方式加密處理後，處理
後之編碼資料已無從直接或間接識別特定之個人，雖然資料保有者仍保有
代碼、原始識別資料對照表或解密工具而得還原為識別資料，但只要原資
料保有者並未將對照表或解密方法等連結工具提供給資料使用者，其釋出
之資料無法透過該資料與其他公眾可得之資料對照、組合、連結而識別出
特定個人時，該釋出之資料即屬無法直接或間接識別之資料而達法律規定
去識別化之程度。[145]」這就是重要的合理去識別性原則[146]。這些大型計
算機幫助我們發展和創新，同時也將我們帶入了計算機時代。今天，有很
多專家預計，下一個時代的到來很有可能會被大數據所推動，即就是包含
網頁、瀏覽習慣、傳感器信號、智能手機位置跟蹤、基因訊息等資料量規
模巨大的數據。

　　大數據和智能軟體相結合後將會產生巨大的能量；該種科技能夠使
我們以前所未有的方式審視檢測事物，就像是顯微鏡能夠使科學界看到生
命的細胞一樣。大數據將會使各個領域能夠做出更為明智的決定，不論是
商界、生物，還是醫療和環保；但是近期在數據蒐集上所獲得的巨大進步
卻再一次引起了人們對於隱私問題的擔憂，這一問題至關重要，它很有可
能使「大數據」無法實現重大突破[147]。大數據的運用固然可能對隱私權

145 台北高等行政法院2016年5月19日判決文（103年度訴更一字第120號）。
146 曾育裕，大數據醫療資料庫相關法律問題探討——以台灣全民健康保險資料庫判決為
　　例，第七屆海峽兩岸醫藥法學術研討會論文集，2016年10月（中國南京），頁42-43。
147 紐約時報，大數據時代的隱私問題，大陸新華網引述，2013年3月25日，http://big5.
　　xinhuanet.com/gate/big5/news.xinhuanet.com/info/2013-03/25/c_132260461.htm。

造成某種程度的侵犯，惟大數據主要運用應該是分析歸納其趨勢，個別化反而不是大數據運用的重點，在分析歸納趨勢的運用程序上，適當的去辨識化，隱私權應可獲得一定程度的保障。反而值得重視的是，許多大數據原來形成或資料蒐集有其特定之目的，然而，大數據的運用可能溢出其原來蒐集目的之外，對個人資訊而言，便成為當初設想目的外之使用，如無適當節制，個人資訊自主權是明顯可能受到抑制。惟此種自主權的可能抑制，如果可以考量「必要性原則」，並合乎一定的風險利益評估，並非要死守個人自主權的保障；如同大法官會議第603號解釋所述，應就蒐集、利用、揭露個人資訊所能獲得之公益與對資訊隱私之主體所構成之侵害，通盤衡酌考量。也就是說，在隱私權與自主權保護原則中，運用大數據資料庫也需要合理的考量其可能獲得的社會利益或公益，這種基本比例原則的套用，其實是植基於重要的法律比例原則的精神而來[148]。AI人工智慧醫療器材之人體研究除個人資料保護法等法律之規範適用外，其他如人體研究法所規定知情同意原則、研究材料保存原則和IRB審查機制等，也是基本必須遵守之法律。

　　倫理上則需要注意如資料收集的平等、精準及可能涉及之歧視性問題，AI人工智慧醫療器材包括醫用軟體往往需要利用數據訓練算法。如果輸入的數據代表性性不足或存在偏差，訓練出的結果將可能將偏差放大並呈現出某種歧視特徵。根據國外報導，卡內基·梅隆大學的研究顯示，由谷歌（Google）創建的廣告定位算法可能存在對互聯網用戶的性別歧視；在搜索20萬美元薪水的行政職位中，假冒男性用戶組收到1,852個廣告，而假冒女性用戶組僅收到318個廣告。而在2016年3月23日，微軟公司的人工智能聊天機器人Tay上線不到24小時，就在一些網友的惡意引導和訓練下，發表了各種富有攻擊性和歧視性的言論。除此以外，因為數據存在偏差，導致結果涉嫌歧視甚至攻擊性的例子，已經大量出現。這意味著開發者在人工智能的訓練和設計過程中需要秉承廣泛的包容性，充分考慮女性、兒童、殘疾人、少數族群等易被忽視群體的利益，並對道德和

148 曾育裕，前揭文，頁45。

法律的極端情況設置特別的判斷規則[149]。AI人工智慧醫療器材含醫用軟體或醫療雲端的研究規劃設計，也應注意數據資料的避免歧視和精準性，男性、女性、兒童、成人乃至老年人其疾病資訊或醫療狀況不盡相同，在人工智慧的運算下，如果忽略了這些差異性，其得出的數據或判斷，可能產生誤導的作用，影響疾病之診察及治療，不可不小心。由於人工智能系統並非表面那麼看起來「技術中立」，在毫不知情的情況下，特定人群就可能就成了系統「偏見」和「歧視」的受害者；作為開發者，需要審慎面對這樣的風險。除了在採集數據和設計算法的時候需要注意數據的全面性和準確性以及算法的不斷調整更新外，在應用機器的預測結果是也應該更為謹慎，在重要領域不能將人工智能的運算結果當然作為最終且唯一的決策依據，關鍵的人為審查依然是必要的。例如在關於人工智能醫療輔助診斷的規定中，就明確了人工智能輔助診斷技術不能作為臨床最終診斷，僅作為臨床輔助診斷和參考，最終診斷必須由有資質的臨床醫師確定。如果人工智能的歧視行為給用戶造成了實際或精神損害，相關的法律責任應當首先由人工智能服務的最終使用者承擔，人工智能開發者有過錯的，最終使用者承擔責任後可以向開發者追償。在判斷開發者過錯程度時，可能需要區分不同算法：如果技術開發者主動設立了算法中的規則，那麼對最終出現的歧視風險預見和控制程度也更高，如果最終因系統的「歧視」或者「偏見」損害了第三方的合法權益，難辭其咎。但如果採取的深度學習等算法，由系統自身探索並形成規則，所以開發者對歧視風險的控制程度是比較低的，主觀惡意和過錯都較小，可能具有一定的免責空間[150]。

　　一般人工智慧系統開發使用可能面臨的法律倫理議題，在AI人工智慧醫療器材的人體研究上一樣可能會發生，包括個資使用保護、資料取用判別、數據運算智能異常或失控⋯⋯等。在醫療器材使用上多數針對疾病，其人工智慧的失能導致身體的危害，一定遠超過一般非醫療使用的人工智慧儀器或設備器材。多數的AI人工智慧醫療器材屬於身體接觸使用的裝置，其材質是否會引發過敏反應、是否具有毒性、電性安全、輻射性

---

149 王新銳，前揭文，頁3。
150 同前註。

安全、生物相容性如何……等，又比起一般人工智慧器材更加值得重視。現階段來看，AI人工智慧醫療器材作為醫師輔助性醫療使用可能較為妥適，完全取代醫師的醫療角色，需要突破的技術性或非技術性層面仍然不少，更何況，一些醫療功能仍是建立在人性面上，這恐怕也非AI人工智慧醫療器材所可以完全取代的。日本政府將完善關於人工智慧（AI）醫療設備的一系列規則，除了規定診斷的最終責任由醫生承擔外，還將明確針對安全性等的國家審查所要求的具體條件；此外，還將確定如何評價性能隨著AI的自主學習而不斷提高的醫療設備安全性等。日本希望推動有望為提升醫療質量和效率做出巨大貢獻的AI醫療儘早投入實用，厚生勞動省將在2018年度內制定評價標準。通過自主學習不斷提高性能的AI在獲得認證後性能也可能發生變化；因此，該省將基於AI的特點制定規則，例如建立上市後再次評價性能的機制等。此外還將明確診療的責任歸屬，由於AI存在誤診的可能，因此厚生勞動省將把AI醫療設備定位為輔助醫生進行診斷的設備，基於【醫師法】規定「作出最終診斷和決定治療方針的責任由醫生承擔」。通過明確責任範圍，防止廠商縮小AI醫療設備的開發[151]。透過醫師最終診斷及責任之歸屬，可避免AI人工智慧醫療器材可能發生的潛存風險及責任歸屬爭議，涉及生命和尊嚴的疾病診療，以現階段來看，一味地交給具有人工智慧的機器，仍然是有令人難以接受的一面，以有專業證照的醫事人員結合AI人工智慧醫療器材的運作，既可避免人為的可能疏失，也可兼顧AI人工醫療器材欠缺人性化的一面。

---

151 日經中文網，日本要制定AI醫療規則責任由醫師承擔，2018年7月2日，https://zh.cn.nikkei.com/politicsaeconomy/politicsasociety/31084-2018-07-02-05-00-30.html。

第七章　醫護機構的設置管理與全民健康保險法制

第一節　醫療機構的設置與管理

壹、醫療機構的分類

　　醫療機構依設立的主體區分，可分為公立醫療機構如署立或市立醫院、私立醫療機構如一般診所、社團法人醫療機構及財團法人醫療機構[1]如長庚紀念醫院等三種。依【醫療機構設置標準】設置的型態區分，可分為醫院、診所及其他醫療機構，茲介述如下：

一、醫院：醫療機構設有病房收治病人者為醫院，又分為：（一）綜合醫院：指設有內科、外科、兒科、婦產科、麻醉科、放射線科等六科以上診療科別，但專供診治兒童之綜合醫院，得免設兒科之診療科別；（二）醫院：指設有一科或數科診療科別，每科均有專科醫師之醫院；（三）慢性醫院：指設有慢性一般病床，其收治之病人平均住院日在三十日以上之醫院；（四）精神科醫院：指設有病床，主要收治罹患精神疾病病人之醫院；（五）中醫醫院：指設有病床，主要從事中醫診療業務之醫院；（六）牙醫醫院：指設有病床，專門從事牙醫診療業務之醫院；（七）性侵害犯罪加害人強制治療醫院：指設有病床，專門收治性侵害犯罪加害人強制治療業務之醫院。

二、診所：僅應門診者為診所，診所得設置9張以下之觀察病床，婦產科診所得依醫療業務需要設置10張以下產科病床。又分為：（一）診所：指由醫師從事門診診療業務之處所；（二）中醫診所：指由中醫師從事中醫門診診療業務之處所；（三）牙醫診所：指由牙醫師

---

1 財團法人醫療機構，係指以從事醫療業務為目的，由損助人一定財產，經許可設立為財團法人之醫療機構。

從事牙醫門診診療業務之處所；（四）醫務室：指依法律規定，應
對其員工或成員提供醫療衛生服務或緊急醫療救護之事業單位、學
校、矯正機關或其他機關（構）所附設之機構；（五）衛生所：指
由直轄市、縣（市）政府設立，辦理各該轄區內有關衛生保健事項
之處所。

三、**其他醫療機構**：又分為：（一）捐血機構：指從事採集捐血人血
液，並供應醫療用血的醫療機構；捐血機構的設立，以公立醫療機
構、醫療財團法人機構為限；（二）病理機構：指專門從事解剖病
理或臨床病理業務的醫療機構；（三）其他：指從事其他非以直接
診治病人為目的而由醫師辦理醫療保健業務的機構[2]。

醫療機構開業執照，應登載下列事項包括申請人、醫療機構名稱、
負責醫師、診療科別、開放使用床數、其他依中央主管機關規定應登載事
項；醫療機構之診療科別，非符合本標準規定者，不得申請設置。公立或
法人所設醫院附設之門診部，應依醫院設立或擴充許可辦法規定辦理，
門診部與醫院為同一直轄市、縣（市）行政區域者，無需另行請領開業執
照；非屬同一行政區域者，應分別向所在地直轄市、縣（市）主管機關請
領開業執照。醫院設慢性病房者，其急性病房與慢性病房應有獨立空間區
隔；慢性病房使用數樓層者，各樓層應為連續使用，不得與急性病房交叉
樓層設置。醫院病床分類如下：（一）一般病床：包括急性一般病床、精
神急性一般病床、慢性一般病床、精神慢性一般病床；（二）特殊病床：
包括加護病床、精神科加護病床、燒傷加護病床、燒傷病床、亞急性呼吸
照護病床、慢性呼吸照護病床、隔離病床、骨髓移植病床、安寧病床、嬰
兒病床、嬰兒床、血液透析床、腹膜透析床、手術恢復床、急診觀察床、
性侵害犯罪加害人強制治療病床、急性後期照護病床、整合醫學急診後送
病床、戒護病床及司法精神病床。醫院病床之登記，分許可床數與開放床
數，所定許可床依醫院設立或擴充許可辦法規定；開放床數之登記，一般
病床不得超過原許可床數；慢性呼吸照護病床及血液透析床合計數，不得
超過一般病床之許可床數。醫院之診療科別，依專科醫師分科及甄審辦法

2　請參閱【醫療機構設標準】第2條規定。

所定之分科或細分科登記設置；未規定之分科或細分科，醫院得依需要登記設置，但細分科之登記設置，應經依前項規定登記設置之診療科別，始得登記設置其細分科，登記設置之診療科別，開業執照不予登載；醫師執業，應辦理登記其執業科別，並應以其執業醫療機構經核准登記之診療科別範圍內辦理登記。醫療機構之醫事人員，除醫療機構間之會診、支援外，前往他醫療機構執行業務，應依各該醫事人員法律規定，經事先報准，始得為之；所稱醫療機構間之會診、支援，指未固定排班提供診療者而言。所定之事先報准，其為越區前往他醫療機構執行業務者，應報經所在地直轄市或縣（市）主管機關核准，並副知執行地直轄市或縣（市）主管機關，醫療機構所在地直轄市或縣（市）主管機關審核醫事人員越區執業申請案件，應副知執行地直轄市或縣（市）主管機關[3]。【醫療法】第13條規定：「二家以上診所得於同一場所設置為聯合診所，使用共同設施，分別執行門診業務；其管理辦法，由中央衛生主管機關定之。」正式於法律條文中將「聯合診所」納入。

　　醫療機構使用的名稱，法令有一定的限制，基本上必須能表彰其醫療機構的屬性為主，如醫院使用的名稱限定為：（一）某某綜合醫院，（二）某某醫院；（三）某某（科別）科醫院；（四）某某中醫綜合醫院；（五）某某中醫醫院；（六）某某牙醫醫院；（七）某某療養院或某某（科別）科療養院；（八）醫療財團法人某某醫院或醫療財團法人某某紀念醫院；（九）某某醫學院附設醫院；（十）某某公益法人附設某某醫院或某某紀念醫院；（十一）某某事業單位附設員工醫院；（十二）某某軍醫院附設民眾診療服務處；（十三）某某醫院某某分院。

　　同樣地，診所名稱的使用也是依此標準為主，診所使用名稱限定為：（一）某某（科別）科診所或某某（科別）科醫師診所；（二）某某（科別）科聯合診所或某某（科別）科醫師聯合診所；（三）某某診所或某某醫師診所；（四）某某（科別）科中醫診所或某某（科別）科中醫師診所；（五）某某中醫（科別）科聯合診所或某某（科別）科中醫師聯合診所；（六）某某中醫診所或某某中醫師診所；（七）某某（科別）科牙醫

3　請參閱【醫療機構設置標準】第13條至第20條規定。

診所或某某（科別）科牙醫師診所；（八）某某牙醫（科別）科聯合診所或某某（科別）科牙醫師聯合診所；（九）某某牙醫診所或某某牙醫師診所；（十）某某醫院附設門診部或某某醫院附設（科別）科門診部；（十一）某某衛生所；（十二）某某醫務室；（十三）某某健康中心；或其他經中央衛生主管機關核准的醫院或診所的名稱者。

　　私立醫療機構由醫師設立者，其名稱不得單獨使用外文，並不得冠以下列字樣：（一）在同一直轄市或縣（市）區域內，他人已使用的醫療機構名稱，如於台北市另立「馬偕診所」似為不宜；（二）疾病名稱，如名為「○○SARS醫院」則顯不妥；（三）類似他人醫療機構的名稱，如「明星診所」與「名星診所」似無不可，如於他人醫院或診所名稱上另加「大」或「新」字樣，有影射之意宜避免使用；（四）被撤銷開業執照或停業處分醫療機構的名稱；（五）不雅的名稱，如「陽痿診所」、「精割包皮醫院」似不宜使用；（六）其他經中央衛生主管機關規定不得使用之名稱，如本國國名、中央醫院名稱、省縣市名稱、外國城市名等[4]。

　　醫療機構依服務功能或評鑑結果區分，可分為醫學中心、區域醫院、地區醫院及基層醫療院所。醫院評鑑的目的為監督醫院加強業務管理確保醫療服務品質，奠定分級醫療基礎提供民眾就醫參考，提升醫院教學研究水準，提供醫學院校實（見）習學生及住院醫師臨床學習場所，故醫院未達「醫院評鑑標準」，則降低其醫院的層級而已，但如醫院或診所不符合【醫療機構設置標準】，則醫院、診所即無法設立，而不能開業，兩者的法律效果完全不同。依【醫院評鑑及教學醫院評鑑作業程序】規定，採取申請制即經審查符合【醫療法】及【醫療機構設置標準】規定者，始得提出申請，申請醫院評鑑應具下列資格：（一）申請「醫學中心」評鑑的醫院，具急性病床及精神急性一般病床合計250床以上，且精神急性一般病床25床以上；（二）申請「區域醫院」評鑑的醫院，具急性病床合計250床以上；（三）申請教學醫院評鑑應同時具備下列資格：1.需有急性病床（含急性一般病床及急性精神病床）100床以上；2.應能提供內、外、婦、兒、麻醉、放射及病理（地區醫院至少應有兼任病理科專科醫師一

4　請參閱【醫療法施行細則】第10條、第11條規定。

人）等七科的診療服務。醫院評鑑申請為「醫學中心」者，應同時申請為「教學醫院」，並應符合甲類教學醫院標準；申請為「區域醫院」及「地區醫院」者，得申請為「教學醫院」；申請「教學醫院」評鑑者，於醫院評鑑之合格效期內或同時申請醫院評鑑[5]。

貳、醫療機構設立或擴充的程序

　　我國醫療機構的設立或擴充採取「許可制」，醫院的設立或擴充，應經衛生主管機關許可後，始得依建築法有關規定申請建築執照；至於診所的設立，免經許可程序，直接辦理開業登記即可。醫療為非營利的行業，一般人員不得為之，不准其辦理涉及醫療的商業登記，反之，醫療機構也不須辦理商業登記，也不得以發放紅利為號召，以營利為目的招募會員申請設立醫療機構[6]。

一、醫療機構的申請人

　　醫療機構的開業，應依下列規定，向所在地直轄市或縣（市）衛生主管機關申請核准登記，發給開業執照：（一）私立醫療機構，應以醫師為申請人，私立醫療機構由醫師設立者，該醫師並為其機構的負責醫師；至於醫療機構的內部財務及一般行政管理，如另有其人主持，不得以內部因素限制或免除負責醫師督導職責；（二）公立醫療機構，由其代表人為申請人，其代表人可為院長、醫師或其他公務員，惟應置負責醫師1人，以負責其醫療業務；（三）財團法人醫療機構或其他法人依有關法律規定附設醫療機構，由該法人為申請人；依【合作社法】規定無得為辦理醫療業務的明文，自不得申請附設醫療機構[7]。但在民國93年【醫療法】修正草案第6條中規定：「本法所稱法人附設醫療機構，係指下列醫療機構：

---

[5]　民國90年12月19日，教育部（90）台高（四）字第90176928號函。
[6]　吳憲明，衛生法規概論──醫事法規，中央健康保險局職工福利委員會，1995年9月，頁205。
[7]　行政院秘書長76衛字第15144號函。

一、私立醫學院、校為學生臨床教學需要附設之醫院。二、公益法人依有關法律規定辦理醫療業務所設之醫療機構。三、其他依法律規定，應對其員工或成員提供醫療衛生服務或緊急醫療救護之事業單位、學校或機構所附設的醫務室。」本條文在民國93年4月正式通過，故未來不管是財團法人或社團法人只要依法律規定，均可附設醫療機構。

　　醫療機構應置負責醫師一人，對其機構醫療業務，負督導責任；負責醫師，須在中央衛生主管機關指定之醫院、診所接受兩年以上之醫師訓練並取得證明文件者，始得為之。負責醫師因故不能執行業務，應指定合於負責醫師資格的醫師代理；代理期間超過四十五日者，應由被代理醫師報請原發開業執照機關備查，代理期間不得逾一年[8]。依法令規定而言，一般醫院須設立負責醫師，但負責醫師不必然就是醫院院長，如國立台北護理學院附設醫院即有以護理教授兼任該院院長者，然依法仍須另設負責醫師。

二、申請許可

　　醫療機構設立或擴充的一般程序為申請許可→申請建築執照→申請開業登記。醫院依原【醫療法】第14條規定，申請衛生主管機關許可設立或擴充，應檢具下列文件：（一）設立或擴充計畫書，包括醫院名稱、建築地址、設置科別、設立病床數、基地面積、建築面積、重要醫療設備、醫院組織架構、人員配置、設立進度、經費概算及擬定開業日期；（二）位置圖；（三）建築物平面簡圖；（四）提供現有建築物合於醫院用途者，免檢附位置圖。如設置或擴充後的規模在99病床以下者，報由直轄市或縣（市）衛生主管機關許可；設置或擴充後的規模在100病床以上者，報由直轄市或縣（市）衛生主管機關核轉中央衛生主管機關許可[9]。2009年【醫療法】第14條修改為：醫院之設立或擴充，應經主管機關許可後，始得依建築法有關規定申請建築執照，其設立分院者亦同，醫院設立或擴充之許可，其申請人之資格、審查程序及基準、限制條件、撤銷、廢止及其

8　請參閱【醫療法】第18條、第19條規定。
9　請參閱【醫療施行細則】第5條、第6條規定。

他應遵行事項之辦法，由中央主管機關定之。

　　行政院衛生福利部受理醫院設立或擴充案件審查原則，列有三項審查原則，包括：（一）第一審查原則：一般醫療次區域屬醫療資源過剩區者（每萬人達50床以上者），除下列情形外，絕對限制病床100床以上醫院的設立或擴充：1.醫療區域內每40萬人口未有一家區域醫院，或該區域內醫學中心加上區域醫院急性一般病床數每萬人口未達12.5床者，同意醫療業務績效良好（最近三年急性一般病床占床率達70%以上，且急性一般病床平均住院日為五至七日者）並經醫院評鑑合格的地區醫院，增設急性一般病床至符合申請區域醫院評鑑等級的床數，且所增加的病床均作為保險病床使用；2.醫療次區域內每萬人口急性一般病床現有數未達醫療網規劃目標者，同意醫院（含一年內可開業者）利用現有設施空間增設急性一般病床，其所增加的病床數，以達到醫療網規劃目標為限，並應符合醫療機構設置標準，且均作為保險病床使用；（二）第二審查原則：醫院所在的醫療區域資源，是否達醫療網規劃目標；（三）第三審查原則：依醫院設立或擴充後的層級規模病床，是否達其所在健保分區（或醫療次區域）各該層級醫院病床規劃目標，但如其所在的醫療次區域內每萬人口急性一般病床現有數尚未達20床者，不在此限[10]。

三、申請建築執照

　　醫療財團法人醫療機構報由中央衛生主管機關許可；醫院之設立或擴充，應經主管機關許可後，始得依【建築法】有關規定申請建築執照；其設立分院者，亦同；前項醫院設立或擴充之許可，其申請人之資格、審查程序及基準、限制條件、撤銷、廢止及其他應遵行事項之辦法，由中央主管機關定之。醫院除其建築構造、設備應具備防火、避難等必要之設施外，並應建立緊急災害應變措施。綜合醫院、醫院、專科醫院設慢性病房者，其急性病房與慢性病房應分幢或分棟設置；利用現有病房建築物設施改設慢性病房，未能分幢或分棟設置者，得不受前項規定的限制，但其慢

---

10 行政院衛生福利部受理醫院設立或擴充案件審查原則一覽表。

性病房應仍有獨立之病房區，且其慢性病房使用數樓層者，各樓層應為連續使用，不得與急性病房交叉樓層設置[11]。

四、申請開業

　　醫療機構依規定申請開業，應填具申請書，並檢附下列文件：（一）建築物使用執照；（二）負責醫師之證明文件；（三）符合登記診療科別之醫師證明文件；（四）醫療機構平面簡圖；（五）配置之醫事人員及相關人員名冊；（六）設施、設備之項目；（七）其他中央主管機關規定應檢附之文件。直轄市或縣（市）衛生主管機關對於前項申請，派員履勘後，認與規定相符者，發給開業執照。醫療機構名稱的使用、變更，應以所在地直轄市、縣（市）衛生主管機關核准者為限；其名稱使用、變更原則，由中央主管機關定之；非醫療機構不得使用醫療機構或類似醫療機構的名稱。

　　直轄市或縣（市）衛生主管機關核准醫療機構開業時，應予登記的事項如下：醫療機構開業執照，應登載下列事項：（一）申請人；（二）醫療機構名稱；（三）負責醫師；（四）診療科別；（五）開放使用床數；（六）其他依中央主管機關規定應登載事項。醫療機構之診療科別，非符合本標準規定者，不得申請設置。【醫療法】第15條所定登記事項如下：（一）醫療機構之名稱、地址及連絡電話；（二）負責醫師之姓名、住址及連絡電話；（三）醫院設立或擴充許可之床數、日期及文號；（四）開放使用床數，包括各類病床數及各病房之病床數；（五）診療科別及該登記科別之醫師姓名；（六）醫療機構之總樓地板面積；（七）設施、設備之項目；（八）其他依中央主管機關規定應登記之事項。

五、財團法人醫療機構的設立

　　醫療法人應有足以達成其設立目的所必要之財產；所稱必要之財產，依其設立之規模與運用條件，由中央主管機關定之。醫療財團法人之設

立，應檢具捐助章程、設立計畫書及相關文件，申請中央主管機關許可；
醫療財團法人經許可後，捐助人或遺囑執行人應於三十日內依捐助章程遴
聘董事，成立董事會，並將董事名冊於董事會成立之日起三十日內，報請
中央主管機關核定，並於核定後三十日內向該管地方法院辦理法人登記；
捐助人或遺囑執行人，應於醫療財團法人完成法人登記之日起三個月內，
將所捐助之全部財產移歸法人所有，並報請中央主管機關備查；捐助人或
遺囑執行人未於期限內將捐助財產移歸法人所有，經限期令其完成，逾期
仍未完成者，中央主管機關得廢止其許可。醫療財團法人之董事，以9人
至15人為限；董事配置規定如下：（一）具醫事人員資格者，不得低於
三分之一，並有醫師至少一人；（二）由外國人充任者，不得超過三分之
一；（三）董事相互間，有配偶、三親等以內親屬關係者，不得超過三分
之一；董事之任期，每屆不得逾四年，連選得連任；但連選連任董事，每
屆不得超過三分之二。民國102年11月26日修正之條文施行前，醫療財團
法人章程所定董事任期逾前項規定者，得續任至當屆任期屆滿日止；其屬
出缺補任者，亦同。董事會開會時，董事均應親自出席，不得委託他人代
理。醫療財團法人之董事，任期屆滿未能改選或出缺未能補任，顯然妨礙
董事會組織健全之虞者，中央主管機關得依其他董事、利害關係人之申請
或依職權，選任董事充任之；其選任辦法，由中央主管機關定之。醫療財
團法人之董事違反法令或章程，有損害該法人或其設立機構之利益或致其
不能正常營運之虞者，中央主管機關得依其他董事或利害關係人之聲請或
依職權，命令該董事暫停行使職權或解任之。董事之暫停行使職權，期間
不得超過六個月。於暫停行使職權之期間內，因人數不足顯然妨礙董事會
組織健全之虞者，中央主管機關應選任臨時董事暫代之。選任臨時董事無
需變更登記；其選任，準用第1項選任辦法之規定[12]。每年應提撥年度醫
療收入10%以上，訂定辦法，辦理有關研究發展、人才培訓、健康教育、
醫療救濟、社區醫療服務及其他社會服務事項；其財產及基金的管理使
用，應受中央主管機關監督，非經核准，不得對不動產為處分、出租、設
定負擔或變更用途；並應建立會計制度，辦理會計事務，並於年度終結後

---

12 請參閱【醫療法】第32條、第42條、第43條、第45條規定。

五個月內，檢具年度結算及業務執行書，報請中央主管機關核備；中央衛生主管機關對其財產及基金[13]，得按其設立目的，指導作適當運用。財團法人醫療機構解散後，其賸餘財產的歸屬，依【民法】的規定[14]。

六、社團法人醫療機構的設立

民國93年4月【醫療法】的修訂，最大的改變內容之一為增加醫療社團法人的設立，私立醫療機構係由醫師個人設立，若該醫師無子女習醫，於其退休或死亡時，該醫療機構即有關閉危機；縱少數子女得以習醫繼承衣缽，亦多只能維持家族式的管理，面臨諸多困境，難以永續經營，不利國內醫療事業的發展。為使私立醫療機構得以社團法人型態設立，藉以輔導轉型，改善經營體質，提升醫療服務水準，並對國內醫療體制產生積極正面效益，將財團法人醫療機構修正為「醫療法人機構」，俾能涵蓋社團法人醫療機構。原醫療財團法人的設立、組織及管理，依【醫療法】規定，【醫療法】未規定者依民法的規定辦理；而醫療社團法人，非依【醫療法】規定不得設立，其組織、管理、與董事間的權利義務、破產、解散及清算，【醫療法】未規定者準用民法的相關規定；非醫療法人不得使用醫療法人或類似的名稱。醫療法人包含財團法人及社團法人醫療機構，兩者共通的管理規範包括：

（一）**得設立醫院、診所及其他醫療機構**：醫療法人得設立醫院、診所及其他醫療機構，其設立的家數及規模，得為必要限制，設立家數及規模的限制由中央主管機關定之。經中央主管機關及目的事業主管機關的許可，醫療法人得附設護理機構、精神復健機構、關於醫學研究之機構及老人福利法等社會福利法規規定的相關福利機構；附設機構的設立條件、程序及其他相關事項，仍依各該相關法規的規

13 財團法人醫療機構之基金，須經中央衛生主管機關核准，始得動用。基金及經費不得寄託或借貸與其董事及其他個人或非金融事業機構。基金之管理，依下列方式為之：一、存放金融機構。二、購買公債及短期票券。三、購置自用之設施或不動產。四、其他經中央衛生主管機關核准者。中央衛生主管機關為瞭解財團法人醫療機構之財務情況，得派員或委請會計師檢查其帳目。
14 請參閱【醫療法】第42條至第46條及【醫療法施行細則】第26條至第37條規定。

定辦理。

（二）**應有足以達成其設立目的所必要的財產**：醫療法人應有足以達成其設立目的所必要的財產；所稱必要的財產，依其設立規模與運用條件，由中央主管機關定之。

（三）**應設董事會**：醫療法人應設董事會，置董事長一人，並以董事長為法人的代表人；醫療法人對於董事會與監察人的組織與職權、董事、董事長與監察人的遴選資格、選聘與解聘程序、會議召開與決議程序及其他有關事項等，應訂立章則，報請中央主管機關核准。

（四）**應建立會計制度**：醫療法人應建立會計制度，採曆年制及權責發生制，其財務收支具合法憑證並設置必要的會計紀錄，以符合公認的會計處理準則，並應保存之；應於年度終了五個月內，向中央主管機關申報經董事會通過及監察人承認的年度財務報告；財務報告編製準則由中央主管機關定之；醫療社團法人除適用前述規定外，其會計制度並應依公司法相關規定辦理；中央主管機關得隨時命令醫療法人提出財務、業務報告或檢查其財務、業務狀況，醫療法人對於前項的命令或檢查，不得規避、妨礙或拒絕。

（五）**不得為公司的無限責任股東或合夥事業合夥人**：醫療法人不得為公司的無限責任股東或合夥事業的合夥人，如為公司的有限責任股東時，其所有投資總額及對單一公司的投資額或其比例應不得超過一定的限制；前項投資限制由中央主管機關定之；醫療法人因接受被投資公司以盈餘或公積增資配股所得的股份，不計入前述投資總額或投資額。

（六）**財產使用應受中央主管機關監督**：醫療法人財產的使用應受中央主管機關的監督，並應以法人名義登記或儲存；非經中央主管機關核准，不得對其不動產為處分、出租、出借、設定負擔、變更用途或對其設備為設定負擔。

（七）**不得為保證人**：醫療法人不得為保證人，其資金不得貸與董事、社員及其他個人或非金融機構，亦不得以其資產為董事、社員或任何他人提供擔保。

（八）**得依有關稅法規定減免稅賦**：私人及團體對於醫療財團法人的捐

贈，得依有關稅法規定減免稅賦；醫療財團法人所得稅、土地稅及房屋稅的減免，依有關稅法規定辦理；【醫療法】修正施行前已設立的私立醫療機構，於【醫療法】修正施行後三年內改設為醫療法人，將原供醫療使用的土地無償移轉該醫療法人續作原來使用者，不課徵土地增值稅，但於再次移轉第三人時，以該土地無償移轉前之原規定地價或前次移轉現價為原地價，計算漲價總數額，課徵土地增值稅。

(九) **得與其他同質性醫療法人合併**：醫療法人經中央主管機關許可，得與其他同質性醫療法人合併之；經中央主管機關許可合併後，應於兩週內作成財產目錄及資產負債表，並通知債權人；公司法第73條第2項有關「公司為合併之決議後，應即向各債權人分別通知及公告，並指定三十日以上期限，聲明債權人得於期限內提出異議。」及第74條第1項「公司不為前條之通知及公告，或對於在指定期限內提出異議之債權人不為清償，或不提供相當擔保者，不得以其合併對抗債權人。」的規定準用之；因合併而消滅的醫療法人，其權利義務由合併後存續或另立的醫療法人概括承受。

(十) **停業或廢止**：醫療法人辦理不善、違反法令或設立許可條件者，中央主管機關得視其情節予以糾正、限期整頓改善、停止其全部或一部的門診或住院業務、命其停業或廢止其許可；醫療法人因其自有資產減少或因其設立的機構歇業、變更或被廢止許可，致未符合中央主管機關規定應有足以達成其設立目的所必要的財產者，中央主管機關得限期令其改善，逾期未改善者得廢止其許可；醫療法人有下列情事之一者，中央主管機關得廢止其許可：1.經核准停業，逾期限尚未辦理復業；2.命停止全部或一部門診或住院業務而未停止；3.命停業而未停業或逾停業期限仍未整頓改善；4.受廢止開業執照處分[15]。

醫療社團法人的設立，同樣應檢具組織章程、設立計畫書及相關文件，申請中央主管機關許可；經許可後應於三十日內依其組織章程成立董

---

15 請參閱【醫療法】第30條至第41條規定。

事會，並於董事會成立之日起三十日內，報請中央主管機關登記[16]，發給法人登記證書。法人不得為醫療社團法人的社員；醫療社團法人每一社員不問出資多寡，均有一表決權，但得以章程訂定按出資多寡比例分配表決權，也可以於章程中明定，社員按其出資額保有對法人的財產權利，並得將其持分全部或部分轉讓於第三人；擔任董事、監察人的社員將其持分轉讓於第3人時，應向中央主管機關報備，其轉讓全部持分者自動解任。醫療社團法人的董事以3人至9人為限，其中三分之二以上應具醫師及其他醫事人員資格，較醫療財團法人的董事（9人至15人）為少，但專業人員董事的比例較醫療財團法人（三分之一）為多；外國人充任董事，其人數不得超過總名額三分之一，並不得充任董事長；醫療社團法人應設監察人，其名額以董事名額三分之一為限；監察人不得兼任董事或職員；董事會開會時董事應親自出席，不得委託他人代理。董事任期屆滿未能改選或出缺未能補任，顯然妨礙董事會組織健全之虞者，中央主管機關得依其他董事、利害關係人之申請或依職權，命令限期召開臨時總會補選之；總會逾期不能召開，中央主管機關得選任董事充任之（其選任辦法由中央主管機關定之）；董事違反法令或章程，有損害該法人或其設立機構的利益或致其不能正常營運之虞者，中央主管機關得依其他董事或利害關係人的聲請或依職權，命令解任之；董事會決議違反法令或章程，有損害該法人或其設立機構的利益或致其不能正常營運之虞者，中央主管機關得依職權，命令解散董事會，召開社員總會重新改選之。醫療社團法人組織章程、董事長、董事、財產或其他登記事項如有變更，應依中央主管機關規定辦理變更登記；醫療社團法人解散時，應辦理解散登記。醫療社團法人結餘之分配，應提撥10%以上，辦理研究發展、人才培訓、健康教育、醫療救濟、社區醫療服務及其他社會服務事項基金；並應提撥20%以上作為營運基金。醫療社團法人有下列情形之一者，解散之：（一）發生章程所定之解散事由；（二）設立目的不能達到時；（三）與其他醫療法人合併；

---

16 醫療社團法人設立時，應登記之事項如下：一、法人設立目的及名稱；二、主事務所及分事務所；三、董事長、董事、監察人之姓名及住所；四、財產種類及數額；五、設立機構之所在地及類別與規模；六、財產總額及各社員之出資額；七、許可之年、月、日。

（四）破產；（五）中央主管機關撤銷設立許可或命令解散；（六）總會決議；（七）欠缺社員；發生章程所定解散事由解散時應報請中央主管機關備查，依第（二）種至第（七）種事由解散時，應經中央主管機關許可。醫療社團法人解散後，除合併或破產外，其賸餘財產的歸屬，依組織章程的規定辦理[17]。

參、醫療機構的法律管理

　　醫療機構的運作應有適當的規範，以保障病人的基本權益，【醫療法】有關醫療機構的業務法律管理，主要係以醫療機構為規範主體，必要時始及於其所屬人員。醫療機構的法律管理係指在合目的性要求下，即醫療機構運作應符合慈善性及服務性目的、普遍化及大眾化目的、救急解危目的與為病患而存在的目的下，使醫療機構能夠井然有序、有條不紊及公平合理的運作，所需要的法律知識、法律制度和法律手段而言[18]。其主要的規範係以【醫療法】為主，其他相關法規為輔，茲就醫療機構運作的業務義務介述如下[19]：

一、懸掛證照、診療規則於明顯處所

　　醫療機構應將其開業執照、診療時間及其他診療規則懸掛於明顯處所；診所及專科醫院，其醫師的醫師證書亦同；民國93年【醫療法】第20條則改為：「醫療機構應將其開業執照、診療時間及其他有關診療事項揭示於明顯處所」法文意旨相去不遠。違反者經予警告處分，並限期改善；屆期未改善者，處新台幣1萬元以上5萬元以下罰鍰。

---

17 請參閱新【醫療法】第47條至第55條規定。
18 李聖隆，醫護法規概論，華杏出版股份有限公司，1996年9月，頁281-283。
19 請參閱【醫療法】第20條至第28條、第57條至第76條、第101條至第107條規定。

二、依收費標準合理收費

　　醫療機構收取醫療費用的標準，由直轄市或縣（市）主管機關核定之；但公立醫療機構的收費標準，由該管主管機關分別核定。所以，行政院衛生福利部訂立了所屬醫院自費醫療收費標準。對健保給付項目應依「全民健康保險醫療服務給付項目及支付標準」或報中央健康保險局准予比照相關項目收費；健保不給付的特殊用藥及材料費，按進價115%內收費（特殊檢驗得以試劑成本進價130%內收費，但應確認其醫療的必要性及診斷適切性）；體檢收費，以不超過單項健保給付及本收費基準「貳、診療項目收費上限一覽表」所列單項收費基準的總和為上限；手術費未特別註明含材料費、麻醉費者，得依手術費加計50%的一般材料費，至於特殊材料費及麻醉費，則依全民健保醫療費用支付標準收取。醫療機構收取醫療費用，應開給載明收費項目及金額之收據。違反者經予警告處分，並限期改善；屆期未改善者，處新台幣1萬元以上5萬元以下罰鍰。醫療機構並不得違反收費標準，超額或擅立收費項目收費；違者處新台幣5萬元以上25萬元以下罰鍰。

三、場所設施的良好維持與醫護人員安全維護

　　醫療機構應依其提供服務的性質，具備適當的醫療場所及安全設施，包括應保持環境整潔、秩序安寧，不得妨礙公共衛生及安全；為保障病人就醫安全，任何人不得以強暴、脅迫、恐嚇或其他非法方法，滋擾醫療機構秩序或妨礙醫療業務之執行；違反者，警察機關應協助排除或制止之。醫療機構應採必要措施，以確保醫事人員執行醫療業務時之安全，違反規定者警察機關應協助排除或制止之；如觸犯刑事責任者，應移送司法機關辦理。毀損醫療機構或其他相類場所內關於保護生命之設備，致生危險於他人之生命、身體或健康者，處三年以下有期徒刑、拘役或新臺幣30萬元以下罰金；醫事人員執行醫療業務時，施強暴、脅迫，足以妨害醫事人員執行醫療業務者，處三年以下有期徒刑、拘役或新臺幣30萬元以下罰金；犯前項之罪，因而致醫事人員或緊急醫療救護人員於死者，處無期徒刑或七年以上有期徒刑致重傷者，處三年以上十年以下有期徒刑。此項增訂條

文主要係社會上增生不少於醫療機構威嚇或傷害醫護人員之情事，為保障醫護人員執業之安全，確保其他病患之合法權益，故加強其保護機制。醫院除其建築構造、設備應具備防火、避難等必要設施外，並應建立緊急災害應變措施；並應依法令規定或依主管機關通知，提出報告，並接受衛生主管機關對其人員配置、構造、設備、醫療收費、醫療作業、衛生安全、診療紀錄等之檢查及資料蒐集。違者處新台幣1萬元以上5萬元以下罰鍰，並令限期改善，屆期未改善者，按次連續處罰。民國112年6月修正【醫療法】增訂第105條之1及第105條之2，即以竊取、毀壞或其他非法方法，危害重要捐血中心或急救責任醫院供應水、電力、醫用氣體或電子病歷資訊系統設施或設備之功能正常運作者，處一年以上七年以下有期徒刑，得併科新台幣1,000萬元以下罰金；意圖危害國家安全或社會安定，而犯前項之罪者，處三年以上十年以下有期徒刑，得併科新台幣5,000萬元以下罰金；前二項情形致釀成災害者，加重其刑至二分之一；因而致人於死者，處無期徒刑或七年以上有期徒刑，得併科新台幣1億元以下罰金；致重傷者，處五年以上十二年以下有期徒刑，得併科新台幣8,000萬元以下罰金。第1項及第2項之未遂犯罰之。對重要捐血中心或急救責任醫院供應水、電力、醫用氣體之資訊系統或電子病歷資訊系統，以下列方法之一，危害其功能正常運作者，處一年以上七年以下有期徒刑，得併科新台幣1,000萬元以下罰金：（一）無故輸入其帳號密碼、破解使用電腦之保護措施或利用電腦系統之漏洞，而入侵其電腦或相關設備；（二）無故以電腦程式或其他電磁方式干擾其電腦或相關設備；（三）無故取得、刪除或變更其電腦或相關設備之電磁紀錄。製作專供犯前項之罪之電腦程式，而供自己或他人犯前項之罪者，亦同。意圖危害國家安全或社會安定，而犯前二項之罪者，處三年以上十年以下有期徒刑，得併科新台幣5,000萬元以下罰金。前三項情形致釀成災害者，加重其刑至二分之一；因而致人於死者，處無期徒刑或七年以上有期徒刑，得併科新台幣1億元以下罰金；致重傷者，處五年以上十二年以下有期徒刑，得併科新台幣8,000萬元以下罰金。第1項至第3項之未遂犯罰之。其立法理由考量為有鑑於重要捐血中心及急救責任醫院之正常運作對於維持國人生命、身體健康甚為重要，其供應水、電力、醫用氣體或電子病歷資訊系統之設施、設備或資訊系統

為提供相關醫療服務之關鍵要素。考量現行對其有不法侵害行為，僅能依刑法竊盜罪、毀棄損壞罪及妨害電腦使用罪等規定處理，對於該不法行為引致重大公共秩序、社會或國家安全危害時未能加重課責，保護顯有不足，為發揮法律嚇阻之有效性，應區分不同犯罪態樣與危害程度就刑責為層級化處理[20]。醫院的太平間應設於建築範圍內，不得妨礙病人或居民安寧；手術切除的肢體、器官等廢棄物，應妥善處理，惟手術切除的肢體於病理檢查後，基於民間全屍習俗觀念，得由病人家屬切結領回[21]；惟後來於民國100年主管機關補充函釋提到──組織檢體醫療機構如認定無保留必要，應依【廢棄物清理法】相關規定銷毀處理，本署於80年4月3日衛署醫字第935295號函「對於手術切取之肢體，於病理組織檢查後，基於民間全屍習俗觀念，由病人家屬簽具切結領回，尚無不可」部分，應不再適用。此乃基於感染控制及衛生安全考量，不宜由家屬領回而以銷毀為原則[22]。

四、執業異動報備的義務

　　醫療機構歇業、停業、復業或其登記事項變更時，應於事實發生後十日內，報請原發開業執照機關核備；醫療機構遷移者，準用關於設立及開業的規定。違者處新台幣2,000元以上1萬元以下罰鍰，並令限期改善；屆期未改善者，按次連續處罰外，並可處一個月以上一年以下停業處分。民國93年【醫療法】第23條則將醫療機構歇業、停業時，改為應於事實發生後三十日內，報請原發開業執照機關備查，寬鬆其報備日期；違者經予警告處分，並令限期改善，屆期未改善者處新台幣1萬元以上5萬元以下罰鍰（處罰金額較過去為重）；至於醫療機構遷移者，準用關於設立及開業的規定，復業時準用關於開業的規定。

---

20 https://www.lawbank.com.tw/news/NewsContent.aspx?nid=192200.00，2023年12月21日瀏覽。
21 民國78年6月19日衛署醫字第809503號函釋。
22 衛生署100年10月4日衛署醫第1000264852A號函釋。

五、所屬醫事人員的督導與值班醫師的指派

醫療機構應督導所屬醫事人員，依各該醫事專門職業法規規定，執行業務；違者處新台幣5萬元以上25萬元以下罰鍰。醫院於診療時間外，應依其規模及業務需要，指派適當人數的醫師值班，以照顧住院及急診病人；違者處新台幣1萬元以上5萬元以下罰鍰，並令限期改善，屆期未改善者，按次連續處罰。指派適當人數醫師值班，包括病房及急診部門，應各指派醫師值班，設有加護病房、洗腎治療床、手術恢復室者，如有病人，應另指派醫師值班。

六、危急病人的處理與轉診

醫院、診所遇有危急病人，應先予適當之急救，並即依其人員及設備能力予以救治或採取必要措施，不得無故拖延；危急病人如係低收入、中低收入或路倒病人，其醫療費用非本人或其扶養義務人所能負擔者，由直轄市、縣（市）政府社會行政主管機關依法補助之。醫院、診所因限於設備及專長，無法確定病人之病因或提供完整治療時，應建議病人轉診，但危急病人應先作適當的急救處置，始可轉診；轉診應填具轉診病歷摘要交予病人，不得無故拖延或拒絕；違者處新台幣1萬元以上5萬元以下罰鍰，並令限期改善，屆期未改善者，按次連續處罰。醫院、診所應置適當人員辦理轉診業務，並對轉診病人作必要處置；醫院、診所於接受轉診病人後，應於三日內將處理情形及建議事項，通知原診治的醫院、診所；轉診病人住院者，醫院應於其出院後二星期內，將出院病歷摘要，送原診治的醫院、診所。

七、不正利益收取的禁止

醫療機構，不得以中央主管機關公告禁止的不正當方法，招攬病人；【案例一】即為以不正當方法招攬病人而被處罰的案例。醫療機構及其人員，不得利用業務上機會獲取不正當利益；故如醫療機構致贈生日蛋糕或

仲介業者健康檢查仲介契約，均非法所許[23]，收紅包或索取回扣更為法律所禁止。至於醫療機構基於老年殘疾病人行動困難、偏遠地區交通不便、接駁鐵路車站或捷運站等原因，提供車輛載送病人，尚無不可，惟其不得有招攬病人就醫、刺激或創造醫療需求，以及不當擴大醫療服務區域等情形[24]。不正當利益的收取者除處新台幣5萬元以上25萬元以下罰鍰外，也可能構成刑事法律責任。

八、院內感染控制的建立

醫院應建立醫療品質管理制度，並檢討評估；為提升醫療服務品質，中央衛生主管機關得訂定辦法，就特定醫療技術、檢查、檢驗或醫療儀器，規定其適應症、操作人員資格、條件及其他應遵行事項，違者處新台幣5萬元以上25萬元以下罰鍰。醫院依規定建立院內感染控制制度，除應按月製作調查報表外，並應依下列規定辦理：（一）指派醫師負責院內感染控制制度的實施；（二）指派曾受感染管制訓練之護理人員，負責執行感染管制例行工作；其人員配置依醫療機構設置標準規定辦理。醫院建立醫事檢驗品管制度，至少應包括下列事項：（一）醫療品質管理計畫之規劃、執行及評估；（二）醫療品質教育訓練；（三）院內感染管制制度；（四）設有醫事檢驗及血庫作業部門者，其作業品質管制制度；（五）病人安全制度；（六）人員設施依醫療機構設置標準規定，實施自主查核制度。自從SARS案例發生以後，各醫療機構大大的提升院內感染控制的預防，感染控制科的醫事人員地位頓時大為提升，這對醫療機構感染控制機制的發揮自然有其正面作用。

九、實施手術應取得同意

醫院實施手術時，應取得病人或其法定代理人、配偶、親屬或關係人的同意，簽具手術同意書及麻醉同意書，病人為未成年人或無法親自簽具

---

23 民國85年7月4日衛署醫字第85033216號函。民國89年2月11日衛署醫字第85006599號函。
24 民國90年6月14日衛署醫字第0900030330號函。

者，得由其法定代理人、配偶、親屬或關係人簽具；在簽具之前，醫師應向其本人或法定代理人、配偶、親屬或關係人說明手術原因，手術成功率或可能發生的併發症及危險，在其同意下，始得為之；但如情況緊急者，不在此限；前項手術同意書及麻醉同意書格式，由中央衛生主管機關定之（如表7-1）；違者處新台幣5萬元以上25萬元以下罰鍰。醫療機構診治病人時，應向病人或其家屬告知其病情、治療方針及預後情形。衛生福利部公告手術及麻醉同意書的標準，負責解釋手術危險性的醫師須在同意書內簽名，同意書不可有涉及「發生糾紛與本院無涉」等字眼[25]。民國93年修正之【醫療法】第64條規定，醫療機構實施中央主管機關規定之侵入性檢查或治療如胃鏡檢查、直腸鏡檢查、子宮頸癌鐳錠放射治療等，應向病人或其法定代理人、配偶、親屬或關係人說明，並經其同意，簽具同意書後始得為之，但情況緊急者不在此限；同意書的簽具，病人為未成年人或無法親自簽具者，得由其法定代理人、配偶、親屬或關係人簽具。此新規定除了原手術須取得書面同意外，包括其他侵入性檢查或治療均應獲取書面同意。

表7-1　手術同意書格式

○○醫院（診所）手術同意書格式

＊基本資料
病人姓名_____　出生日期_____年_____月_____日　病歷號碼_____

一、擬實施之手術（以中文書寫，必要時醫學名詞得加註外文）
　　1.疾病名稱：

　　2.建議手術名稱：

　　3.建議手術原因：

二、醫師之聲明
　　1.我已經儘量以病人所能瞭解之方式，解釋這項手術之相關資訊，特別是下列事項：
　　　□需實施手術之原因、手術步驟與範圍、手術之風險及成功率、輸血之可能性

---

25 民國84年8月14日衛署醫字第854052263號函。

表7-1　手術同意書格式（續）

☐手術併發症及可能處理方式
☐不實施手術可能之後果及其他可替代之治療方式
☐預期手術後，可能出現之暫時或永久症狀
☐其他與手術相關說明資料，已交付病人

　2.我已經給予病人充足時間，詢問下列有關本次手術的問題，並給予答覆：
　(1)_____
　(2)_____
　(3)_____

手術負責醫師
姓名：　　　　　　　　　　　　　簽名：
專科別：
（※衛生福利部授予之專科醫師證書科別；若無則免填）
日期：　　年　　月　　日　　　時間：　　時　　分

三、病人之聲明
　1.醫師已向我解釋，並且我已經瞭解施行這個手術的必要性、步驟、風險、成功率之相關資訊。
　2.醫師已向我解釋，並且我已經瞭解選擇其他治療方式之風險。
　3.醫師已向我解釋，並且我已經瞭解手術可能預後情況和不進行手術的風險。
　4.我瞭解這個手術必要時可能會輸血；我☐同意☐不同意輸血。
　5.針對我的情況、手術之進行、治療方式等，我已經向醫師提出問題和疑慮，並已獲得說明。
　6.我瞭解在手術過程中，如果因治療之必要而切除器官或組織，醫院可能會將它們保留一段時間進行檢查報告，並且在之後會謹慎依法處理。
　7.我瞭解這個手術有一定的風險，無法保證一定能改善病情。

基於上述聲明，我同意進行此手術。

立同意書人姓名：　　　　　　　　簽名：
（※若您拿到的是沒有醫師聲明之空白同意書，請勿先在上面簽名同意）

關係：病人之　　　　　　　　　　（立同意書人身分請參閱附註三）

身分證統一編號/居留證或護照號碼：
住址：
電話：
日期：　　年　　月　　日　　　時間：　　時　　分

表7-1　手術同意書格式（續）

附註：
一、手術的一般風險
　　1.手術後，肺臟可能會有一小部分塌陷失去功能，以致增加胸腔感染的機率，此時可能需要抗生素、呼吸治療或其他必要的治療。
　　2.除局部麻醉以外之手術，腿部可能產生血管栓塞，並伴隨疼痛和腫脹。凝結之血塊可能會分散並進入肺臟，造成致命的危險，惟此種情況並不常見。
　　3.因心臟承受壓力，可能造成心臟病發作，也可能造成中風。
　　4.手術過程仍可能發生難以預期的意外，甚至因而造成死亡。
二、立同意書人非病人本人者，「與病人之關係欄」應予填載與病人之關係。
三、手術同意書除下列情形外，應由病人親自簽名：
　　1.病人為未成年人或因故無法為同意之表示時，得由法定代理人、配偶、親屬或關係人簽名。
　　2.病人之關係人，係指與病人有特別密切關係之人，如伴侶（不分性別）、同居人、摯友等；或依法令或契約關係，對病人負有保護義務之人，如監護人、少年保護官、學校教職員、肇事駕駛人、軍警消防人員等。
　　3.病人不識字，得以按指印代替簽名，惟應有二名見證人於指印旁簽名。
四、醫療機構應於病人簽具手術同意書後三個月內，施行手術，逾期應重新簽具同意書，簽具手術同意書後病情發生變化者，亦同。
五、手術進行時，如發現建議手術項目或範圍有所變更，當病人之意識於清醒狀態下，仍應予告知，並獲得同意，如病人意識不清醒或無法表達其意思者，則應由病人之法定或指定代理人、配偶、親屬或關係人代為同意。無前揭人員在場時，手術負責醫師為謀求病人之最大利益，得依其專業判斷為病人決定之，惟不得違反病人明示或可得推知之意思。
六、醫療機構為病人施行手術後，如有再度為病人施行手術之必要者，仍應重新簽具同意書。
七、醫療機構查核同意書簽具完整後，一份由醫療機構連同病歷保存，一份交由病人收執。

十、病歷及醫療業務文書的給與

　　醫療機構的病歷，應指定適當場所及人員保管，並至少保存七年，但未成年者的病歷，至少應保存至其成年後七年，人體試驗的病歷應永久保存；醫療機構因故未能繼續開業，其病歷應交由承接者依規定保存，無承接者時病人或其代理人得要求醫療機構交付病歷，其餘病歷應繼續保存六個月以上始得銷燬，醫療機構具有正當理由無法保存病歷時，由地方主管

機關保存；對於逾保存期限得銷燬的病歷，其銷毀方式應確保病歷內容無洩漏之虞。醫療機構應建立清晰、詳實、完整之病歷[26]，醫院對於病歷，應製作各項索引及統計分析，以利研究及查考。醫療機構應督導其所屬醫事人員於執行業務時，親自記載病歷或製作紀錄，並簽名或蓋章及加註執行年月日；病歷或紀錄如有增刪，應於增刪處簽名或蓋章及註明年月日，刪改部分，應以畫線去除，不得塗燬；醫囑應於病歷載明或以書面為之，但情況急迫時，得先以口頭方式為之，並於二十四小時內完成書面紀錄。違反病歷製作相關規定者處新台幣1萬元以上5萬元以下罰鍰，並令限期改善，屆期未改善者，按次連續處罰。醫院、診所診治病人時，得依需要，並經病人或其法定代理人、配偶、親屬[27]或關係人的同意，商洽病人原診治的醫院、診所，提供病歷摘要及各種檢查報告資料，原診治醫院、診所不得拒絕，其所需工本費由病人負擔。醫療機構應依其診治的病人要求，提供病歷複製本，必要時提供中文病歷摘要，不得無故拖延或拒絕，其所需費用由病人負擔。醫院對尚未治癒而要求出院的病人，得要求病人或其法定代理人、配偶、親屬或關係人，簽具自動出院書；病人經診治並依醫囑通知可出院時，應即辦理出院或轉院。醫院、診所如無法令規定的理由，對其診治的病人，不得拒絕開給出生證明書、診斷書、死亡證明書或死產證明書；開給各項診斷書時，應力求慎重，尤其是有關死亡的原因；醫院、診所對於非病死或可疑為非病死者，應報請檢察機關依法相驗；違者處新台幣1萬元以上5萬元以下罰鍰，並令限期改善，屆期未改善者，按次連續處罰。【醫師法】第12條則規定，醫師執業時應「製作」病歷，在【醫療法】則規定「保管」。病歷記載的內容依【醫師法】第12條第2項規定，除應於首頁載明病人姓名、出生年月日、性別及住址等基本資料外，其內容至少應載明就診日期、主訴，檢查項目及結果、診斷或病名、治療、處置或用藥等情形及其他應記載事項。此外，如同藥品中文標示的規定，病歷記載中文化是未來須走的方向，也是符合病人權益的做法。

---

26 所稱病歷，應包括下列各款之資料：一、醫師依醫師法執行業務所製作之病歷；二、各項檢查、檢驗報告資料；三、其他各類醫事人員執行業務所製作之紀錄。

27 以在場者為準，優先順序如下：（一）配偶；（二）父母；（三）成年子女；（四）成年兄弟姊妹；（五）祖父母；（六）成年之其他親屬包括直系血親、旁系血親及姻親。

十一、保守病人秘密的義務

　　醫療機構及其人員因業務而知悉或持有病人病情或健康資訊,不得無故洩漏;違者處新台幣5萬元以上25萬元以下罰鍰,其觸犯刑事法律者,並移送司法機關辦理。我國【醫師法】第23條、【護理人員法】第28條、【助產人員法】第31條及【藥師法】第14條等,均有相同明文的規定;【刑法】第316條並規定洩露業務上知悉他人秘密者,可處一年以下有期徒刑、拘役或5萬元以下罰金。其立法目的均在保障病人的隱私權,也是醫學基本倫理法則的條文化。至於人壽保險公司因業務需要,要求醫院提供保戶病情資料,以透過病人或其家屬親自向醫院提出申請為原則,惟醫院基於便民,憑保險公司所提病人親自簽署的書面同意證明文件,且該文件並經載明同意提供特定的病情資料者,尚屬可行,但保險公司申請調閱病人X光片及其他資料時,為保障病人隱私權,醫療機構不得提供[28]。

十二、器官的病理檢查義務

　　醫療機構對採取的組織檢體或手術切取的器官,應送請病理檢查,並應就臨床及病理診斷之結果,作成分析、檢討及評估;醫院對手術切取的器官送請病理檢查,應由病理專科醫師作成報告,前項報告應連同病歷保存,並製作病理檢查紀錄。民國93年修正之【醫療法】第65條規定,應將檢查結果告知病人或其法定代理人、配偶、親屬或關係人;違反者處新台幣1萬元以上5萬元以下罰鍰,並令限期改善;屆期未改善者,按次連續處罰。

十三、繼續追蹤照顧病人及協助政府服務

　　醫院得應出院病人的要求,為其安排適當醫療場所及人員,繼續追蹤照顧;醫院對尚未治癒而要求出院之病人,得要求病人或其法定代理人、配偶、親屬或關係人,簽具自動出院書;病人經診治並依醫囑通知可出

---

28 民國75年4月2日衛署醫字第578914號函。民國80年8月13日衛署醫字第963605號函。

院時，應即辦理出院或轉院。醫療機構應接受政府委託，協助辦理公共衛生、繼續教育、在職訓練、災害救助、急難救助、社會福利及民防等有關醫療服務事宜。此二項義務均為訓示性規定，亦即違反者法無處罰規定。然【醫師法】第24條規定，醫師對於天災、事變及法定傳染病的預防事項，有遵從主管機關指揮的義務，卻是強制性規定，違者處新台幣2萬元以上10萬元以下罰鍰（醫師法第29條）。

十四、遵守醫療廣告規範的義務

非醫療機構，不得為醫療廣告。醫療廣告其內容以下列事項為限：（一）醫療機構的名稱、開業執照字號、地址、電話及交通路線；（二）醫師姓名、性別、學歷、經歷及其醫師，專科醫師證書字號；（三）全民健康保險及其他非商業性保險的特約醫院、診所字樣；（四）診療科別及診療時間；（五）開業、歇業、停業、復業、遷移及其年月日；（六）其他經中央主管機關公告容許登載或播放事項；利用廣播、電視的醫療廣告，在前項內容範圍內，得以口語化方式為之，惟應先經所在地直轄市或縣（市）衛生主管機關核准；醫療機構以網際網路提供的資訊，除有內容虛偽、誇張、歪曲事實、以非法墮胎為宣傳、一年內已受處罰三次或有傷風化的情形外，不受前述六款所定內容範圍的限制，其管理辦法由中央主管機關定之。醫療廣告，不得以下列方式為之：（一）假借他人名義為宣傳；（二）利用出售或贈與醫療刊物為宣傳；（三）以公開祖傳秘方或公開答問為宣傳；（四）摘錄醫學刊物內容為宣傳；（五）藉採訪或報導為宣傳；（六）與違反前條規定內容的廣告聯合或並排為宣傳；（七）以其他不正當方式為宣傳。廣告內容暗示或影射醫療業務者，視為醫療廣告；醫療機構有關醫學新知或研究報告的發表或病人衛生教育、學術性刊物，未涉及招徠醫療業務者，不視為醫療廣告。醫療廣告違反規定或擅自變更核准內容者，除處新台幣5萬元以上25萬元以下罰鍰外，其有下列情形之一者，得處一個月以上一年以下停業處分或廢止其開業執照，並由中央主管機關吊銷其負責醫師的醫師證書一年：（一）內容虛偽、誇張、歪曲事實或有傷風化；（二）以非法墮胎為宣傳；（三）一年內已受處罰三次

者。【案例二】及【案例三】均為違反醫療廣告規定而被處罰的案例。

　　依未修正前【醫療法】第85條規定：「本法所定之罰鍰，於非財團法人之私立醫療機構，處罰其負責醫師。」（民國93年修正之【醫療法】改為第115條，內容已改為：「本法所定之罰鍰，於私立醫療機構，處罰其負責醫師。但依第107條有併處行為人為同一人者，不另為處罰。」）依據行政院衛生福利部90年9月11日衛署醫字第0900058716號函釋意旨：【醫療法】第85條係就醫療法關於處分對象依法條應為醫療機構的情形下，為解決未具法人資格的私立醫療機構如何處分的問題所定的特別規定。所以如果是專門針對醫療機構負責醫師所為的處罰，如【醫療法】第41條規定：「醫療機構之負責醫師，應督導所屬醫事人員，依各該醫事專門職業法規規定，執行業務。」違反者依同法第77條規定應處5,000元以上5萬元以下罰鍰，此法律課以作為義務的對象為負責醫師，故違反作為義務的受罰主體亦係負責醫師，自與【醫療法】第85條規定的情況完全不同。所以，如有負責醫師主張【醫療法】第85條為關於裁罰的例外規定，認為財團法人的私立醫療機構，即應處罰其機構而非負責醫師；此種解釋方式，不僅違反法律解釋原則，並將因解釋結果變更【醫療法】第41條規定的作為義務人及同法第77條的受罰主體，亦即以行政機關的解釋課以人民作為義務，及使之成為受罰主體，如此，則中央法規標準法第5條第2款「關於人民之權利、義務應以法律定之」的規定，豈不成為具文；因此，關於違反【醫療法】處罰負責醫師的規定，直接處罰者仍應為負責醫師而非處罰醫療機構[29]。

　　【案例一】：原告為「○○綜合醫院」之負責醫師。該醫院雖係行政院衛生福利部及行政院勞工委員會會銜指定之勞工健康（體格）檢查指定醫療機構，依勞工健康檢查指定醫療機構管理要點第1點規定，固得組織巡迴檢查隊實施巡迴勞工健康檢查，惟應以「勞工」為健康檢查對象，然該醫院卻以「台灣北部地區各行業肝臟功能追蹤研究」之名，行文台灣北部地區各國民中、小學，招攬健康檢查業務，被告依法予以科

---

[29] 高雄高等行政法院90年度簡字第3839號判決。

罰，並無違誤。（裁判字號：84年度判字第844號）

【案例二】：本法第60條第1項第4款所定醫療廣告之診療科別，以經衛生主管機關核准登記者為限。其病名，依國際疾病傷害及死因分類之規定。前項每一診療科別下所刊播之病名以三種為限。原告醫院於衛生局登記診療科別為「外科」，則於醫院玻璃窗上噴漆「內科、婦產科」等字樣，非屬經核准登記之科別，自為法所不許，縱使原告具備各該科專科醫師之資格，仍難免罰。（裁判字號：83年度判字第2786號）

【案例三】：經查臺○時報「高雄訊」乙則，原告雖辯稱系爭醫療廣告非其委託刊登，並另提出其於89年4月13日委刊之廣告佐證，訴願機關略以然查該版面內容顯係經由實際從事醫療專業領域之人授意提供之所為，且文中有註明原告之姓氏、經歷及其負責診所名稱，並詳載地址、電話，就經驗法則而言，尚難認為僅係記者主動獲知而為之新聞採訪報導。故原告以採訪報導方式，而行廣告宣傳之實，藉以規避醫療廣告之規範，意圖至為明顯。是原告所辯，純屬卸責飾詞，實不足採。原處分核無違誤。（裁判字號：89年度簡字第39號）

肆、演進與發展

　　【醫療法】自民國75年11月24日公布以來，其間政經社會及醫療環境已有大幅變動，相關法律規定亦迭經制定或修正，適時通盤檢討修正應屬必要。茲為因應醫療環境變遷，重行檢討醫療機構分類、提升醫療機構服務品質、強化病歷管理制度及保障病人就醫權益，並配合【地方制度法】、【行政程序法】及其他相關法律之制定、修正，行政院衛生福利部擬具【醫療法】修正草案，於民國93年4月修正通過，其修正要點如次[30]：

　　重行檢討醫療機構分類，酌修私立醫療機構定義，將依有關法律規定

---

30 http://www.doh.gov.tw/ufile/doc。

辦理醫療業務的公益法人及事業單位所設立的醫療機構另稱為法人附設醫療機構。私立醫療機構係由醫師個人設立，若該醫師無子女習醫，於其退休或死亡時，該醫療機構即有關閉危機；縱少數子女得以習醫繼承衣缽，亦多只能維持家族式的管理，面臨諸多困境，難以永續經營，不利國內醫療事業的發展。為使私立醫療機構得以社團法人型態設立，藉以輔導轉型，改善經營體質，提升醫療服務水準，並對國內醫療體制產生積極正面效益，將財團法人醫療機構修正為「醫療法人」，俾能涵蓋社團法人醫療機構（修正條文第4條至第6條）。

私立醫療機構達中央主管機關公告一定規模以上者，應改以醫療法人型態設立（修正條文第17條）。

為保障病人就醫安全，任何人不得以強暴、脅迫、恐嚇或其他非法之方法，滋擾醫療機構秩序或妨礙醫療業務的執行；警察機關並應協助排除或制止之（修正條文第24條）。

於重大災害發生時，醫療機構應遵從主管機關指揮、派遣，提供醫療服務及協助辦理公共衛生（修正條文第28條）。

增訂醫療法人專章，分節規範財團法人醫療機構及社團法人醫療機構的設立、監督及管理等事項：將本法有關財團法人醫療機構的規定定位為【民法】的特別法，本法未規定者則依【民法】的規定，並由於財團法人醫療機構屬純粹公益性質，得依相關稅法規定減免稅賦；至於社團法人醫療機構，並非純粹的公益法人，性質上亦非【民法】上的社團，其設立、監督及管理悉依本法規定，本法未規定時，僅於性質不相牴觸的部分得準用【民法】的規定，故其設立將向本法中央主管機關申請許可及登記，而不向法院辦理設立登記，且除符合一定條件的土地捐贈得不課徵土地增值稅外，並不給予稅賦減免（修正條文第30條至第55條）。

為提升醫療服務品質、尊重病人知的權益及增進醫病關係和諧，規定醫院應建立醫療品質管理制度，中央主管機關得訂定辦法，就特定醫療技術、檢查、檢驗或醫療儀器，規定其適應症、操作人員資格、條件及其他應遵行事項；加強手術、侵入性檢查或治療、人體試驗、病情及組織檢體或切取器官病理檢查結果等資訊的告知及相關同意書之取具；醫院、診所診治病人時應告知一定事項，交付藥劑時並應於容器或包裝上載明一定事

項（修正條文第59條至第66條）。

　　檢討修正病歷管理制度，增訂有關病歷製作、刪改、保存、銷燬、病歷複製本提供的原則；對於醫療機構以電子文件方式製作及貯存的病歷，於符合中央主管機關規定要件之前提下，允許其得免另以書面方式製作，以加強醫療機構行為責任，並減輕其營運成本負擔（修正條文第67條至第72條）。

　　為促醫療資源均勻分布，縮短城鄉差距及因應人口老化趨勢，對於醫療資源缺乏區域，除獎勵民間設立醫療機構外，亦獎勵其設立護理機構；對於醫療設施過賸區域，則適度限制醫療機構或護理機構的設立或擴充，並授權中央主管機關訂定獎勵措施，鼓勵醫療事業發展，以提升醫療服務品質及效率（修正條文第88條至第92條）。

　　配合本法修正條文及相關法令規定修正及增訂罰則，並通盤調整罰鍰額度（修正條文第101條至第115條）。

　　民國93年【醫療法】修正草案的重點之一即是建立醫療社團法人制度，以解決一般小型醫院難以永續經營的問題，避免負責醫師死亡時，該醫療院所即無法存在；但社團法人醫療機構並非純粹的公益法人，性質上亦非【民法】上的社團，其設立、監督及管理悉依本法規定，故其設立將向本法中央主管機關申請許可及登記，而不向法院辦理設立登記，且除符合一定條件的土地捐贈得不課徵土地增值稅外，並不給予稅賦減免。惟有人建議醫院事實上都以營利為目的，故可參考【公司法】無限公司的設立，開放以公司型態組成[31]，並以【公司法】加以規範，可使財務透明化，並避免現行市場運作上出現醫院與醫療顧問公司連體存在，藉以規避法令的現象；然亦有反對者[32]。顯然，此次【醫療法】草案中並未採納醫療事業公司化的建議。

　　行政院院會於2010年2月25日通過醫療法部分條文修正草案，未來設立於專區的私立醫療機構，如果只辦國際醫療業務，就能以公司的方式設立，並可發行股票。行政院長吳敦義表示，這次修正將可為台灣營造發展

---

31 醫事法律學會，醫療法人制度公聽會，醫事法學第7卷第2期，1999年6月，頁79。
32 同前註；醫療機構公司化贊成者如劉緒倫律師，反對者如衛生福利部代表、吳運東等。

國際醫療產業的有利環境；衛生署長楊志良指出，台灣的國際醫療及觀光醫療的水準、價格都具有競爭力，但是現行法規規定，醫院是非營利機構，所以不得以公司方式組成、不能發行股票或分紅，也不能做廣告，限制了台灣在國際或觀光醫療的發展。行政院會通過衛生福利部所提出的醫療法第4條、第90條及第115條修正草案，草案中增訂，專辦國際醫療的私立醫療機構，將可以公司的方式設立，也可以發行股票或分紅；另外，中央機關得限制專辦國際醫療的私立醫療機構在指定區域內設立，並得專案核定病床數。台灣的民眾也可到這些醫院就醫，但必須自費。楊署長表示：「如果只針對國際醫療可以設立公司，但是一定要是私立醫院；也可以廣告，因為一般不能廣告，可以用公司來組成，可以讓國際人士來投資，現在原則上在新竹生技園區，就是在高鐵的竹北站那塊地早就已經準備好，看看有沒有人來投資、設立專區。」至於一般醫院，如通過評估，最多可劃出10%的病床作為國際觀光醫療之用；不過，如果當地醫療資源缺乏，仍會以照顧台灣民眾的健康為優先；另外，如果國家有重大緊急需求，也可要求這些國際醫療機構只照顧國人[33]。未來這些開放醫療機構公司化的條文如果通過實施，將繼醫療機構社團法人化之後，為我國醫療機構的營利屬性帶來更明確的改變，醫療機構的公益屬性或許到了可以全面檢討的階段，一般醫療機構的公司化改革或許亦可加以重新檢討。

　　依【醫療法】第69條規定：「醫療機構以電子文件方式製作及貯存之病歷，得免另以書面方式製作；其資格條件與製作方式、內容及其他應遵行事項之辦法，由中央主管機關定之。」醫療機構以電子文件方式製作及貯存之病歷（以下簡稱電子病歷），符合法令之規定者，得免另以書面方式製作。其立法目的：為推動醫療機構病歷電子化業務，並維護電子病歷之安全與病患之隱私。所稱病歷，其內容包括下列各款之資料：（一）醫師依醫師法執行業務所製作之病歷；（二）各項檢查、檢驗報告資料如體檢資料；（三）其他各類醫事人員執行業務所製作之紀錄如護理紀錄。醫療機構實施電子病歷者，應建置電子病歷資訊系統（以下簡稱系統），並具備下列管理機制：（一）標準作業機制：系統建置、維護及稽核之標

---

33 http://news.sina.com.tw/article/20100225/2835607.html，2010.2.25。

準作業程序；（二）權限管控機制：電子病歷製作、存取、增刪、查閱、複製、傳輸及其他使用權限之管控；（三）緊急應變機制：系統故障之預防、通報、應變、復原及其他緊急應變措施；（四）系統安全機制：確保系統安全、時間正確、系統備援與資料備份及其他保護措施；（五）傳輸加密機制：網路傳輸電子病歷，使用國際標準組織通用之加密機制；（六）安全事故處理機制：因應系統遭侵入、資料洩漏、毀損或其他安全事故之預防、通報與應變、檢討及修正措施。執行前項各款管理機制，應製作紀錄，妥善保存至少五年。醫療機構製作電子病歷，應符合下列規定：（一）輸入識別碼或其他識別方式，經電腦系統確認其身分及權限相符後，始得進行；（二）增刪電子病歷時，應能與增刪前明顯辨識，並保存個人使用紀錄及日期資料；（三）依本法所為之簽名或蓋章，以電子簽章為之；（四）病歷製作後，應於二十四小時內完成電子簽章；（五）電子簽章後，應進行存檔及備份。醫事人員因故無法於前項時限內完成電子簽章時，應由醫療機構採用醫事機構憑證簽章代替；除有特殊情形外，醫事人員應於事後完成補簽。電子簽章，除前條規定外，應憑中央主管機關核發之醫事人員憑證為之；但醫療機構訂有符合電子簽章法規定之其他簽章方式者，得依其方式為之。前條醫事機構憑證與前項醫事人員憑證及其附卡、備用卡之核發、換發、補發，由中央主管機關自行或委託民間團體辦理，並得收取費用；其費額，依醫事憑證收費標準之規定（醫療機構電子病歷製作及管理辦法）。

　　另一有關醫療機構的法律問題為醫療機構是否適用競爭法的規範？醫療機構在我國常以公益事業的面目呈現，但其擁有營利的本質卻也是不爭的事實，故其營利與伴隨的競爭問題並非不存在或永不發生；在美國，十多年前從未有醫療事業涉及反托拉斯案件，今日在該領域則所見多有，常見的案件類型包括杯葛、固定價格、保險公司獨占、醫院合併、搭售、排除協議等[34]。於我國，公平交易委員會曾以（81）公參字第00083號函釋：「公立醫院的醫事人員具有公務員任用資格者，係以公務員任用之，其薪俸即依公務人員薪俸法以及公務預算支出，與私立醫院不同。醫療法

---

34 劉永弘，醫療機構與競爭法，醫事法學第7卷第2期，1999年6月，頁57。

第17條規定：『醫療機構收取醫療費用之標準，由省（市）衛生主管機關核定之。但公立醫療機構收取醫療費用之標準，由該管機關分別核定。』依公平交易法第46條第1項規定：『事業依照其他法律規定之行為，不適用本法之規定』，故該行為無公平交易法之適用。政府機關為公法行為時，其主體並非公平交易法第2條所稱的事業，因之政府對公立醫院依法或依政策編列公務預算予以補助，非公平交易法規範之範圍。」這是指政府對公立醫院的補助，非【公平交易法】規範的範圍，但並非公立醫院其相關行為均無【公平交易法】的適用？台大、成大醫院辦理藥品採購招標指定廠牌，被檢舉涉有違反【公平交易法】第19條第2款規定一案中，公平交易委員會的裁定即為：「按公平交易法第19條第2款規定，無正當理由，對他事業給予差別待遇的行為，而有妨礙公平競爭之虞者，事業不得為之；另，同法施行細則第23條規定，所謂正當理由，應審酌市場供需情況、成本差異、交易數額、信用風險及其他合理事由等情形之之。本案衛生福利部認為已經BA/BE試驗（生體可用率／生體相等性）之藥品無必要再進行進藥試驗，故爾後各醫學中心不得再要求已執行BA/BE試驗的學名藥，再為『進藥臨床試驗』，否則將涉有違反公平交易法第19條第2款規定，若各醫學中心對已執行BA/BE試驗的危急性藥品，包括心臟血管用藥、抗高血壓劑、鎮痙攣、抗凝血劑、支氣管擴張劑及多種荷爾蒙藥品等項，認為有進行『進藥臨床試驗』的必要，應於廠商提出申請後，由藥事委員會就臨床使用的必需性，決定合理試用期限。則不在此限。[35]」可見，公立醫院涉及違反公平交易的行為，仍然是受競爭法規限制的範圍。

　　前台中縣牙醫師公會以召開會員大會方式，將健保掛號費統一訂為50元，即被認為是違反【公平交易法】第19條第4款：「以脅迫、利誘或其他不正當方法，使他事業不為價格之競爭、參與結合或聯合之行為。」應立即停止該行為，並函知各會員取消該決議[36]。中華民國私立醫療院所協會召開理監事聯席會議，訂定保險機構查詢醫院病歷諮詢費收費標準，另發函各會員，即被公平交易委員會認定該費用為醫療機構的收入之一，

---

35 行政院公平交易委員會民國87年2月2日（87）公貳字第8512668-017號函。
36 85公處字第112號函。

應由各醫療機構自行訂定，該協會有相當影響力，此行為足以影響醫療市場交易秩序的顯失公平行為，違反【公平交易法】第24條，應立即停止該行為[37]。可知，醫療相關行為適用競爭法規已成定論。立法委員沈富雄先生所提【醫療法】修正草案（民國93年）中，即建議「同一捐助人捐助成立之各財團法人醫療機構，其年度醫療收入總額占全國年度醫療費用總額10%以上者，該捐助人不得再捐助成立新財團法人醫療機構。」的條文[38]，顯見沈委員已注意到醫療市場獨占或寡占的可能發生（惟本條並未修正通遇）。所以，適用競爭法規避免醫療市場可能發生的反不正當競爭態樣的出現，是免除醫療市場不當發展、保護消費者權益利益宜有的做法。

第二節　護理機構的設置與管理

壹、護理機構的種類

　　【護理人員法】制定之前，護理人員原無開業構，法制上也無護理機構的設置依據，民國80年5月【護理人員法】頒布後，護理機構的設置在我國正式開展。護理機構設置目的主要為：（一）減少醫療資源浪費：如過去公保或勞保時代自然產住院給付是七天，現行健保自然產住院給付變成三天，婦產科住院病房病床的醫療資源循環率增加一倍多，這空檔只要由產後護理機構接手照護，確是綽綽有餘，可見護理機構功能的發揮，必然可以有效減低急性醫療部門資源的浪費；（二）因應連續性醫療照護的需求：如帶有長期慢性病的老人養護，由護理之家照顧養護已足敷所需，不需一直住在醫院病床，這種護理機構長期醫護照護的功能顯而易見；（三）發揮護理人員的執業功能：現行我國護理教育制度蓬勃發展，護理人員的平均學歷與學識水平大幅提升，使其取得護理機構的開業權，正足

---

37 87公處字第035號函。
38 劉永弘，前揭文，頁57。

以使其獨立發揮護理專業的功能。在全民健康保險採行按病例計酬制度
後，病人的住院日數縮短，很多病人將會被要求提早出院，病人在未完全
康復前即出院，其後續的照護，將會由護理機構或慢性病院接手[39]；再加
上現今忙碌的工商社會，減輕病患家屬對病患長期照護的身心負擔，護理
機構未來的發展將日形重要。

　　為減少醫療資源浪費，因應連續性醫療照護之需求，並發揮護理人員
之執業功能，得設置護理機構。我國修法前護理機構的種類分為居家護理
機構、護理之家機構及產後護理機構。後來修改護理機構分類如下：一、
居家護理所：至受照顧者居（住）所提供護理及健康照護服務，並得於所
內提供照護之服務、諮詢、指導、訓練或其他相關服務之機構；二、護理
之家：提供受照顧者入住，並全時予以護理及健康照護服務之下列機構：
（一）一般護理之家；（二）精神護理之家；（三）產後護理之家；護理
及健康照護服務，包括個案之護理需求評估、健康促進、疾病預防與照
護、長期失能、失智、安寧及其他全人照護；居家護理所內提供服務者，
以護理人員為限。產後護理之家，其服務對象以下列人員為限：一、產後
未滿二個月之產婦；二、出生未滿二個月之嬰幼兒。前項服務對象，經醫
師診斷有特殊需求者，得不受前項二個月之限制。護理機構於其服務對象
有醫療需求者，應轉介醫師診療；並得依其照護需求，轉介相關醫事人員
提供服務。護理機構就前條醫師診療及相關醫事人員依法執行業務之紀
錄，應連同護理紀錄妥善保存。護理機構之負責資深護理人員，應督導其
機構所屬護理人員及其他人員，善盡業務上必要之注意[40]。

貳、護理機構設立或擴充的程序

　　護理機構的設立或擴充程序，同醫療機構的設立或擴充程序一樣，
均採許可制。【醫療法】第88條及第90條規定，中央主管機關為促進醫

---

39 台北市護理師護士公會、中華民國醫事法律學會，護理業務與法律實務，中華民國醫事
　法律學會，1996年8月，頁183。
40 請參閱【護理機構分類設置標準規範】。

療資源均衡發展，統籌規劃現有公私立醫療機構及人力合理分布，得劃分醫療區域，建立分級醫療制度，訂定醫療網計畫；主管機關得依前項醫療網計畫，對醫療資源缺乏區域，獎勵民間設立醫療機構、護理機構，必要時，得由政府設立。鑑於我國人口老化速度增快，為因應未來醫療照護需求，有關醫療網計畫及獎勵、限制對象增列「護理機構」，以有效平衡地區醫護資源的分布。護理機構以及醫療機構所設的護理機構適用的程序如下[41]：

一、護理機構設立或擴充的申請人

護理機構之設置或擴充，應先經主管機關許可；其申請人之資格、審查程序與基準、撤銷、廢止及其他應遵行事項之辦法，由中央主管機關定之。申請護理機構設置或擴充許可，應向所在地直轄市、縣（市）主管機關提出；前項擴充，指護理之家擴增總樓地板面積或增設床數。申請人如下：（一）公立護理機構：代表人；（二）財團法人護理機構：該法人；（三）私立護理機構：1.個人設置者：負責資深護理人員；2.其他法人依有關法律附設者：該法人。護理機構應置負責資深護理人員一人，對其機構護理業務負督導責任，並應督導其機構所屬護理人員及其他人員，善盡業務上必要的注意。私立護理機構由前項資深護理人員設置者，以其申請人為負責人。護理機構的負責資深護理人員，依中央主管機關所定的資格條件，應具備從事臨床護理工作的資格，護理師的工作年資須在四年以上，護士的工作年資須七年以上。護理機構負責護理人員因故不能執行業務，應指定合於負責人資格者代理之，代理期間超過一個月者，應向原開業執照機關備查，代理期間最長不得逾一年[42]。

二、護理機構設立或擴充的申請許可

護理機構設置或擴充後之規模在100床以上者，由所在地直轄市、縣

---

41 請參閱【護理人員法】第17條至第22條；【護理人員法施行細則】第7條至第11條；
　【護理機構分類設置標準】第8條至第10條規定。
42 請參閱【護理人員法】第16條、第17條、第19條、第19條之1規定。

（市）主管機關初審通過後，報中央主管機關許可。護理機構設置或擴充經許可後，有下列情形之一者，應重新依申請許可：（一）地點變更；（二）床數變更；（三）負責資深護理人員變更。負責資深護理人員變更情形，其新舊負責資深護理人員，簽訂概括承受全部權利義務契約者，得依規定辦理變更登記，免重新申請許可。申請設置或擴充之護理機構為護理之家者，申請人應填具申請書，並檢具下列文件、資料：（一）設置或擴充計畫書及計畫摘要；（二）財團法人護理之家，其董事會同意設置或擴充之會議紀錄；（三）其他法人依有關法律附設之護理之家，其董事會或社員總會同意設置或擴充之會議紀錄，及該法人主管機關同意函[43]。

三、護理機構設立或擴充的申請開業

護理機構申請開業，應填具申請書，檢附下列文件並繳納開業執照費，向所在地直轄市或縣（市）主管機關申請；經核准登記，並繳納開業執照費後，發給開業執照：（一）護理機構平面簡圖，並以平方公尺註明樓層、各隔間面積、用途說明及總面積；（二）主管機關許可設置或擴充文件；（三）建築物合法使用證明文件；（四）負責護理人員之證明文件；（五）配置之醫事人員及相關人員名冊；（六）設施、設備之項目；（七）依護理人員法第20條規定與醫院所訂定之契約；（八）其他依規定應檢具之文件：直轄市或縣（市）主管機關對於前項申請，經派員履勘後，核與規定相符者，發給開業執照。直轄市或縣（市）主管機關核准護理機構開業時，應登記事項包括：（一）名稱、地址及開業執照字號；（二）申請人之姓名、國民身分證統一編號、出生年月日、住址，申請人為法人者，其名稱、事務所所在地及其代表人姓名；（三）負責護理人員之姓名、國民身分證統一編號、出生年月日、證書字號及住址；（四）依規定申請審核許可之床數、日期及字號；（五）依規定訂定契約醫院之名稱、地址及開業執照字號；（六）業務項目；（七）其他依規定應行登記事項。醫療機構依【護理機構設置標準】規定附設護理機構，應另發給開業執照，至原於醫療機構開業執照加註附設護理機構者，應於異動時，重

---

43 請參閱【護理機構設置或擴充許可辦法】第45條規定。

新核發開業執照[44]。

四、財團法人護理機構的設立

　　財團法人護理機構，應有足以購置所需建築基地、房舍及必要設備的設立基金；財團法人護理機構的設立、組織及其管理，除依【護理人員法】及其施行細則規定外，依【行政院衛生福利部監督衛生財團法人準則】的規定。

參、護理機構的法律管理

　　護理機構如同醫療機構的設立一般，在運作上也必須接受主管機關的監督，並依照法規的要求履行其應盡的法定義務，使護理機構能夠發揮專業功能，維護接受照護對象應有的權益。依【護理人員法】、【護理人員法施行細則】及【護理機構分類設置標準】的規定，歸納護理機構的運作的法律規範包括[45]：

一、執業異動的報備

　　護理機構歇業、停業、復業或其登記事項變更時，應自事實發生之日起三十日內報請原發開業執照機關備查；護理機構遷移者，準用關於設置及開業的規定；違反者處新台幣1萬5,000元以上15萬元以下罰鍰，並得限期令其改善，屆期未改善或情節重大者，處一個月以上一年以下之停業處分或撤銷其開業執照。護理機構報請歇業、停業核備時，應檢同開業執照及變更事項有關文件為之；護理機構停業者，俟復業時，原發開業執照機關必要時得派員實地履勘。公立醫療機構附設護理機構，其醫療機構變

---

44 請參閱【護理人員法施行細則】第6條規定；民國90年5月10日衛署醫字第0900031774號函。

45 請參閱【護理人員法】第18條之1至第23條之1、第32條、第36條；【護理人員法施行細則】第12條至第22條；【護理機構分類設置標準】第6條至第7條規定。

更負責醫師，已依【醫療法】規定報請變更登記，自無須再依【護理人員法】第22條規定申請變更登記。護理機構不得使用下列名稱：（一）在同一直轄市或縣（市）區域內，他人已登記使用之護理機構名稱；（二）在同一直轄市或縣（市）區域內，與被廢止開業執照未滿一年或受停業處分之護理機構相同或類似之名稱；（三）易使人誤認其與政府機關、公益團體有關或有妨害公共秩序或善良風俗之名稱[46]。

二、依收費標準收費

　　護理機構的收費標準，由直轄市、縣（市）主管機關核定之，但公立護理機構的收費標準，由該管主管機關分別核定；護理機構不得違反收費標準超額收費，違反者處新台幣1萬5,000元以上15萬元以下罰鍰，並應限期退還超額收費。現行全民健康保險的給付，在護理機構方面僅有居家護理可申請健保給付，其他目前只能自費，為消費者應有的權益，實有制定齊一標準的需要。以【彰化縣護理機構收費基準自治條例】的規定為例，護理之家機構收費基準如下：（一）一般照護費：月托費新台幣2萬5,000元至4萬5,000元；日托費新台幣1,200元至2,000元；（二）復健費、因病就診費依照全民健康保險醫療費用支付；（三）材料費按實計價；（四）設有日間照護者：月托費新台幣1萬5,000元至3萬元，日托費新台幣800元至1,200元，機械費每日新台幣300元至400元，交通費每日新台幣300元至500元。產後護理機構收費基準如下：（一）產後照護費每日新台幣700元至1,000元，托嬰費每日新台幣800元至1,000元，伙食費每日新台幣300元至500元；（二）材料費按實計價；（三）因病就診費用依照全民健康保險醫療費用支付。居家護理機構收費基準如下：（一）醫師訪視費、護理訪視費、執行單項插管費，執行二項插管費、執行三項插管費依照全民健康保險醫療費用支付；（二）交通費每次新台幣300元至500元；（三）材料費按實計價（第3條至第5條）。

---

46 民國90年5月16日衛署醫字第0900032045函。

三、與鄰近合格醫院簽訂轉介關係契約

　　護理機構應與鄰近醫院訂定轉介關係的契約，契約內容應包括急救、急診、轉診及定期出診等事項；醫院以經主管機關依法評鑑合格者為限；契約終止、解除或內容有變更時，應另訂新約，並於契約終止、解除或內容變更之日起十五日內，檢具新約，向原發開業執照機關報備；違反者處新台幣1萬5,000元以上15萬元以下罰鍰，並得限期令其改善，屆期未改善或情節重大者，處一個月以上一年以下之停業處分或撤銷其開業執照。本規定的要求主要是基於護理機構收容的對象，身體狀況均有轉化為接受醫療診治的可能，而護理機構依法又不能提供醫療服務，為保障病人的安全與權益，故法律要求護理機構應與鄰近醫院簽訂轉介關係的契約，以應實際的可能需要。

四、遵守行政管制的義務

　　護理機構應依法令規定或依主管機關的通知，提出報告，並接受主管機關對其人員配置、設備、收費、作業、衛生、安全、紀錄等的檢查及資料蒐集；違反者處新台幣1萬5,000元以上15萬元以下罰鍰，並得限期令其改善，屆期未改善或情節重大者，處一個月以上一年以下之停業處分或撤銷其開業執照。所定提出報告係指依【傳染病防治法】、【人類免疫缺乏病毒傳染防治及感染者權益保障條例】及其他依法令應提出報告而言；主管機關依規定執行檢查及資料蒐集時，其檢查及資料蒐集人員，應出示身分證明文件。此外，護理機構應依程序及標準申請許可設置或擴充、依規定申請開業執照、使用主管機關核准使用的名稱等，也都是屬於行政管制的範圍，如有違反其處罰均如前述。

五、遵守廣告規範的義務

　　護理機構廣告，其內容以下列事項為限：（一）護理機構的名稱、開業執照字號、地址、電話及交通路線；（二）負責護理人員的姓名、性別、學歷、經歷、護理人員證書及執業執照字號；（三）業務項目及執業時間；（四）開業、歇業、停業、復業、遷移及其年月日；（五）其他經

中央主管機關公告容許事項；非護理機構，不得為護理業務的廣告；違反本規定者處新台幣1萬5,000元以上15萬元以下罰鍰，並得限期令其改善，屆期未改善或情節重大者，處一個月以上一年以下之停業處分或撤銷其開業執照。依現行規定來看，護理機構的廣告係採事前審查主義，即須經主管機關事前審查核准後，始得為之，此主要考量護理機構非屬一般的商業機構，故其廣告有合理管制的必要。

六、正當開業的義務

　　護理機構有下列情形之一者，處新台幣2萬元以上10萬元以下罰鍰；其情節重大者，並得廢止其開業執照：（一）容留未具護理人員資格者擅自執行護理業務；（二）從事有傷風化或危害人體健康等不正當業務；（三）超收費用經查屬實，而未依限將超收部分退還；（四）受停業處分而不停業；護理機構受廢止開業執照處分，仍繼續開業者，得由中央主管機關吊扣其負責護理人員證書二年，既已吊扣證書自不得同時再行至其他醫院或護理機構執業。護理機構受撤銷開業執照處分者，其負責護理人員於一年內不得申請設置護理機構，這裡所限制的應該是指開業權，至於執業權的部分應不受影響。護理機構正當開業的義務，是基於維護護理機構純淨的必要，並確保專業服務品質及非商業性的特質，符合護理專業的倫理性要求。

七、接受主管機關的監督考核

　　中央主管機關應視需要，辦理護理機構評鑑；直轄市、縣（市）主管機關對轄區內護理機構業務，應定期實施督導考核；評鑑標準由中央主管機關定之；評鑑與督導考核，必要時得委託相關機構或團體辦理。直轄市或縣（市）主管機關應對轄區內護理機構辦理業務督導考核，每年應至少辦理一次，並訂定實施計畫；其計畫應報請上級主管機關備查。反言之，護理機構即有接受監督考核的義務，護理機構依規定接受評鑑，經評鑑不合格者，除違反所定設置標準依規定處罰外，應令其限期改善；屆期未改善者，其屬收住式護理機構，處新台幣6萬元以上30萬元以下罰鍰，其他

護理機構，處新台幣6,000元以上3萬元以下罰鍰，並得按次處罰；情節重大者，得處一個月以上一年以下停業處分，停業期滿仍未改善者，得廢止其設置許可。護理機構對前項評鑑及督導考核，不得規避、妨礙或拒絕；中央主管機關辦理護理機構評鑑，應將各機構評鑑之結果、有效期間及類別等事項公告之；護理機構於評鑑合格有效期間內，違反本法或依本法所發布之命令，經主管機關令其限期改善，屆期未改善或其違反情節重大者，中央主管機關得調降其評鑑合格類別或廢止其評鑑合格資格；護理機構評鑑之標準，包括對象、項目、評等、方式等，與評鑑結果之撤銷、廢止及其他應遵行事項之辦法，由中央主管機關定之。

八、保守因業務知悉他人秘密的義務

護理人員或護理機構及其人員對於因業務而知悉或持有他人秘密，非依法、或經當事人或其法定代理人之書面同意者，不得洩漏；違反者處新台幣6,000元以上3萬元以下罰鍰。居家護理機構及護理之家機構，對於轉診及醫師每次診察的病歷摘要，應連同護理紀錄依規定妥善保存。這些都涉及到病人的隱私權，故無論是醫療機構、護理機構或其他任何醫事人員，均有保守病人秘密的義務。

肆、未來展望

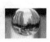

護理機構名稱的使用或變更，應以主管機關核准者為限；非護理機構不得使用護理機構或類似護理機構之名稱；在【護理人員法施行細則】發布施行前已設置的護理機構或以其他名義經營護理機構業務者，應自本細則施行之日起一年內，向該管主管機關申請許可，逾期不申請許可者，依本法第32條規定處理，即可處新台幣1萬5,000元以上15萬元以下罰鍰，並得通知限期改善，屆期仍不改善或情節重大者，處一個月以上一年以下停業處分或撤銷其開業執照[47]。從【護理人員法施行細則】於民國81年4月

---

47 請參閱【護理人員法】第18條、第32條及【護理人員法施行細則】第34條規定。

公布迄今，坊間仍有實質上執行護理機構業務，而逃避【護理機構設置標準】的規定，以安養中心、復健中心或養護中心等名義運作，實際卻經營護理機構者，政府當局有必要加以檢討改進[48]。

　　如單純以老人長期照護體系來看，老人長期照護依老人的健康狀況可分為四個層次，第一個層次是有急重病需要住院、醫療照顧者，這部分應為衛生單位的醫療機構承擔；第二個層次是急重病已經痊癒，但仍需要醫護人員給予專業照護者，這部分應由衛生單位的護理機構承擔；第三個層次是醫藥照護方面，只需要簡單門診或協助其按時服藥者，這部分可由社政單位的養護機構承擔；第四個層次是針對健康正常的老人，提供生活上的協助照顧，這部分屬於社政單位的安養機構即可承擔[49]。由現行的長期照護體系可知，老人長期照護系統屬於第二個與第三個層次，同時包含了醫療衛生單位和社會福利單位兩大複雜系統，護理機構主管機關為衛生單位，養護機構主管機關為社會福利單位，在法規上又各有一套【護理機構設置標準】及【老人長期照護機構設立標準及許可辦法】。從長期發展來看，政府實有必要整合這兩套系統，趨近其設立標準及各項管制規範，統一事權，避免業者難以適從或遊走二套規範的邊緣，政府亦無從下手徹底整頓，徒使老人長期照護體系治絲益棼。

第三節　醫護人員與醫療機構的法律關係

壹、公立醫療機構與醫護人員的法律關係

　　醫療機構係指供醫師執行醫療業務的機構，公立醫療機構，係指由政府機關、公營事業機構或公立學校所設立的醫療機構[50]。公立醫療機構與正式有公務人員任用資格的醫護人員間，其法律關係過去學理上被認為

---

48 台北市護理師護士公會、中華民國醫事法律學會，前揭書，頁191。
49 金桐、吳怡芬、馮家齊、周旻瑄，老人長期照護機構設立標準及護理之家設置標準之比較，社區發展季刊第87期，1999年9月，頁255。
50 請參閱【醫療法】第2條、第3條規定。

是「特別權力關係」，惟目前通說認為是「須相對人參與或同意的行政處分」關係，即公務員任用行為須經人民向國家聲請或同意的國家單方行為[51]。一般正式公務人員的任用須經國家考試及格，公立醫療機構以往正式人員除經高普考及格外，通常也具有專業技術人員證照考試通過的條件如醫師、藥師、護理師等，此外，還須銓敘合格、升等合格[52]。公務人員另有消極資格的限制，即有下列情事之一者，不得任用為公務人員：（一）未具或喪失中華民國國籍；（二）具中華民國國籍兼具外國國籍。但其他法律另有規定者，不在此限；（三）動員戡亂時期終止後，曾犯內亂罪、外患罪，經判刑確定或通緝有案尚未結案；（四）曾服公務有貪污行為，經判刑確定或通緝有案尚未結案；（五）犯前二款以外之罪，判處有期徒刑以上之刑確定，尚未執行或執行未畢。但受緩刑宣告者，不在此限；（六）曾受免除職務懲戒處分；（七）依法停止任用；（八）褫奪公權尚未復權；（九）經原住民族特種考試及格，而未具或喪失原住民身分；但具有其他考試及格資格者，得以該考試及格資格任用之；（十）依其他法律規定不得任用為公務人員；（十一）受監護或輔助宣告，尚未撤銷。公務人員於任用後，有第1款至第10款情事之一者，應予免職；有第11款情事者，應依規定辦理退休或資遣。任用後發現其於任用前已有前項各款情事之一者，應撤銷任用[53]。

依大法官會議的解釋，公務人員遭受懲處處分或其他措施時，如該等處分足以改變公務員身分或對其服公職權利有重大影響時，得提起行政爭訟，其他則不許以訴訟請求救濟[54]；除了行政爭訟外，公務人員權益的救濟，得依【公務人員保障法】規定提起復審、申訴、再申訴，此類保障事件由公務人員保障暨培訓委員會審議決定[55]。公立醫院正式人員享有基本的國家撫卹權，如【案例一】即台北市立療養院護理人員因公執行職務而

---

51 公務員任用的法律性質分為契約說與行政處分說，契約說又分為私法契約說與公法契約說，行政處分說又分為雙方行政處分說、基於承諾的行政處分說、單純單方行為說及須相對人參與或同意的行政處分說。
52 請參閱【公務人員任用法】第9條規定。
53 請參閱【公務人員任用法】第28條規定。
54 大法官會議釋字第187、201、266、312、243、298、323等號解釋。
55 請參閱【公務人員保障法】第4條規定。

身亡，依法同時享有國家撫卹及國家賠償。公立醫院具有公務人員身分的醫護人員依【公務人員保障法】的規定另具有身分保障權、工作條件保障權、官職等保障權、俸給權及機關裁撤、組織變更或業務緊縮的轉任保障權等，也因此，近年來有些公立醫院擬採「公辦民營方式」時，因現職醫護人員的反彈，衛生主管機關顧及醫護人員的保障，最後無疾而終；公立醫院正式醫護人員因有公務人員的保障權，保障了其相當權益，但相對減低公立醫院人事運用上的彈性，故近年來許多公立醫院改採約用方式進用醫護人員，一來降低人事成本，二來保持人事進用上的彈性。

> 【案例一】：按國家賠償法第3條第1項規定：「公有公共設施因設置或管理有欠缺，致人民生命、身體或財產受損害者，國家應負損害賠償責任。」其所謂之「人民」，當指對稱於「國家」以外，而得為權利義務主體之人，包括自然人與依法設立之法人在內，有公務員身分之人，解釋上自亦包括在內。本件台北市市立療養院護理師吳○琴君於執行職務時，因該院圍牆倒塌肇致死亡，如符合國家賠償法第3條第1項規定之要件，自得請求國家賠償，不因其具有公務員身分而受影響。「國家賠償法」與「公務人員撫卹法」兩者之立法精神、法律依據及請求原因均有不同，故請求權人依國家賠償法與公務人員撫卹法兩者行使之請求權併存，不發生由國家賠償之給付金額中扣除公務人員之遺族依法受領之撫卹金、慰問金等問題。惟殮葬費部分，以實際支出數額為給付範圍，故公務人員遺族已依「公務人員撫卹法」領受殮葬補助費時，宜建請由賠償義務機關考量予以扣除[56]。

　　原本公立醫院醫護人員也適用一般機關官職等簡、薦、委任的任用方式[57]，惟民國88年7月【醫事人員人事條例】公布實施後，各類醫事人員依各該醫事法規規定分為師級及士（生）級，師級人員並再分三級，不

---

[56] 法務部民國80年7月19日法80律字第10821號函參照。

[57] 請參閱【公務人員任用法】第5條規定，公務人員依官等及職等任用之。官等分委任、薦任。職等分第一至第十四職等，以第十四職等為最高職等。委任為第一至第五職等；薦任為第六至第九職等；簡任為第十至第十四職等。

再適用舊有的官職等任用方式；民國80年11月1日公布的【技術人員任用條例】廢止後，原依該條例銓敘審定有案人員，除適用【醫事人員人事條例】規定辦理改任者外，仍繼續任用，但不得轉調其他職系及公立醫療機構以外的醫療行政職務；醫事人員除經公務人員考試及格任用或【醫事人員人事條例】施行前已轉調有案者外，不得轉調其他非由醫事人員擔任的職務[58]。原官職等改任換敘的對比處理，具師級任用資格並擔任師級職務的現職醫事人員，應就其原銓敘審定的官等職等俸級改任級別，並按醫事人員俸級表換敘同數額俸點的俸級：（一）銓敘審定薦任第七職等以下者，改任師（三）級；（二）銓敘審定薦任第八職等或薦任第九職等者，改任師（二）級；（三）銓敘審定簡任第十職等以上者，改任師（一）級；具師級或士（生）級任用資格並擔任士（生）級職務的現職醫事人員，改任士（生）級[59]。各公立醫院師級人員雖然分為三級，但為有效管控員額、合理配置各層級人數，衛生主管機關對於各公立醫院訂有師級員額比率如下[60]：

國立台灣大學醫學院附設醫院、國立成功大學醫學院附設醫院及行政院國軍退除役官兵輔導委員會台北、台中、高雄榮民總醫院：（一）醫師、中醫師及牙醫師合計，師（一）級人員的員額不得高於30%，師（三）級人員之員額不得低於20%；（二）其他師級醫事人員合計，師（一）級人員之員額不得高於2%，師（三）級人員之員額不得低於75%。

行政院國軍退除役官兵輔導委員會各榮民醫院、國立台北護理學院附設醫院（現已改制為台大醫院的分院）、行政院衛生福利部所屬醫療機構、台北市政府衛生局所屬醫院、市立療養院及高雄市政府衛生局所屬醫院：（一）醫師、中醫師及牙醫師合計，師（一）級人員之員額不得高於10%，師（三）級人員之員額不得低於25%；（二）其他師級醫事人員合計，師（二）級人員之員額不得高於20%，其餘均為師（三）級。

---

58 請參閱【公務人員任用法】第33條之1規定；【醫事人員人事條例】第15條規定。
59 請參閱【現職醫事人員改任換敘辦法】第3條規定。
60 請參閱【公立醫療機構各級別師級人員員額比率】規定：依本員額比率計算所得員額數，尾數未滿1人者，得以1人計，例如：1.02人得以2人計。

　　行政院衛生福利部所屬醫療機構之分院、直轄市政府衛生局所屬中醫醫院、防治院、所（中心）及各區衛生所；台灣省各縣市立醫院、防治所及各鄉鎮縣轄市衛生所；金門縣、連江縣縣立醫院及衛生所：（一）醫師、中醫師及牙醫師合計，師（一）級人員之員額不得高於1%，師（三）級人員之員額不得低於35%；但各衛生所及台灣省各縣市防治所，不置師（一）級人員；（二）其他師級醫事人員合計，師（二）級人員之員額不得高於15%，其餘均為師（三）級。

　　新進醫事人員除考試及格分發任用者外，應就具有任用資格人員以公開競爭方式甄選。除聘用住院醫師外，經依規定先派代理後，應送請銓敘部銓敘審定，經銓敘審定不合格者，應即停止其代理。醫事人員初任各級職務，未具與擬任職務職責相當之經驗六個月以上者，先予試用六個月，試用期滿成績不及格者，停止試用，並予解職；但曾在公私立醫療機構擔任與其所擬任職務性質相近程度相當或任低一級職務的經歷六個月以上者，得免予試用，試用人員並不得兼任各級主管職務[61]。師級醫事人員已達高一級最低俸級，並具備相關的學歷、經歷及專業訓練者，具有高一級的任用資格，其進級條件如下[62]：

　　師（三）級醫事人員已達師（二）級最低俸級，並具備下列各項學歷、經歷及專業訓練者，具有各該類別醫事職務之師（二）級醫事人員任用資格：（一）具下列學歷及經歷之一者：1.具有公立或立案的私立大學、獨立學院或經教育部承認的國外大學、獨立學院相關醫事的研究所博士學位，並曾實際從事各該類別臨床、教學、研究工作一年以上者；2.具有相關醫事的研究所碩士學位，並曾實際從事各該類別臨床、教學、研究工作三年以上者；3.相關醫事系組畢業，並曾實際從事各該類別臨床、教學、研究工作五年以上者；4.專科學校相關醫事科畢業，並曾實際從事各該類別臨床、教學、研究工作六年以上者；（二）曾受與擬任各該類別醫事職務相當的下列專業訓練：1.接受公立或立案之私立高級職業以上學校、教育部認可之國外大學、獨立學院或其研究所、教學醫院、醫事學

（公、協）會或衛生主管關辦理之醫事專業課程訓練結業，累計時數達九十小時以上，或修習相當於碩、博士之醫事專業研究課程五學分以上；2.領有專科醫師證書後，接受繼續教育經核准展延證書效期，且仍在效期內。

　　師（二）級醫事人員已達師（一）級最低俸級，並具備下列各項學歷、經歷及專業訓練者，具有各該類別醫事職務之師（一）級醫事人員任用資格：（一）具有下列學歷及經歷之一者：1.具有相關醫事的研究所博士學位，並曾實際從事各該類別臨床、教學、研究工作七年以上者；2.具有相關醫事的研究所碩士學位，並曾實際從事各該類別臨床、教學、研究工作九年以上者；3.大學（學院）相關醫事系組畢業，並曾實際從事各該類別臨床、教學、研究工作十一年以上者；4.專科相關醫事科畢業，並曾實際從事各該類別臨床、教學、研究工作十二年以上者；（二）曾受與擬任各該類別醫事職務相當的下列專業訓練之一者：1.接受公立或立案之私立高級職業以上學校、教育部認可之國外大學、獨立學院或其研究所、教學醫院、醫事學（公、協）會或衛生主管機關辦理之醫事專業課程訓練結業，累計時數達一百八十小時以上，或修習相當於碩、博士之醫事專業研究課程十學分以上；2.領有專科醫師證書後，接受繼續教育經核准展延證書效期，且仍在效期內。

　　醫事人員俸級的核敘，依所任職務級別的最低俸級起敘，但領有較擬任職務級別高一級的醫事專門職業證書者，如護理師以護士任用的情況，以該職業證書所能擔任的較高職務級別最低俸級起敘，即以護理師的最低俸級起敘；曾經銓敘審定高於擬任職務級別最低俸級或前述較高職務級別最低俸級者，以銓敘審定有案的較高俸級起敘，但以敘至擬任職務級別年功俸最高級為止，如有超過的俸級，仍予保留，俟將來調任相當職務級別時，再予回復。醫事人員考績獎懲，除本俸、年功俸的晉級以醫事職務級別為準外，餘均適用公務人員考績法規定[63]。

　　【醫事人員人事條例】的頒布，使公立醫院醫事人員的進用單純化、彈性化，只要取得醫事人員執業證照者，即同時有在公私立醫療機構服務

63 請參閱【醫事人員人事條例】第11條、第13條規定。

的資格，這也符合醫事人員專業法規中，並未區別公私立醫療機構的不同而有不同的規定。同時，為解決公立醫療機構中「萬年科主任」、「萬年住院醫師」的弊病，不再援用過去行政機關官職等規定，改採如大學教師分為教授、副教授、助理教授、講師的分級方式，將醫師分為顧問醫師級、主治醫師級、專科醫師級及住院醫師級共四級，為維持醫師的專業特性，行政職務仿大學教師兼任方式，由相當層級的醫師兼任行政職務，並有任期限制[64]，如主治醫師兼任科主任，不擔任科主任時仍為主治醫師，徹底解決公立醫療機構嚴重的人事問題[65]。例如新北市政府即訂有【新北市政府各醫療院所醫事人員兼任各級主管人員職務任期及遴用資格實施要點】，規定各醫療院所兼任各級主管人員的任期為四年[66]，期滿得連任一次，如因業務需要或其他特殊情況，得延任一年或提前調任。新北市各醫療院所兼任各級主管人員遴用資格如下：（一）醫院院長應具本條例所訂師（一）級醫事人員任用資格之條件，並領有醫師證書及專科醫師證書；（二）醫院副院長應具本條例所訂師（二）級以上醫事人員任用資格之條件，並領有醫師證書及專科醫師證書；（三）醫院醫事單位科主任應具各該類別醫事職務之師（三）級以上醫事人員任用資格，診療科科主任應領有相關專科醫師證書。護理科護理督導長、護理長應具師（三）級醫事人員任用資格並領有護理師證書；（四）衛生所主任須具有醫學院以上學校畢業領有醫師證書，及專科醫師證書或曾於教學醫院臨床訓練滿二年以上者。但由非醫師之醫事人員兼任者，須具有大學以上相關醫事系組畢業，領有師級醫事專門職業證書，並曾於衛生機關或公立醫療機構擔任薦任或師（三）級職務滿五年以上，或曾於地區教學醫院以上之醫療機構從事相當師（三）級職務滿七年以上者；（五）衛生所護理長須具有大專院校相關科系畢業，領有護理師證書，並曾於衛生機關或公立醫療機構擔任薦任或師（三）級職務滿二年以上；或曾於地區教學醫院以上之醫療機構從事

---

64 請參閱【醫事人員人事條例】第14條規定，醫事人員得兼任公立醫療機構首長、副首長或醫事單位主管、副主管。前項職務之任期及遴用資格，由各主管機關會商中央衛生主管機關定之。

65 蘇嘉宏、吳秀玲，醫事護理法規概論，三民書局，2002年8月，頁197。

66 任期之計算以實際到職之日起算，並以每年12月底為屆滿日期。

相當師（三）級職務滿四年以上者。前項第一款人員，各醫院基於業務特殊需要，得借調各公立大專院校教授或副教授具備醫師資格者兼任之[67]。

　　為使公立醫療機構的醫師可以專心致力於專業，公立醫療機構的醫師可以依法支領「不開業獎金」，當然，也就有專勤服務的義務，如另行在外開業，除追回或繳回在外開業以後所領全部獎勵金（如【案例二】係依此規定追繳再被平反的案例），行政責任依公務人員懲戒法規移付懲戒。公立醫療機構醫師應專勤從事服務、教學及研究或醫療行政工作，其內容包括：（一）遵守醫療機構的有關規定，按時服勤、值班或待班或接受基於任務需要的各種派遣；（二）不得在住宅或其他場所應門診或設置病床等醫療設備及以任何標誌，招來病人；（三）不得利用配偶、親友開業的場所或設備從事醫療業務。若係擔任主治醫師職務以上者，並應遵守以下規定，但首長、副首長不在此限：（一）需應門診者，每週擔任一般門診或特別門診二次以上；（二）每日至病房巡迴診療住院病患一次以上；（三）每週報告或參加各項學術討論會、病例討論或教學活動二次以上；（四）每年提交論文或專題報告一篇以上；（五）應邀對外作學術演講，應先報經首長核准；（六）兼任本醫療機構外的工作，應依有關法令辦理，並須事前報經首長批准[68]。為鼓勵公立醫療機構醫事人員的服務，各公立醫療機構可依法提撥營收的一定比例發給員工服務獎勵金，依科別營運收入及員工服務績效發給；服務獎勵金應先提撥5%以下作為醫院管理發展基金[69]，餘額提撥70%發給醫師，其餘30%發給其他工作人員，且彼此間不得相互流用；服務獎勵金的發給原則及評分核計標準，由行政院衛生福利部及直轄市政府就獎勵金的核發與醫院的營運績效及員工貢獻程度相結合原則分別訂定，直轄市政府並應會商行政院衛生福利部訂定。

---

67 請參閱【新北市政府各醫療院所醫事人員兼任各級主管人員職務任期及遴用資格實施要點】第2點至第5點規定。

68 請參閱【衛生福利部及直轄市政府衛生局所屬醫療機構醫師專勤服務辦法】第2條、第3條規定。

69 醫院管理發展基金之用途如下：（一）醫事爭議費用；（二）解決或應付突發性、季節性業務而遴用專案人員之費用；（三）醫院年度預算未及編列而急需修繕、購置設備等之費用；（四）違反有關規定而遭取締處罰之罰鍰費用。前項各款之支應方式，由各醫院成立管理委員會管理及審核，並報經行政院衛生福利部及直轄市政府衛生局核備後，依會計程序支應。

【案例二】：本件被告以原告於83年擔任台北市立和○醫院外科主任期間，在台北市北安路大○外科診所兼業，認其違反醫師專勤規定，乃依「省市立醫療機構醫師專勤服務辦法」第8條及「省市政府衛生處局所屬醫療機構人員獎勵金發給要點」第14點之規定追繳其自81年9月起至83年4月28日止所領之獎勵金二、一九八、四八○元，固非無見。惟查原告迭稱伊並無於在職期間在前揭處所兼營醫療業務情事，其所主張各節與大○外科診所負責人樂○○在其涉犯詐欺刑事案件檢察官偵查中所供：「原告係偶而陪其父至診所，無固定時間幫忙解說病情，並未支付任何酬勞」及證人即該診所護士劉○○結證：「原告未替病人看病，亦未領薪資」等情節相符。此有台灣台北地方法院84年度易字第4189號刑事判決在卷可稽。查該刑事案件審理結果認為被告並未兼營醫療業務，而被告依相同之證據卻為相反之認定，未據詳載其認定之理由，自難令人信服。按談話紀錄究非民事訴訟法第279條所稱之當事人訴訟上之自認，本件被告無非以原告於83年4月29日接受訪談之答詢紀錄以為追繳該項獎勵金，惟參諸證人即診所病患藍○○、王○○、張○○等竟否認原告為彼等看病，且不認識原告，茲原告既否認談話紀錄所載內容為真實，自應另行調查其他證據，以資證明原告所為自認與事實是否相符，原告所訴難謂全無理由。被告原處分不無疏漏，一再訴願決定未予糾正亦有未合。爰併予撤銷，由被告查明後另為適法之處分，以昭折服。（裁判字號：87年度判字第641號）

貳、公立醫療機構聘僱用法律關係

　　公立醫療機構基於業務上的需要，得依據【聘用人員聘用條例】的規定，以訂立契約方式定期聘用專業或技術人員[70]；【醫事人員人事條

---

70 但應於契約聘期屆滿時，確實檢討，無需要者，應即解聘，不可流於長期聘用。（85）台院人政力字第26428號。

例】第9條並明文規定：「公立醫療機構住院醫師依聘用人員聘用條例之規定，聘用之。本條例施行前，曾經銓敘有案並仍在職之住院醫師繼續任用至離職為止。」所以，在住院醫師方面依法須依【聘用人員聘用條例】聘用。聘用人員仍然屬於廣義的公務員，但因不具備正式任用資格，自無【公務人員俸給法】、【公務人員退休法】、【公務人員撫卹法】等的適用，此類人員也不發給年終考核獎金，惟仍有【公務人員保障法】的適用，其在約聘期間病故或因公死亡者，得酌給撫慰金[71]，並可參加勞工保險。聘用契約應記載約聘期間、約聘報酬、業務內容及預定完成期限和受聘人違背義務時應負的責任；聘用人員不得兼任有職等的職務，各機關法定主管職位，不得以聘用人員充任之[72]。

　　聘用人員依【公務人員保障法】第102條規定，有關其權益保障準用該法的規定，故在聘約期限如其權益受損，自可依法向公務人員保障暨培訓委員會提起復審、申訴、再申訴（第4條）。聘用人員如於聘期中遭公立醫療機構解聘，當事人如欲尋求救濟，究應依行政訴訟或民事訴訟為之？實務上的見解是：「聘用人員係私法上契約關係，解聘並非行政處分，而為終止契約的性質。學校教員之解聘，是否正當，係屬私權爭執，應訴由普通法院裁判，不涉行政爭訟之範圍，原告對學校之解聘有所爭執，純屬私法上契約當事人間就聘用關係之終止問題，只能循民事訴訟程序謀求解決，不得依行政爭訟請求救濟。[73]」故公立醫療機構聘用人員如對解聘有所爭執，自僅能提起民事訴訟。

　　公立醫療機構也可依【行政院與所屬中央及地方各機關約僱人員僱用辦法】的規定進用約僱人員，指各機關以行政契約定期僱用，辦理事務性、簡易性等行政或技術工作之人員；過往規定約僱人員的僱用以所任工作係相當分類職位公務人員第五職等以下的臨時性工作，而本機關確無適當人員可資擔任者為限；各機關約僱人員於年度編列概算時，或於年度中須增列約僱人員時，應填具約僱人員僱用計畫表，中央機關層報行政院核

---

71 所稱酌給撫慰金，以聘用人員每月平均約聘報酬為準。在約聘期間病故者，給與四個月之一次撫慰金，因公死亡者，給與六個月之一次撫慰金；服務超過一年者，加給50%。
72 請參閱【聘用人員聘用條例】第4條、第6條、第7條規定。
73 行政法院62年裁字第233號判例。

准後約僱之，地方機關報由直轄市、縣（市）政府核准後約僱之。各機關
約僱人員的僱用，以採公開甄審為原則，必要時得委託就業輔導機構代
為甄審，一般包括：一、訂有期限的臨時性機關所需人員；二、因辦理臨
時新增業務，在新增員額未核定前所需人員；三、因辦理有關機關委託或
委辦的定期性事務所需人員；四、因辦理季節性或定期性簡易工作所需人
員；約僱人員的僱用以年度計畫中已列有預算或經專案呈准者為限，約僱
人員不得擔任或兼任主管職位。約僱人員的僱用期間，以一年為限，但業
務完成之期限在一年以內者，應按實際所需時間僱用之；其完成期限需要
超過一年時，得依原業務計畫預定完成的時間，繼續每年約僱一次，至計
畫完成時為止；其約僱期限超過五年者，應定期檢討該計畫的存廢；約僱
人員僱用期滿或屆滿六十五歲，應即無條件解僱。約僱人員的僱用應訂立
契約，其內容包括僱用期間、擔任工作內容及工作標準、僱用期間報酬及
給酬方式、溢領報酬之處理方式、權利及義務、受僱人違背義務時應負的
責任及終止契約事由及其他必要事項。約僱人員之報酬應視工作之職責程
度及應具備之知能條件，認定支給報酬之等別及薪點，折合通用貨幣後於
僱用契約中訂定之；依過去約僱人員的報酬視工作繁簡難易、責任輕重，
及應具備的知能條件，參照職位分類標準認定支給報酬的薪點，折合通用
貨幣後於僱用契約中訂定之。約僱人員不適用俸給、考績、退休、撫卹及
公務人員保險等法規之規定，但在僱用期間死亡者，得依下列規定酌給撫
慰金：一、病故或意外死亡：以實際月支報酬金額為計算基準，給與十三
又二分之一個月之一次給與；二、因公死亡：以實際月支報酬金額為計算
基準，給與二十七個月之一次給與；但低於280薪點者，按280薪點乘以實
際薪點折合率所得金額為計算基準[74]。

　　公立醫療機構不論是正式或聘用醫護人員，其所實施的醫護行為固然
是執行職務的行為，然是否屬於行使公權力？其是否有【國家賠償法】的
適用？依法理而言，公立醫療機構醫護人員提供的醫護服務應屬於行政私
法行為，自不適用【國家賠償法】，故有關公立醫療機構正式或聘用醫護
人員所發生的醫療糾紛，應依一般民事損害賠償訴訟尋求解決；但如在國

---

[74] 請參閱【行政院暨所屬機關約僱人員僱用辦法】第2條至第10條規定。

家指令下，執行疫苗接種等傳染病防治工作或強制隔離治療等行為，應屬於公權力的行使[75]，即有【國家賠償法】的適用。

　　此外，公立醫療機構某些員工的進用如工友、技工、司機或護理佐理員等，也可依【勞動基準法】規定進用，此為一般的僱傭契約，依法享有勞保，並應有最低工資的保障等，如對勞動契約有任何爭執，應依民事訴訟程序進行解決，自無依行政爭訟解決的餘地。

參、私立醫療機構與醫護人員的法律關係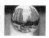

　　私立醫療機構，係指由醫師或依有關法律規定辦理醫療業務的公益法人及事業單位所設立的醫療機構；私立醫療機構的組織型態約有三種，包括醫療財團法人醫療機構[76]、社團法人醫療機構、合夥醫療機構、獨資醫療機構。醫療機構設有病房收治病人者為醫院，僅應門診者為診所，非以直接診治病人為目的而由醫師辦理醫療保健業務的機構為其他醫療機構；診所得設置九張以下之觀察病床，二家以上診所得於同一場所設置為聯合診所，使用共同設施，分別執行門診業務[77]。不論任何型態的私立醫療機構，其醫護人員與醫療機構間並無公法上的關係存在，也無公務人員相關法規適用與否的問題，只有私法上的契約關係，然醫護人員專業證照的條件則同樣應具備。醫護人員與私立醫療機構間的私法契約關係性質究竟如何，由於態樣不一，難以一概而論，茲介述如下[78]：

　　醫護人員是醫療機構的投資人或合夥人，同時又受聘在醫院擔任醫護工作，按月領取薪資並負擔醫療機構經營的盈虧責任，則這種醫護人員與

---

75 李聖隆，醫護法規概論，華杏出版股份有限公司，1996年9月，頁88。
76 財團法人醫療機構，係指以從事醫療業務為目的，由捐助人捐助一定財產，經許可設立為財團法人的醫療機構。
77 請參閱【醫療法】第5條、第30條規定。
78 參閱李聖隆，前揭書，頁89。

醫療機構的關係是合夥契約[79]或隱名合夥契約[80]與僱傭契約[81]或委任契約[82]的混合型態。

　　如醫護人員並非醫療機構的投資人或合夥人，僅受聘於醫療機構擔任醫護工作者，其與醫療機構的關係，視雙方契約內容，分別為僱傭契約、承攬契約[83]或委任契約。然一般所稱僱傭契約較偏向勞務工作的提供，醫師的醫療工作屬性上不單純如此，故通常以委任契約的性質較為貼切。

　　醫護人員如為醫療財團法人醫療機構的捐助人[84]或董事，另又受聘於醫療機構擔任醫護工作，則該醫護人員與財團法人醫療機構間的關係是民事聘僱關係（僱傭契約、承攬契約或委任契約）與法人董事[85]或捐助人關係的雙重身分。

　　如一般獨資的開業醫師，因一定期間出國進修、開會或渡假等，而委請其他醫師至其診所代診，以維持業務不中斷，雙方言明代診醫師每日或每月須維持某種程度的病人門診數量，同時以不發生醫療糾紛為條件作為計酬標準或前提，一方面鼓勵代診醫師努力爭取病人，二方面不怕代診醫師懈怠，三方面能夠維持診所業務，可謂一舉數得，這種情形在法律上即較為接近承攬的性質，即當事人約定，一方為他方完成一定的工作，他方

---

79 稱合夥者，謂二人以上互約出資以經營共同事業之契約。前項出資，得為金錢或其他財
　產權，或以勞務、信用或其他利益代之。金錢以外之出資，應估定價額為其出資額。未
　經估定者，以他合夥人之平均出資額視為其出資額。
80 稱隱名合夥者，謂當事人約定，一方對於他方所經營之事業出資，而分受其營業所生之
　利益，及分擔其所生損失之契約。
81 稱僱傭者，謂當事人約定，一方於一定或不定之期限內為他方服勞務，他方給付報酬之
　契約。
82 稱委任者，謂當事人約定，一方委託他方處理事務，他方允為處理之契約。
83 稱承攬者，謂當事人約定，一方為他方完成一定之工作，他方俟工作完成，給付報酬之
　契約。約定由承攬人供給材料者，其材料之價額，推定為報酬之一部。
84 財團之組織及其管理方法，由捐助人以捐助章程或遺囑定之。捐助章程或遺囑所定之組
　織不完全，或重要之管理方法不具備者，法院得因主管機關、檢察官或利害關係人之聲
　請，為必要之處分。因情事變更，致財團之目的不能達到時，主管機關得斟酌捐助人之
　意思，變更其目的及其必要之組織，或解散之。
85 法人應設董事。董事有數人者，法人事務之執行，除章程另有規定外，取決於全體董事
　過半數之同意。董事就法人一切事務，對外代表法人。董事有數人者，除章程另有規定
　外，各董事均得代表法人。對於董事代表權所加之限制，不得對抗善意第三人。法人對
　於其董事或其他有代表權之人因執行業務所加於他人之損害，與該行為人連帶負賠償之
　責任。

俟工作完成，給付報酬的契約。

行政院勞工委員會於民國86年公布醫療保健服務業（醫師除外）的工作者開始適用【勞動基準法】[86]，惟旋即於民國87年年底以（87）台勞動一字第059604號函，排除公立醫療院所各業工作者（技工、工友、駕駛人除外），自88年1月1日起不再適用【勞動基準法】。因此，現行公立醫療機構的醫護人員不再適用【勞動基準法】，而直接適用公務人員相關規定，如此一來，正式任用人員其權益保障固較無問題，但約聘用醫護人員既無公務人員的相關權益適用，又無【勞動基準法】基本的勞動權益保障，立場較為尷尬。私立醫療機構除醫師被排除適用外，其餘醫事人員如護理人員、復健師、藥師、營養師及行政人員等，均可適用【勞動基準法】，對其權益自然有相當程度的保障。醫師是否列入【勞動基準法】的適用範圍？一直存在很大的爭論。醫師納入【勞動基準法】的優點包括可享有退休金、資遣資、撫恤金、職業災害補償、休假受到保障、雇主不能任意解雇、超時情況可改善等等；然其缺點則為增加醫院成本、受僱醫師將被改以特約方式承包、醫師薪資將調降以減低退休金等的基數、醫院人力必然增加恐要關門等等[87]，更重要的是醫師與醫院間的法律關係不單純是委任或僱傭契約，有些本身即為雇主或合夥人，在【勞動基準法】的適用屬性上確有疑義，也因此，終不被納入【勞動基準法】的適用範圍，以避免對醫界產生過大的衝擊。衛生福利部將於2019年9月1日4,000多名非軍職、公職住院醫師將納入勞基法！衛福部表示，由於主治醫師自主性高，且工作樣態多元，經多次會議討論，尚有不同意見，此次確定不納入；住院醫師工時，將適用勞基法第84條之1彈性工時，規劃以每周平均80小時為上限。衛福部醫事司長石崇良昨日表示，原考慮將2萬2,000多位主治醫師也納入，但因醫界及各方尚有不同意見，例如交班頻率增加影響照顧延續性，增加醫療糾紛，也可能導致偏鄉醫療服務無法運作，因而未獲共識，衛福部將持續與各界協調溝通，待相關疑義釐清及擬有相關配套

---

86 行政院勞工委會民國86年9月1日（86）台勞動一字第037288號函。
87 醫師公會，研究醫師納入勞基法相關問題討論，載「台灣醫界」第41卷第10期，1998年10月，頁71。

措施後，再行納入[88]。

　　私立醫療機構從業人員適用【勞動基準法】後，對其權益應有正面影響，因該法所規定的是最低的法定勞動條件，要求雇主應提供在此條件以上的環境與保護給與勞工，依【勞動基準法】規定勞工的權益包括[89]：（一）強制勞動的禁止：不得以強暴、脅迫、拘禁或其他非法的方法強制勞工從事勞動，違者可處五年以下有期徒刑、拘役或科或併科新台幣75萬元以下罰金；（二）抽取不法利益之禁止：任何人不得介入他人的勞動契約，抽取不法利益，違者可處三年以下有期徒刑、拘役或科或併科新台幣45萬元以下罰金；（三）勞動契約的保障：除有如：1.於訂立勞動契約時為虛偽意思表示，使雇主誤信而有受損害之虞者；2.對於雇主、雇主家屬、雇主代理人或其他共同工作之勞工，實施暴行或有重大侮辱之行為者；3.受有期徒刑以上刑之宣告確定，而未諭知緩刑或未准易科罰金者；4.違反勞動契約或工作規則，情節重大者；5.故意損耗機器、工具、原料、產品，或其他雇主所有物品，或故意洩漏雇主技術上、營業上之秘密，致雇主受有損害者；6.無正當理由繼續曠工三日，或一個月內曠工達六日者等等事由外，原則不得逕行解僱；特定情況（如歇業、轉讓、虧損或業務緊縮、不可抗力暫停工作在一個月以上時、無工作可安置、勞工不能勝任等）如須解僱須先行預告（十日至三十日），預告期間勞工每週可請二日假找工作，雇主並應發給資遣費；（四）工資的保障：如基本工資、工資給付禁止性別歧視、預扣工資的禁止（如【案例三】）、遲發工資主管機關可限期命令給付、工資優先受償權、積欠工資墊償基金、獎金及紅利的分配權等，對於加班費並應予以優給（前二時加三分之一、後二時加三分之二）（如【案例四】即屬違法之例）；（五）工時、例假、休假、女性夜間工作的約定：以書面約定並參考相關規定（如最高每日不超過八時原則、變形工時、休假、八星期產假、妊娠期改調較輕易工作等）。按【勞動基準法】第49條雖禁止女工於午後10：00至翌晨6：00的時間內工作，惟亦設有例外准許的規定，包括「取得工會

---

88 https://www.chinatimes.com/newspapers/20181005000640-260114。
89 請參閱【勞動基準法】第5條至第84條規定；【工會法】第4條、第5條、第35條、第36條規定。

或勞工同意」、「實施晝夜三班制」、「安全衛生設施完善」、「備有女工宿舍或有交通工具接送」等，如【案例五】即屬未與勞工簽訂工作規則而逕要求女性於夜間工作的醫院違法案例；（六）退休金的給與：滿二十五年或十五年滿五十五歲或工作十年以上年滿六十歲者（一年二基數、最高四十五基數），成立勞工退休準備金。民國93年6月【勞工退休金條例】制定公布，未來勞工退休金將實施可攜式的個人帳戶制，雇主須按月提撥6%勞退金，勞工也可以在6%範圍內再自行提繳退休金（自願提繳部分可自當年度的個人綜合所得稅中全數扣除），即勞工帳戶中每月最高可有12%工資作為退休金，轉換工作後，退休金帳戶仍可帶著走，年資繼續累積，擺脫舊制年資中斷的問題；另為落實保障勞工權益，雇主對於選擇舊制的勞工，應在五年內提足退休準備金，雇主如果違法未提撥，最高可處10萬元，並按月連續處罰；（七）職業災害補償：含醫療費用、醫療中工資補償、殘廢補償、死亡補償；（八）勞工保險的加入：包含死亡、殘廢、老年、生育給付等，醫療給付由全民健康保險支付；（九）工會的籌組：如護理人員職業工會、醫院產業工會（30人以上）、擔任工會職務員工的保護及團體協約的締結等。

【案例三】：勞動基準法第26條所謂之「預扣」固指違約或損害未發生前，資方不得扣留勞工之工資作為日後發生不測之保障者而言，即就違約或損害已發生，亦須資方就其所得請求之金額為勞工所不爭執，始得由資方以違約或損害金額與勞工之工資主張抵銷。依此，勞工既不承認資方請求之金額，自當透過訴訟方式向勞工求償，仍不得扣留勞工之工資。又依民法第250條之規定，原告與其員工雖可於一方債務不履行時，約定應支付違約金。然如前所述，此約定違約金之數額並未確定，且違約金之支付方式多端，或為債務人無異議時自行給付，或於有爭議時經過有關單位協調，或為當事人起訴請求，依首揭勞動基準法第26條之規定，原告仍不得逕予預扣員工薪資作為違約金之用。（裁判字號：91年度判字第608號）

【案例四】：按「雇主延長勞工工作時間者，其延長工作時間之工資依下列標準加給之：一、延長工作時間在二小時以內者，按平日每小時工

資額加給三分之一以上。二、再延長工作時間在二小時以內者，按平日每小時工資額加給三分之二以上……」「有下列行為之一者，處2,000元以上2萬元以下罰鍰：一、違反……第24條……規定者。」為勞動基準法第24條第1款、第2款及第79條第1款所明定。本件原告僱用勞工劉○○延長、再延長工作時間之工資並未按照首揭勞動基準法規定之標準發給則被告機關據以處罰鍰銀元6,000元，揆諸首揭法條規定，並非無據。（裁判字號：80年度判字第1303號）

【案例五】：按女工不得於午後10:00至翌晨6:00時間內工作，勞動基準法第49條第1項定有明文。被告新○醫院之受僱人謝○珠因執行業務違反上開規定，被告新○醫院應依勞動基準法第81條第1項前段之規定，科以同法第77條之罰金刑。再按法院認為應科拘役、罰金或應諭知免刑或無罪之案件，被告經合法傳喚無正當理由不到庭者，得不待其陳述逕行判決，刑事訴訟法第306條定有明文。本件被告新○醫院代表人李○一經合法傳喚無正當理由不到庭，有本院送達證書在卷可稽，本院因認被告新○醫院應受罰金之諭知，揆諸前開規定，得不待其陳述逕行判決，附此敘明。（裁判字號：89年度易字第234號）

　　私立醫療機構從業人員適用【勞動基準法】的結果，最值得注意的是醫事人員是否可以罷工？因為罷工結果對於病患權益的影響相當重大。過去曾發生某醫院積欠護理人員八十多天的休假，護理人員一再的要求休假或增加值班費，如果不能達到的話，她們也揚言不排除抗爭，甚至罷工；另一件某醫院因內部關係，董事會撤換院長，造成醫師的停診抗議，這些都對醫界及病患造成了一定的震撼[90]。依原【工會法】第26條的規定：「勞資爭議在調解、仲裁或裁決期間，資方不得因該勞資爭議事件而歇業、停工、終止勞動契約或為其他不利於勞工之行為；勞方不得因該勞資爭議事件而罷工或為其他爭議行為。」可見，罷工應由工會發起，且勞資爭議應先經調解程序無效後，才可以發起罷工；而勞資爭議在調解仲裁期

---

90 中華民國醫事法律學會，醫事人員罷工有罪嗎？討論會會議紀錄，醫事法學第5卷第1、2、3期合訂本，1996年11月，頁85。

間，勞方不得因該勞資爭議事件而罷工、怠工或為其他影響工作秩序的行為[91]。工會的組織，法律的限制是各級政府行政事業、軍火工業之員工，不得組織工會：依勞工委員會（81）台勞資一字第01124號的函釋見解認為：「公立醫院員工可否籌組產業工會疑義乙案：省（市）、縣（市）公立醫院係政府基於醫療政策執行之需要，而設立之公立醫療機構，非屬營利事業單位；其有關人員之任用，係依公務人員考試及任用等相關法規辦理；員工薪資亦係由公務預算編列支應，故省（市）、縣（市）公立醫院應為政府行政之一部分，自應受工會法第4條規定之限制，不得籌組工會。」故公立醫療機構醫護人員權益受損應依【公務人員保障法】規定尋求救濟，而不得依【工會法】規定的程序進行罷工。但私立醫療機構依法非不得籌組公會，且適用【勞動基準法】、【工會法】、【勞資爭議處理法】等規定，故如依原【工會法】第26條規定的罷工程序[92]，似無特別禁止醫事人員罷工的限制。世界各國有很多國家也准許醫護人員可以合法罷工，如美國、加拿大、以色列等國，惟均應事先有足夠時間的預告[93]，但如急診、ICU等涉及病人生命安危的部門，依強制醫療契約的精神似不宜罷工，否則，甚至有涉及故意或過失致人傷亡的法律責任問題；然從「醫學倫理」的角度來看，病患的權益應該得到最優先的照顧，因此，醫事人員的罷工權宜自我節制，非絕對的萬不得已不宜輕啟此權。

　　2009年修改【勞資爭議處理法】將罷工等規定予以納入，原【工會法】有關罷工部分的規定則予以刪除；新修正【勞資爭議處理法】第54條規定：工會非經會員以直接、無記名投票且經全體過半數同意，不得宣告罷工及設置糾察線；教師、國防部及其所屬機關（構）和學校勞工不得罷工；影響大眾生命安全、國家安全或重大公共利益之事業，勞資雙方應約定必要服務條款，工會始得宣告罷工包括自來水事業、電力及燃氣供應業、醫院、經營銀行間資金移轉帳務清算之金融資訊服務業與證券期貨交

---

91 請參閱【勞資爭議處理法】第8條規定。
92 依【工會法】第55條規定，違反本法第26條各項之規定者，其煽動之職員或會員，觸犯刑法者，依刑法煽動罷工罪之規定處斷。
93 中華民國醫事法律學會，醫事人員罷工有罪嗎？討論會會議紀錄，醫事法學第5卷第1、2、3期合訂本，1996年11月，頁88。

易結算保管事業及其他辦理支付系統業務事業，前項必要服務條款，事業
單位應於約定後，即送目的事業主管機關備查；重大災害發生或有發生之
虞時，各級政府為執行災害防治法所定災害預防工作或有應變處置之必
要，得於災害防救期間禁止、限制或停止罷工。明文開放醫院為可附條件
罷工之行業，依法只要經過勞資爭議調解不成立，形成爭議行為，醫院等
行業亦可罷工，但應約定必要服務條款，以不影響病患應有之權益，此規
範符合先進國家的立法趨勢，然有關權利事項之勞資爭議不得罷工。

第四節　全民健康保險法制

壹、全民健康保險概述

　　實施全民健康保險的目的，在於提供國民適切的醫療保健照護，藉
以增進國民健康[94]。福利國家是經濟及文明高度發達國家所追求的目標，
國家或政府存在的最大目的是為人民謀取最大的福祉，強大的國防或經濟
的發展，都只是護衛人民福祉的手段，人民福利的追求才是國家終極的方
向。這種福利國家的理想與禮運大同篇的理想——「鰥寡孤獨廢疾者皆有
所養」，其實是不謀而合的，而其中的關鍵在於建立健全的社會安全福利
系統，全民健康保險制度正是極為重要的環節。事實證明，全民健康保險
制度的實施，儘管有一些問題與缺失，然而，確實是瑕不掩瑜，尤其對多
數中下階層的人民，原來在沒有全民健康保險制度前，許多重大傷病因經
濟上無法負擔，而任由病情惡化終致不可收拾，生命的價值因為經濟力的
大小而顯出完全不同的待遇，人生而平等的理念在此時得不到驗證，或者
某些慈善機構或善心人士可以稍補此一不足，然終究非長久制度性的保
障，全民健康保險制度的實施使此一窘境獲得解套，單就此一點而言，全
民健康保險制度算是極為成功的一種制度，通俗的說可謂「功德無量」。
　　任何制度的設計都有其學理的依據，全民健康保險制度也不例外，

---

94 楊志良，健康保險，巨流圖書公司，1993年9月，頁7。

要瞭解全民健康保險制度的設計原則，須先瞭解全民健康保險制度要達到的目標，這些目標包括[95]：（一）確保全體國民獲得適當品質的醫療服務；（二）消除國民獲得醫療服務的經濟障礙；（三）要能有效控制醫療費用的上漲；（四）財務責任應公平分擔，特別對於較低所得者，由於其罹病率高（生活環境較差、營養較差），對醫療服務更為殷切，卻又無力負擔高額醫療費用，所以，低所得者所負擔的保險費應在他們能力的範圍內，透過所得再分配，使他們得到應有的照顧；（五）制度的設計要易於管理，使醫療需求者與供給者均能接受與滿意；（六）醫療品質應加以控制，提供良好的醫療設施和醫療過程。為了達到這些目標，全民健康保險制度設計的原則在於[96]：

一、**社會性原則**：醫療社會化的內容包括醫療設施普遍化、醫療費用合理化、國民接受醫療服務的機會均等、全體國民均能得到夠水準的醫療保健服務。

二、**公平性原則**：公平性原則包括具有相同條件者應納入同一保險制度、所得越高應繳納越多的保險費。

三、**節制性原則**：被保險人使用醫療資源應受合理的約束，合理的約束包括指定醫療機構、限制給付內容、實施醫療費用患者部分負擔制，藉以避免浪費。全民健康保險為減輕財務負擔，應從控制醫療供給面及需求面兩方面著手；在醫療需求方面，原則為不生病者不去看病，小病由診所負責診療，因此，必須實施分級診療和建立轉診制度，由家庭醫師和社區保健中心負責基層保健工作，遇有須住院者再轉送到醫院。在醫療供給方面，醫療機構的數目與規模須與該地區的人口數成比例，政府應予以控制，已達到飽和的地區，必須予以限制，不足的地區則採取獎勵措施。

四、**效率性原則**：效率指的是投入和產出的關係；全民健康保險制度要顧及供給者的合理利潤及提供被保險人必要的醫療照護。為使整個體制有效的運作，採行的方法包括人員的專業化、醫療機構分級

---

95 蕭文，健康保險，南山堂出版社，1991年8月，頁56-57。
96 同前註，頁58-60。

制、醫療報酬合理化及有效控制藥品價格和使用數量。

五、互補性原則：全民健康保險制度應結合政府與民間的力量，因此，全民健康保險制度所提供的保障是「最低保障」，其意義是「必要」和「最適量」，故如需要更為周延的保障者，可尋求一般民間保險公司的額外保險如人壽保險附加癌症險是。

　　健康保險的目的從「避免因病而貧」，演變至以「實施全民健康」為宗旨。從二次世界大戰後，福利國家概念興起，特別是聯合國宣言，強調人類有免於疾病的自由；1978年，世界衛生組織更提出Health for All by the Year 2000的口號。因此，近代全民健康保險制度多提供全面性的醫療保健服務，而不僅是對重大疾病提供給付而已；亦即健康保險僅是手段，提供全民健康照護才是目的；健康照護日漸走向社會化，也就是以社會集體的力量，保障每個國民均能獲得良好的健康照護。在此一前提下，依醫療經濟原理，健康促進及預防疾病為全民健康保險制度投資報酬率最高的措施；而醫療費用較高昂者多為重症、癌症等，渠等治療效果差且成本高，病人並飽受痛苦，故如能以預防保健為首要，避免疾病產生為主軸，那麼個人受益，全民健康保險制度醫療預算亦可大幅節省，重視基層醫療保健照護及健康促進逐漸成為未來的主流[97]。

　　過去我國的保險制度主要為單軌制，即各類職業人口依職業導向納入相關的保險制度，如公務人員投保公保、勞工投保勞保、軍人投保軍保、農民投保農保等，然而，這些保險如主要職業人口勞工所投保的勞保來說，並沒有加入眷屬部分，使得廣大勞工眷屬不能獲得有效的醫療保障，遇有重大傷病時，形成嚴重的家庭負擔，甚至造成社會問題。因此，才有全民健康保險制度的推動實施；目前我國的保險制度是採取雙軌制，即各類職業人員參加其職業保險如公務人員的公保、勞工投保勞保、軍人投保軍保、農民投保農保等，這些保險主要包括老年給付、傷殘給付、死亡給付、生育給付等項目，至於所有的人民包括職業從業人員在醫療部分則一律參加全民健康保險，形成雙軌並行的保險機制。我國【憲法增修條文】第10條第5項規定，國家應推行全民健康保險並促進現代和傳統醫藥

---

97 楊志良，前揭書，頁17-19。

之研究發展，這是國家推行全民健康保險制度最主要也是最高位階的法律依據；此外，【全民健康保險法】第1條規定，為增進全體國民健康，辦理全民健康保險，以提供醫療服務，特制定本法；所以，【全民健康保險法】是全民健康保險制度推動主要的法律規範。

貳、全民健康保險制度的合憲性

依【全民健康保險法】第1條的規定：「本保險為強制性之社會保險，於保險對象在保險有效期間，發生疾病、傷害、生育事故時，依本法規定給與保險給付。」明顯可知，中央健康保險署與保險對象的透過強制納保等契約性質而認定公法關係的依據；其立法目的在於擴充被保險人的範圍，以增加財源籌措的可能，如非採取社會保險的強制納保，將產生逆選擇狀況，全民健康保險將難以持續辦理。然而，被保險人於具備法定條件，即產生「參加保險與繳納保費」的義務，這是對人民締約自由與財產權所為的限制，是否有違反【憲法】第23條有關「法律保留原則」及「比例原則」的問題？

司法院大法官會議釋字第472號對此做了解釋：「國家為謀社會福利，應實施社會保險制度；國家為增進民族健康，應普遍推行衛生保健事業及公醫制度，憲法第155條及第157條分別定有明文。又國家應推行全民健康保險，復為憲法增修條文第10條第5項所明定。中華民國83年8月9日公布、84年3月1日施行之全民健康保險法即為實現上開憲法規定而制定。該法第11條之1、第69條之1及第87條有關強制納保、繳納保費，係基於社會互助、危險分攤及公共利益之考量，符合憲法推行全民健康保險之意旨；同法第30條有關加徵滯納金之規定，則係促使投保單位或被保險人履行其繳納保費義務之必要手段。全民健康保險法上開條文與憲法第23條亦無牴觸。惟對於無力繳納保費者，國家應給予適當之救助，不得逕行拒絕給付，以符憲法推行全民健康保險，保障老弱殘廢、無力生活人民之旨趣。已依法參加公、勞、農保之人員亦須強制其加入全民健康保險，係增進公共利益所必要，難謂有違信賴保護原則。惟有關機關仍應本於全民

健康保險法施行時，該法第85條限期提出改制方案之考量，依本解釋意旨，並就保險之營運（包括承保機構之多元化）、保險對象之類別、投保金額、保險費率、醫療給付、撙節開支及暫行拒絕保險給付之當否等，適時通盤檢討改進，併此指明。」此號解釋確認了全民健康保險法制的合憲性。

「惟對於無力繳納保費者，國家應給予適當之救助，不得逕行拒絕給付，以符憲法推行全民健康保險，保障老弱殘廢、無力生活人民之旨趣」，第472號解釋文特別提到，全民健康保險定位為「社會保險」性質應有的做法。也因此，民國92年修正的【全民健康保險法】特別強調經濟困難者的輔助，其內容包括[98]：（一）主管機關得編列預算或由本保險安全準備貸與一定金額設置基金，以供符合第87條之5[99]所稱經濟困難無力繳納保險費之被保險人無息申貸本保險保險費及應自行負擔的費用，基金的收支、保管及運用辦法，由行政院定之；前項基金的申貸資格、貸款條件、償還期限與償還方式及其他應遵行事項的辦法，由主管機關定之，惟除申貸人自願提前清償外，每月償還金額不得高於開始申貸當時的個人保險費；（二）第30條第1項、第4項、第38條第2項及第69條之1有關滯納金、暫行拒絕給付、不予核發保險憑證或罰鍰的規定，於被保險人符合第87條之5所稱經濟困難資格期間，不適用之；（三）因經濟困難或無力繳納保險費而未在保者，主管機關應責命保險人及投保單位，輔導其完成投保手續；（四）本法92年6月6日修正施行前，符合第87條之5所稱經濟困難資格且未辦理投保手續者，如自本法92年6月6日修正施行之日起一年內辦理投保手續，應自投保之日起繳納保險費，其辦理投保前依本法規定應補繳的保險費，得向保險人申請延緩繳納。但上開人員自本保險84年3月1日開辦之日起，未在保達四年以上，且符合第87條之5所稱經濟特殊困難者，其辦理投保前應補繳的保險費，免予繳納；其因就醫而已自行繳付的醫療費用，不得申請核退。被保險人已依第87條之2規定，申貸本保險相關費用者，自本法92年6月6日修正施行之日起一年內，得申請延緩

---

98 請參閱【全民健康保險法】第87條之1至第87條之5規定。
99 請參閱【全民健康保險法】第87條之5規定：「第87條之1、第87條之2及前條所稱經濟困難及經濟特殊困難之認定辦法，由主管機關定之。」

清償貸款。依前二項規定申請延緩繳納保險費或清償貸款者，保險人應定期查核保險對象的清償能力；其具清償能力經保險人以書面通知繳納而不繳納者，依法移送強制執行。號稱第二代健保的【全民健康保險法】於民國100年修訂通過，對於無力繳納保費者如合於社會救助法規定之低收入戶成員歸為第五類被保險人，由中央社政主管機關全額補助；低收入戶成員就醫時，應自行負擔之費用亦由中央社政主管機關編列預算補助，但不經轉診於各級醫院門診就醫者，除情況特殊者外，不予補助。惟如非合於社會救助法規定之低收入戶成員，而有經濟上之困難，未能一次繳納保險費、滯納金或應自行負擔之費用者，得向保險人申請分期繳納，或依規定申請貸款或補助，保險人並應主動協助之，必要時應會同社政單位或委託民間相關專業團體，尋求社會資源協助[100]。

　　【全民健康保險法】第27條訂有各類被保險人應支付的保險費中，地方政府應補助的比率，有地方政府認為這是「中央請客、地方買單」；加上地方政府普遍財政窘困，認其牴觸【憲法】第107條、第108條、第155條及【憲法增修條文】第10條第5項規定，違反財政支出劃分基本原理，明顯侵害地方自治團體的自主財政權，且違反憲法保障地方自治制度設計的精神？於是台北市政府向司法院大法官會議請求解釋。大法官會議以釋字第550號解釋，認為：「國家推行全民健康保險之義務，係兼指中央與地方而言。又依憲法規定各地方自治團體有辦理衛生、慈善公益事項等照顧其行政區域內居民生活之義務，亦得經由全民健康保險之實施，而獲得部分實現。中華民國83年8月9日公布、84年3月1日施行之全民健康保險法，係中央立法並執行之事項。有關執行全民健康保險制度之行政經費，固應由中央負擔，本案爭執之同法第27條責由地方自治團體補助之保險費，非指實施全民健康保險法之執行費用，而係指保險對象獲取保障之對價，除由雇主負擔及中央補助部分保險費外，地方政府予以補助，符合憲法首開規定意旨。地方自治團體受憲法制度保障，其施政所需之經費負擔乃涉及財政自主權之事項，固有法律保留原則之適用，但於不侵害其自主權核心領域之限度內，基於國家整體施政之需要，對地方負有協力義務之

---

100 請參閱【全民健康保險法】第27條、第36條及第49條規定。

全民健康保險事項，中央依據法律使地方分擔保險費之補助，尚非憲法所不許。關於中央與地方辦理事項之財政責任分配，憲法並無明文。財政收支劃分法第37條第1項第1款雖規定，各級政府支出之劃分，由中央立法並執行者，歸中央負擔，固非專指執行事項之行政經費而言，惟法律於符合上開條件下，尚非不得為特別之規定，就此而言，全民健康保險法第27條即屬此種特別規定。至全民健康保險法該條所定之補助各類被保險人保險費之比例屬於立法裁量事項，除顯有不當者外，不生牴觸憲法之問題。法律之實施須由地方負擔經費者，如本案所涉全民健康保險法第27條第1款第1、2目及第2、3、5款關於保險費補助比例之規定，於制定過程中應予地方政府充分之參與。行政主管機關草擬此類法律，應與地方政府協商，以避免有片面決策可能造成之不合理情形，並就法案實施所需財源事前妥為規劃；立法機關於修訂相關法律時，應予地方政府人員列席此類立法程序表示意見之機會。」大法官會議本號解釋基本上認為地方政府分攤全民健康保險費用，基於國家整體施政的需要，對地方負有協力義務的全民健康保險事項，中央依據法律使地方分擔保險費的補助，並不違憲。惟後來修正地方政府應補助比率即改由中央政府負擔，但也增訂各級政府於本法中華民國100年1月4日修正之條文施行前，未依修正前之第29條規定將所應負擔之保險費撥付保險人者，須即向保險人提出還款計畫，其還款期限不得逾八年，保險人並應依修正前之第30條規定向其徵收利息（全民健康保險法第27條、第28條）。

參、保險人、醫事服務機構與被保險人等之間的法律關係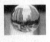

　　首先談論保險人即中央健康保險署與醫事服務機構的法律關係。依原【全民健康保險醫事服務機構特約及管理辦法】第3條規定：「保險人為辦理全民健康保險業務，依本辦法特約下列醫事服務機構為保險醫事服務機構，以提供保險對象適當之醫療保健服務：（一）醫院及診所。（二）藥局。（三）醫事檢驗所及醫事放射所。（四）物理治療所及職能治療

所。（五）居家護理機構及助產機構。（六）精神復健機構。（七）其他經主管機關指定之醫事服務機構。」所以，特約醫事服務機構包括「指定」及「特約」兩種，被指定的醫事服務機構似有強制締約的義務，即使一般特約醫事服務機構，其所簽訂的診療方針、診療報酬等內容，醫事服務機構並無太大置喙空間，此種給付內容又是依【全民健康保險法】規定，有濃厚公益行政的色彩，與一般私人之間所訂定的私契約實有不同，具有「行政契約」的屬性，其產生的爭議依法應可循行政訴訟程序加以解決。司法院的實務解釋亦認同此種觀點，大法官會議認為：「憲法第16條規定，人民之訴訟權應予保障，旨在確保人民於其權利受侵害時，得依法定程序提起訴訟以求救濟。中央健康保險局依其組織法規係國家機關，為執行其法定之職權，就辦理全民健康保險醫療服務有關事項，與各醫事服務機構締結全民健康保險特約醫事服務機構合約，約定由特約醫事服務機構提供被保險人醫療保健服務，以達促進國民健康、增進公共利益之行政目的，故此項合約具有行政契約之性質。締約雙方如對契約內容發生爭議，屬於公法上爭訟事件，依中華民國87年10月28日修正公布之行政訴訟法第2條：『公法上之爭議，除法律別有規定外，得依本法提起行政訴訟。』第8條第1項：『人民與中央或地方機關間，因公法上原因發生財產上之給付或請求作成行政處分以外之其他非財產上之給付，得提起給付訴訟。因公法上契約發生之給付，亦同。』規定，應循行政訴訟途徑尋求救濟。保險醫事服務機構與中央健康保險局締結前述合約，如因而發生履約爭議，經該醫事服務機構依全民健康保險法第5條第1項所定程序提請審議，對審議結果仍有不服，自得依法提起行政爭訟。[101]」因此，如【案例一】醫事特約服務機構對於保險人的處罰有爭議，依大法官會議解釋自得依行政訴訟程序提起救濟；同樣地，【案例二】也是保險人與保險特約醫事服務機構的行政關係，保險人單方依法行使公權力而直接發生剝奪醫療機構醫療費用請求權法律效果，應屬不利益處分，均可提起行政訴訟加以救濟。至於保險人與個別醫師間並不存在直接的法律關係或可請求醫療服務的履行，個別醫師只是特約醫療機構的受僱人（或合夥人），保險人

---

101 司法院大法官會議釋字第533號解釋。

只能透過特約醫事服務機構確實監督所屬醫事人員，以確保醫療給付的合理提供，醫事服務機構則透過其與所聘醫事人員間的法律關係，來加以要求其應為或不應為的事項。通常醫療費用均由保險人就特約醫療機構服務後，由保險人支付給醫療機構，而非如【案例三】由被保險人直接向保險人請求，此自屬欠缺請求權基礎。

【案例一】：按「以不正當行為或以虛偽之證明、報告、陳述而領取保險給付或申報醫療費用者，按其領取之保險給付或醫療費用處以二倍罰鍰；其涉及刑責者，移送司法機關辦理。保險醫事服務機構因此領取之醫療費用，得在其申報應領費用內扣除。」為全民健康保險法第72條定有明文。又按「保險醫事服務機構，於特約期間有以不正當行為或以虛偽之證明、報告或陳述，申報醫療費用，且情節重大者，保險人應予停止特約一至三個月，或就其違反規定部分之診療科別或服務項目停止特約一至三個月。復為全民健康保驗醫事服務機構特約及管理辦法第34條第7款定有明文。本件被告所轄之南區分局派員會同牙科審查醫師訪查原告及保險對象，發現原告不當申報陳姓等三名保險對象九顆牙齒充填費用及鄭姓保險對象四次二日份口服藥費，並於病歷作不實記載，原告不服，主張：被告就原告有利之事證略而不查，完全採信被告之牙科審查醫師之口腔勘驗。然查：本件被告審查醫師之訪查，係依據原告申報診療費用資料及病歷，再參照對病人訪視記錄之人證說詞，再由審查醫師實施口腔勘驗所作成之訪查報告及訪視紀錄表，並作成訪視紀錄對照表據以處罰，上開訪查報告、訪視紀錄表及訪視紀錄對照表依其記載之形式得視為公文書，依行政訴訟法第33條準用民事訴訟法第355條第1款規定推定為真正。難謂無證據力。次查：病人之證言最確實客觀，其對於有無就診取藥及治療幾顆牙齒最為清楚，被告依據訪視病人之證言認定本件違章事實，難謂有失公平。原告主張被告審查醫師之勘驗有誤，並未虛報治療費用云云，尤難採信。本件原處分揆諸首揭規定，洵無違誤。（裁判字號：87年度判字第1379號）

【案例二】：查全民健康保險為社會強制保險，保險人（即被告）與保險醫事服務機構間之關係，雖以合約定之，惟依合約第1條規定，被告

之費用給付目的在於執行全民健康保險法上之公法任務,是彼此間屬公法關係。又合約第28條規定係依據全民健康保險法第72條及行政院衛生福利部依全民健康保險法第55條第2項授權訂定發布之「全民健康保險特約醫事服務機關特約及管理辦法」第34條第7款之規定而來。被告依上開規定為停止特約二個月之行為,即被告單方依法行使公權力而直接發生剝奪原告醫療費用請求權之法律效果,應屬不利益處分,訴願及再訴願決定指停止特約二個月,非屬行政處分,殊非有據。(裁判字號:90年度判字第1322號)

【案例三】:按「保險醫事服務機構應依據醫療費用支付標準及藥價基準,向保險人申報其所提供醫療服務之點數及藥品費用。」又「醫療費用支付標準及藥價基準,由保險人及保險醫事服務機構共同擬定,報請主管機關核定。」全民健康保險法第50條第1項、第51條第1項分別定有明文,故依前揭法文意旨可知,關於健保醫療費用之支付,係根據被上訴人中央健康保險局與保險特約醫事服務機構間之合約關係,而由保險醫事服務機構依其與被上訴人中央健康保險局所共同擬定,再報請主管機關行政院衛生福利部核定之醫療費用支付標準及藥價基準,向被上訴人中央健康保險局申報其所提供醫療服務之點數及藥品費用,請求醫療費用之給付,即依法並非由被保險人即上訴人向被上訴人中央健康保險局請求給付,則上訴人猶逕自上訴請求被上訴人連帶給付系爭醫療費用,自屬欠缺請求權基礎。(裁判字號:86年度簡上字第286號)

　　至於保險人即中央健康保險署與被保險人間的法律關係又如何?依【全民健康保險法】第14條規定:「保險效力之開始或終止,自合於第八條及第九條所定資格之日起算。」即健保關係的開始或終止,並非繫於保險人與被保險人間的意思表示,甚至當事人是否知悉此種健保關係的存在也非所問,可以說,健保法律關係的產生是依據法定事實而產生的(如在台閩設籍滿六個月等),且保險人與被保險人雙方權利義務都是透過法律規定強制課予(如被保險人的加保、申報、繳費等義務及保險人提供給付的條件、水準等),實無私人意思自治作用的空間,這種保險關係絕非私法契約,而應為公法關係,是直接依據法律所產生公法上的債的關

係[102]。另依據【全民健康保險法】第12條規定：「符合第二條規定之被保險人眷屬，應隨同被保險人辦理投保及退保。」亦即被保險人眷屬與保險人之間並不存在法定的保險關係，眷屬保險費的繳納義務人為被保險人，當被保險人眷屬就保險事項發生爭議時，也只能由被保險人為申請人出面申請審議；依【全民健康保險法】第18條規定：「第一類至第三類被保險人及其眷屬之保險費，依被保險人之投保金額及保險費率計算之。」即眷屬的保費與被保險人一樣。這些眷屬都是屬於無職業而必須依靠被保險人撫養的親屬，有學者認為此有違全民健康保險社會連帶及社會重分配的功能，認為應酌予減低或免費方屬合理[103]。至於被保險人所屬的投保單位，乃是基於法律規定單方地被要求向保險人提出申報、提供資料及繳納保費的公法上義務[104]，但非保險關係的當事人，就保險關係而言，投保單位只是處於第三人的地位。

　　再來就是特約醫事服務機構與被保險人的法律關係究竟如何？傳統上醫療機構與病人之間的法律關係通說均認為是一種醫療契約的關係，全民健康保險制度實施後這種法律關係的本質是否依然存在？自然值得注意。按特約醫事服務機構與被保險人間，主要乃建立在單純的醫療服務關係之上，透過醫療服務的履行及部分醫療費用的負擔而為觀察，應可認定其具有「私法上醫療契約關係」的成立。惟依【全民健康保險法】第70條規定：「保險醫事服務機構於保險對象發生保險事故時，應依專長及設備提供適當醫療服務或協助其轉診，不得無故拒絕其以保險對象身分就醫。」的意旨以觀，加上保險醫事服務的啟動、履約與終止均非任何一方所能全面掌握與主導，自非私法關係所應呈現的態樣，因此，不能否認在私法醫療關係之內，確實受到一定公法關係的影響，即特約醫事服務機構與被保險人之間，確實兼具有公法與私法關係的存在，這就是「公私法關係並行」，其主張基礎的醫療關係是由私法關係來規範，至於全民健康保險關係所及部分屬於公法關係，以為區隔；換言之，被保險人可基於私法契約

---

102 蔡維音，全民健保之法律關係剖析，http//:mail.ncku.edu./weintsai/0.html，h38，頁4。
103 同前註，頁7。
104 請參閱【全民健康保險法】第15條規定：「投保單位應於保險對象合於投保條件之日起三日內，向保險人辦理投保；並於退保原因發生之日起三日內，向保險人辦理退保。」

關係而請求醫師為醫療服務，另外本於全民健康保險保險的公法關係，亦有受領國家醫療給付的權利[105]。

肆、總額支付制度

　　總額支付制度是指付費者與醫療供給者，就特定範圍的醫療服務，如牙醫門診、中醫門診，或住院服務等，預先以協商方式，訂定未來一段期間（通常為一年）內健康保險醫療服務總支出（預算總額），以酬付該服務部門在該期間內所提供的醫療服務費用，並藉以確保健康保險維持財務收支平衡的一種醫療費用支付制度。我國總額支付制度在實際運作上，係採支出上限制（Expenditure cap），即預先依據醫療服務成本及其服務量的成長，設定健康保險支出的年度預算總額，醫療服務是以相對點數反映各項服務成本，惟每點支付金額是採回溯性計價方式，由預算總額除以實際總服務量（點數）而得；當實際總服務量點數大於原先協議的預算總額時，每點支付金額將降低，反之將增加；由於固定年度總預算而不固定每點支付金額，故可精確控制年度醫療費用總額[106]。總額支付制度的推動時程，牙醫門診[107]於87年7月1日起先行辦理總額支付制度，中醫門診[108]總額支付制度於89年7月1日起實施，西醫基層總額支付制度[109]於90年7月1日起實施，醫院總額支付制度[110]也自91年7月1日開始實施。

　　我國實施總額預支付制度主要的法律依據是【全民健康保險法】第61條的規定，健保會應於年度開始三個月前，在行政院核定的醫療給付費用總額範圍內，協定本保險的醫療給付費用總額及其分配方式，報請主管機

---

105 余信遠，全民健康保險制度之法律關係淺論，醫事第11卷第2期，2003年6月，頁54-55。
106 http://www.nhi.gov.tw/07information/issue/900606-01.htm
107 牙醫門診總額支付制度係以牙科門診所提供的醫療服務為範圍。
108 中醫門診總額支付制度則以中醫門診所提供的醫療服務為範圍。
109 西醫基層總額支付制度以西醫診所的門住診醫療服務（含分娩及門診手術）、藥品（含藥事服務費）及預防保健為範圍。
110 醫院總額涵蓋範圍以西醫的門住診醫療服務、藥品（含藥事服務費）及預防保健為總額涵蓋範圍。居家照護及精神疾病復健，不包括於總額範圍內，即維持現行之支付方式。

關核定；醫療費用協定委員會無法於限期內達成協定，應由主管機關逕行
裁決；醫療給付費用總額，得分地區（地區範圍由主管機關定之）訂定門
診及住院費用之分配比例；門診醫療給付費用總額，得依醫師、中醫師、
牙醫師開立的門診診療服務、藥事人員藥事服務及藥品費用，分別設定分
配比例及醫藥分帳制度；藥品及計價藥材依成本給付。保險醫事服務機構
應依據醫療服務給付項目及支付標準、藥物給付項目及支付標準，向保險
人申報其所提供之醫療服務之點數及藥物費用；前項費用之申報，應自保
險醫事服務機構提供醫療服務之次月一日起六個月內為之。但有不可抗力
因素時，得於事實消滅後六個月內為之；保險人應依前條分配後之醫療給
付費用總額及經其審查後之醫療服務總點數，核算每點費用；並按各保險
醫事服務機構經審查後之點數，核付其費用。保險人對於保險醫事服務機
構辦理本保險之醫療服務項目、數量及品質，應遴聘具有臨床或相關經驗
之醫藥專家進行審查，並據以核付費用；審查業務得委託相關專業機構、
團體辦理之；前項醫療服務之審查得採事前、事後及實地審查方式辦理，
並得以抽樣或檔案分析方式為之；醫療費用申報、核付程序與時程及醫療
服務審查之辦法，由主管機關定之；得委託之項目、受委託機構、團體之
資格條件、甄選與變更程序、監督及權利義務等有關事項之辦法，由保險
人擬定，報主管機關核定發布。藥品費用經保險人審查後，核付各保險醫
事服務機構，其支付之費用，超出預先設定之藥品費用分配比率目標時，
超出目標之額度，保險人於次一年度修正藥物給付項目及支付標準；其超
出部分，應自當季之醫療給付費用總額中扣除，並依支出目標調整核付各
保險醫事服務機構之費用[111]。

　　設定醫療費用總額時，主要考量的影響因素包括：（一）非協商因
素：1.投保人口組成結構改變對於醫療費用的影響率；2.醫療服務成本指
數的改變率：（二）協商因素：1.保險給付範圍或支付項目改變對醫療費
用的影響；2.醫療服務利用與密集度的改變；3.鼓勵提升醫療品質及民眾
健康措施的影響；4.醫療服務效率的提升；5.其他因素，例如協商前可預
期的健保法令或政策改變對醫療費用的影響等；（三）參考付費者意願及

---

111 請參閱【全民健康保險法】第62條、第63條規定。

民眾負擔能力，如經濟成長率、保險費收入成長率、失業率等：（四）協定後健保法令或政策改變因素：在費率達成協議後，若因新法令或政策等改變（含增減給付項目），影響醫療費用達一定程度，則可經由協議檢討是否應增減費用總額。

實施年度全民健康保險醫療給付費用總額計算公式如下：

（一）實施年度全民健康保險醫療給付費用總額＝實施年度全民健康保險每人醫療給付費用×實際投保人口數；

（二）實施年度全民健康保險每人醫療給付費用＝基期年度全民健康保險每人醫療給付費用×（1＋實施年度全民健康保險每人醫療給付費用成長率）[112]。

總額支付制度的實施主要為控制保險財務的沉重負擔，由先進國家的實施經驗，總額支付制度可以控制醫療費用在合理的範圍內；在總額支付下，個別醫療院所的收入取決於其所提供醫療服務的多寡，仍維持自由競爭的型態，因此，醫療院所須以品質來吸引病人，但因醫療總額事先議定，不致因醫療利用量增加甚至浮濫使用，而增加醫療總支出，為使醫療費用用在需要的服務項目上，必須透過同儕制約與審核制度的規範，合理控制不當醫療使用情形[113]。歸納總額支付制度的優點包括：（一）可有效控制醫療預算，不致造成保險或政府財政危機；（二）透過協商機制，總額預算的訂定可使付費者與醫療服務提供者權益獲得平衡，減少醫療服務提供者以量制價的誘因，便服務量合理化，以使支付標準合理化調整；（三）依地區人口需要分配預算，能使各地區有獨立的財源，配合醫療網的計畫，可逐步改變區域間醫療資源分布不均的問題；（四）採回溯性決定每點單價的總額支付制度，可發揮同儕制約效果，減少濫用，使醫療行為趨於合理[114]。

---

112 http://www.nhi.gov.tw/07inforrnation/issue/900606-01.htm。
113 楊漢湶，全民健康保險總額支付制度之實施背景及推展，台灣醫界第40卷第7期，1997年7月，頁10。
114 同前註。

附錄一　醫療法

1. 民國75年11月24日總統令制定公布全文91條
2. 民國89年7月19日總統令修正公布第10、17、23、66、67、74條條文
3. 民國92年1月29日總統令修正公布第14、45、54、56、57、76、77、79、80條條文；並增訂第11-1、15-1、57-1、89-1條條文
4. 民國93年4月28日總統令修正公布全文123條；並自公布日施行
5. 民國94年2月5日總統令修正公布第76條條文
6. 民國98年1月7日總統令修正公布第93條條文
7. 民國98年5月13日總統令修正公布第14、66條條文
8. 民國98年5月20日總統令修正公布第8、70、78、79、105條條文；並增訂第79-1、79-2條條文
9. 民國100年12月21日總統令修正公布第56、101條條文
10. 民國101年6月27日總統令修正公布第76條條文
11. 民國101年12月12日總統令修正公布第23、57、78、79、103、105、115條條文
    民國102年7月19日行政院公告第11條所列屬「行政院衛生福利部」之權責事項，自102年7月23日起改由「衛生福利部」管轄
12. 民國102年12月11日總統令修正公布第43條條文；並增訂第45-1、45-2條條文
13. 民國103年1月15日總統令修正公布第60條條文
14. 民國103年1月29日總統令修正公布第24、106條條文
15. 民國106年5月10日總統令修正公布第24、106條條文
16. 民國107年1月24日總統令修正公布第82條條文
17. 民國109年1月15日總統令修正公布第10、11條條文
18. 民國112年6月28日總統令增訂公布第105-1、105-2條條文

第一章　總　則

第 1 條　為促進醫療事業之健全發展，合理分布醫療資源，提高醫療品質，保障病人權益，增進國民健康，特制定本法。本法未規定者，適用其他法律規定。

第 2 條　本法所稱醫療機構，係指供醫師執行醫療業務之機構。

第 3 條　本法所稱公立醫療機構，係指由政府機關、公營事業機構或公立學校所設立之醫療機構。

第 4 條　本法所稱私立醫療機構，係指由醫師設立之醫療機構。

第 5 條　本法所稱醫療法人，包括醫療財團法人及醫療社團法人。

　　　　本法所稱醫療財團法人，係指以從事醫療事業辦理醫療機構為目的，由捐助人捐助一定財產，經中央主管機關許可並向法院登記之財團法人。

　　　　本法所稱醫療社團法人，係指以從事醫療事業辦理醫療機構為目的，經中央主管機關許可登記之社團法人。

第 6 條　本法所稱法人附設醫療機構，係指下列醫療機構：

　　　　一、私立醫學院、校為學生臨床教學需要附設之醫院。

　　　　二、公益法人依有關法律規定辦理醫療業務所設之醫療機構。

　　　　三、其他依法律規定，應對其員工或成員提供醫療衛生服務或緊急醫療救護之事業單位、學校或機構所附設之醫務室。

第 7 條　本法所稱教學醫院，係指其教學、研究、訓練設施，經依本法評鑑可供醫師或其他醫事人員之訓練及醫學院、校學生臨床見習、實習之醫療機構。

第 8 條　本法所稱人體試驗，係指醫療機構依醫學理論於人體施行新醫療技術、新藥品、新醫療器材及學名藥生體可用率、生體相等性之試驗研究。

　　　　人體試驗之施行應尊重接受試驗者之自主意願，並保障其健康權益與隱私權。

第 9 條　本法所稱醫療廣告，係指利用傳播媒體或其他方法，宣傳醫療業務，以達招徠患者醫療為目的之行為。

第 10 條　本法所稱醫事人員，係指領有中央主管機關核發之醫師、藥師、護理師、物理治療師、職能治療師、醫事檢驗師、醫事放射師、營養師、助產師、臨床心理師、諮商心理師、呼吸治療師、語言治療師、聽力師、牙體技術師、驗光師、藥劑生、護士、助產士、物理治療生、職能治療生、醫事檢驗生、醫事放射士、牙體技術生、驗光生及其他醫事專門職業證書之人員。

　　　　本法所稱醫師，係指醫師法所稱之醫師、中醫師及牙醫師。

第 11 條　本法所稱主管機關：在中央為衛生福利部；在直轄市為直轄市政府；在縣（市）為縣（市）政府。

第二章　醫療機構

第 12 條　醫療機構設有病房收治病人者為醫院，僅應門診者為診所；非以直接診

治病人為目的而辦理醫療業務之機構為其他醫療機構。

前項診所得設置九張以下之觀察病床；婦產科診所，得依醫療業務需要設置十張以下產科病床。

醫療機構之類別與各類醫療機構應設置之服務設施、人員及診療科別設置條件等之設置標準，由中央主管機關定之。

第 13 條　二家以上診所得於同一場所設置為聯合診所，使用共同設施，分別執行門診業務；其管理辦法，由中央衛生主管機關定之。

第 14 條　醫院之設立或擴充，應經主管機關許可後，始得依建築法有關規定申請建築執照；其設立分院者，亦同。

前項醫院設立或擴充之許可，其申請人之資格、審查程序及基準、限制條件、撤銷、廢止及其他應遵行事項之辦法，由中央主管機關定之。

第 15 條　醫療機構之開業，應向所在地直轄市、縣（市）主管機關申請核准登記，經發給開業執照，始得為之；其登記事項如有變更，應於事實發生之日起三十日內辦理變更登記。

前項開業申請，其申請人之資格、申請程序、應檢具文件及其他應遵行之事項，由中央主管機關定之。

第 16 條　私立醫療機構達中央主管機關公告一定規模以上者，應改以醫療法人型態設立。

第 17 條　醫療機構名稱之使用、變更，應以所在地直轄市、縣（市）主管機關核准者為限；其名稱使用、變更原則，由中央主管機關定之。

非醫療機構，不得使用醫療機構或類似醫療機構之名稱。

第 18 條　醫療機構應置負責醫師一人，對其機構醫療業務，負督導責任。私立醫療機構，並以其申請人為負責醫師。

前項負責醫師，以在中央主管機關指定之醫院、診所接受二年以上之醫師訓練並取得證明文件者為限。

第 19 條　負責醫師因故不能執行業務，應指定合於負責醫師資格之醫師代理。代理期間超過四十五日者，應由被代理醫師報請原發開業執照機關備查。

前項代理期間，不得逾一年。

第 20 條　醫療機構應將其開業執照、診療時間及其他有關診療事項揭示於明顯處所。

第 21 條　醫療機構收取醫療費用之標準，由直轄市、縣（市）主管機關核定之。

第 22 條　醫療機構收取醫療費用，應開給載明收費項目及金額之收據。

醫療機構不得違反收費標準，超額或擅立收費項目收費。

第 23 條　醫療機構歇業、停業時，應於事實發生後三十日內，報請原發開業執照機關備查。

前項停業之期間，以一年為限；逾一年者，應於屆至日起三十日內辦理歇業。

醫療機構未依前項規定辦理歇業時，主管機關得逕予歇業。

醫療機構遷移者，準用關於設立及開業之規定。

醫療機構復業時，準用關於開業之規定。

第 24 條　醫療機構應保持環境整潔、秩序安寧，不得妨礙公共衛生及安全。

為保障就醫安全，任何人不得以強暴、脅迫、恐嚇、公然侮辱或其他非法之方法，妨礙醫療業務之執行。

醫療機構應採必要措施，以確保醫事人員執行醫療業務時之安全。

違反第二項規定者，警察機關應排除或制止之；如涉及刑事責任者，應移送司法機關偵辦。

中央主管機關應建立通報機制，定期公告醫療機構受有第二項情事之內容及最終結果。

第 25 條　醫院除其建築構造、設備應具備防火、避難等必要之設施外，並應建立緊急災害應變措施。

前項緊急災害應變措施及檢查辦法，由中央主管機關定之。

第 26 條　醫療機構應依法令規定或依主管機關之通知，提出報告，並接受主管機關對其人員配置、設備、醫療收費、醫療作業、衛生安全、診療紀錄等之檢查及資料蒐集。

第 27 條　於重大災害發生時，醫療機構應遵從主管機關指揮、派遣，提供醫療服務及協助辦理公共衛生，不得規避、妨礙或拒絕。

醫療機構依前項規定提供服務或協助所生之費用或損失，主管機關應酌予補償。

第 28 條　中央主管機關應辦理醫院評鑑。直轄市、縣（市）主管機關對轄區內醫療機構業務，應定期實施督導考核。

第 29 條　公立醫院得邀請當地社會人士組成營運諮詢委員會，就加強地區醫療服務，提供意見。

公立醫院應提撥年度醫療收入扣除費用後餘額之百分之十以上，辦理有關研究發展、人才培訓、健康教育、醫療救濟、社區醫療服務及其他社會服務事項。

第三章　醫療法人

第一節　通　則

第 30 條　醫療財團法人之設立、組織及管理，依本法之規定；本法未規定者，依民法之規定。

醫療社團法人，非依本法規定，不得設立；其組織、管理、與董事間之權利義務、破產、解散及清算，本法未規定者，準用民法之規定。

第 31 條　醫療法人得設立醫院、診所及其他醫療機構。其設立之家數及規模，得為必要之限制。

前項設立家數及規模之限制，由中央主管機關定之。

醫療法人經中央主管機關及目的事業主管機關之許可，得附設下列機構：

一、護理機構、精神復健機構。

二、關於醫學研究之機構。

三、老人福利法等社會福利法規規定之相關福利機構。

前項附設機構之設立條件、程序及其他相關事項，仍依各該相關法規之規定辦理。

第 32 條　醫療法人應有足以達成其設立目的所必要之財產。

前項所稱必要之財產，依其設立之規模與運用條件，由中央主管機關定之。

第 33 條　醫療法人，應設董事會，置董事長一人，並以董事長為法人之代表人。

醫療法人，對於董事會與監察人之組織與職權、董事、董事長與監察人之遴選資格、選聘與解聘程序、會議召開與決議程序及其他有關事項等，應訂立章則，報請中央主管機關核准。

第 34 條　醫療法人應建立會計制度，採曆年制及權責發生制，其財務收支具合法憑證，設置必要之會計紀錄，符合公認之會計處理準則，並應保存之。

醫療法人應於年度終了五個月內，向中央主管機關申報經董事會通過及監察人承認之年度財務報告。

前項財務報告編製準則，由中央主管機關定之。

醫療社團法人除適用前述規定外；其會計制度，並應依公司法相關規定辦理。

中央主管機關得隨時命令醫療法人提出財務、業務報告或檢查其財務、業務狀況。

　　醫療法人對於前項之命令或檢查，不得規避、妨礙或拒絕。

第 35 條　醫療法人不得為公司之無限責任股東或合夥事業之合夥人；如為公司之有限責任股東時，其所有投資總額及對單一公司之投資額或其比例應不得超過一定之限制。

　　前項投資限制，由中央主管機關定之。

　　醫療法人因接受被投資公司以盈餘或公積增資配股所得之股份，不計入前項投資總額或投資額。

第 36 條　醫療法人財產之使用，應受中央主管機關之監督，並應以法人名義登記或儲存；非經中央主管機關核准，不得對其不動產為處分、出租、出借、設定負擔、變更用途或對其設備為設定負擔。

第 37 條　醫療法人不得為保證人。

　　醫療法人之資金，不得貸與董事、社員及其他個人或非金融機構；亦不得以其資產為董事、社員或任何他人提供擔保。

第 38 條　私人及團體對於醫療財團法人之捐贈，得依有關稅法之規定減免稅賦。

　　醫療財團法人所得稅、土地稅及房屋稅之減免，依有關稅法之規定辦理。

　　本法修正施行前已設立之私立醫療機構，於本法修正施行後三年內改設為醫療法人，將原供醫療使用之土地無償移轉該醫療法人續作原來之使用者，不課徵土地增值稅。但於再次移轉第三人時，以該土地無償移轉前之原規定地價或前次移轉現值為原地價，計算漲價總數額，課徵土地增值稅。

第 39 條　醫療法人經中央主管機關許可，得與其他同質性醫療法人合併之。

　　醫療法人經中央主管機關許可合併後，應於兩週內作成財產目錄及資產負債表，並通知債權人。公司法第七十三條第二項、第七十四條第一項之規定準用之。

　　因合併而消滅之醫療法人，其權利義務由合併後存續或另立之醫療法人概括承受。

第 40 條　非醫療法人，不得使用醫療法人或類似之名稱。

第 41 條　醫療法人辦理不善、違反法令或設立許可條件者，中央主管機關得視其情節予以糾正、限期整頓改善、停止其全部或一部之門診或住院業務、命其停業或廢止其許可。

　　醫療法人因其自有資產之減少或因其設立之機構歇業、變更或被廢止許可，致未符合中央主管機關依第三十二條第二項所為之規定，中央主管

機關得限期令其改善；逾期未改善者，得廢止其許可。

醫療法人有下列情事之一者，中央主管機關得廢止其許可：

一、經核准停業，逾期限尚未辦理復業。

二、命停止全部或一部門診或住院業務，而未停止。

三、命停業而未停業或逾停業期限仍未整頓改善。

四、受廢止開業執照處分。

第二節　醫療財團法人

第 42 條　醫療財團法人之設立，應檢具捐助章程、設立計畫書及相關文件，申請中央主管機關許可。

前項醫療財團法人經許可後，捐助人或遺囑執行人應於三十日內依捐助章程遴聘董事，成立董事會，並將董事名冊於董事會成立之日起三十日內，報請中央主管機關核定，並於核定後三十日內向該管地方法院辦理法人登記。

捐助人或遺囑執行人，應於醫療財團法人完成法人登記之日起三個月內，將所捐助之全部財產移歸法人所有，並報請中央主管機關備查。

捐助人或遺囑執行人未於期限內將捐助財產移歸法人所有，經限期令其完成，逾期仍未完成者，中央主管機關得廢止其許可。

第 43 條　醫療財團法人之董事，以九人至十五人為限。

董事配置規定如下：

一、具醫事人員資格者，不得低於三分之一，並有醫師至少一人。

二、由外國人充任者，不得超過三分之一。

三、董事相互間，有配偶、三親等以內親屬關係者，不得超過三分之一。

董事之任期，每屆不得逾四年，連選得連任。但連選連任董事，每屆不得超過三分之二。

本法中華民國一百零二年十一月二十六日修正之條文施行前，醫療財團法人章程所定董事任期逾前項規定者，得續任至當屆任期屆滿日止；其屬出缺補任者，亦同。

董事會開會時，董事均應親自出席，不得委託他人代理。

第 44 條　醫療財團法人捐助章程之變更，應報經中央主管機關許可。

醫療財團法人董事長、董事、財產或其他登記事項如有變更，應依中央主管機關之規定報請許可。

　　　　　前二項之變更，應於中央主管機關許可後三十日內，向該管法院辦理變
　　　　　更登記。

第 45 條　醫療財團法人之董事，任期屆滿未能改選或出缺未能補任，顯然妨礙董
　　　　　事會組織健全之虞者，中央主管機關得依其他董事、利害關係人之申請
　　　　　或依職權，選任董事充任之；其選任辦法，由中央主管機關定之。
　　　　　醫療財團法人之董事違反法令或章程，有損害該法人或其設立機構之利
　　　　　益或致其不能正常營運之虞者，中央主管機關得依其他董事或利害關係
　　　　　人之聲請或依職權，命令該董事暫停行使職權或解任之。
　　　　　前項董事之暫停行使職權，期間不得超過六個月。於暫停行使職權之期
　　　　　間內，因人數不足顯然妨礙董事會組織健全之虞者，中央主管機關應選
　　　　　任臨時董事暫代之。選任臨時董事毋需變更登記；其選任，準用第一項
　　　　　選任辦法之規定。

第45-1條　有下列各款情形之一者，不得充任董事或監察人：
　　　　　一、曾犯刑法第一百二十一條至第一百二十三條、第一百三十一條或貪
　　　　　　　污治罪條例第四條至第六條之一或第十一條之罪，經有罪判決確定
　　　　　　　或通緝有案尚未結案。但受緩刑宣告或易科罰金執行完畢者，不在
　　　　　　　此限。
　　　　　二、曾犯侵占罪、詐欺罪或背信罪，經有罪判決確定或通緝有案尚未結
　　　　　　　案。但受緩刑宣告或易科罰金執行完畢者，不在此限。
　　　　　三、受監護宣告或輔助宣告，尚未撤銷。
　　　　　四、經醫師鑑定罹患精神疾病或身心狀況違常，致不能執行業務。
　　　　　五、曾任董事長、董事或監察人，經依前條第二項或第四十五條之二第
　　　　　　　一項第三款規定解任。
　　　　　六、受破產宣告或經裁定開始清算程序尚未復權。

第45-2條　董事長、董事或監察人在任期中有下列情形之一者，當然解任：
　　　　　一、具有書面辭職文件，經提董事會議報告，並列入會議紀錄。
　　　　　二、具有前條所列情形之一。
　　　　　三、利用職務或身分上之權力、機會或方法犯罪，經有罪判決確定。
　　　　　四、董事長一年內無故不召集董事會議。
　　　　　董事長、董事或監察人利用職務或身分上之權力、機會或方法犯罪，經
　　　　　檢察官提起公訴者，當然停止其職務。
　　　　　董事長、董事或監察人為政府機關之代表、其他法人或團體推薦者，其
　　　　　本職異動時，應隨本職進退；推薦繼任人選，並應經董事會選聘，任期

至原任期屆滿時為止。

第 46 條　醫療財團法人應提撥年度醫療收入結餘之百分之十以上，辦理有關研究發展、人才培訓、健康教育；百分之十以上辦理醫療救濟、社區醫療服務及其他社會服務事項；辦理績效卓著者，由中央主管機關獎勵之。

第三節　醫療社團法人

第 47 條　醫療社團法人之設立，應檢具組織章程、設立計畫書及相關文件，申請中央主管機關許可。

前項醫療社團法人經許可後，應於三十日內依其組織章程成立董事會，並於董事會成立之日起三十日內，報請中央主管機關登記，發給法人登記證書。

第 48 條　醫療社團法人設立時，應登記之事項如下：

一、法人設立目的及名稱。

二、主事務所及分事務所。

三、董事長、董事、監察人之姓名及住所。

四、財產種類及數額。

五、設立機構之所在地及類別與規模。

六、財產總額及各社員之出資額。

七、許可之年、月、日。

第 49 條　法人不得為醫療社團法人之社員。

醫療社團法人每一社員不問出資多寡，均有一表決權。但得以章程訂定，按出資多寡比例分配表決權。

醫療社團法人得於章程中明定，社員按其出資額，保有對法人之財產權利，並得將其持分全部或部分轉讓於第三人。

前項情形，擔任董事、監察人之社員將其持分轉讓於第三人時，應向中央主管機關報備。其轉讓全部持分者，自動解任。

第 50 條　醫療社團法人之董事，以三人至九人為限；其中三分之二以上應具醫師及其他醫事人員資格。

外國人充任董事，其人數不得超過總名額三分之一，並不得充任董事長。醫療社團法人應設監察人，其名額以董事名額之三分之一為限。

監察人不得兼任董事或職員。

董事會開會時，董事應親自出席，不得委託他人代理。

第 51 條　醫療社團法人組織章程之變更，應報經中央主管機關許可。

醫療社團法人董事長、董事、財產或其他登記事項如有變更，應依中央主管機關之規定，辦理變更登記。

醫療社團法人解散時，應辦理解散登記。

第 52 條　醫療社團法人之董事，任期屆滿未能改選或出缺未能補任，顯然妨礙董事會組織健全之虞者，中央主管機關得依其他董事、利害關係人之申請或依職權，命令限期召開臨時總會補選之。總會逾期不能召開，中央主管機關得選任董事充任之；其選任辦法，由中央主管機關定之。

醫療社團法人之董事違反法令或章程，有損害該法人或其設立機構之利益或致其不能正常營運之虞者，中央主管機關得依其他董事或利害關係人之聲請或依職權，命令解任之。

醫療社團法人之董事會決議違反法令或章程，有損害該法人或其設立機構之利益或致其不能正常營運之虞者，中央主管機關得依職權，命令解散董事會，召開社員總會重新改選之。

第 53 條　醫療社團法人結餘之分配，應提撥百分之十以上，辦理研究發展、人才培訓、健康教育、醫療救濟、社區醫療服務及其他社會服務事項基金；並應提撥百分之二十以上作為營運基金。

第 54 條　醫療社團法人，有下列情形之一者，解散之：

一、發生章程所定之解散事由。

二、設立目的不能達到時。

三、與其他醫療法人之合併。

四、破產。

五、中央主管機關撤銷設立許可或命令解散。

六、總會之決議。

七、欠缺社員。

依前項第一款事由解散時，應報請中央主管機關備查；依前項第二款至第七款事由解散時，應經中央主管機關之許可。

第 55 條　醫療社團法人解散後，除合併或破產外，其賸餘財產之歸屬，依組織章程之規定。

第四章　醫療業務

第 56 條　醫療機構應依其提供服務之性質，具備適當之醫療場所及安全設施。

醫療機構對於所屬醫事人員執行直接接觸病人體液或血液之醫療處置

時，應自中華民國一百零一年起，五年內按比例逐步完成全面提供安全針具。

第 57 條　醫療機構應督導所屬醫事人員，依各該醫事專門職業法規規定，執行業務。

醫療機構不得聘僱或容留未具醫事人員資格者，執行應由特定醫事人員執行之業務。

第 58 條　醫療機構不得置臨床助理執行醫療業務。

第 59 條　醫院於診療時間外，應依其規模及業務需要，指派適當人數之醫師值班，以照顧住院及急診病人。

第 60 條　醫院、診所遇有危急病人，應先予適當之急救，並即依其人員及設備能力予以救治或採取必要措施，不得無故拖延。

前項危急病人如係低收入、中低收入或路倒病人，其醫療費用非本人或其扶養義務人所能負擔者，應由直轄市、縣（市）政府社會行政主管機關依法補助之。

第 61 條　醫療機構，不得以中央主管機關公告禁止之不正當方法，招攬病人。

醫療機構及其人員，不得利用業務上機會獲取不正當利益。

第 62 條　醫院應建立醫療品質管理制度，並檢討評估。

為提昇醫療服務品質，中央主管機關得訂定辦法，就特定醫療技術、檢查、檢驗或醫療儀器，規定其適應症、操作人員資格、條件及其他應遵行事項。

第 63 條　醫療機構實施手術，應向病人或其法定代理人、配偶、親屬或關係人說明手術原因、手術成功率或可能發生之併發症及危險，並經其同意，簽具手術同意書及麻醉同意書，始得為之。但情況緊急者，不在此限。

前項同意書之簽具，病人為未成年人或無法親自簽具者，得由其法定代理人、配偶、親屬或關係人簽具。

第一項手術同意書及麻醉同意書格式，由中央主管機關定之。

第 64 條　醫療機構實施中央主管機關規定之侵入性檢查或治療，應向病人或其法定代理人、配偶、親屬或關係人說明，並經其同意，簽具同意書後，始得為之。但情況緊急者，不在此限。

前項同意書之簽具，病人為未成年人或無法親自簽具者，得由其法定代理人、配偶、親屬或關係人簽具。

第 65 條　醫療機構對採取之組織檢體或手術切取之器官，應送請病理檢查，並將結果告知病人或其法定代理人、配偶、親屬或關係人。

　　　　　　醫療機構對於前項之組織檢體或手術切取之器官,應就臨床及病理診斷之結果,作成分析、檢討及評估。

第 66 條　醫院、診所對於診治之病人交付藥劑時,應於容器或包裝上載明病人姓名、性別、藥名、劑量、數量、用法、作用或適應症、警語或副作用、醫療機構名稱與地點、調劑者姓名及調劑年、月、日。

第 67 條　醫療機構應建立清晰、詳實、完整之病歷。

　　　　　　前項所稱病歷,應包括下列各款之資料:

　　　　　　一、醫師依醫師法執行業務所製作之病歷。

　　　　　　二、各項檢查、檢驗報告資料。

　　　　　　三、其他各類醫事人員執行業務所製作之紀錄。

　　　　　　醫院對於病歷,應製作各項索引及統計分析,以利研究及查考。

第 68 條　醫療機構應督導其所屬醫事人員於執行業務時,親自記載病歷或製作紀錄,並簽名或蓋章及加註執行年、月、日。

　　　　　　前項病歷或紀錄如有增刪,應於增刪處簽名或蓋章及註明年、月、日;刪改部分,應以畫線去除,不得塗燬。

　　　　　　醫囑應於病歷載明或以書面為之。但情況急迫時,得先以口頭方式為之,並於二十四小時內完成書面紀錄。

第 69 條　醫療機構以電子文件方式製作及貯存之病歷,得免另以書面方式製作;其資格條件與製作方式、內容及其他應遵行事項之辦法,由中央主管機關定之。

第 70 條　醫療機構之病歷,應指定適當場所及人員保管,並至少保存七年。但未成年者之病歷,至少應保存至其成年後七年;人體試驗之病歷,應永久保存。

　　　　　　醫療機構因故未能繼續開業,其病歷應交由承接者依規定保存;無承接者時,病人或其代理人得要求醫療機構交付病歷;其餘病歷應繼續保存六個月以上,始得銷燬。

　　　　　　醫療機構具有正當理由無法保存病歷時,由地方主管機關保存。

　　　　　　醫療機構對於逾保存期限得銷燬之病歷,其銷燬方式應確保病歷內容無洩漏之虞。

第 71 條　醫療機構應依其診治之病人要求,提供病歷複製本,必要時提供中文病歷摘要,不得無故拖延或拒絕;其所需費用,由病人負擔。

第 72 條　醫療機構及其人員因業務而知悉或持有病人病情或健康資訊,不得無故洩漏。

第 73 條　醫院、診所因限於人員、設備及專長能力，無法確定病人之病因或提供
　　　　　完整治療時，應建議病人轉診。但危急病人應依第六十條第一項規定，
　　　　　先予適當之急救，始可轉診。
　　　　　前項轉診，應填具轉診病歷摘要交予病人，不得無故拖延或拒絕。

第 74 條　醫院、診所診治病人時，得依需要，並經病人或其法定代理人、配偶、
　　　　　親屬或關係人之同意，商洽病人原診治之醫院、診所，提供病歷複製本
　　　　　或病歷摘要及各種檢查報告資料。原診治之醫院、診所不得拒絕；其所
　　　　　需費用，由病人負擔。

第 75 條　醫院得應出院病人之要求，為其安排適當之醫療場所及人員，繼續追蹤
　　　　　照顧。
　　　　　醫院對尚未治癒而要求出院之病人，得要求病人或其法定代理人、配
　　　　　偶、親屬或關係人，簽具自動出院書。
　　　　　病人經診治並依醫囑通知可出院時，應即辦理出院或轉院。

第 76 條　醫院、診所如無法令規定之理由，對其診治之病人，不得拒絕開給出生
　　　　　證明書、診斷書、死亡證明書或死產證明書。開給各項診斷書時，應力
　　　　　求慎重，尤其是有關死亡之原因。
　　　　　前項診斷書如係病人為申請保險理賠之用者，應以中文記載，所記病名
　　　　　如與保險契約病名不一致，另以加註方式為之。
　　　　　醫院、診所對於非病死或可疑為非病死者，應報請檢察機關依法相驗。

第 77 條　醫療機構應接受政府委託，協助辦理公共衛生、繼續教育、在職訓練、
　　　　　災害救助、急難救助、社會福利及民防等有關醫療服務事宜。

第 78 條　為提高國內醫療技術水準或預防疾病上之需要，教學醫院經擬定計畫，
　　　　　報請中央主管機關核准，或經中央主管機關委託者，得施行人體試驗。
　　　　　但學名藥生體可用率、生體相等性之人體試驗研究得免經中央主管機關
　　　　　之核准。
　　　　　非教學醫院不得施行人體試驗。但醫療機構有特殊專長，經中央主管機
　　　　　關同意者，得準用前項規定。
　　　　　醫療機構施行人體試驗應先將人體試驗計畫，提經醫療科技人員、法律
　　　　　專家及社會公正人士或民間團體代表，且任一性別不得低於三分之一之
　　　　　人員會同審查通過。審查人員並應遵守利益迴避原則。
　　　　　人體試驗計畫內容變更時，應依前三項規定經審查及核准或同意後，始
　　　　　得施行。

第 79 條　醫療機構施行人體試驗時，應善盡醫療上必要之注意，並應先取得接受

試驗者之書面同意；接受試驗者以有意思能力之成年人為限。但顯有益於特定人口群或特殊疾病罹患者健康權益之試驗，不在此限。

前項但書之接受試驗者為限制行為能力人，應得其本人與法定代理人同意；接受試驗者為無行為能力人，應得其法定代理人同意。

第一項書面，醫療機構應至少載明下列事項，並於接受試驗者或法定代理人同意前，以其可理解方式先行告知：

一、試驗目的及方法。

二、可預期風險及副作用。

三、預期試驗效果。

四、其他可能之治療方式及說明。

五、接受試驗者得隨時撤回同意之權利。

六、試驗有關之損害補償或保險機制。

七、受試者個人資料之保密。

八、受試者生物檢體、個人資料或其衍生物之保存與再利用。

前項告知及書面同意，醫療機構應給予充分時間考慮，並不得以脅迫或其他不正當方式為之。

醫師依前四項規定施行人體試驗，因試驗本身不可預見之因素，致病人死亡或傷害者，不符刑法第十三條或第十四條之故意或過失規定。

第79-1條　除本法另有規定者外，前二條有關人體試驗之申請程序、審查作業基準及利益迴避原則、資訊揭露、監督管理、查核、其他告知內容等事項，由中央主管機關定之。

第79-2條　醫療機構對不同意參與人體試驗者或撤回同意之接受試驗者，應施行常規治療，不得減損其正當醫療權益。

第 80 條　醫療機構施行人體試驗期間，應依中央主管機關之通知提出試驗情形報告；中央主管機關認有安全之虞者，醫療機構應即停止試驗。

醫療機構於人體試驗施行完成時，應作成試驗報告，報請中央主管機關備查。

第 81 條　醫療機構診治病人時，應向病人或其法定代理人、配偶、親屬或關係人告知其病情、治療方針、處置、用藥、預後情形及可能之不良反應。

第 82 條　醫療業務之施行，應善盡醫療上必要之注意。

醫事人員因執行醫療業務致生損害於病人，以故意或違反醫療上必要之注意義務且逾越合理臨床專業裁量所致者為限，負損害賠償責任。

醫事人員執行醫療業務因過失致病人死傷，以違反醫療上必要之注意義

務且逾越合理臨床專業裁量所致者為限，負刑事責任。

前二項注意義務之違反及臨床專業裁量之範圍，應以該醫療領域當時當地之醫療常規、醫療水準、醫療設施、工作條件及緊急迫切等客觀情況為斷。

醫療機構因執行醫療業務致生損害於病人，以故意或過失為限，負損害賠償責任。

第 83 條　司法院應指定法院設立醫事專業法庭，由具有醫事相關專業知識或審判經驗之法官，辦理醫事糾紛訴訟案件。

第五章　醫療廣告

第 84 條　非醫療機構，不得為醫療廣告。

第 85 條　醫療廣告，其內容以下列事項為限：

一、醫療機構之名稱、開業執照字號、地址、電話及交通路線。

二、醫師之姓名、性別、學歷、經歷及其醫師、專科醫師證書字號。

三、全民健康保險及其他非商業性保險之特約醫院、診所字樣。

四、診療科別及診療時間。

五、開業、歇業、停業、復業、遷移及其年、月、日。

六、其他經中央主管機關公告容許登載或播放事項。

利用廣播、電視之醫療廣告，在前項內容範圍內，得以口語化方式為之。

但應先經所在地直轄市或縣（市）主管機關核准。

醫療機構以網際網路提供之資訊，除有第一百零三條第二項各款所定情形外，不受第一項所定內容範圍之限制，其管理辦法由中央主管機關定之。

第 86 條　醫療廣告不得以下列方式為之：

一、假借他人名義為宣傳。

二、利用出售或贈與醫療刊物為宣傳。

三、以公開祖傳秘方或公開答問為宣傳。

四、摘錄醫學刊物內容為宣傳。

五、藉採訪或報導為宣傳。

六、與違反前條規定內容之廣告聯合或並排為宣傳。

七、以其他不正當方式為宣傳。

第 87 條　廣告內容暗示或影射醫療業務者,視為醫療廣告。

　　　　　醫學新知或研究報告之發表、病人衛生教育、學術性刊物,未涉及招徠
醫療業務者,不視為醫療廣告。

第六章　醫事人力及設施分布

第 88 條　中央主管機關為促進醫療資源均衡發展,統籌規劃現有公私立醫療機構
及人力合理分布,得劃分醫療區域,建立分級醫療制度,訂定醫療網計
畫。

　　　　　主管機關得依前項醫療網計畫,對醫療資源缺乏區域,獎勵民間設立醫
療機構、護理之家機構;必要時,得由政府設立。

第 89 條　醫療區域之劃分,應考慮區域內醫療資源及人口分布,得超越行政區域
之界限。

第 90 條　中央主管機關訂定醫療網計畫時,直轄市、縣(市)主管機關應依該計
畫,就轄區內醫療機構之設立或擴充,予以審查。但一定規模以上大型
醫院之設立或擴充,應報由中央主管機關核准。

　　　　　對於醫療設施過賸區域,主管機關得限制醫療機構或護理機構之設立或
擴充。

第 91 條　中央主管機關為促進醫療事業發展、提昇醫療品質與效率及均衡醫療資
源,應採取獎勵措施。

　　　　　前項獎勵措施之項目、方式及其他配合措施之辦法,由中央主管機關定
之。

第 92 條　中央主管機關得設置醫療發展基金,供前條所定獎勵之用;其基金之收
支、保管及運用辦法,由行政院定之。

第 93 條　醫療機構購置及使用具有危險性醫療儀器,中央主管機關於必要時得予
審查及評估。

　　　　　以公益為目的之社團法人或財團法人,於章程所定目的範圍內,為推動
醫療技術升級發展研究計畫,而其投資金額逾一定門檻者,得經中央主
管機關許可,依第三十條及第三十一條之規定設立醫療法人醫療機構,
購置及使用具有危險性醫療儀器。

　　　　　第一項所稱之具有危險性醫療儀器之項目及其審查及評估辦法,由中央
主管機關定之。

第七章　教學醫院

第 94 條　為提高醫療水準，醫院得申請評鑑為教學醫院。

第 95 條　教學醫院之評鑑，由中央主管機關會商中央教育主管機關定期辦理。
　　　　中央主管機關應將教學醫院評鑑結果，以書面通知申請評鑑醫院，並將評鑑合格之教學醫院名單及其資格有效期間等有關事項公告之。

第 96 條　教學醫院應擬具訓練計畫，辦理醫師及其他醫事人員訓練及繼續教育，並接受醫學院、校學生臨床見習、實習。
　　　　前項辦理醫師與其他醫事人員訓練及接受醫學院、校學生臨床見習、實習之人數，應依核定訓練容量為之。

第 97 條　教學醫院應按年編列研究發展及人才培訓經費，其所占之比率，不得少於年度醫療收入總額百分之三。

第八章　醫事審議委員會

第 98 條　中央主管機關應設置醫事審議委員會，依其任務分別設置各種小組，其任務如下：
　　　　一、醫療制度之改進。
　　　　二、醫療技術之審議。
　　　　三、人體試驗之審議。
　　　　四、司法或檢察機關之委託鑑定。
　　　　五、專科醫師制度之改進。
　　　　六、醫德之促進。
　　　　七、一定規模以上大型醫院設立或擴充之審議。
　　　　八、其他有關醫事之審議。
　　　　前項醫事審議委員會之組織、會議等相關規定，由中央主管機關定之。

第 99 條　直轄市、縣（市）主管機關應設置醫事審議委員會，任務如下：
　　　　一、醫療機構設立或擴充之審議。
　　　　二、醫療收費標準之審議。
　　　　三、醫療爭議之調處。
　　　　四、醫德之促進。
　　　　五、其他有關醫事之審議。
　　　　前項醫事審議委員會之組織、會議等相關規定，由直轄市、縣（市）主管機關定之。

第100條　前二條之醫事審議委員會委員，應就不具民意代表、醫療法人代表身分之醫事、法學專家、學者及社會人士遴聘之，其中法學專家及社會人士之比例，不得少於三分之一。

第九章　罰　則

第101條　違反第十七條第一項、第十九條第一項、第二十條、第二十二條第二項、第二十三條第一項、第二十四條第一項、第五十六條第二項規定者，經予警告處分，並限期改善；屆期未改善者，處新臺幣一萬元以上五萬元以下罰鍰，按次連續處罰。

第102條　有下列情形之一者，處新台幣一萬元以上五萬元以下罰鍰，並令限期改善；屆期未改善者，按次連續處罰：

一、違反第二十五條第一項、第二十六條、第二十七條第一項、第五十九條、第六十條第一項、第六十五條、第六十六條、第六十七條第一項、第三項、第六十八條、第七十條、第七十一條、第七十三條、第七十四條、第七十六條或第八十條第二項規定。

二、違反中央主管機關依第十二條第三項規定所定之設置標準。

三、違反中央主管機關依第十三條規定所定之管理辦法。

四、違反中央主管機關依第六十九條規定所定之辦法。

有下列情形之一，經依前項規定處罰並令限期改善；屆期未改善者，得處一個月以上一年以下停業處分：

一、違反第二十五條第一項或第六十六條規定者。

二、違反中央主管機關依第十二條第三項規定所定之設置標準者。

三、違反中央主管機關依第十三條規定所定之管理辦法者。

四、違反中央主管機關依第六十九條規定所定之辦法者。

第103條　有下列情形之一者，處新臺幣五萬元以上二十五萬元以下罰鍰：

一、違反第十五條第一項、第十七條第二項、第二十二條第二項、第二十三條第四項、第五項、第五十七條第一項、第六十一條、第六十三條第一項、第六十四條、第七十二條、第八十五條、第八十六條規定或擅自變更核准之廣告內容。

二、違反中央主管機關依第六十二條第二項、第九十三條第二項規定所定之辦法。

三、醫療機構聘僱或容留未具醫師以外之醫事人員資格者，執行應由特

定醫事人員執行之業務。

醫療廣告違反第八十五條、第八十六條規定或擅自變更核准內容者，除依前項規定處罰外，其有下列情形之一者，得處一個月以上一年以下停業處分或廢止其開業執照，並由中央主管機關吊銷其負責醫師之醫師證書一年：

一、內容虛偽、誇張、歪曲事實或有傷風化。

二、以非法墮胎為宣傳。

三、一年內已受處罰三次。

第104條　違反第八十四條規定為醫療廣告者，處新台幣五萬元以上二十五萬元以下罰鍰。

第105條　違反第七十八條第一項或第二項規定，未經中央主管機關核准、委託或同意，施行人體試驗者，由中央主管機關處新臺幣二十萬元以上一百萬元以下罰鍰，並令其中止或終止人體試驗；情節重大者，並得處一個月以上一年以下停業處分或廢止其開業執照。

違反第七十八條第三項或中央主管機關依第七十九條之一授權所定辦法有關審查作業基準者，由中央主管機關處新臺幣十萬元以上五十萬元以下罰鍰，並得令其中止該項人體試驗或第七十八條第三項所定之審查。

違反第七十九條、第七十九條之二、第八十條第一項或中央主管機關依第七十九條之一授權所定辦法有關監督管理或查核事項之規定者，由中央主管機關處新臺幣十萬元以上五十萬元以下罰鍰，有安全或損害受試者權益之虞時，另得令其終止人體試驗；情節重大者，並得就其全部或一部之相關業務或違反規定之科別、服務項目，處一個月以上一年以下停業處分。

違反第七十八條第四項規定者，由中央主管機關處新臺幣五萬元以上二十五萬元以下罰鍰，並令其中止該人體試驗；情節重大者，並得令其終止該人體試驗。

第105-1條　以竊取、毀壞或其他非法方法，危害重要捐血中心或急救責任醫院供應水、電力、醫用氣體或電子病歷資訊系統設施或設備之功能正常運作者，處一年以上七年以下有期徒刑，得併科新臺幣一千萬元以下罰金。

意圖危害國家安全或社會安定，而犯前項之罪者，處三年以上十年以下有期徒刑，得併科新臺幣五千萬元以下罰金。

前二項情形致釀成災害者，加重其刑至二分之一；因而致人於死者，處無期徒刑或七年以上有期徒刑，得併科新臺幣一億元以下罰金；致重傷

　　者，處五年以上十二年以下有期徒刑，得併科新臺幣八千萬元以下罰金。

　　第一項及第二項之未遂犯罰之。

第105-2條　對重要捐血中心或急救責任醫院供應水、電力、醫用氣體之資訊系統或電子病歷資訊系統，以下列方法之一，危害其功能正常運作者，處一年以上七年以下有期徒刑，得併科新臺幣一千萬元以下罰金：

　　一、無故輸入其帳號密碼、破解使用電腦之保護措施或利用電腦系統之漏洞，而入侵其電腦或相關設備。

　　二、無故以電腦程式或其他電磁方式干擾其電腦或相關設備。

　　三、無故取得、刪除或變更其電腦或相關設備之電磁紀錄。

　　製作專供犯前項之罪之電腦程式，而供自己或他人犯前項之罪者，亦同。

　　意圖危害國家安全或社會安定，而犯前二項之罪者，處三年以上十年以下有期徒刑，得併科新臺幣五千萬元以下罰金。

　　前三項情形致釀成災害者，加重其刑至二分之一；因而致人於死者，處無期徒刑或七年以上有期徒刑，得併科新臺幣一億元以下罰金；致重傷者，處五年以上十二年以下有期徒刑，得併科新臺幣八千萬元以下罰金。

　　第一項至第三項之未遂犯罰之。

　　第一項與前條第一項所定重要捐血中心及急救責任醫院之範圍，由中央主管機關公告之。

第106條　違反第二十四條第二項規定者，處新臺幣三萬元以上五萬元以下罰鍰。如觸犯刑事責任者，應移送司法機關辦理。

　　毀損醫療機構或其他相類場所內關於保護生命之設備，致生危險於他人之生命、身體或健康者，處三年以下有期徒刑、拘役或新臺幣三十萬元以下罰金。

　　對於醫事人員或緊急醫療救護人員以強暴、脅迫、恐嚇或其他非法之方法，妨害其執行醫療或救護業務者，處三年以下有期徒刑，得併科新臺幣三十萬元以下罰金。

　　犯前項之罪，因而致醫事人員或緊急醫療救護人員於死者，處無期徒刑或七年以上有期徒刑；致重傷者，處三年以上十年以下有期徒刑。

第107條　違反第六十一條第二項、第六十二條第二項、第六十三條第一項、第六十四條第一項、第六十八條、第七十二條、第七十八條、第七十九條

或第九十三條第二項規定者，除依第一百零二條、第一百零三條或第一百零五條規定處罰外，對其行為人亦處以各該條之罰鍰；其觸犯刑事法律者，並移送司法機關辦理。

前項行為人如為醫事人員，並依各該醫事專門職業法規規定懲處之。

第108條 醫療機構有下列情事之一者，處新台幣五萬元以上五十萬元以下罰鍰，並得按其情節就違反規定之診療科別、服務項目或其全部或一部之門診、住院業務，處一個月以上一年以下停業處分或廢止其開業執照：

一、屬醫療業務管理之明顯疏失，致造成病患傷亡者。

二、明知與事實不符而記載病歷或出具診斷書、出生證明書、死亡證明書或死產證明書。

三、執行中央主管機關規定不得執行之醫療行為。

四、使用中央主管機關規定禁止使用之藥物。

五、容留違反醫師法第二十八條規定之人員執行醫療業務。

六、從事有傷風化或危害人體健康等不正當業務。

七、超收醫療費用或擅立收費項目收費經查屬實，而未依限將超收部分退還病人。

第109條 醫療機構受停業處分而不停業者，廢止其開業執照。

第110條 醫療機構受廢止開業執照處分者，其負責醫師於一年內不得在原址或其他處所申請設立醫療機構。

第111條 醫療機構受廢止開業執照處分，仍繼續開業者，中央主管機關得吊銷其負責醫師之醫師證書二年。

第112條 醫療法人違反第三十四條第五項、第三十七條第一項規定為保證人者，中央主管機關得處新台幣十萬元以上五十萬元以下罰鍰，並得限期命其改善；逾期未改善者，得連續處罰之。其所為之保證，並由行為人自負保證責任。

醫療法人違反第三十七條第二項規定，除由中央主管機關得處董事長新台幣十萬元以上五十萬元以下罰鍰外，醫療法人如有因而受損害時，行為人並應負賠償責任。

第113條 醫療法人違反第三十四條第二項、第三十五條第一項或第四十條之規定者，中央主管機關得處新台幣一萬元以上十萬元以下罰鍰，並限期命其補正。逾期未補正者，並得連續處罰之。

醫療法人有應登記之事項而未登記者，中央主管機關得對應申請登記之義務人處新台幣一萬元以上十萬元以下罰鍰，並限期命其補正。逾期未

　　　　　補正者，並得連續處罰之。

　　　　　前項情形，應申請登記之義務人為數人時，應全體負連帶責任。

第114條　董事、監察人違反第四十九條第四項規定未報備者，中央主管機關得處
　　　　　該董事或監察人新台幣五萬元以上二十萬元以下罰鍰。

　　　　　醫療法人經許可設立後，未依其設立計畫書設立醫療機構，中央主管機
　　　　　關得限期命其改善；逾期未改善者，得廢止其許可。其設立計畫變更
　　　　　者，亦同。

第115條　本法所定之罰鍰，於私立醫療機構，處罰其負責醫師。

　　　　　本法所定之罰鍰，於醫療法人設立之醫療機構，處罰醫療法人。

　　　　　第一項前段規定，於依第一百零七條規定處罰之行為人為負責醫師者，
　　　　　不另為處罰。

第116條　本法所定之罰鍰、停業及廢止開業執照，除本法另有規定外，由直轄
　　　　　市、縣（市）主管機關處罰之。

第117條　依本法所處之罰鍰，經限期繳納，屆期未繳納者，依法移送強制執行。

第十章　附　則

第118條　軍事機關所屬醫療機構及其附設民眾診療機構之設置及管理，依本法之
　　　　　規定。但所屬醫療機構涉及國防安全事務考量之部分，其管理依國防部
　　　　　之規定。

第119條　本法修正施行前已設立之醫療機構與本法規定不符者，應於本法修正施
　　　　　行之日起一年內辦理補正；屆期不補正者，由原許可機關廢止其許可。
　　　　　但有特殊情況不能於一年內完成補正，經申請中央主管機關核准者，得
　　　　　展延之。

第120條　本法修正施行前領有中央主管機關核發之國術損傷接骨技術員登記證者
　　　　　繼續有效，其管理辦法由中央主管機關定之。

第121條　中央主管機關辦理醫院評鑑，得收取評鑑費；直轄市、縣（市）主管機
　　　　　關依本法核發執照時，得收取執照費。

　　　　　前項評鑑費及執照費之費額，由中央主管機關定之。

第122條　本法施行細則，由中央主管機關定之。

第123條　本法自公布日施行。

附錄二 醫師法

1. 民國32年9月22日國民政府制定公布全文40條
2. 民國37年12月28日總統令修正公布第26、27條條文
3. 民國56年6月2日總統令修正公布全文43條
   民國64年5月24日行政院令修正發布同年9月11日施行
4. 民國68年6月6日總統令修正公布第39～41條條文；並增訂第41-1條條文；同年7月20日施行
5. 民國70年6月12日總統令修正公布第35條條文；並增訂第28-1條條文；同年7月10日施行
6. 民國75年12月26日總統令修正公布第3～5、8、10～12、18、20、25、27～30條條文暨第一章章名；增訂第7-1～7-3、8-1、8-2、11-1、28-2、28-3、29-1、29-2條條文；刪除第28-1條條文；並於76年12月21日施行
7. 民國81年7月29日總統令修正公布第1、5、27、28、28-2、28-3、29、29-1、35、37條條文；刪除第41-1條條文；並於81年9月1日施行
8. 民國89年7月19日總統令修正公布第5、7-3條條文
   民國89年11月17日行政院令發布定自89年11月20日起施行
9. 民國91年1月16日總統號令修正公布全文43條；並自公布日起施行
10. 民國96年12月12日總統令修正公布第37條條文
11. 民國98年5月13日總統令修正公布第14條條文
12. 民國101年12月19日總統令修正公布第32條條文
13. 民國105年11月30日總統令修正公布第28條條文
14. 民國107年12月19日總統令修正公布第7-3、8-1條條文
15. 民國109年1月15日總統令修正公布第8、41-3條條文
16. 民國111年6月22日總統令修正公布第4-1、8-2、10、27、28條條文；增訂第41-6、41-7條條文；並刪除第30、41-2條條文

第一章 總 則

第 1 條　中華民國人民經醫師考試及格並依本法領有醫師證書者，得充醫師。
第 2 條　具有下列資格之一者，得應醫師考試：
　　　　　一、公立或立案之私立大學、獨立學院或符合教育部採認規定之國外大學、獨立學院醫學系、科畢業，並經實習期滿成績及格，領有畢業

　　　　　證書者。

二、八十四學年度以前入學之私立獨立學院七年制中醫學系畢業，經修
　　習醫學必要課程及實習期滿成績及格，得有證明文件，且經中醫師
　　考試及格，領有中醫師證書者。

三、中醫學系選醫學系雙主修畢業，並經實習期滿成績及格，領有畢業
　　證書，且經中醫師考試及格，領有中醫師證書者。

前項第3款中醫學系選醫學系雙主修，除九十一學年度以前入學者外，其
人數連同醫學系人數，不得超過教育部核定該校醫學生得招收人數。

第 3 條　具有下列資格之一者，得應中醫師考試：

一、公立或立案之私立大學、獨立學院或符合教育部採認規定之國外大
　　學、獨立學院中醫學系畢業，並經實習期滿成績及格，領有畢業證
　　書者。

二、本法修正施行前，經公立或立案之私立大學、獨立學院醫學系、科
　　畢業，並修習中醫必要課程，得有證明文件，且經醫師考試及格，
　　領有醫師證書者。

三、醫學系選中醫學系雙主修畢業，並經實習期滿成績及格，領有畢業
　　證書，且經醫師考試及格，領有醫師證書者。

前項第三款醫學系選中醫學系雙主修，其人數連同中醫學系人數，不得
超過教育部核定該校中醫學生得招收人數。

經中醫師檢定考試及格者，限於中華民國一百年以前，得應中醫師特種
考試。

已領有僑中字中醫師證書者，應於中華民國九十四年十二月三十一日前
經中醫師檢覈筆試及格，取得台中字中醫師證書，始得回國執業。

第 4 條　公立或立案之私立大學、獨立學院或符合教育部採認規定之國外大學、
　　　　獨立學院牙醫學系、科畢業，並經實習期滿成績及格，領有畢業證書
　　　　者，得應牙醫師考試。

第4-1條　依第二條至前條規定，以國外學歷參加考試者，應先經教育部學歷甄試
　　　　通過，始得參加醫師考試。但於美國、日本、歐洲、加拿大、南非、澳
　　　　洲、紐西蘭、新加坡及香港等國家或地區之醫學院、校修畢全程學業取
　　　　得畢業證書，且有下列情形之一者，免經教育部學歷甄試：

一、於該國家或地區取得合法註冊醫師資格及實際執行臨床醫療業務五
　　年以上。

二、中華民國一百十一年十二月三十一日以前已於該國家或地區之醫學

　　　　院、校入學。

　　　　依前項規定以國外學歷參加醫師考試者，應取得中央主管機關指定之教學醫院臨床實作適應訓練期滿成績及格證明文件。

　　　　前項臨床實作適應訓練之科別、期間、每年接受申請訓練人數、指定教學醫院、訓練容額、選配分發申請程序、文件與分發順序原則、成績及格基準、第一項第一款實際執行臨床醫療業務之認定、應檢附證明文件及其他應遵行事項之辦法，由中央主管機關定之。

第4-2條　具有醫師、中醫師、牙醫師等多重醫事人員資格者，其執業辦法，由中央主管機關定之。

第 5 條　有下列各款情事之一者，不得充醫師；其已充醫師者，撤銷或廢止其醫師證書：

　　　　一、曾犯肅清煙毒條例或麻醉藥品管理條例之罪，經判刑確定。

　　　　二、曾犯品毒危害防制條例之罪，經判刑確定。

　　　　三、依法受廢止醫師證書處分。

第 6 條　經醫師考試及格者，得請領醫師證書。

第 7 條　請領醫師證書，應具申請書及資格證明文件，送請中央主管機關核發之。

第7-1條　醫師經完成專科醫師訓練，並經中央主管機關甄審合格者，得請領專科醫師證書。

　　　　前項專科醫師之甄審，中央主管機關得委託各相關專科醫學會辦理初審工作。領有醫師證書並完成相關專科醫師訓練者，均得參加各該專科醫師之甄審。

　　　　專科醫師之分科及甄審辦法，由中央主管機關定之。

第7-2條　非領有醫師證書者，不得使用醫師名稱。

　　　　非領有專科醫師證書者，不得使用專科醫師名稱。

第7-3條　本法所稱之主管機關：在中央為衛生福利部；在直轄市為直轄市政府；在縣（市）為縣（市）政府。

第二章　執　業

第 8 條　醫師應向執業所在地直轄市、縣（市）主管機關申請執業登記，領有執業執照，始得執業。

　　　　醫師執業，應接受繼續教育，並每六年提出完成繼續教育證明文件，辦

理執業執照更新。但有特殊理由，未能於執業執照有效期限屆至前申請更新，經檢具書面理由及證明文件，向原發執業執照機關申請延期更新並經核准者，得於有效期限屆至之日起六個月內，補行申請。

第一項申請執業登記之資格、條件、應檢附文件、執業執照發給、換發、補發與前項執業執照更新及其他應遵行事項之辦法，由中央主管機關定之。

第二項醫師接受繼續教育之課程內容、積分、實施方式、完成繼續教育證明文件及其他應遵行事項之辦法，由中央主管機關會商相關醫療團體定之。

第8-1條　有下列情形之一者，不得發給執業執照；已領者，撤銷或廢止之：

一、經撤銷或廢止醫師證書。

二、經廢止醫師執業執照，未滿一年。

三、有客觀事實認不能執行業務，經直轄市、縣（市）主管機關邀請相關專科醫師及學者專家組成小組認定。

前項第三款原因消失後，仍得依本法規定申請執業執照。

第8-2條　醫師執業，應在所在地主管機關核准登記之醫療機構、長期照顧服務機構、精神復健機構或其他經中央主管機關認可之機構為之。但有下列情形之一者，不在此限：

一、急救。

二、執業機構間之會診、支援。

三、應邀出診。

四、各級主管機關指派執行緊急醫療或公共衛生醫療業務。

五、其他事先報所在地主管機關核准。

第 9 條　醫師執業，應加入所在地醫師公會。

醫師公會不得拒絕具有會員資格者入會。

第 10 條　醫師歇業或停業時，應自事實發生之日起三十日內報請原發執業執照機關備查。

前項停業期間，以一年為限；停業逾一年者，應於屆至日次日起三十日內辦理歇業。

醫師未依前項後段規定辦理歇業時，其原執業執照失其效力，並由原發執業執照機關註銷之。

醫師變更執業處所或復業者，準用第八條第一項關於執業之規定。

醫師死亡者，由原發執業執照機關註銷其執業執照。

第三章　義　務

第 11 條　醫師非親自診察，不得施行治療、開給方劑或交付診斷書。但於山地、離島、偏僻地區或有特殊、急迫情形，為應醫療需要，得由直轄市、縣（市）主管機關指定之醫師，以通訊方式詢問病情，為之診察，開給方劑，並囑由衛生醫療機構護理人員、助產人員執行治療。

前項但書所定之通訊診察、治療，其醫療項目、醫師之指定及通訊方式等，由中央主管機關定之。

第11-1條　醫師非親自檢驗屍體，不得交付死亡證明書或死產證明書。

第 12 條　醫師執行業務時，應製作病歷，並簽名或蓋章及加註執行年、月、日。

前項病歷，除應於首頁載明病人姓名、出生年、月、日、性別及住址等基本資料外，其內容至少應載明下列事項：

一、就診日期。

二、主訴。

三、檢查項目及結果。

四、診斷或病名。

五、治療、處置或用藥等情形。

六、其他應記載事項。

病歷由醫師執業之醫療機構依醫療法規定保存。

第12-1條　醫師診治病人時，應向病人或其家屬告知其病情、治療方針、處置、用藥、預後情形及可能之不良反應。

第 13 條　醫師處方時，應於處方箋載明下列事項，並簽名或蓋章：

一、醫師姓名。

二、病人姓名、年齡、藥名、劑量、數量、用法及處方年、月、日。

第 14 條　醫師對於診治之病人交付藥劑時，應於容器或包裝上載明病人姓名、性別、藥名、劑量、數量、用法、作用或適應症、警語或副作用、執業醫療機構名稱與地點、調劑者姓名及調劑年、月、日。

第 15 條　醫師診治病人或檢驗屍體，發現罹患傳染病或疑似罹患傳染病時，應依傳染病防治法規定辦理。

第 16 條　醫師檢驗屍體或死產兒，如為非病死或可疑為非病死者，應報請檢察機關依法相驗。

第 17 條　醫師如無法令規定之理由，不得拒絕診斷書、出生證明書、死亡證明書或死產證明書之交付。

第 18 條　（刪除）

第 19 條　醫師除正當治療目的外，不得使用管制藥品及毒劇藥品。

第 20 條　醫師收取醫療費用，應由醫療機構依醫療法規規定收取。

第 21 條　醫師對於危急之病人，應即依其專業能力予以救治或採取必要措施，不得無故拖延。

第 22 條　醫師受有關機關詢問或委託鑑定時，不得為虛偽之陳述或報告。

第 23 條　醫師除依前條規定外，對於因業務知悉或持有他人病情或健康資訊，不得無故洩露。

第 24 條　醫師對於天災、事變及法定傳染病之預防事項，有遵從主管機關指揮之義務。

第24-1條　醫師對醫學研究與醫療有重大貢獻者，主管機關應予獎勵，其獎勵辦法，由中央主管機關定之。

第四章　懲　處

第 25 條　醫師有下列情事之一者，由醫師公會或主管機關移付懲戒：

一、業務上重大或重複發生過失行為。

二、利用業務機會之犯罪行為，經判刑確定。

三、非屬醫療必要之過度用藥或治療行為。

四、執行業務違背醫學倫理。

五、前四款及第二十八條之四各款以外之業務上不正當行為。

第25-1條　醫師懲戒之方式如下：

一、警告。

二、命接受額外之一定時數繼續教育或臨床進修。

三、限制執業範圍或停業一個月以上一年以下。

四、廢止執業執照。

五、廢止醫師證書。

前項各款懲戒方式，其性質不相牴觸者，得合併為一懲戒處分。

第25-2條　醫師移付懲戒事件，由醫師懲戒委員會處理之。

醫師懲戒委員會應將移付懲戒事件，通知被付懲戒之醫師，並限其於通知送達之翌日起二十日內提出答辯或於指定期日到會陳述；未依限提出答辯或到會陳述者，醫師懲戒委員會得逕行決議。

被懲戒人對於醫師懲戒委員會之決議有不服者，得於決議書送達之翌日

起二十日內，向醫師懲戒覆審委員會請求覆審。

醫師懲戒委員會、醫師懲戒覆審委員會之懲戒決議，應送由該管主管機關執行之。

醫師懲戒委員會、醫師懲戒覆審委員會之委員，應就不具民意代表身分之醫學、法學專家學者及社會人士遴聘之，其中法學專家學者及社會人士之比例不得少於三分之一。

醫師懲戒委員會由中央或直轄市、縣（市）主管機關設置，醫師懲戒覆審委員會由中央主管機關設置；其設置、組織、會議、懲戒與覆審處理程序及其他應遵行事項之辦法，由中央主管機關定之。

第 26 條　（刪除）

第 27 條　違反第八條第二項、第九條或第十條第一項規定者，處新臺幣二萬元以上十萬元以下罰鍰，並令其限期改善；屆期未改善者，按次處罰。

違反第八條第一項、第八條之二或依第十條第四項準用第八條第一項關於執業之規定者，處新臺幣二萬元以上十萬元以下罰鍰。

第 28 條　未取得合法醫師資格，執行醫療業務，除有下列情形之一者外，處六個月以上五年以下有期徒刑，得併科新臺幣三十萬元以上一百五十萬元以下罰金：

一、在中央主管機關認可之醫療機構，於醫師指導下實習之醫學院、校學生或畢業生。

二、在醫療機構於醫師指示下之護理人員、助產人員或其他醫事人員。

三、合於第十一條第一項但書規定。

四、臨時施行急救。

五、領有中央主管機關核發效期內之短期行醫證，且符合第四十一條之六第二項所定辦法中有關執業登錄、地點及執行醫療業務應遵行之規定。

六、外國醫事人員於教學醫院接受臨床醫療訓練或從事短期臨床醫療教學，且符合第四十一條之七第四項所定辦法中有關許可之地點、期間及執行醫療業務應遵行之規定。

第28-1條　（刪除）

第28-2條　違反第七條之二條規定者，處新台幣三萬元以上十五萬元以下罰鍰。

第28-3條　（刪除）

第28-4條　醫師有下列情事之一者，處新台幣十萬元以上五十萬元以下罰鍰，得併處限制執業範圍、停業處分一個月以上一年以下或廢止其執業執照；情

　　節重大者，並得廢止其醫師證書：

　　一、執行中央主管機關規定不得執行之醫療行為。

　　二、使用中央主管機關規定禁止使用之藥物。

　　三、聘僱或容留違反第二十八條規定之人員執行醫療業務。

　　四、將醫師證書、專科醫師證書租借他人使用。

　　五、出具與事實不符之診斷書、出生證明書、死亡證明書或死產證明書。

第 29 條　違反第十一條至第十四條、第十六條、第十七條或第十九條至第二十四條規定者，處新台幣二萬元以上十萬元以下罰鍰。但醫師違反第十九條規定使用管制藥品者，依管制藥品管理條例之規定處罰。

第29-1條　醫師受停業處分仍執行業務者，廢止其執業執照；受廢止執業執照處分仍執行業務者，得廢止其醫師證書。

第29-2條　本法所定之罰鍰、限制執業範圍、停業及廢止執業執照，由直轄市或縣（市）主管機關處罰之；廢止醫師證書，由中央主管機關處罰之。

第 30 條　（刪除）

第五章　公　會

第 31 條　醫師公會分直轄市及縣（市）公會，並得設醫師公會全國聯合會於中央政府所在地。

第 32 條　醫師公會之區域，依現有之行政區域，在同一區域內同級之公會，以一個為限。但於行政區域變更前已成立者，不在此限。

　　醫師、中醫師及牙醫師應分別組織公會。

第 33 條　直轄市、縣（市）醫師公會，以在該管區域內執業醫師二十一人以上之發起組織之；其不滿二十一人者，得加入鄰近區域之公會或共同組織之。

第 34 條　（刪除）

第 35 條　醫師公會全國聯合會應由三分之一以上之直轄市、縣（市）醫師公會完成組織後，始得發起組織。

第 36 條　各級醫師公會由人民團體主管機關主管。但其目的事業，應受主管機關之指導、監督。

第 37 條　各級醫師公會置理事、監事，均於召開會員（代表）大會時，由會員（代表）大會選舉之，並分別成立理事會、監事會，其名額如下：

一、縣（市）醫師公會之理事不得超過二十一人。

二、直轄市醫師公會之理事不得超過二十七人。

三、醫師公會全國聯合會之理事不得超過四十五人。各縣（市）、直轄市醫師公會至少一名理事。

四、各級醫師公會之理事名額不得超過全體會員（代表）人數二分之一。

五、各級醫師公會之監事名額不得超過各該公會理事名額三分之一。

各級醫師公會得置候補理事、候補監事，其名額不得超過各該公會理事、監事名額三分之一。

理事、監事名額在三人以上者，得分別互選常務理事、常務監事，其名額不得超過理事或監事總額三分之一，並應由理事就常務理事中選舉一人為理事長；其不置常務理事者，就理事中互選之。常務監事在三人以上者，應互選一人為監事會召集人。

理事、監事任期均為三年，其連選連任者，不得超過二分之一；理事長之連任，以一次為限。

第37-1條　醫師公會每年召開會員（代表）大會一次，必要時得召開臨時大會。

醫師公會會員人數超過三百人時，得依章程之規定就會員分布狀況劃定區域，按其會員人數比率選定代表，召開會員代表大會，行使會員大會之職權。

第38條　醫師公會應訂定章程，造具會員名冊及選任職員簡歷名冊，送請所在地人民團體主管機關立案，並分送中央及所在地主管機關備查。

第39條　各級醫師公會之章程，應載明下列事項：

一、名稱、區域及會所所在地。

二、宗旨、組織任務或事業。

三、會員之入會及出會。

四、會員應納之會費及繳納期限。

五、理事、監事名額、權限、任期及其選任、解任。

六、會員（代表）大會及理事會、監事會會議之規定。

七、會員應遵守之公約。

八、貧民醫藥扶助之實施規定。

九、經費及會計。

十、章程之修改。

十一、其他處理會務之必要事項。

第40 條　直轄市、縣（市）醫師公會對上級醫師公會之章程及決議，有遵守義
務。

各級醫師公會有違反法令、章程或上級醫師公會章程、決議者，人民團
體主管機關得為下列之處分：

一、警告。

二、撤銷其決議。

三、撤免其理事、監事。

四、限期整理。

前項第一款、第二款處分，亦得由主管機關為之。

第41 條　醫師公會之會員有違反法令或章程之行為者，公會得依章程、理事會、
監事會或會員（代表）大會之決議處分。

第41-1條　（刪除）

第41-2條　（刪除）

第41-3條　外國人得依中華民國法律，應醫師考試。

前項考試及格，領有醫師證書之外國人，在中華民國執行醫療業務，應
經中央主管機關許可，並應遵守中華民國關於醫療之相關法令、醫學倫
理規範及醫師公會章程；其執業之許可及管理辦法，由中央主管機關定
之。

違反前項規定者，除依法懲處外，中央主管機關並得廢止其許可。

第41-4條　中央或直轄市、縣（市）主管機關依本法核發證書或執照時，得收取證
書費或執照費；其費額，由中央主管機關定之。

第41-5條　本法修正施行前依台灣省乙種醫師執業辦法規定領有台灣省乙種醫師證
書者，得繼續執行醫療業務，不適用第二十八條之規定。

前項台灣省乙種醫師執業之管理，依本法有關醫師執業之規定。

第41-6條　有中央主管機關公告之特殊或緊急情事時，領有美國、日本、歐洲、加
拿大、南非、澳洲、紐西蘭、新加坡及香港等國家或地區醫師證書或許
可執業證明，執行臨床醫療業務十年以上者，得向中央主管機關申請發
給短期行醫證，效期不得逾一年；效期屆滿有展延必要者，得向中央主
管機關申請展延。

前項短期行醫證之申請資格、程序、應檢附之文件資料、核發、效期、
廢止、展延、變更、執業登錄、地點、人數限制、執行醫療業務規定及
其他應遵行事項之辦法，由中央主管機關定之。

第41-7條　教學醫院接受外國醫事人員臨床醫療訓練者，應指派訓練類別之醫事人

員於現場指導,並取得病人同意。

教學醫院邀請外國醫事人員從事短期臨床醫療教學,其臨床醫療教學過程中涉及執行醫療業務者,應事先取得病人同意,並指派本國醫師於現場。

前二項情形,教學醫院應向中央主管機關申請許可後,始得為之。

前三項教學醫院與外國醫事人員應具備之資格、申請許可應檢附之文件、程序、許可之地點、期間、廢止、執行醫療業務規定及其他應遵行事項之辦法,由中央主管機關定之。

第六章 附 則

第 42 條 本法施行細則,由中央主管機關定之。

第 43 條 本法自公布日施行。

附錄三　護理人員法

1. 民國80年5月17日總統令制定公布全文57條
2. 民國89年11月8日總統令修正公布第5～7、21、28條條文；並增訂第7-1條條文
3. 民國91年6月12日總統令修正公布第32、33、38、43條條文；並增訂第18-1、19-1、23-1、50-1、55-1條條文
4. 民國96年1月29日總統令修正公布第6、8、9、11、22、29～35、40、41、43、47～49、51～55、56、57條條文；增訂第18-2、30-1、54-1、55-2、55-3條條文；刪除第42、46條條文；並自公布日施行
5. 民國100年12月21日總統令修正公布第16條條文
   民國102年7月19日行政院公告第5條所列屬「行政院衛生福利部」之權責事項，自102年7月23日起改由「衛生福利部」管轄
6. 民國102年12月11日總統令修正公布第25、44、47條條文
7. 民國103年8月20日總統令修正公布第24條條文
8. 民國104年1月14日總統令修正公布第5、23-1、28、33條條文；並增訂第23-2、31-1、31-2條條文
9. 民國107年12月19日總統令修正公布第9條條文
10. 民國109年1月15日總統令修正公布第8、55-3條條文；並刪除第15條條文
11. 民國112年6月21日總統令修正公布第37條條文

第一章　總　則

第 1 條　中華民國人民經護理人員考試及格，並依本法領有護理人員證書者，得充護理人員。

　　　　前項考試得以檢覈行之；其檢覈辦法，由考試院會同行政院定之。

第 2 條　本法所稱護理人員，指護理師及護士。

第 3 條　經護理人員考試及格者，得請領護理人員證書。

第 4 條　請領護理人員證書，應具申請書及資格證明文件，送請中央主管機關審核後發給之。

第 5 條　本法所稱主管機關：在中央為衛生福利部；在直轄市為直轄市政府；在縣（市）為縣（市）政府。

第 6 條　有下列情形之一者，不得充護理人員；其已充護理人員者，撤銷或廢止其護理人員證書：

一、曾犯肅清煙毒條例或麻醉藥品管理條例之罪，經判刑確定。

二、曾犯毒品危害防制條例之罪，經判刑確定。

三、依本法受廢止護理人員證書處分。

第 7 條　非領有護理師或護士證書者，不得使用護理師或護士名稱。

非領有專科護理師證書者，不得使用專科護理師名稱。

第7-1條　護理師經完成專科護理師訓練，並經中央主管機關甄審合格者，得請領專科護理師證書。

前項專科護理師之甄審，中央主管機關得委託各相關專科護理學會辦理初審工作。領有護理師證書並完成相關專科護理師訓練者，均得參加各該專科護理師之甄審。

專科護理師之分科及甄審辦法，由中央主管機關定之。

第二章　執　業

第 8 條　護理人員應向執業所在地直轄市、縣（市）主管機關申請執業登記，領有執業執照，始得執業。

護理人員執業，應每六年接受一定時數繼續教育，始得辦理執業執照更新。但有特殊理由，未能於執業執照有效期限屆至前申請更新，經檢具書面理由及證明文件，向原發執業執照機關申請延期更新並經核准者，得於有效期限屆至之日起六個月內，補行申請。

第一項申請執業登記之資格、條件、應檢附文件、執業執照發給、換發、補發、更新與前項繼續教育之課程內容、積分、實施方式、完成繼續教育之認定及其他應遵行事項之辦法，由中央主管機關定之。

第 9 條　有下列情形之一者，不得發給執業執照；已領者，撤銷或廢止之：

一、經撤銷或廢止護理人員證書。

二、經廢止護理人員執業執照未滿一年。

三、有客觀事實認不能執行業務，經直轄市、縣（市）主管機關邀請相關專科醫師、護理人員及學者專家組成小組認定。

前項第三款原因消失後，仍得依本法規定申請執業執照。

第 10 條　護理人員非加入所在地護理人員公會，不得執業。

護理人員公會不得拒絕具有會員資格者入會。

第 11 條　護理人員停業或歇業時，應自事實發生之日起三十日內，報請原發執業執照機關備查。

前項停業之期間，以一年為限；逾一年者，應辦理歇業。

護理人員變更執業處所或復業者，準用關於執業之規定。

護理人員死亡者，由原發執業執照機關註銷其執業執照。

第 12 條 護理人員執業，應在所在地主管機關核准登記之醫療機械、護理機構或其他經中央主管機關認可之機構為之。但急救、執業機構間之支援或經事先報准者，不在此限。

第 13 條 護理人員執業，其登記執業之處所，以一處為限。

第三章 護理機構之設置及管理

第 14 條 為減少醫療資源浪費，因應連續性醫療照護之需求，並發揮護理人員之執業功能，得設置護理機構。

第 15 條 （刪除）

第 16 條 護理機構之設置或擴充，應先經主管機關許可；其申請人之資格、審查程序與基準、撤銷、廢止及其他應遵行事項之辦法，由中央主管機關定之。

護理機構之分類及設置標準，由中央主管機關定之。

第 17 條 護理機構之開業，應依下列規定，向所在地直轄市或縣（市）主管機關申請核准登記，發給開業執照：

一、公立護理機構：由其代表人為申請人。

二、財團法人護理機構：由該法人為申請人。

三、私立護理機構：由個人設置者，以資深護理人員為申請人；由其他法人依有關法律規定附設者，以該法人為申請人。

第 18 條 護理機構名稱之使用或變更，應以主管機關核准者為限。

非護理機構不得使用護理機構或類似護理機構之名稱。

第18-1條 護理機構廣告，其內容以下列事項為限：

一、護理機構之名稱、開業執照字號、地址、電話及交通路線。

二、負責護理人員之姓名、性別、學歷、經歷、護理人員證書及執業執照字號。

三、業務項目及執業時間。

四、開業、歇業、停業、復業、遷移及其年、月、日。

五、其他經中央主管機關公告容許事項。

非護理機構，不得為護理業務之廣告。

第18-2條　護理機構不得使用下列名稱：

　　　　　一、在同一直轄市或縣（市）區域內，他人已登記使用之護理機構名
　　　　　　　稱。

　　　　　二、在同一直轄市或縣（市）區域內，與被廢止開業執照未滿一年或受
　　　　　　　停業處分之護理機構相同或類似之名稱。

　　　　　三、易使人誤認其與政府機關、公益團體有關或有妨害公共秩序或善良
　　　　　　　風俗之名稱。

第 19 條　護理機構應置負責資深護理人員一人，對其機構護理業務，負督導責
　　　　　任，其資格條件由中央主管機關定之。

　　　　　私立護理機構由前項資深護理人員設置者，以其申請人為負責人。

第19-1條　護理機構負責護理人員因故不能執行業務，應指定合於負責人資格者代
　　　　　理之。代理期間超過一個月者，應報請原發開業執照機關備查。

　　　　　前項代理期間，最長不得逾一年。

第 20 條　護理機構應與鄰近醫院訂定轉介關係之契約。

　　　　　前項醫院以經主管機關依法評鑑合格者為限。

　　　　　第一項契約終止、解除或內容有變更時，應另訂新約，並於契約終止、
　　　　　解除或內容變更之日起十五日內，檢具新約，向原發開業執照機關報
　　　　　備。

第 21 條　護理機構之收費標準，由直轄市、縣（市）主管機關核定之。但公立護
　　　　　理機構之收費標準，由該管主管機關分別核定。

　　　　　護理機構不得違反收費標準，超額收費。

第 22 條　護理機構停業、歇業或其登記事項變更時，應於事實發生之日起三十日
　　　　　內，報請原發開業執照機關備查。

　　　　　護理機構遷移或復業者，準用關於設立之規定。

第 23 條　護理機構應依法令規定或依主管機關之通知，提出報告，並接受主管機
　　　　　關對其人員配置、設備、收費、作業、衛生、安全、紀錄等之檢查及資
　　　　　料蒐集。

第23-1條　中央主管機關應辦理護理機構評鑑。直轄市、縣（市）主管機關對轄區
　　　　　內護理機構業務，應定期實施督導考核。

　　　　　護理機構對前項評鑑及督導考核，不得規避、妨礙或拒絕。

　　　　　第一項之評鑑、督導考核，必要時，得委託相關機構或團體辦理。

第23-2條　中央主管機關辦理護理機構評鑑，應將各機構評鑑之結果、有效期間及
　　　　　類別等事項公告之。

護理機構於評鑑合格有效期間內，違反本法或依本法所發布之命令，經主管機關令其限期改善，屆期未改善或其違反情節重大者，中央主管機關得調降其評鑑合格類別或廢止其評鑑合格資格。

護理機構評鑑之標準，包括對象、項目、評等、方式等，與評鑑結果之撤銷、廢止及其他應遵行事項之辦法，由中央主管機關定之。

第四章　業務與責任

第 24 條　護理人員之業務如下：
一、健康問題之護理評估。
二、預防保健之護理措施。
三、護理指導及諮詢。
四、醫療輔助行為。
前項第四款醫療輔助行為應在醫師之指示下行之。
專科護理師及依第七條之一接受專科護理師訓練期間之護理師，除得執行第一項業務外，並得於醫師監督下執行醫療業務。
前項所定於醫師監督下得執行醫療業務之辦法，由中央主管機關定之。

第 25 條　護理人員執行業務時，應製作紀錄。
前項紀錄應由該護理人員執業之機構依醫療法第七十條辦理。

第 26 條　護理人員執行業務時，遇有病人危急，應立即聯絡醫師。但必要時，得先行給予緊急救護處理。

第 27 條　護理人員受有關機關詢問時，不得為虛偽之陳述或報告。

第 28 條　除依前條規定外，護理人員或護理機構及其人員對於因業務而知悉或持有他人秘密，非依法、或經當事人或其法定代理人之書面同意者，不得洩漏。

第五章　懲　處

第 29 條　護理機構有下列情形之一者，處新台幣二萬元以上十萬元以下罰鍰；其情節重大者，並得廢止其開業執照：
一、容留未具護理人員資格者擅自執行護理業務。
二、從事有傷風化或危害人體健康等不正當業務。
三、超收費用經查屬實，而未依限將超收部分退還。

四、受停業處分而不停業。

第 30 條　護理人員受停業處分仍執行業務者，廢止其執業執照；受廢止執業執照處分仍執行業務者，廢止其護理人員證書。

第30-1條　護理人員將證照租借予不具護理人員資格者使用，廢止其護理人員證書；租借予前述以外之人使用者，處新台幣二萬元以上十萬元以下罰鍰，得併處一個月以上一年以下之停業處分或廢止其執業執照。

前項情形涉及刑事責任者，並應移送該管檢察機關依法辦理。

第 31 條　護理機構受廢止開業執照處分，仍繼續開業者，得由中央主管機關吊扣其負責護理人員證書二年。

第31-1條　違反依第十六條第二項所定設置標準者，應令其限期改善；屆期未改善者，處新臺幣六萬元以上三十萬元以下罰鍰，並再令其限期改善；屆期仍未改善者，得處一個月以上一年以下停業處分；停業期滿仍未改善者，得廢止其設置許可。

第31-2條　護理機構依第二十三條之一第一項規定接受評鑑，經評鑑不合格者，除違反依第十六條第二項所定設置標準，依前條規定處罰外，應令其限期改善；屆期未改善者，其屬收住式護理機構，處新臺幣六萬元以上三十萬元以下罰鍰，其他護理機構，處新臺幣六千元以上三萬元以下罰鍰，並得按次處罰；情節重大者，得處一個月以上一年以下停業處分，停業期滿仍未改善者，得廢止其設置許可。

第 32 條　違反第十六條第一項、第十七條、第十八條第一項、第十八條之一第一項、第二十條第三項、第二十二條或第二十三條規定者，處新臺幣一萬五千元以上十五萬元以下罰鍰，並得限期令其改善；屆期未改善或情節重大者，處一個月以上一年以下之停業處分或廢止其開業執照。

第 33 條　違反第八條第一項、第二項、第十條第一項、第十二條、第十九條之一第一項、第二十三條之一第二項或第二十五條至第二十八條規定者，處新臺幣六千元以上三萬元以下罰鍰，並令其限期改善；屆期未改善者，處一個月以上一年以下之停業處分。

護理人員公會違反第十條第二項規定者，由人民團體主管機關處新臺幣一萬元以上五萬元以下罰鍰。

第 34 條　護理機構受廢止開業執照處分者，其負責護理人員於一年內不得申請設置護理機構。

第 35 條　護理人員於業務上有違法或不正當行為者，處一個月以上一年以下之停業處分；其情節重大者，得廢止其執業執照；其涉及刑事責任者，並應

移送該管檢察機關依法辦理。

第 36 條　違反第十八條第二項或第二十一條第二項規定者，處新台幣一萬五千元以上十五萬元以下罰鍰。

　　　　違反第二十一條第二項規定者，並應限期退還超額收費。

第 37 條　未取得護理人員資格，執行護理人員業務者，處三年以下有期徒刑，得併科新臺幣三萬元以上十五萬元以下罰金。但在護理人員指導下實習之高級護理職業以上學校之學生或畢業生，不在此限。

　　　　僱用前項未取得護理人員資格者，處新臺幣一萬五千元以上十五萬元以下罰鍰。

第 38 條　違反第七條或第十八條之一第二項規定者，處新臺幣一萬元以上六萬元以下罰鍰，並令限期改善；屆期未改善者，按次連續處罰。

第 39 條　違反第十一條第一項規定者，處新台幣三千元以上三萬元以下罰鍰。

第 40 條　護理人員受廢止執業執照之處分時，應自事實發生之日起三日內將執照繳銷；其受停業之處分者，應將執照送由主管機關將停業理由及期限記載於該執照背面，仍交由本人收執，期滿後方准復業。

第 41 條　本法所定之罰鍰、停業、撤銷或廢止執業執照、開業執照，除本法另有規定外，由直轄市、縣（市）主管機關處罰之；撤銷、廢止或吊扣護理人員證書，由中央主管機關處罰之。

第 42 條　（刪除）

第六章　公　會

第 43 條　護理人員公會分直轄市及縣（市）公會，並得設護理人員公會全國聯合會。

第 44 條　護理人員公會之區域，依現有之行政區域，在同一區域內，同級之公會以一個為限。但於行政區域調整變更前已成立者，不在此限。

第 45 條　直轄市及縣（市）護理人員公會，由該轄區域內護理人員九人以上發起組織之；未滿九人者，得加入鄰近區域之公會或共同組織之。

第 46 條　（刪除）

第 47 條　護理人員公會全國聯合會應由三分之一以上之直轄市、縣（市）護理人員公會完成組織後，始得發起組織。

　　　　前項護理人員公會聯合會成立後，本法第四十五條之直轄市及縣（市）護理人員公會應加入之。

第 48 條　各級護理人員公會，由人民團體主管機關主管。但其目的事業，應受主管機關之指導、監督。

第 49 條　各級護理人員公會置理事、監事，均於召開會員（會員代表）大會時，由會員（會員代表）選舉之，並分別成立理事會、監事會，其名額如下：
　　　　　一、直轄市、縣（市）護理人員公會之理事，不得超過二十七人。
　　　　　二、護理人員公會全國聯合會之理事，不得超過三十五人。
　　　　　三、各級護理人員公會之理事名額，不得超過全體會員（會員代表）人數二分之一。
　　　　　四、各級護理人員公會之監事名額，不得超過各該公會理事名額三分之一。
　　　　　各級護理人員公會得置候補理事、候補監事；其名額不得超過各該公會理事、監事名額三分之一。
　　　　　理事、監事名額在三人以上者，得分別互選常務理事、常務監事，其名額不得超過理事或監事總額三分之一，並應由理事就常務理事中選舉一人為理事長；其不置常務理事者，就理事中互選之。常務監事在三人以上者，應互選一人為監事會召集人。

第 50 條　理、監事任期均為三年，連選連任者不得超過二分之一；理事長之連任，以一次為限。

第50-1條　上級護理人員公會理事、監事之當選，不限於下級護理人員公會選派參加之會員代表。
　　　　　下級護理人員公會選派參加上級護理人員公會之會員代表，不限於該下級護理人員公會之理事、監事。

第 51 條　護理人員公會每年召開會員（會員代表）大會一次，必要時得召開臨時大會。護理人員公會會員人數超過三百人時，得依章程之規定，就會員分布狀況劃定區域，按其會員人數比率選定代表，召開會員代表大會，行使會員大會之職權。

第 52 條　護理人員公會應訂立章程，造具會員名冊及選任職員簡歷名冊，送請所在地人民團體主管機關立案，並分送中央及所在地主管機關備查。

第 53 條　各級護理人員公會之章程，應載明下列事項：
　　　　　一、名稱、區域及會所所在地。
　　　　　二、宗旨、組織、任務或事業。
　　　　　三、會員之入會及出會。

四、會員應納之會費及繳納期限。

五、會員代表之產生及其任期。

六、理事、監事名額、權限、任期及其選任、解任。

七、會員（會員代表）大會及理事會、監事會會議之規定。

八、會員應遵守之公約。

九、經費及會計。

十、章程之修改。

十一、其他依法令規定應載明或處理會務之必要事項。

第 54 條　護理人員公會違反法令或章程者，人民團體主管機關得為下列之處分：

一、警告。

二、撤銷其決議。

三、撤免其理事、監事。

四、限期整理。

前項第一款、第二款處分，亦得由主管機關為之。

第54-1條　直轄市、縣（市）護理人員公會對護理人員公會全國聯合會之章程及決議，有遵守義務。

第 55 條　護理人員公會之會員有違反法令或章程之行為者，公會得依章程、理事會、監事會或會員（會員代表）大會之決議處分。

第55-1條　（證書費或執照費）

中央或直轄市、縣（市）主管機關依本法核發證書或執照時，得收取證書費或執照費；其費額，由中央主管機關定之。

第55-2條　本法中華民國九十六年一月九日修正之條文施行前已立案之護理人員公會全國聯合會，應自本法修正施行之日起四年內，依本法規定完成改組；已立案之省護理人員公會，應併辦理解散。

第55-3條　外國人得依中華民國法律，應護理人員考試。

前項考試及格，領有護理人員證書之外國人，在中華民國執行護理業務，應經中央主管機關許可，並應遵守中華民國關於護理與醫療之相關法令及護理人員公會章程；其執業之許可及管理辦法，由中央主管機關定之。

違反前項規定者，除依法處罰外，中央主管機關並得廢止其許可。

第七章　附　則

第 56 條　本法施行細則，由中央主管機關定之。
第 57 條　本法自公布日施行。

附錄四　全民健康保險法

1. 民國83年8月9日總統令制定公布全文89條
2. 民國83年10月3日總統令修正公布第87條條文；並增訂第11-1、69-1條條文
   民國84年2月27日行政院令發布定自84年3月1日施行
3. 民國88年7月15日總統令修正公布第8～12、14、19、24、26、30、32、36、69、88條條文；並增訂第87-1～87-3條條文
4. 民國90年1月30日總統令修正公布第8、9、11、13、14、18、19、21、22、24、25、27～29條條文
5. 民國91年7月17日總統令修正公布第21、27、29、32、55、87-1、87-2條條文；並增訂第22-1條條文
6. 民國92年6月18日總統令修正公布第30、87-1～87-3條條文；並增訂第87-4、87-5條條文
7. 民國94年5月18日總統令修正公布第64、82條條文
8. 民國99年1月27日總統令修正公布第24、83條條文
9. 民國100年1月26日總統令修正公布全文104條
   民國101年5月21日行政院令發布第27、28、35條定自101年7月1日施行
   民國101年10月9日行政院令發布除已施行之條文外，定自102年1月1日施行
10. 民國100年6月29日總統令修正公布第11條條文
    民國100年8月12日行政院令定自100年9月1日施行
    民國101年2月3日行政院公告100年1月26日修正尚未施行之第75條第2項所列屬「行政院公平交易委員會」之權責事項，自101年2月6日起改由「公交易委員會」管轄
    民國102年7月19日行政院公告第4條、第7條所列屬「行政院衛生福利部」、「行政院衛生福利部中央健康保險局」之權責事項，自102年7月23日起分別改由「衛生福利部」、「衛生福利部中央健康保險署」管轄
    民國102年10月25日行政院公告第27條第6款所列屬「行政院國軍退除役官兵輔導委員會」之權責事項，自102年11月1日起改由「國軍退除役官兵輔導委員會」管轄
11. 民國106年11月29日總統令修正公布第6、9、95、104條條文；並自公布日施行
12. 民國109年1月15日總統令修正公布第4、7條條文
13. 民國110年1月20日總統令修正公布第2條條文
14. 民國112年6月28日總統令增訂公布第80-1、80-2條條文

民國112年7月27日行政院公告第10條第2項所列屬「行政院農業委員會」之權責
事項，自112年8月1日起改由「農業部」管轄

第一章　總　則

第 1 條　為增進全體國民健康，辦理全民健康保險（以下稱本保險），以提供醫
　　　　療服務，特制定本法。
　　　　本保險為強制性之社會保險，於保險對象在保險有效期間，發生疾病、
　　　　傷害、生育事故時，依本法規定給與保險給付。
第 2 條　本法用詞，定義如下：
　　　　一、保險對象：指被保險人及其眷屬。
　　　　二、眷屬：
　　　　　　（一）被保險人之配偶，且無職業者。
　　　　　　（二）被保險人之直系血親尊親屬，且無職業者。
　　　　　　（三）被保險人二親等內直系血親卑親屬未成年且無職業，或成年
　　　　　　　　　無謀生能力或仍在學就讀且無職業者。
　　　　三、扣費義務人：指所得稅法所定之扣繳義務人。
　　　　四、保險給付支出：指醫療給付費用總額扣除保險對象就醫時依本法應
　　　　　　自行負擔費用後之餘額。
　　　　五、保險經費：指保險給付支出及應提列或增列之安全準備。
　　　　六、就醫輔導：指保險對象有重複就醫、多次就醫或不當醫療利用情形
　　　　　　時，針對保險對象進行就醫行為瞭解、適當醫療衛教、就醫安排及
　　　　　　協助。
第 3 條　政府每年度負擔本保險之總經費，不得少於每年度保險經費扣除法定收
　　　　入後金額之百分之三十六。
　　　　政府依法令規定應編列本保險相關預算之負擔不足每年度保險經費扣除
　　　　法定收入後金額之百分之三十六部分，由主管機關編列預算撥補之。
第 4 條　本保險之主管機關為衛生福利部。
第 5 條　本保險下列事項由全民健康保險會（以下稱健保會）辦理：
　　　　一、保險費率之審議。
　　　　二、保險給付範圍之審議。
　　　　三、保險醫療給付費用總額之對等協議訂定及分配。
　　　　四、保險政策、法規之研究及諮詢。

五、其他有關保險業務之監理事項。

健保會為前項之審議或協議訂定，有減少保險收入或增加保險支出之情事時，應請保險人同時提出資源配置及財務平衡方案，併案審議或協議訂定。

健保會於審議、協議本保險有關事項，應於會議七日前公開議程，並於會議後十日內公開會議實錄；於審議、協議重要事項前，應先蒐集民意，必要時，並得辦理相關之公民參與活動。

健保會由被保險人、雇主、保險醫事服務提供者、專家學者、公正人士及有關機關代表組成之；其中保險付費者代表之名額，不得少於二分之一；且被保險人代表不得少於全部名額之三分之一。

前項代表之名額、產生方式、議事規範、代表利益之自我揭露及資訊公開等有關事項之辦法，由主管機關定之。

健保會審議、協議訂定事項，應由主管機關核定或轉報行政院核定；其由行政院核定事項，並應送立法院備查。

第 6 條　本保險保險對象、投保單位、扣費義務人及保險醫事服務機構對保險人核定案件有爭議時，應先申請審議，對於爭議審議結果不服時，得依法提起訴願或行政訴訟。

前項爭議之審議，由全民健康保險爭議審議會辦理。

前項爭議事項審議之範圍、申請審議或補正之期限、程序及審議作業之辦法，由主管機關定之。

全民健康保險爭議審議會應定期以出版公報、網際網路或其他適當方式，公開爭議審議結果。

前項公開，應將個人、法人或團體資料以代碼、匿名、隱藏部分資料或其他方式，達無從辨識後，始得為之。

第二章　保險人、保險對象及投保單位

第 7 條　本保險以衛生福利部中央健康保險署為保險人，辦理保險業務。

第 8 條　具有中華民國國籍，符合下列各款資格之一者，應參加本保險為保險對象：

一、最近二年內曾有參加本保險紀錄且在臺灣地區設有戶籍，或參加本保險前六個月繼續在臺灣地區設有戶籍。

二、參加本保險時已在臺灣地區設有戶籍之下列人員：

　　　　　　（一）政府機關、公私立學校專任有給人員或公職人員。

　　　　　　（二）公民營事業、機構之受僱者。

　　　　　　（三）前二目被保險人以外有一定雇主之受僱者。

　　　　　　（四）在臺灣地區出生之新生嬰兒。

　　　　　　（五）因公派駐國外之政府機關人員與其配偶及子女。

　　　曾有參加本保險紀錄而於本法中華民國一百年一月四日修正之條文施行前已出國者，於施行後一年內首次返國時，得於設籍後即參加本保險，不受前項第一款六個月之限制。

第 9 條　除前條規定者外，在臺灣地區領有居留證明文件，並符合下列各款資格之一者，亦應參加本保險為保險對象：

一、在臺居留滿六個月。

二、有一定雇主之受僱者。

三、在臺灣地區出生之新生嬰兒。

第 10 條　被保險人區分為下列六類：

一、第一類：

　　　　　　（一）政府機關、公私立學校之專任有給人員或公職人員。

　　　　　　（二）公、民營事業、機構之受僱者。

　　　　　　（三）前二目被保險人以外有一定雇主之受僱者。

　　　　　　（四）雇主或自營業主。

　　　　　　（五）專門職業及技術人員自行執業者。

二、第二類：

　　　　　　（一）無一定雇主或自營作業而參加職業工會者。

　　　　　　（二）參加海員總工會或船長公會為會員之外僱船員。

三、第三類：

　　　　　　（一）農會及水利會會員，或年滿十五歲以上實際從事農業工作者。

　　　　　　（二）無一定雇主或自營作業而參加漁會為甲類會員，或年滿十五歲以上實際從事漁業工作者。

四、第四類：

　　　　　　（一）應服役期及應召在營期間逾二個月之受徵集及召集在營服兵役義務者、國軍軍事學校軍費學生、經國防部認定之無依軍眷及在領卹期間之軍人遺族。

　　　　　　（二）服替代役期間之役齡男子。

　　　　（三）在矯正機關接受刑之執行或接受保安處分、管訓處分之執行
　　　　　　者。但其應執行之期間，在二個月以下或接受保護管束處分
　　　　　　之執行者，不在此限。

五、第五類：合於社會救助法規定之低收入戶成員。

六、第六類：

　　（一）榮民、榮民遺眷之家戶代表。

　　（二）第一款至第五款及本款前目被保險人及其眷屬以外之家戶戶
　　　　　長或代表。

前項第三款第一目實際從事農業工作者及第二目實際從事漁業工作者，
其認定標準及資格審查辦法，由中央農業主管機關會同主管機關定之。

第 11 條　第一類被保險人不得為第二類及第三類被保險人；第二類被保險人不得
為第三類被保險人；第一類至第三類被保險人不得為第四類及第六類被
保險人。但僱用勞工合力從事海洋漁撈工作之漁會甲類會員，其僱用人
數十人以下，且其仍實際從事海洋漁撈工作者，自中華民國九十一年一
月二十一日起，得以第三類被保險人身分參加本保險。

具有被保險人資格者，並不得以眷屬身分投保。

第 12 條　符合第二條規定之被保險人眷屬，應隨同被保險人辦理投保及退保。但
有遭受家庭暴力等難以隨同被保險人辦理投保及退保之情形，經主管機
關認定者，不在此限。

第 13 條　有下列情形之一者，非屬本保險保險對象；已參加者，應予退保：

一、失蹤滿六個月者。

二、不具第八條或第九條所定資格者。

第 14 條　保險效力之開始，自合於第八條及第九條所定資格之日起算。

保險效力之終止，自發生前條所定情事之日起算。

第 15 條　各類被保險人之投保單位如下：

一、第一類及第二類被保險人，以其服務機關、學校、事業、機構、雇
主或所屬團體為投保單位。但國防部所屬被保險人之投保單位，由
國防部指定。

二、第三類被保險人，以其所屬或戶籍所在地之基層農會、水利會或漁
會為投保單位。

三、第四類被保險人：

　　（一）第十條第一項第四款第一目被保險人，以國防部指定之單位
　　　　　為投保單位。

（二）第十條第一項第四款第二目被保險人，以內政部指定之單位
　　　為投保單位。
（三）第十條第一項第四款第三目被保險人，以法務部及國防部指
　　　定之單位為投保單位。
四、第五類及第六類被保險人，以其戶籍所在地之鄉（鎮、市、區）公
　　所為投保單位。但安置於公私立社會福利服務機構之被保險人，得
　　以該機構為投保單位。
第十條第一項第六款第二目規定之被保險人及其眷屬，得徵得其共同生
活之其他類被保險人所屬投保單位同意後，以其為投保單位。但其保險
費應依第二十三條規定分別計算。
第一項第四款規定之投保單位，應設置專責單位或置專人，辦理本保險
有關事宜。
在政府登記有案之職業訓練機構或考試訓練機關接受訓練之第六類保險
對象，應以該訓練機構（關）為投保單位。
投保單位欠繳保險費二個月以上者，保險人得洽定其他投保單位為其保
險對象辦理有關本保險事宜。
投保單位應於保險對象合於投保條件之日起三日內，向保險人辦理投
保；並於退保原因發生之日起三日內，向保險人辦理退保。

第 16 條　保險人得製發具電子資料處理功能之全民健康保險憑證（以下稱健保
　　　　　卡），以存取及傳送保險對象資料。但不得存放非供醫療使用目的及與
　　　　　保險對象接受本保險醫療服務無關之內容。
　　　　　前項健保卡之換發及補發，保險人得酌收工本費；其製發、換發、補
　　　　　發、得存取及傳送之資料內容與其運用、使用管理及其他有關事項之辦
　　　　　法，由保險人擬訂，報主管機關核定發布。

第三章　保險財務

第 17 條　本保險保險經費於扣除其他法定收入後，由中央政府、投保單位及保險
　　　　　對象分擔之。
第 18 條　第一類至第三類被保險人及其眷屬之保險費，依被保險人之投保金額及
　　　　　保險費率計算之；保險費率，以百分之六為上限。
　　　　　前項眷屬之保險費，由被保險人繳納；超過三口者，以三口計。
第 19 條　第一類至第三類被保險人之投保金額，由主管機關擬訂分級表，報請行

政院核定之。

前項投保金額分級表之下限與中央勞工主管機關公布之基本工資相同；基本工資調整時，該下限亦調整之。

投保金額分級表最高一級投保金額與最低一級投保金額應維持五倍以上之差距，該表並應自基本工資調整之次月調整之。適用最高一級投保金額之被保險人，其人數超過被保險人總人數之百分之三，並持續十二個月時，主管機關應自次月調整投保金額分級表，加高其等級。

第 20 條　第一類及第二類被保險人之投保金額，依下列各款定之：

一、受僱者：以其薪資所得為投保金額。

二、雇主及自營業主：以其營利所得為投保金額。

三、自營作業者及專門職業及技術人員自行執業者：以其執行業務所得為投保金額。

第一類及第二類被保險人為無固定所得者，其投保金額，由該被保險人依投保金額分級表所定數額自行申報，並由保險人查核；如申報不實，保險人得逕予調整。

第 21 條　第一類及第二類被保險人依前條規定之所得，如於當年二月至七月調整時，投保單位應於當年八月底前將調整後之投保金額通知保險人；如於當年八月至次年一月調整時，應於次年二月底前通知保險人，均自通知之次月一日生效。

前項被保險人之投保金額，除已達本保險最高一級者外，不得低於其勞工退休金月提繳工資及參加其他社會保險之投保薪資；如有本保險投保金額較低之情形，投保單位應同時通知保險人予以調整，保險人亦得逕予調整。

第 22 條　第三類被保險人之投保金額，以第十條第一項第一款第二目、第三目及第二款所定被保險人之平均投保金額計算之。但保險人得視該類被保險人及其眷屬之經濟能力，調整投保金額等級。

第 23 條　第四類至第六類保險對象之保險費，以依第十八條規定精算結果之每人平均保險費計算之。

前項眷屬之保險費，由被保險人繳納；超過三口者，以三口計。

第 24 條　第十八條被保險人及其每一眷屬之保險費率應由保險人於健保會協議訂定醫療給付費用總額後一個月提請審議。但以上限費率計收保險費，無法與當年度協議訂定之醫療給付費用總額達成平衡時，應重新協議訂定醫療給付費用總額。

前項審議前，健保會應邀集精算師、保險財務專家、經濟學者及社會公
正人士提供意見。

第一項之審議，應於年度開始一個月前依協議訂定之醫療給付費用總
額，完成該年度應計之收支平衡費率之審議，報主管機關轉報行政院核
定後由主管機關公告之。不能於期限內完成審議時，由主管機關逕行報
行政院核定後公告。

第 25 條   本保險財務，由保險人至少每五年精算一次；每次精算二十五年。

第 26 條   本保險有下列情形之一時，由保險人擬訂調整保險給付範圍方案，提健
保會審議，報主管機關轉報行政院核定後，由主管機關公告：

一、本保險之安全準備低於一個月之保險給付總額。

二、本保險增減給付項目、給付內容或給付標準，致影響保險財務之平
衡。

第四章   保險費之收繳及計算

第 27 條   第十八條及第二十三條規定之保險費負擔，依下列規定計算之：

一、第一類被保險人：

（一）第十條第一項第一款第一目被保險人及其眷屬自付百分之
三十，投保單位負擔百分之七十。但私立學校教職員之保險
費，由被保險人及其眷屬自付百分之三十，學校負擔百分之
三十五，其餘百分之三十五，由中央政府補助。

（二）第十條第一項第一款第二目及第三目被保險人及其眷屬自付
百分之三十，投保單位負擔百分之六十，其餘百分之十，由
中央政府補助。

（三）第十條第一項第一款第四目及第五目被保險人及其眷屬自付
全額保險費。

二、第二類被保險人及其眷屬自付百分之六十，其餘百分之四十，由中
央政府補助。

三、第三類被保險人及其眷屬自付百分之三十，其餘百分之七十，由中
央政府補助。

四、第四類被保險人：

（一）第十條第一項第四款第一目被保險人，由其所屬機關全額補
助。

　　　　（二）第十條第一項第四款第二目被保險人，由中央役政主管機關
　　　　　　全額補助。

　　　　（三）第十條第一項第四款第三目被保險人，由中央矯正主管機關
　　　　　　及國防部全額補助。

　　五、第五類被保險人，由中央社政主管機關全額補助。

　　六、第十條第一項第六款第一目之被保險人所應付之保險費，由行政院
　　　　國軍退除役官兵輔導委員會補助；眷屬之保險費自付百分之三十，
　　　　行政院國軍退除役官兵輔導委員會補助百分之七十。

　　七、第十條第一項第六款第二目之被保險人及其眷屬自付百分之六十，
　　　　中央政府補助百分之四十。

第 28 條　各級政府於本法中華民國一百年一月四日修正之條文施前，未依修正前
　　　　之第二十九條規定將所應負擔之保險費撥付保險人者，須即向保險人提
　　　　出還款計畫，其還款期限不得逾八年，保險人並應依修正前之第三十條
　　　　規定向其徵收利息。

第 29 條　第一類第一目至第三目被保險人所屬之投保單位或政府應負擔之眷屬人
　　　　數，依第一類第一目至第三目被保險人實際眷屬人數平均計算之。

第 30 條　第十八條及第二十三條規定之保險費，依下列規定，按月繳納：

　　一、第一類被保險人應自付之保險費，由投保單位負責扣、收繳，並須
　　　　於次月底前，連同投保單位應負擔部分，一併向保險人繳納。

　　二、第二類、第三類及第六類被保險人應自付之保險費，按月向其投保
　　　　單位繳納，投保單位應於次月底前，負責彙繳保險人。

　　三、第五類被保險人之保險費，由應補助保險費之中央社政主管機關，
　　　　於當月五日前撥付保險人。

　　四、第一類至第四類及第六類保險對象之保險費，應由各機關補助部
　　　　分，每半年一次於一月底及七月底前預撥保險人，於年底時結算。

　　前項保險費，應於被保險人投保當月繳納全月保險費，退保當月免繳保
　　險費。

第 31 條　第一類至第四類及第六類保險對象有下列各類所得，應依規定之補充保
　　　　險費率計收補充保險費，由扣費義務人於給付時扣取，並於給付日之次
　　　　月底前向保險人繳納。但單次給付金額逾新臺幣一千萬元之部分及未達
　　　　一定金額者，免予扣取：

　　一、所屬投保單位給付全年累計逾當月投保金額四倍部分之獎金。

　　二、非所屬投保單位給付之薪資所得。但第二類被保險人之薪資所得，

不在此限。

三、執行業務收入。但依第二十條規定以執行業務所得為投保金額者之
　　執行業務收入，不在此限。

四、股利所得。但已列入投保金額計算保險費部分，不在此限。

五、利息所得。

六、租金收入。

扣費義務人因故不及於規定期限內扣繳時，應先行墊繳。

第一項所稱一定金額、扣取與繳納補充保險費之方式及其他應遵行事項
之辦法，由主管機關定之。

第 32 條　未具投保資格、喪失投保資格或保險對象有前條所定免由扣費義務人扣
取補充保險費之情形者，應於受領給付前，主動告知扣費義務人，得免
扣取補充保險費。

第 33 條　第三十一條之補充保險費率，於本法中華民國一百年一月四日修正之條
文施行第一年，以百分之二計算；自第二年起，應依本保險保險費率之
成長率調整，其調整後之比率，由主管機關逐年公告。

第 34 條　第一類第一目至第三目被保險人之投保單位，每月支付之薪資所得總額
逾其受僱者當月投保金額總額時，應按其差額及前條比率計算應負擔之
補充保險費，併同其依第二十七條規定應負擔之保險費，按月繳納。

第 35 條　投保單位、保險對象或扣費義務人未依本法所定繳納期限繳納保險費
時，得寬限十五日；屆寬限期仍未繳納者，自寬限期限屆至翌日起至完
納前一日止，每逾一日加徵其應納費額百分之零點一滯納金，其上限如
下：

一、於投保單位、扣費義務人為其應納費額之百分之十五。

二、於保險對象為其應納費額之百分之五。

前項滯納金，於主管機關公告之一定金額以下時，免予加徵。

第一項之保險費及滯納金，於投保單位、扣費義務人應繳納之日起，逾
三十日未繳納時，保險人得將其移送行政執行；於保險對象逾一百五十
日未繳納時，亦同。

第 36 條　有經濟上之困難，未能一次繳納保險費、滯納金或應自行負擔之費用
者，得向保險人申請分期繳納，或依第九十九條之規定申請貸款或補
助；保險人並應主動協助之，必要時應會同社政單位或委託民間相關專
業團體，尋求社會資源協助。

前項申請之條件、審核程序、分期繳納期限及其他應遵行事項之辦法，

由保險人擬訂，報主管機關核定發布。

第 37 條　保險人於投保單位或保險對象未繳清保險費及滯納金前，經查證及輔導後，得對有能力繳納，拒不繳納之保險對象暫行停止保險給付。但被保險人應繳部分之保險費已由投保單位扣繳、已繳納於投保單位、經依前條規定經保險人核定其得分期繳納，或保險對象於依家庭暴力防治法之規定受保護期間時，不在此限。

前項暫行停止保險給付期間內之保險費仍應予計收。

第 38 條　投保單位、扣費義務人積欠保險費或滯納金，無財產可供執行或其財產不足清償時，其負責人或主持人應負清償責任。

第 39 條　本保險之保險費、滯納金，優先於普通債權。

第五章　保險給付

第 40 條　保險對象發生疾病、傷害事故或生育時，保險醫事服務機構提供保險醫療服務，應依第二項訂定之醫療辦法、第四十一條第一項、第二項訂定之醫療服務給付項目及支付標準、藥物給付項目及支付標準之規定辦理。

前項保險對象就醫程序、就醫輔導、保險醫療服務提供方式及其他醫療服務必要事項之醫療辦法，由主管機關定之。保險對象收容於矯正機關者，其就醫時間與處所之限制，及戒護、轉診、保險醫療提供方式等相關事項之管理辦法，由主管機關會同法務部定之。

第 41 條　醫療服務給付項目及支付標準，由保險人與相關機關、專家學者、被保險人、雇主及保險醫事服務提供者等代表共同擬訂，報主管機關核定發布。

藥物給付項目及支付標準，由保險人與相關機關、專家學者、被保險人、雇主、保險醫事服務提供者等代表共同擬訂，並得邀請藥物提供者及相關專家、病友等團體代表表示意見，報主管機關核定發布。

前二項標準之擬訂，應依被保險人之醫療需求及醫療給付品質為之；其會議內容實錄及代表利益之自我揭露等相關資訊應予公開。於保險人辦理醫療科技評估時，其結果並應於擬訂前公開。

第一項及第二項共同擬訂之程序與代表名額、產生方式、任期、利益之揭露及資訊公開等相關事項之辦法，由主管機關定之。

第 42 條　醫療服務給付項目及支付標準之訂定，應以相對點數反應各項服務成本

及以同病、同品質同酬為原則,並得以論量、論病例、論品質、論人或
論日等方式訂定之。

前項醫療服務給付項目及支付標準之訂定,保險人得先辦理醫療科技評
估,並應考量人體健康、醫療倫理、醫療成本效益及本保險財務;藥物
給付項目及支付標準之訂定,亦同。

醫療服務及藥物屬高危險、昂貴或有不當使用之虞者,應於使用前報經
保險人審查同意。但情況緊急者,不在此限。

前項應於使用前審查之項目、情況緊急之認定與審查方式、基準及其他
相關事項,應於醫療服務給付項目及支付標準、藥物給付項目及支付標
準中定之。

第 43 條　保險對象應自行負擔門診或急診費用之百分之二十,居家照護醫療費用
之百分之五。但不經轉診,於地區醫院、區域醫院、醫學中心門診就醫
者,應分別負擔其百分之三十、百分之四十及百分之五十。

前項應自行負擔之費用,於醫療資源缺乏地區,得予減免。

第一項應自行負擔之費用,主管機關於必要時,得依診所及各級醫院前
一年平均門診費用及第一項所定比率,以定額方式收取,並每年公告其
金額。

第一項之轉診實施辦法及第二項醫療資源缺乏地區之條件,由主管機關
定之。

第 44 條　保險人為促進預防醫學、落實轉診制度,並提升醫療品質與醫病關係,
應訂定家庭責任醫師制度。

前項家庭責任醫師制度之給付,應採論人計酬為實施原則,並依照顧對
象之年齡、性別、疾病等校正後之人頭費,計算當年度之給付總額。

第一項家庭責任醫師制度之實施辦法及時程,由主管機關定之。

第 45 條　本保險給付之特殊材料,保險人得訂定給付上限及保險醫事服務機構得
收取差額之上限;屬於同功能類別之特殊材料,保險人得支付同一價
格。

保險對象得於經保險醫事服務機構之醫師認定有醫療上需要時,選用保
險人定有給付上限之特殊材料,並自付其差額。

前項自付差額之特殊材料品項,應由其許可證持有者向保險人申請,經
保險人同意後,併同其實施日期,提健保會討論,報主管機關核定公
告。

第 46 條　保險人應依市場交易情形合理調整藥品價格;藥品逾專利期第一年起開

始調降，於五年內依市場交易情形逐步調整至合理價格。

前項調整作業程序及有關事項之辦法，由主管機關定之。

第 47 條　保險對象應自行負擔之住院費用如下：

一、急性病房：三十日以內，百分之十；逾三十日至第六十日，百分之二十；逾六十日起，百分之三十。

二、慢性病房：三十日以內，百分之五；逾三十日至第九十日，百分之十；逾九十日至第一百八十日，百分之二十；逾一百八十日起，百分之三十。

保險對象於急性病房住院三十日以內或於慢性病房住院一百八十日以內，同一疾病每次住院應自行負擔費用之最高金額及全年累計應自行負擔費用之最高金額，由主管機關公告之。

第 48 條　保險對象有下列情形之一者，免依第四十三條及前條規定自行負擔費用：

一、重大傷病。

二、分娩。

三、山地離島地區之就醫。

前項免自行負擔費用範圍、重大傷病之項目、申請重大傷病證明之程序及其他相關事項之辦法，由主管機關定之。

第 49 條　符合社會救助法規定之低收入戶成員就醫時，依第四十三條及第四十七條規定應自行負擔之費用，由中央社政主管機關編列預算補助。但不經轉診於各級醫院門診就醫者，除情況特殊者外，不予補助。

第 50 條　保險對象依第四十三條及第四十七條規定應自行負擔之用，應向保險醫事服務機構繳納。

保險醫事服務機構對保險對象未依前項規定繳納之費用，催繳後仍未繳納時，得通知保險人；保險人於必要時，經查證及輔導後，得對有能力繳納，拒不繳納之保險對象暫行停止保險給付。但保險對象於依家庭暴力防治法之規定受保護期間時，不適用之。

第 51 條　下列項目不列入本保險給付範圍：

一、依其他法令應由各級政府負擔費用之醫療服務項目。

二、預防接種及其他由各級政府負擔費用之醫療服務項目。

三、藥癮治療、美容外科手術、非外傷治療性齒列矯正、預防性手術、人工協助生殖技術、變性手術。

四、成藥、醫師藥師藥劑生指示藥品。

　　　　五、指定醫師、特別護士及護理師。

　　　　六、血液。但因緊急傷病經醫師診斷認為必要之輸血，不在此限。

　　　　七、人體試驗。

　　　　八、日間住院。但精神病照護，不在此限。

　　　　九、管灌飲食以外之膳食、病房費差額。

　　　　十、病人交通、掛號、證明文件。

　　　　十一、義齒、義眼、眼鏡、助聽器、輪椅、拐杖及其他非具積極治療性
　　　　　　　之裝具。

　　　　十二、其他由保險人擬訂，經健保會審議，報主管機關核定公告之診療
　　　　　　　服務及藥物。

第 52 條　因戰爭變亂，或經行政院認定並由各級政府專款補助之重大疫情及嚴重
　　　　　之地震、風災、水災、火災等天災所致之保險事故，不適用本保險。

第 53 條　保險人就下列事項，不予保險給付：

　　　　一、住院治療經診斷並通知出院，而繼續住院之部分。

　　　　二、有不當重複就醫或其他不當使用醫療資源之保險對象，未依保險人
　　　　　　輔導於指定之保險醫事服務機構就醫。但情況緊急時不在此限。

　　　　三、使用經事前審查，非屬醫療必要之診療服務或藥物。

　　　　四、違反本保險規定之有關就醫程序。

第 54 條　保險醫事服務機構對保險對象之醫療服務，經保險人審查認定不符合本
　　　　　法規定者，其費用不得向保險對象收取。

第 55 條　保險對象有下列情形之一者，得向保險人申請核退自墊醫療費用：

　　　　一、於臺灣地區內，因緊急傷病或分娩，須在非保險醫事服務機構立即
　　　　　　就醫。

　　　　二、於臺灣地區外，因罹患保險人公告之特殊傷病、發生不可預期之緊
　　　　　　急傷病或緊急分娩，須在當地醫事服務機構立即就醫；其核退之金
　　　　　　額，不得高於主管機關規定之上限。

　　　　三、於保險人暫行停止給付期間，在保險醫事服務機構診療或分娩，並
　　　　　　已繳清保險費等相關費用；其在非保險醫事服務機構就醫者，依前
　　　　　　二款規定辦理。

　　　　四、保險對象於保險醫事服務機構診療或分娩，因不可歸責於保險對象
　　　　　　之事由，致自墊醫療費用。

　　　　五、依第四十七條規定自行負擔之住院費用，全年累計超過主管機關所
　　　　　　定最高金額之部分。

第 56 條　保險對象依前條規定申請核退自墊醫療費用，應於下列期限內為之：

　　　　一、依第一款、第二款或第四款規定申請者，為門診、急診治療當日或出院之日起六個月內。但出海作業之船員，為返國入境之日起六個月內。

　　　　二、依第三款規定申請者，為繳清相關費用之日起六個月內，並以最近五年發生者為限。

　　　　三、依第五款規定申請者，為次年六月三十日前。

　　　　保險對象申請核退自墊醫療費用應檢具之證明文件、核退基準與核退程序及其他應遵行事項之辦法，由主管機關定之。

第 57 條　保險對象不得以同一事故重複申請或受領核退自墊醫療費用。

第 58 條　保險對象依第十三條規定應退保者，自應退保之日起，不予保險給付；保險人應退還其溢繳之保險費。已受領保險給付者，應返還保險人所支付之醫療費用。

第 59 條　保險對象受領核退自墊醫療費用之權利，不得讓與、抵銷、扣押或供擔保。

第六章　醫療費用支付

第 60 條　本保險每年度醫療給付費用總額，由主管機關於年度開始六個月前擬訂其範圍，經諮詢健保會後，報行政院核定。

第 61 條　健保會應於各年度開始三個月前，在前條行政院核定之醫療給付費用總額範圍內，協議訂定本保險之醫療給付費用總額及其分配方式，報主管機關核定；不能於期限內協議訂定時，由主管機關決定。

　　　　前項醫療給付費用總額，得分地區訂定門診及住院費用之分配比率。

　　　　前項門診醫療給付費用總額，得依醫師、中醫師、牙醫師門診診療服務、藥事人員藥事服務及藥品費用，分別設定分配比率及醫藥分帳制度。

　　　　第一項醫療給付費用總額訂定後，保險人應遴聘保險付費者代表、保險醫事服務提供者代表及專家學者，研商及推動總額支付制度。

　　　　前項研商應於七日前，公告議程；並於研商後十日內，公開出席名單及會議實錄。

　　　　第二項所稱地區之範圍由保險人擬訂，報主管機關核定發布。

第 62 條　保險醫事服務機構應依據醫療服務給付項目及支付標準、藥物給付項目及支付標準，向保險人申報其所提供之醫療服務之點數及藥物費用。

前項費用之申報，應自保險醫事服務機構提供醫療服務之次月一日起六個月內為之。但有不可抗力因素時，得於事實消滅後六個月內為之。

保險人應依前條分配後之醫療給付費用總額及經其審查後之醫療服務總點數，核算每點費用；並按各保險醫事服務機構經審查後之點數，核付其費用。

藥品費用經保險人審查後，核付各保險醫事服務機構，其支付之費用，超出預先設定之藥品費用分配比率目標時，超出目標之額度，保險人於次一年度修正藥物給付項目及支付標準；其超出部分，應自當季之醫療給付費用總額中扣除，並依支出目標調整核付各保險醫事服務機構之費用。

第 63 條　保險人對於保險醫事服務機構辦理本保險之醫療服務項目、數量及品質，應遴聘具有臨床或相關經驗之醫藥專家進行審查，並據以核付費用；審查業務得委託相關專業機構、團體辦理之。

前項醫療服務之審查得採事前、事後及實地審查方式辦理，並得以抽樣或檔案分析方式為之。

醫療費用申報、核付程序與時程及醫療服務審查之辦法，由主管機關定之。

第一項得委託之項目、受委託機構、團體之資格條件、甄選與變更程序、監督及權利義務等有關事項之辦法，由保險人擬訂，報主管機關核定發布。

第 64 條　醫師開立處方交由其他保險醫事服務機構調劑、檢驗、檢查或處置，經保險人核定不予給付，且可歸責於醫師時，該費用應自該醫師所屬之醫療機構申報之醫療費用核減之。

第 65 條　第六十一條第三項及第六十二條第四項之規定得分階段實施，其實施日期，由主管機關定之；未實施前，醫療服務給付項目及支付標準之每點支付金額，由主管機關定之。

第七章　保險醫事服務機構

第 66 條　醫事服務機構得申請保險人同意特約為保險醫事服務機構，得申請特約為保險醫事服務機構之醫事服務機構種類與申請特約之資格、程序、審查基準、不予特約之條件、違約之處理及其他有關事項之辦法，由主管機關定之。

前項醫事服務機構，限位於臺灣、澎湖、金門、馬祖。

第 67 條　特約醫院設置病房，應符合保險病房設置基準；保險病房設置基準及應占總病床比率，由主管機關定之。

特約醫院應每日公布保險病床使用情形。

保險人應每月公布各特約醫院之保險病房設置比率，並每季查核之。

第 68 條　保險醫事服務機構對本保險所提供之醫療給付，除本法另有規定外，不得自立名目向保險對象收取費用。

第 69 條　保險醫事服務機構應於保險對象就醫時，查核其健保卡；未經查核者，保險人得不予支付醫療費用；已領取醫療費用者，保險人應予追還。但不可歸責於保險醫事服務機構者，不在此限。

第 70 條　保險醫事服務機構於保險對象發生保險事故時，應依專長及設備提供適當醫療服務或協助其轉診，不得無故拒絕其以保險對象身分就醫。

第 71 條　保險醫事服務機構於診療保險對象後，應交付處方予保險對象，於符合規定之保險醫事服務機構調劑、檢驗、檢查或處置。

保險對象門診診療之藥品處方及重大檢驗項目，應存放於健保卡內。

第 72 條　為減少無效醫療等不當耗用保險醫療資源之情形，保險人每年度應擬訂抑制資源不當耗用之改善方案，提健保會討論後，報主管機關核定。

第 73 條　保險醫事服務機構當年領取之保險醫療費用超過一定數額者，應於期限內向保險人提報經會計師簽證或審計機關審定之全民健康保險業務有關之財務報告，保險人並應公開之。

前項之一定數額、期限、財務報告之提供程序、格式及內容之辦法，由保險人擬訂，提健保會討論後，報主管機關核定發布。

第一項之財務報告應至少包括下列各項報表：

一、資產負債表。

二、收支餘絀表。

三、淨值變動表。

四、現金流量表。

五、醫務收入明細表。

六、醫務成本明細表。

第 74 條　保險人及保險醫事服務機構應定期公開與本保險有關之醫療品質資訊。

前項醫療品質資訊之範圍內容、公開方式及其他應遵行事項之辦法，由保險人擬訂，提健保會討論後，報主管機關核定發布。

第 75 條　保險醫事服務機構申報之保險藥品費用逾主管機關公告之金額者，其與

藥商間之藥品交易，除為罕見疾病用藥採購或有主管機關公告之特殊情事外，應簽訂書面契約，明定其權利義務關係。

主管機關應會同行政院公平交易委員會訂定前項書面契約之定型化契約範本及其應記載及不得記載事項。

第八章　安全準備及行政經費

第 76 條　本保險為平衡保險財務，應提列安全準備，其來源如下：

一、本保險每年度收支之結餘。

二、本保險之滯納金。

三、本保險安全準備所運用之收益。

四、政府已開徵之菸、酒健康福利捐。

五、依其他法令規定之收入。

本保險年度收支發生短絀時，應由本保險安全準備先行填補。

第 77 條　本保險之基金，得以下列方式運用：

一、公債、庫券及公司債之投資。

二、存放於公營銀行或主管機關指定之金融機構。

三、其他經主管機關核准有利於本保險之投資。

第 78 條　本保險安全準備總額，以相當於最近精算一個月至三個月之保險給付支出為原則。

第九章　相關資料及文件之蒐集、查閱

第 79 條　保險人為辦理本保險業務所需之必要資料，得請求相關機關提供之；各該機關不得拒絕。

保險人依前項規定所取得之資料，應盡善良管理人之注意義務；相關資料之保存、利用等事項，應依個人資料保護法之規定為之。

第 80 條　主管機關為審議保險爭議事項或保險人為辦理各項保險業務，得請保險對象、投保單位、扣費義務人及保險醫事服務機構提供所需之帳冊、簿據、病歷、診療紀錄、醫療費用成本等文件或有關資料，或對其訪查、查詢。

保險對象、投保單位、扣費義務人及保險醫事服務機構不得規避、拒絕、妨礙或作虛偽之證明、報告或陳述。

前項相關資料之範圍、調閱程序與訪查、查詢等相關事項之辦法，由主管機關定之。

第十章　罰則

第80-1條　以竊取、毀壞或其他非法方法，危害保險人辦理本保險承保或醫療服務之核心資通系統設備或電腦機房之功能正常運作者，處一年以上七年以下有期徒刑，得併科新臺幣一千萬元以下罰金。

意圖危害國家安全或社會安定，而犯前項之罪者，處三年以上十年以下有期徒刑，得併科新臺幣五千萬元以下罰金。

前二項情形致釀成災害者，加重其刑至二分之一；因而致人於死者，處無期徒刑或七年以上有期徒刑，得併科新臺幣一億元以下罰金；致重傷者，處五年以上十二年以下有期徒刑，得併科新臺幣八千萬元以下罰金。

第一項及第二項之未遂犯罰之。

第80-2條　對保險人辦理本保險承保及醫療服務之核心資通系統，以下列方法之一，危害其功能正常運作者，處一年以上七年以下有期徒刑，得併科新臺幣一千萬元以下罰金：

一、無故輸入其帳號密碼、破解使用電腦之保護措施或利用電腦系統之漏洞，而入侵其電腦或相關設備。

二、無故以電腦程式或其他電磁方式干擾其電腦或相關設備。

三、無故取得、刪除或變更其電腦或相關設備之電磁紀錄。

製作專供犯前項之罪之電腦程式，而供自己或他人犯前項之罪者，亦同。

意圖危害國家安全或社會安定，而犯前二項之罪者，處三年以上十年以下有期徒刑，得併科新臺幣五千萬元以下罰金。

前三項之未遂犯罰之。

第 81 條　以不正當行為或以虛偽之證明、報告、陳述而領取保險給付、申請核退或申報醫療費用者，處以其領取之保險給付、申請核退或申報之醫療費用二倍至二十倍之罰鍰；其涉及刑責者，移送司法機關辦理。保險醫事服務機構因該事由已領取之醫療費用，得在其申報之應領醫療費用內扣除。

保險醫事服務機構有前項規定行為，其情節重大者，保險人應公告其名

稱、負責醫事人員或行為人姓名及違法事實。

第 82 條　保險醫事服務機構違反第六十八條之規定者，應退還已收取之費用，並按所收取之費用處以五倍之罰鍰。

第 83 條　保險醫事服務機構違反第六十八條規定，或有第八十一條第一項規定行為，保險人除依第八十一條及前條規定處罰外，並得視其情節輕重，限定其於一定期間不予特約或永不特約。

第 84 條　投保單位未依第十五條規定，為所屬被保險人或其眷屬辦理投保手續者，除追繳保險費外，並按應繳納之保險費，處以二倍至四倍之罰鍰。
　　　　　前項情形非可歸責於投保單位者，不適用之。
　　　　　投保單位未依規定負擔所屬被保險人及其眷屬之保險費，而由被保險人自行負擔者，投保單位除應退還該保險費予被保險人外，並按應負擔之保險費，處以二倍至四倍之罰鍰。

第 85 條　扣費義務人未依第三十一條規定扣繳保險對象應負擔之補充保險費者，保險人得限期令其補繳外，並按應扣繳之金額處一倍之罰鍰；未於限期內補繳者，處三倍之罰鍰。

第 86 條　特約醫院之保險病房未達第六十七條所定設置基準或應占總病床之比率者，依其不足數每床處新臺幣一萬元以上五萬元以下罰鍰，保險人並應令其限期改善；屆期未改善者，按次處罰。

第 87 條　保險醫事服務機構違反第七十五條第一項規定，未簽訂書面契約，或違反主管機關依第七十五條第二項規定所定應記載及不得記載事項規定者，處新臺幣二萬元以上十萬元以下罰鍰，保險人並得令其限期改善；屆期未改善者，按次處罰。

第 88 條　保險對象違反第十一條規定參加本保險者，除追繳短繳之保險費外，並處新臺幣三千元以上一萬五千元以下罰鍰。
　　　　　前項追繳短繳之保險費，以最近五年內之保險費為限。

第 89 條　有下列情形之一者，除追繳短繳之保險費外，並按其短繳之保險費金額處以二倍至四倍之罰鍰：
　　　　　一、第一類被保險人之投保單位，將被保險人投保金額以多報少者。
　　　　　二、第二類及第三類被保險人，將其投保金額以多報少者。

第 90 條　違反第七十條或第八十條第一項規定者，處新臺幣二萬元以上十萬元以下罰鍰。

第 91 條　保險對象不依本法規定參加本保險者，處新臺幣三千元以上一萬五千元以下罰鍰，並追溯自合於投保條件之日起補辦投保，於罰鍰及保險費未

繳清前，暫不予保險給付。

第 92 條　本法所定之罰鍰，由保險人處罰之。

第十一章　附則

第 93 條　投保單位、保險對象或保險醫事服務機構積欠本保險相關費用，有隱匿或移轉財產、逃避執行之情事者，保險人得聲請法院就其財產實施假扣押，並得免提供擔保。

第 94 條　被保險人參加職業災害保險者，其因職業災害事故所發生之醫療費用，由職業災害保險給付。

保險人得接受勞工保險保險人之委託，辦理職業災害保險之醫療給付事宜。

前項職業災害保險醫療給付委託之範圍、費用償付及其他相關事項之辦法，由主管機關會同中央勞工保險主管機關定之。

第 95 條　保險對象因汽車交通事故，經本保險之保險人提供保險給付後，得向強制汽車責任保險之保險人請求償付該項給付。

保險對象發生對第三人有損害賠償請求權之保險事故，本保險之保險人於提供保險給付後，得依下列規定，代位行使損害賠償請求權：

一、公共安全事故：向第三人依法規應強制投保之責任保險保險人請求；未足額清償時，向第三人請求。

二、其他重大之交通事故、公害或食品中毒事件：第三人已投保責任保險者，向其保險人請求；未足額清償或未投保者，向第三人請求。

前項所定公共安全事故與重大交通事故、公害及食品中毒事件之最低求償金額、求償範圍、方式及程序等事項之辦法，由主管機關定之。

第 96 條　本保險之財務收支，由保險人以作業基金方式列入年度預算辦理。

第 97 條　本保險之一切帳冊、單據及業務收支，均免課稅捐。

第 98 條　第三十五條、第三十七條、第五十條第二項及第九十一條有關滯納金、暫行停止給付或罰鍰之規定，於被保險人經濟困難資格期間，不適用之。

第 99 條　主管機關得編列預算設置紓困基金，供經濟困難，無力繳納保險費之保險對象無息申貸或補助本保險保險費及應自行負擔之費用。

前項申貸，除申貸人自願提前清償外，每月償還金額，不得高於開始申貸當時之個人保險費之二倍。

第一項基金之申貸及補助資格、條件、貸款償還期限與償還方式及其他
應遵行事項之辦法，由主管機關定之。

第100條　前二條所定經濟困難，其認定標準，由主管機關參考社會救助相關標準
定之。

第101條　依本法中華民國一百年一月四日修正施行前第八十七條之四第一項及第
二項規定申請延緩繳納保險費或清償貸款者，保險人應定期查核被保險
人之清償能力。

第102條　本法中華民國一百年一月四日修正之條文施行前，本保險之累計財務短
絀金額，由中央主管機關分年編列預算撥補之。

第103條　本法施行細則，由主管機關定之。

第104條　本法施行日期，由行政院定之。
本法修正條文，除中華民國一百年六月二十九日修正之第十一條施行日
期由行政院定之外，自公布日施行。

國家圖書館出版品預行編目資料

醫護法規／曾育裕著. -- 十版. -- 臺北市：
五南圖書出版股份有限公司，2024.02
面； 公分
ISBN 978-626-366-968-0（平裝）

1.CST: 醫事法規

412.21   112022858

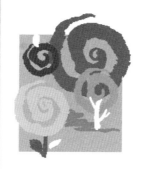

1U46

醫護法規

作　　者 ― 曾育裕（280.2）
發 行 人 ― 楊榮川
總 經 理 ― 楊士清
總 編 輯 ― 楊秀麗
副總編輯 ― 劉靜芬
責任編輯 ― 呂伊真、林佳瑩
封面設計 ― 姚孝慈
出 版 者 ― 五南圖書出版股份有限公司
地　　址：106臺北市大安區和平東路二段339號4樓
電　　話：(02)2705-5066　　傳　真：(02)2706-6100
網　　址：https://www.wunan.com.tw
電子郵件：wunan@wunan.com.tw
劃撥帳號：01068953
戶　　名：五南圖書出版股份有限公司

法律顧問　林勝安律師

出版日期　2004年 2 月初版一刷
　　　　　2004年 9 月二版一刷
　　　　　2006年10月三版一刷
　　　　　2007年10月四版一刷
　　　　　2010年 9 月五版一刷
　　　　　2013年 1 月六版一刷
　　　　　2015年 9 月七版一刷
　　　　　2019年 2 月八版一刷
　　　　　2022年 9 月九版一刷
　　　　　2024年 2 月十版一刷
定　　價　新臺幣640元

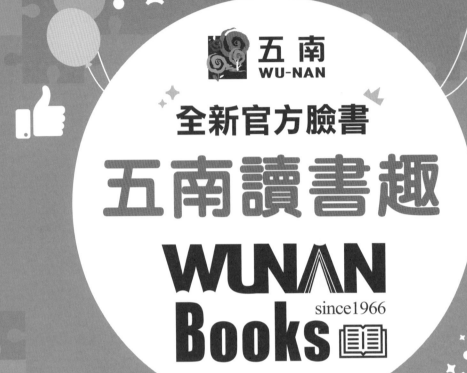

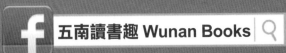

經典永恆・名著常在

五十週年的獻禮——經典名著文庫

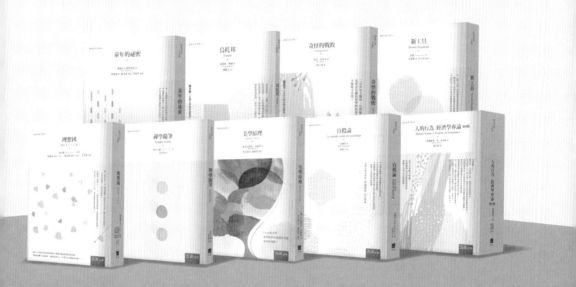

五南，五十年了，半個世紀，人生旅程的一大半，走過來了。

思索著，邁向百年的未來歷程，能為知識界、文化學術界作些什麼？

在速食文化的生態下，有什麼值得讓人雋永品味的？

歷代經典・當今名著，經過時間的洗禮，千錘百鍊，流傳至今，光芒耀人；

不僅使我們能領悟前人的智慧，同時也增深加廣我們思考的深度與視野。

我們決心投入巨資，有計畫的系統梳選，成立「經典名著文庫」，

希望收入古今中外思想性的、充滿睿智與獨見的經典、名著。

這是一項理想性的、永續性的巨大出版工程。

不在意讀者的眾寡，只考慮它的學術價值，力求完整展現先哲思想的軌跡；

為知識界開啟一片智慧之窗，營造一座百花綻放的世界文明公園，

任君遨遊、取菁吸蜜、嘉惠學子！